高等院校医学实验教学系列教材

妇产科学实践技能指导

主　编　卜豫宁　史淑霞
副主编　邵怡霞
编　者　（按姓氏笔画排序）
　　　　卜豫宁（甘肃医学院）
　　　　史淑霞（甘肃医学院）
　　　　任瑞芳（甘肃医学院）
　　　　齐海波（甘肃医学院）
　　　　邵怡霞（甘肃医学院）
　　　　徐　婕（甘肃医学院）

科学出版社
北京

内 容 简 介

本教材包括：骨盆外测量产科腹部检查、分娩机制、外阴消毒、铺无菌巾单、产科住院病历撰写、妇科检查、生殖道脱落细胞检查、输卵管通畅检查、放取宫内节育器10项实训内容，突出专业实践能力、职业操作能力、岗位应用能力和综合素质的培养，将行业背景融入教材之中，实现课上学习与行业实际相对接。编写采用比较新颖的方式，既简要阐述各项目的理论依据，又重点以条列化方式概括了实验内容的目的、方法及注意事项等，具有指导性和实用性，希望对提高临床医学专业学生妇产科实践技能有所帮助。

本书适用于临床医学专业本科，也可供全科医师培训，医护人员培训使用。

图书在版编目 (CIP) 数据

妇产科学实践技能指导/卜豫宁，史淑霞主编．—北京：科学出版社，2017.3

ISBN 978-7-03-052075-3

Ⅰ.妇… Ⅱ.①卜… ②史… Ⅲ.①妇产科学－医学院校－教材 Ⅳ.① R71

中国版本图书馆 CIP 数据核字（2017）第 044101 号

责任编辑：朱　华／责任校对：郭瑞芝
责任印制：赵　博／封面设计：范　唯

*科学出版社*出版

北京东黄城根北街 16 号
邮政编码：100717
http://www.sciencep.com

涿州市般润文化传播有限公司印刷
科学出版社发行　各地新华书店经销
*

2017 年 3 月第 一 版　开本：787×1092　1/16
2025 年 1 月第六次印刷　印张：5 1/2
字数：88 000

定价：39.80 元
（如有印装质量问题，我社负责调换）

前 言

本科临床医学专业人才培养目标是培养社会主义现代化建设需要的德、智、体、美全面发展，具有良好的职业素质、文化修养，掌握临床医学专业的基本理论、基础知识、基本技能，能面向各级医疗卫生机构及相关行业，从事临床及相关的技能应用型专门人才，全面推进素质教育的理念，建立以学生为中心，全方位目标管理和全程育人的人才培养体系。在培养学生基本理论、基本知识、基本技能的同时，构建"校院合一、工学交替"的人才培养模式。围绕职业岗位能力的需求，促进学生职业岗位能力的培养，逐步达到人才培养目标的要求。

课程体系紧密围绕培养目标和岗位工作任务，建立基于以培养技术应用能力和职业能力为主线，突出职业特点、加强人文、体现岗位、强化实践，实现专业实践能力强、职业操作能力强、岗位应用能力强和综合素质高的人才培养定位。并将行业背景融入教育之中，实现校内专业教育与行业实际需求相接轨。

为了形成一整套实践教学质量控制体系，保证学生的实践教学质量，为学生就业奠定坚实的基础，我校妇产科教学团队积累了大量资料，结合多年积累的实践教学经验，编写了《妇产科实践技能指导》一书。本教材包括实训内容十项，在编写的过程中力图用比较新颖的方式，既简要阐述各项目的理论依据，又重点以条列化方式概括了实验内容的目的、方法及注意事项等，具有指导性和实用性，希望对提高临床医学专业学生妇产科操作技能有所帮助。

本教材是我校具有多年专业教龄的一线教师，包括教授、副教授及中青年骨干，查阅大量文献资料，结合自己的教学实践精心编写而成。

编 者
2016 年 12 月

目　录

实训一　骨盆外测量

骨盆的大小、形态对分娩有直接影响，是决定胎儿能否顺利通过阴道分娩的重要因素，骨盆外测量可以间接了解骨盆的大小、形态。在孕24～30周和第一产程进行。

【导入情景】

张女士，26岁，停经28^{+4}周，常规产前检查。

【实训设计】

1.操作训练　4～6名学生一组，学生轮流在孕妇模型（或扮演孕妇角色的学生）训练操作，其他学生和指导老师观看、评分。实训地点在模拟产检室。

2.孕期保健门诊见习　观摩和学习临床带教老师给孕妇做骨盆外测量。

【操作流程】

（一）素质要求

1.着装规范、整洁。
2.仪表端庄、面带微笑。

（二）操作准备

1.环境　室温20～22℃；桌子、椅子、检查床（用屏风遮挡）、体重秤（屏风遮挡）；室内清洁、安静、舒适。

2.用物　孕期保健手册、骨盆测量仪、骨盆模型、皮尺、纸、笔等（图1-1）。

3.医生　洗手或戴薄膜手套（七步洗手：洗手掌、洗掌侧指缝、洗背侧指缝、洗拇指、洗指背、洗指尖、洗手腕）。

（三）操作程序

1. 告知孕妇排空膀胱、直肠，解释骨盆外测量的目的（了解骨盆的大小和形状，骨盆与能否顺产有关）、操作步骤、检查时稍有不适及配合要求（腹部放松、按检查者的要求改变体位）。

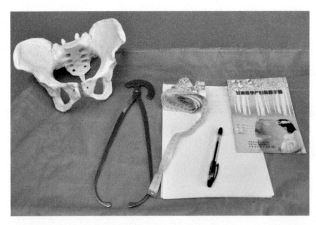

图 1-1　用物

2. 协助孕妇伸腿仰卧于检查床上，暴露下腹部。

3. 检查者立于受检查者右侧，正确拿取测量仪，校对测量仪（图 1-2）。

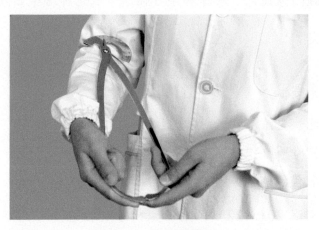

图 1-2　校对测量仪

4. 寻找两侧髂前上棘外缘、测量两侧髂前上棘外侧缘之间的距离即髂棘间径（IS）（图 1-3）。

5. 寻找两髂嵴外侧缘最宽的距离、测量髂嵴间径（IC）（图 1-4）。

6. 告知孕妇测量值及正常值分别为 23 ～ 26cm 和 25 ～ 28cm，可间接推测骨盆入口平面横径的大小。

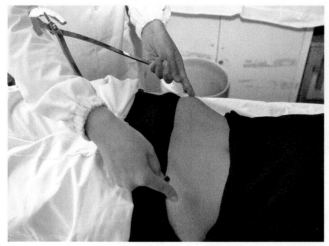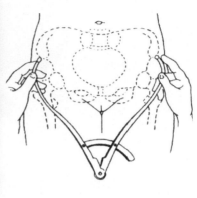

图 1-3　测量髂棘间径

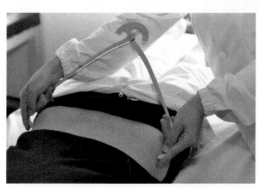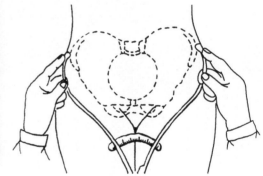

图 1-4　测量髂嵴间径

7. 协助孕妇左侧卧位，左腿稍屈曲，右腿伸直。

8. 寻找耻骨联合上缘中点及第五腰椎棘突下，第五腰椎棘突下相当于腰骶部米氏菱形窝的上角，或相当于髂嵴后连线中点下 1～1.5cm。

9. 测量骶耻外径（EC）（图 1-5）。

10. 告知孕妇测量值及正常值为 18～20cm，可间接推测骨盆入口前后径的长短。

11. 协助孕妇屈腿仰卧、双手抱膝。

12. 测量两侧坐骨结节内侧缘之间的距离（图 1-6）。

13. 检查者两拇指尖对拢，置于耻骨联合下缘，两拇指平放在两侧耻骨降支的上面，测量两拇指之间的角度即耻骨弓角度（图 1-7）。

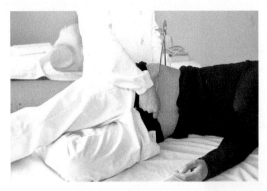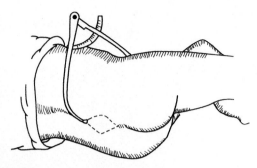

图1-5 测量骶耻外径

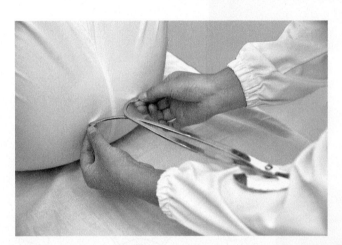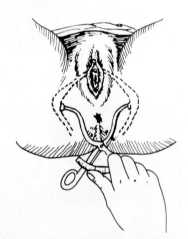

图1-6 测量坐骨结节间径

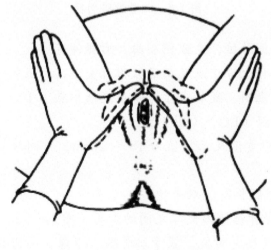

图1-7 测量耻骨弓角度

14. 告知孕妇测量值及正常值为 8.5～9.5cm 和 90°，可评估骨盆出口横径的大小。

15. 检查结束后嘱孕妇左侧卧位 5～10 分钟，再协助孕妇整理好衣裤，扶孕妇缓慢坐起，然后站立下床。

（四）整理记录

1. 整理用物，回归原位。

2. 洗手。

3. 将检查结果记录于孕妇保健手册相应栏目。

【简要流程图】

见图 1-8。

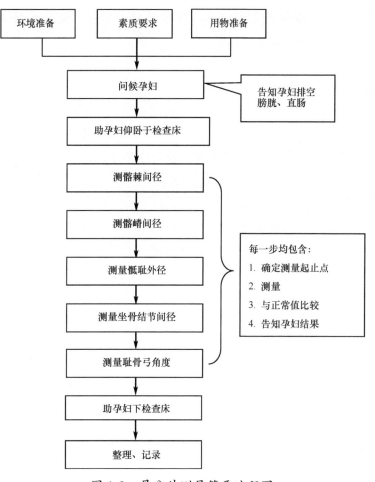

图 1-8　骨盆外测量简要流程图

【注意事项】

1. 检查动作轻柔，孕妇无不适。注意保暖、遮挡，避免过度暴露。

2. 告知孕妇骨盆外测量受很多因素影响，如骨质薄厚、皮下脂肪的多少等，只能粗略估计骨盆的大小和形状，还需要进一步做骨盆内测量。

【实训作业与练习】

1. 填写孕期保健手册。

2. 张女士和李女士（30周）骨盆外测量结果如下，请分析骨盆类型、可能对产程的影响。

（1）张女士，髂棘间径25cm，髂嵴间径27cm，骶耻外径17cm，坐骨结节间径8.5cm，耻骨弓角度约90°。

（2）李女士，髂棘间径25cm，髂嵴间径27cm，骶耻外径19cm，坐骨结节间径7cm，耻骨弓角度约80°。

【考核】

评分标准，表1-1。

表1-1　骨盆外测量考核评分标准

项目		评分标准	分值	得分
素质要求		1. 仪表端庄大方，态度认真和蔼	2	
		2. 服装鞋帽整洁，着装符合要求	2	
操作准备	环境	室内光线充足、温暖、安静、隐蔽	2	
	用物	用物准备齐全、准确，校对测量仪，拿取正确	5	
操作程序	准备	1. 洗手	3	
		2. 告知孕妇排空膀胱、直肠，解释骨盆外测量的目的、操作步骤等	3 2	
		3. 协助孕妇仰卧于检查床上，立于孕妇右侧	3	
		4. 再次校对测量仪，正确拿取测量仪		
	测量	1. 寻找两侧髂前上棘外缘	5	
		2. 测量髂棘间径并读取测量值	5	
		3. 寻找两侧髂嵴最宽处	5	
		4. 测量髂嵴间径并读取测量值	5	
		5. 协助孕妇左侧卧位，左腿稍屈曲，右腿伸直	3	
		6. 寻找耻骨联合上缘中点	5	

续表

项目		评分标准	分值	得分
操作程序	测量	7. 寻找第五腰椎棘突下	5	
		8. 测量骶耻外径并读取测量值	5	
		9. 协助孕妇屈腿仰卧、双手抱膝	5	
		10. 测量坐骨结节间径并读取测量值	5	
		11. 测量耻骨弓角度	5	
		12. 告知孕妇测量结果	5	
		13. 协助整理衣裤，左侧卧位 5～10 分钟后扶孕妇下床	3	
		14. 整理检查床及用物	2	
	记录	将检查结果准确记录于孕妇保健手册的相应栏目内	5	
综合评价		态度认真，沟通能力强	5	
		程序正确，动作协调，测量准确	5	
总分			100	

附：产前记录表（表 1-2、表 1-3）

表 1-2　第 1 次产前检查记录表

姓名：　　　　　　编号：□□□-□□□□□

填表日期	年　　月　　日		填表孕周	周	
孕妇年龄					
丈夫姓名		丈夫年龄		丈夫电话	
孕次		产次	阴道分娩_____次		剖宫产_____次
末次月经	年　月　日或不详	预产期	年　　月　　日		
既往史	1.无 2.心脏病 3.肾脏疾病 4.肝脏疾病 5.高血压 6.贫血 7.糖尿病 8.其他_____				□/□□/□□/□□/□
家族史	1.遗传性疾病史 2.精神疾病史 3.其他_____				□/□
个人史	1.吸烟 2.饮酒 3.服用药物 4.接触有毒有害物质 5.接触放射线 6.其他_____				□/□
妇科手术史	1.无 2.有_____				□/□
孕产史	1.流产___ 2.死胎___ 3.死产___ 4.新生儿死亡 ___ 5.出生缺陷儿_____				
身高	cm	体　重	kg	体质指数	
血压	mmHg		乳房	1未见异常 2异常_____	□/□
心肺	心脏：1未见异常 2异常_____ □/□		肺部：1未见异常 2异常_____		□/□
妇科检查	外阴：1未见异常 2异常_____ □		阴道：1未见异常 2异常_____		□/□
	宫颈：1未见异常 2异常_____ /□		子宫：1未见异常 2异常_____		□/□
	附件：1未见异常 2异常_____				□/□

续表

辅助检查	血常规	血红蛋白值_____g/L　白细胞计数值_____/L 血小板计数值_____/L　其他_____
	尿常规	尿蛋白____尿糖____尿酮体____尿潜血____其他_____
	血型　ABO 　　　Rh	
	血糖	_____mmol/L
	肝功能	血清谷丙转氨酶_____U/L　血清谷草转氨酶____U/L 白蛋白___g/L 总胆红素___μmol/L 结合胆红素____μmol/L
	肾功能	血清肌酐____μmol/L　血尿素氮_____mmol/L
	阴道分泌物	1.未见异常　2.滴虫　3.假丝酵母菌　4.其他　□/□/□/□ 阴道清洁度：1.Ⅰ度　2.Ⅱ度　3.Ⅲ度　4.Ⅳ度□/□/□/□
	乙型肝炎五项	乙型肝炎表面抗原_____乙型肝炎表面抗体_____ 乙型肝炎e抗原_____乙型肝炎e抗体_____ 乙型肝炎核心抗体_____
	梅毒血清学试验	1.阴性　2.阳性　□/□
	HIV抗体检测	1.阴性　2.阳性　□/□
	B超	
总体评估	1未见异常 2异常_____	□/□
保健指导	1.个人卫生　2.心理　3.营养　4.避免致畸因素和疾病对胚胎的不良影响　5.产前复查宣传告知 6.其他_____　□/□/□/□/□/□	
转诊：　1.无　2.有 原因：　_____机构及科室：_____		□/□
下次随访日期		签名

表1-3　产前检查记录表

姓名：　　　　编号：□□□-□□□□□

项目	第2次	第3次	第4次	第5次
随访日期				
孕周				
主诉				
血压（mmHg）				
体重（kg）				
其他				

续表

项目		第2次	第3次	第4次	第5次
产科检查	宫底高度（cm）				
	腹围（cm）				
	胎位				
	胎心率（次/分）				
血红蛋白（g/L）					
尿蛋白					
其余辅助检查					
分类		1. 未见异常 2. 异常_____	1. 未见异常 2. 异常_____	1. 未见异常 2. 异常_____	1. 未见异常 2. 异常_____
指导		1. 个人卫生 2. 膳食 3. 心理 4. 运动 5. 其他	1. 个人卫生 2. 膳食 3. 心理 4. 运动 5. 自我监护 6. 母乳喂养 7. 其他	1. 个人卫生 2. 膳食 3. 心理 4. 运动 5. 自我监护 6. 分娩准备 7. 母乳喂养 8 其他	1. 个人卫生 2. 膳食 3. 心理 4. 运动 5. 自我监护 6. 分娩准备 7. 母乳喂养 8 其他
转诊		1. 无　2. 有 原因：_____ 机构及科室： _____	1. 无　2. 有 原因：_____ 机构及科室： _____	1. 无　2. 有 原因：_____ 机构及科室： _____	1. 无　2. 有 原因：_____ 机构及科室： _____
下次随访日期					
签名					

骨盆外测量：髂前上棘间径_____cm，髂嵴间径：_____cm，骶耻外径：_____cm，出口横径_____cm

实训二　产科腹部检查

产科腹部检查属产科专科检查，妊娠中期开始每次产前检查都要进行。30 周前只测量宫高、腹围，听胎心音。30 周后还要进行四步触诊，四步触诊法是检查子宫大小、胎产式、胎方位、胎先露及胎先露入盆程度最基本的方法。

【导入情景】

张女士，26 岁，停经 32^{+4} 周，常规产前检查。

【实训设计】

1. 操作训练　4 ～ 6 名学生一组，学生轮流在孕妇模型（或扮演孕妇角色的学生）训练操作，其他学生和指导老师观看、评分。实训地点在模拟产检室。

2. 孕期保健门诊见习　观摩和学习临床带教老师给孕妇做产科腹部检查。

【操作流程】

（一）素质要求

1. 着装规范、整洁。

2. 仪表端庄、面带微笑。

（二）操作准备

1. 环境　室温 20 ～ 22℃；桌子、椅子、检查床（用屏风遮挡）、体重秤（屏风遮挡）；室内清洁、安静、舒适。

2. 用物　孕期保健手册、胎心听诊器（或多普勒胎心听诊仪）、计时用表（如手表）、皮尺、纸、笔等；孕妇模型（图 2-1）。

3. 医生　洗手或戴薄膜手套。

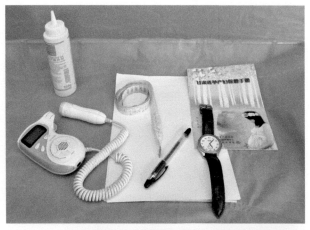

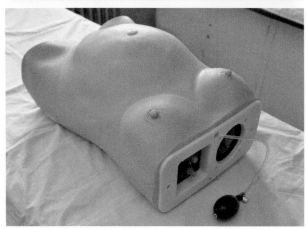

图 2-1 用物

（三）操作程序

1. 告知孕妇排空膀胱、直肠，解释检查目的（胎位、胎儿大小、胎先露进入骨盆的程度、胎心音）、操作步骤、检查时稍有不适及配合要求（平稳呼吸、腹部放松）。

2. 协助孕妇仰卧于检查床上，头部稍垫高，暴露腹部，双腿屈曲稍分开。

3. 检查者立于孕妇右侧，面向孕妇头端。

4. 观察孕妇腹部大小、形状、有无妊娠纹、手术瘢痕等并判断是否正常。

5. 用软尺测量耻骨联合上缘中点至宫底的弧形线的长度（图 2-2），即为宫高值；软尺经脐绕围腰一周（图 2-3），即为腹围值。

6. 估计胎儿体重 宫高（cm）×腹围（cm）+200（g）≈胎儿体重（g），告知孕妇。

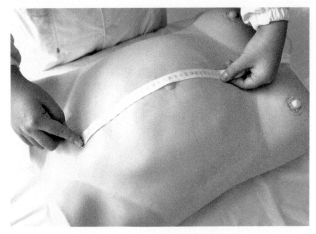

图 2-2　尺测宫底高度

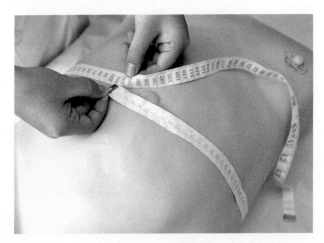

图 2-3　测量腹围

7. 四步触诊法检查

第一步：两手置于宫底部，手测宫高，然后以两手指腹相对交替轻推，判断在宫底部的胎儿部分，是胎头或胎臀（图 2-4）。

第二步：两手分别置于腹部左右侧，轻轻深按进行检查。触到平坦饱满部分为胎背，触到可变形的高低不平部分为胎儿肢体，确定胎背在孕妇左侧或右侧，是向前、向侧方或向后（图 2-5）。

第三步：检查者右手拇指与其余 4 指分开，置于耻骨联合上方握住胎先露部，查清先露是胎头或胎臀，左右推动以确定是否衔接。若胎先露部仍可以左右移动，表示尚未衔接入盆；若不能被推动，则已衔接（图 2-6）。

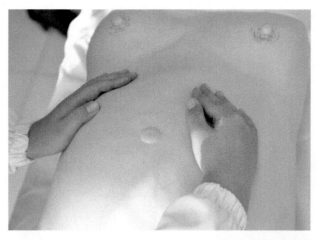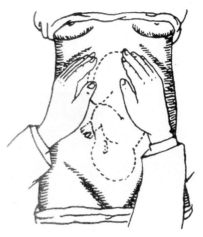

图 2-4 四步触诊第一步

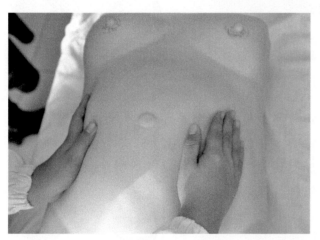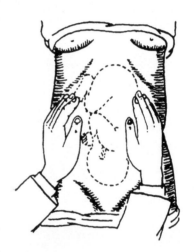

图 2-5 四步触诊第二步

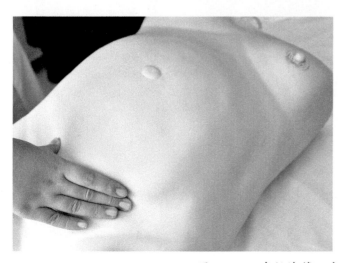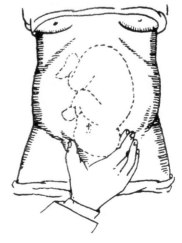

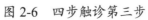

图 2-6 四步触诊第三步

　　第四步：检查者面向孕妇足端，左右手分别置于胎先露部的两侧，沿骨盆入口向下深按，进一步核实胎先露部的诊断是否正确，并确定胎先露的入盆程度（图 2-7）。

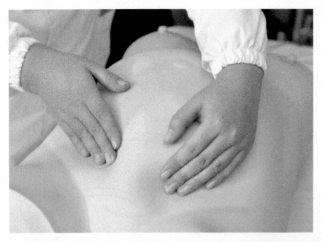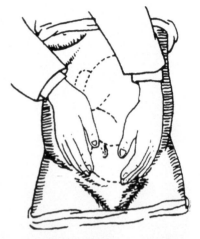

图 2-7　四步触诊第四步

　　8. 听诊　胎心在靠近胎背处的孕妇腹壁上听得最清楚。枕先露时，胎心在脐右（左）下方；臀先露时，胎心在脐右（左）上方；肩先露时，胎心在靠近脐部下方听得最清楚。用胎心听诊器（或多普勒胎心听诊仪），计数 1 分钟，仔细判断胎心的频率、强弱、远近等（图 2-8）。

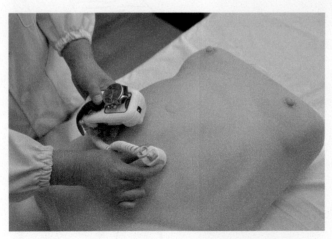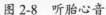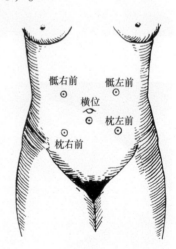

图 2-8　听胎心音

9.告知孕妇检查结果 胎位、胎心音、估计胎儿体重等，并告知孕妇检查结果是否正常。

10.检查结束后嘱孕妇左侧卧位 5～10 分钟，再协助孕妇整理好衣裤，扶孕妇缓慢坐起，然后站立下床。

（四）整理记录

1.整理用物，回归原位。

2.洗手。

3.将检查结果记录于孕妇保健手册相应栏目。

【简要流程图】

见图 2-9。

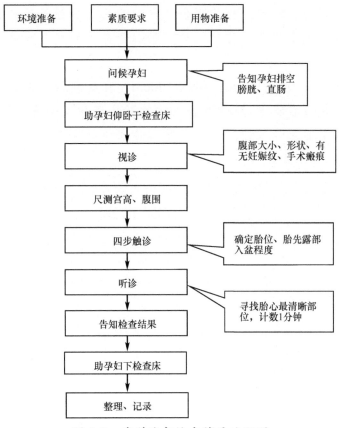

图 2-9 产科腹部检查简要流程图

【注意事项】

1. 检查动作轻柔，孕妇无不适。注意保暖、遮挡，避免过度暴露。

2. 检查时如果孕妇腹部敏感变硬时，停止检查，协助孕妇左侧卧位，稍休息后再进行。

3. 仰卧位时间不能过久，以避免仰卧位低血压等。

【实训作业与练习】

1. 填写孕期保健手册。

2. 张女士和李女士（孕 36^{+6} 周），产科腹部检查结果如下，请考虑检查结果是否正常，并判断胎位，估计胎儿体重。

（1）张女士，宫高 30cm，腹围 94cm，宫底部胎儿部分软而不规则，胎背在孕妇腹部的左前方，耻骨联合上方的胎儿部分圆而硬并且可以左右移动，第四步检查双手可进入骨盆入口，胎心音在孕妇左下腹部听诊最清晰，胎心音规律，142 次 / 分。

（2）李女士，宫高 34cm，腹围 100cm，宫底部胎儿部分软而不规则，胎背在孕妇腹部的右前方，耻骨联合上方的胎儿部分圆而硬已不能左右移动，第四步检查双手不能进入骨盆入口，胎心音在孕妇右下腹部听诊最清晰，胎心音规律，146 次 / 分。

【考核】

评分标准，表 2-1。

表 2-1　产科腹部检查考核评分标准

项目		评分标准	分值	得分
素质要求		1. 仪表端庄大方，态度认真和蔼，步履轻捷	2	
		2. 服装鞋帽整洁，着装符合要求	2	
操作准备	环境	室内光线充足、温暖、安静、隐蔽	2	
	用物	用物准备齐全、准确	3	
操作程序	准备	1. 洗手	3	
		2. 告知孕妇排空膀胱、直肠，解释孕妇检查目的、操作步骤等	5	
		3. 协助孕妇仰卧于检查床上，立于孕妇右侧	3	

续表

项目		评分标准	分值	得分
操作程序	检查	1. 视诊（口述内容）	5	
		2. 测量宫高、腹围	5	
		3. 估计胎儿体重并告知孕妇	5	
		4. 四步触诊法检查第一步（口述检查结果）	5	
		5. 四步触诊法检查第二步（口述检查结果）	5	
		6. 四步触诊法检查第三步（口述检查结果）	5	
		7. 四步触诊法检查第四步（口述检查结果）	5	
		8. 判断胎位	5	
		9. 寻找胎心音最清晰的位置	5	
		10. 听胎心音并计数	5	
		11. 告知孕妇检查结果	5	
		12. 协助孕妇整理好衣裤，左侧卧位 5～10 分钟后扶孕妇下床	5	
		13. 整理检查床及用物	5	
	记录	将检查结果准确记录于孕妇保健手册的相应栏目内	5	
综合评价		态度认真，沟通能力强	5	
		程序正确，动作协调	5	
总分			100	

实训三 分娩机制

分娩机制是胎儿先露部在通过产道时，为适应骨盆各平面的不同形态和经线，被动地进行一系列的适应性转动，以其最小径线通过产道的全过程。包括衔接、下降、俯屈、内旋转、仰伸、复位及外旋转、胎儿娩出等动作。各种不同的胎方位有其不同的分娩机制。临床上以枕左前位最多见，故以枕左前位为例，说明分娩机制。

【导入情景】

李女士，28岁，已婚，G_1P_0。孕39^{+5}周，阵发性腹痛10小时。产科检查：宫高35cm，腹围96cm，枕左前位，胎心150次/分；阴道检查：宫口开大10cm，S+2。

【实训设计】

1. 操作训练 指导老师示教、指导。4～6名学生一组，学生轮流在分娩机制模型（或女性骨盆和足月胎儿模型）训练操作，其他学生和指导老师观看、评分。实训地点在模拟产检室。

2. 产房见习 观摩和学习临床带教老师为产妇接产。

【操作流程】

（一）素质要求

1. 着装规范、整洁。
2. 仪表端庄、面带微笑。

（二）操作准备

1. 环境 室内清洁、安静、舒适。
2. 用物 分娩机制模型（图3-1）、女性骨盆、足月胎儿模型、挂图等。

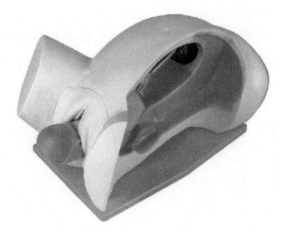

图 3-1 分娩机制模型

（三）操作程序

1. 衔接 胎头双顶径进入骨盆入口平面，颅骨最低点接近或达到坐骨棘水平，称为衔接（图 3-2）。胎头进入骨盆入口时，呈半俯屈状态，以枕额经在骨盆入口右斜径上，胎儿枕骨在骨盆的左前方。

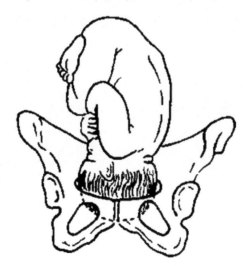

图 3-2 胎头衔接

2. 下降 胎头沿骨盆轴前进的动作称为下降，下降贯穿于分娩全过程，下降呈间歇性。临床上观察胎头下降的速度，作为判断产程进展的重要标志之一。

3.俯屈 胎头下降至骨盆底时，处于半俯屈状态的胎头枕部遇肛提肌阻力，借杠杆作用进一步的俯屈，使胎头以衔接时的枕额经变为枕下前囟经（图3-3），以胎头最小经线适应产道，有利于胎头继续下降。

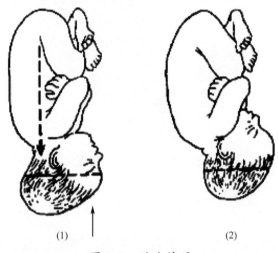

(1)　　　　　　　　　　　　(2)

图 3-3　胎头俯屈

4.内旋转 胎头为适应骨盆纵轴而旋转（图3-4），使其矢状缝与中骨盆及出口前后径相一致。胎头于第一产程末或第二产程初完成内旋转。

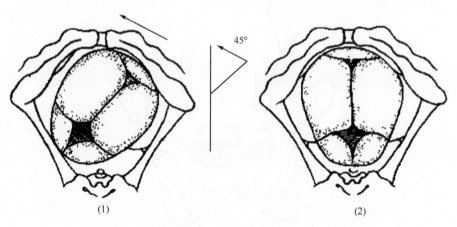

(1)　　　　　　　　　　　　(2)

图 3-4　胎头内旋转

5.仰伸 枕骨以耻骨弓为支点使胎头逐渐仰伸。胎头仰伸时，胎儿双肩经沿左斜经进入骨盆入口（图3-5）。

6.复位及外旋转 胎头娩出后，为使胎头与胎肩恢复正常关系，胎头枕部向左旋转45°称为复位。双肩径下降至中骨盆平面，双肩旋转与中骨盆及出口前后径相一致，为保持胎头与胎肩的垂直关系，枕部需在外继续向左旋转45°，称外旋转（图3-6）。

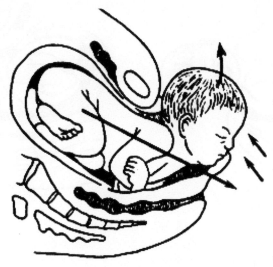

图 3-5　胎头仰伸

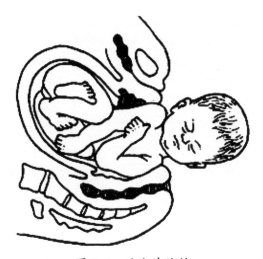

图 3-6　胎头外旋转

7. 胎儿娩出　胎头完成外旋转后，胎儿前肩在耻骨弓下先娩出，随机后肩从会阴前缘娩出（图3-7），胎体娩出。

（四）整理记录

整理用物，回归原位。

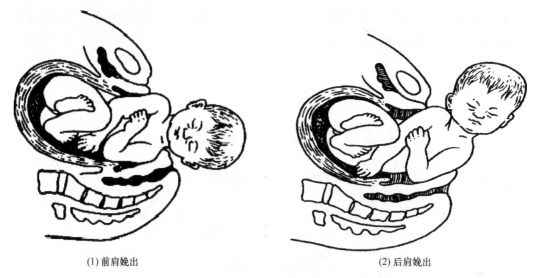

(1) 前肩娩出　　　　　　　　　　　(2) 后肩娩出

图 3-7　胎肩娩出

【简要流程图】

见图 3-8。

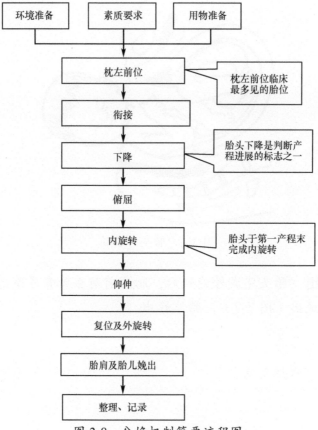

图 3-8　分娩机制简要流程图

【注意事项】

1. 演示动作协调、连贯。
2. 爱护模型。

【实训作业与练习】

1. 训练枕左前位的分娩机制。
2. 训练枕右前位的分娩机制。

【考核】

评分标准，表3-1。

表 3-1　分娩机制考核评分标准

项目		评分标准	分值	得分
素质要求		1.仪表端庄大方，态度认真和蔼	2	
		2.服装鞋帽整洁，着装符合要求	2	
操作准备	环境	室内光线充足、温暖、安静。	2	
	用物	用物准备齐全、准确。	3	
操作程序	准备	1.女性骨盆	2	
		2.足月胎儿	2	
	演示	1.演示枕左前位	4	
		2.衔接	8	
		3.下降	7	
		4.俯屈	7	
		5.内旋转	10	
		6.仰伸	8	
		7.复位及外旋转	10	
		8.胎儿娩出	10	
		9.整理用物	3	
综合评价		态度认真，沟通能力强	10	
		程序正确，动作协调、连贯，演示准确	10	
总分			100	

实训四　外阴消毒

产妇在分娩过程中可能发生的产道损伤，胎盘剥离会形成的一个较大的创面，同时产妇产后抵抗力降低，使产妇容易受细菌侵袭。而新生儿防御机制尚不完善，加之断脐后的创面，使新生儿也容易受细菌侵袭。产房的消毒隔离、接产前的外阴消毒、无菌操作可有效地预防产妇和新生儿感染。

【导入情景】

李女士，28岁，已婚，G_1P_0。孕39^{+5}周，阵发性腹痛10小时。产科检查：宫高35cm，腹围96cm，枕左前位，胎心150次/分；阴道检查：宫口开大10cm，S+2。

【实训设计】

1. 操作训练　指导老师示教、指导，4～6名同学一组，同学分别在产妇模型上练习。实训地点在模拟产房。

2. 产房见习　观摩和学习临床带教老师为产妇进行外阴消毒。

【操作流程】

（一）素质要求

1. 着装规范、整洁。
2. 仪表端庄、面带微笑。

（二）操作准备

1. 环境　清洁、安静、舒适，产床安放合理、清洁。

2. 用物　产妇模型、治疗车、产包1个、无菌包1个（含无菌换药碗2个、卵圆钳4把）、无菌持物筒2个、无菌持物钳和镊子各1把、无菌罐2个（内含棉球若干、无菌纱布若干）、冲洗壶1个、一次性便盆1个、一次性垫单1块、无菌治疗巾1块、0.5%聚维酮碘（碘伏）溶液、20%肥皂水、温开水1000ml（温度保持在39～41℃）（图4-1）。

3.学生 洗手，戴口罩等（按手术室要求）。

4.产妇 更换清洁衣裤。

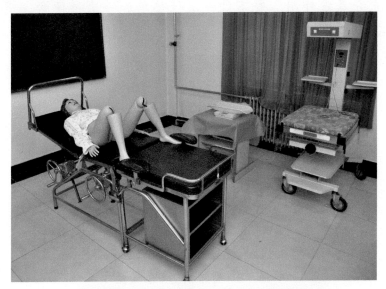

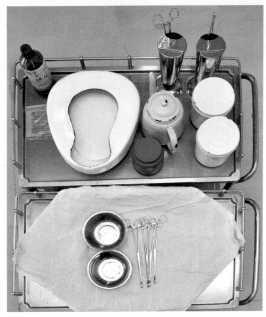

图 4-1 环境、用物

（三）操作程序

1. 核对产妇姓名、床号、住院号。评估产妇一般情况和产程进展情况；听胎心 1 分钟（或用胎心监护仪）。

2. 向产妇及其家属解释操作目的，以取得配合。

3. 协助产妇从待产室进入产房，仰卧于产床上，脱去裤子，取膀胱截石位，充分暴露外阴。臀下铺一次性垫单和一次性便盆，听胎心 1 分钟（图 4-2）。

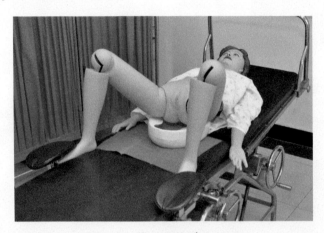

图 4-2　臀下铺垫单和便盆

4. 取无菌碗 1 个、卵圆钳 2 把、消毒纱布 6 块（或棉球），用 20% 肥皂水适量浸湿（图 4-3）。

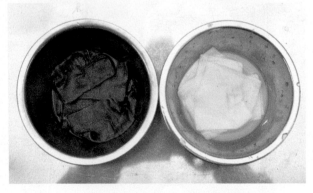

图 4-3　制作肥皂水纱布

5. 肥皂水纱布擦洗外阴，第一块纱布擦洗顺序为：阴阜→左侧大腿内上 1/3 →右侧大腿内上 1/3 →左侧腹股沟→右侧腹股沟。

6. 第二块纱布擦洗 顺序为：左侧大阴唇→右侧大阴唇→左侧小阴唇→右侧小阴唇→会阴体→左侧臀部→右侧臀部→肛门。重复擦洗3次（图4-4）。

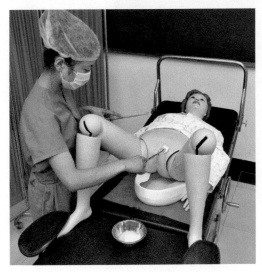
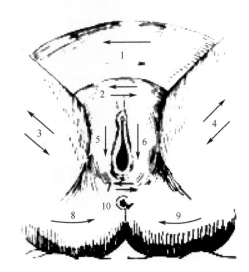

图 4-4 肥皂水擦洗

7. 取消毒纱布块堵于阴道口（图4-5）。

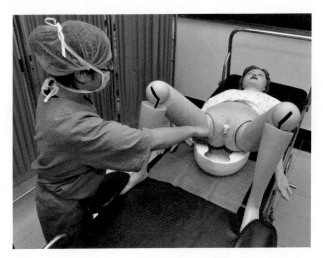

图 4-5 纱布块堵于阴道口

8. 温开水冲洗外阴 顺序为：先中间，后两边，再中间。按以上三步顺序重复一遍（图4-6）。

9. 干棉球擦干 顺序为：尿道口、阴道口→左侧小阴唇→右侧小阴唇→左侧大阴唇→右侧大阴唇→阴阜→左侧腹股沟→右侧腹股沟→左侧大腿内上

1/3 →右侧大腿内上 1/3 →会阴体→左侧臀部→右侧臀部→肛门。

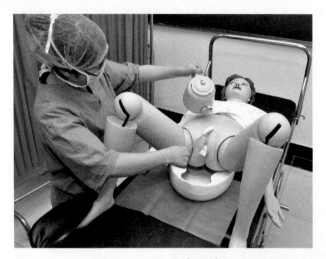

图 4-6　温开水冲洗外阴

10. 取下堵于阴道口的纱布块。

11. 取无菌碗一个、卵圆钳 2 把、消毒纱布 6 块，用 0.5% 的碘伏适量浸湿。

12. 纱布消毒外阴，顺序由内向外消毒 3 遍（同擦干顺序）（图 4-7）。

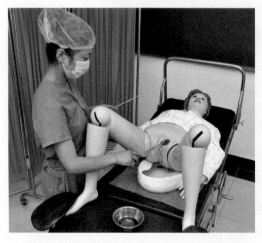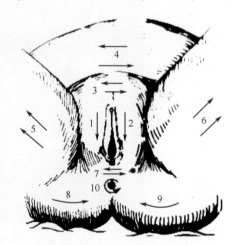

图 4-7　外阴消毒

13. 取出臀下一次性垫单或一次性便盆并垫无菌治疗巾（图 4-8）。

14. 协助产妇双手置于身体两侧，告知产妇即将为其接生，嘱其放松，指导产妇用腹压。

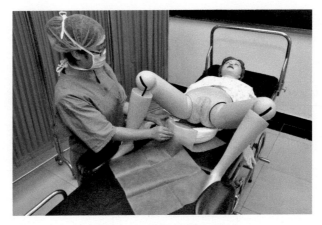

图 4-8　臀下垫无菌治疗巾

15. 听胎心 1 分钟。

16. 备产包（图 4-9）。

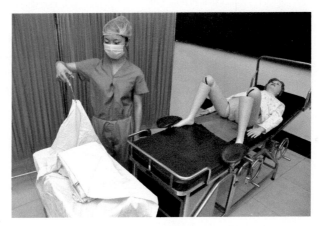

图 4-9　备产包

（三）整理记录

1. 整理用物，回归原位。

2. 洗手。

3. 将检查结果记录于孕妇保健手册相应栏目。

注：①以上适应于国内最常见的分娩体位即截石位，其他体位分娩有所不同。②根据情况也可以不用肥皂水擦洗，直接用 0.5% 的碘伏消毒。

【简要流程图】

见图 4-10。

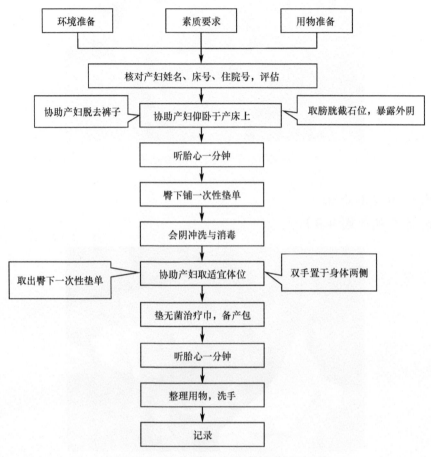

图 4-10　接产前外阴消毒简要流程图

【注意事项】

1. 向产妇及其家属耐心解释接产前外阴消毒的意义，语言通俗易懂。

2. 外阴消毒时动作轻柔，防止冲洗液流入阴道；第二次消毒范围不超出第一次的消毒范围，第三次消毒范围不超出第二次的消毒范围。

3. 注意保暖、遮挡，避免过度暴露。

4. 注意观察产妇的生命体征、产力、胎心音及产程进展情况。

5. 消毒完毕后协助产妇取适宜体位，并嘱产妇不要污染消毒部位。

【实训作业与练习】

1. 填写分娩记录单（表 4-1 分娩记录单）。

表 4-1　分娩记录单

姓名：年龄：科室：床号：_____　　住院号：_____
孕_____　产_____　末次月经_____　预产期_____　入院时间_____

产妇	新生儿		
胎膜破裂：1.自然　2.人工　时间_____	性别：身长：_____cm，体重：_____g		
规律宫缩开始时间：	体查：		
宫口开全时间：	脐带：长_____cm，附着部位：_____		
胎儿娩出时间：	胎盘：重_____g，直径_____cm		
胎盘娩出时间：			
分娩方式：1.顺产　2.产钳　3.胎吸　4.臀牵引　5.剖宫产　6.其他	羊水：_____ml，性质：		
胎方位：	Apgar 评分		
宫底高度：二程后_____cm，三程后_____cm	体征	1分钟	5分钟	10分钟
会阴：	心率			
宫颈：	呼吸			
出血量：三程后_____ml，二小时_____ml	肌张力			
血压：产后1小时_____mmHg　产后2小时_____mmHg	反射			
产程计时：一产程：_____　二产程：_____　三产程：_____　总产程：_____	皮肤颜色			
	总分			

麻醉：

用药：

分娩志

签名：

2. 外阴消毒的步骤是什么？肥皂水擦洗、温水冲洗、碘伏溶液消毒的顺序各是什么？

【考核】

外阴消毒操作评分标准，见表 4-2。

表 4-2　外阴消毒操作考核评分标准

项目		评分标准	分值	得分
素质要求		1. 仪表端庄大方，态度认真和蔼，步履轻捷	2	
		2. 服装鞋帽整洁，着装符合要求	2	
操作准备	环境	1. 室内清洁、安静、光线充足、温暖、舒适	3	
		2. 产床安放合理、清洁	3	
	用物	用物准备齐全、准确，摆放整洁合理	3	
操作程序	准备	1. 核对产妇姓名、床号、住院号，评估	3	
		2. 备齐用物，修剪指甲，洗手，戴口罩	3	
		3. 协助产妇进产房、上产床、脱去裤子，仰卧于产床上，取膀胱截石位	3	
		4. 听胎心 1 分钟	2	
		5. 臀下铺一次性垫单或一次性便盆	5	
	会阴冲洗与消毒	1. 准备肥皂水纱布	5	
		2. 第 1 块肥皂水纱布按顺序擦洗	5	
		3. 第 2 块肥皂水纱布按顺序擦洗	5	
		4. 按以上顺序重复两遍	5	
		5. 取消毒纱布块堵于阴道口，温开水冲洗，重复一遍	5	
		6. 干棉球擦干，顺序由内向外	5	
		7. 取下堵于阴道口的纱布块	3	
		8. 准备碘伏纱布	3	
		9. 碘伏纱布按顺序擦洗	5	
		10. 取出臀下一次性垫单或一次性便盆并垫无菌治疗巾	2	
		11. 协助产妇取适宜体位，双手置于身体两侧	2	
		12. 听胎心 1 分钟	2	
		13. 备产包	2	
		14. 告知产妇即将为其接生，嘱其放松、卧于产床上休息，指导产妇用腹压	5	
	整理记录	1. 整理用物、洗手	2	
		2. 记录产程进展	5	
综合评价		态度认真，沟通能力强，具有良好的人文关怀精神	5	
		程序正确，操作规范，动作协调、熟练，无菌观念强	5	
总分			100	

实训五　铺无菌巾单

接产前铺无菌巾单的目的是布置一个无菌区域，防止分娩过程中已消毒的外阴被污染，预防感染。

【导入情景】

同"实训四"。

【实训设计】

1.操作训练　指导老师示教、指导，4～6名同学一组，同学分别在产妇模型上练习。实训地点在模拟产房。

2.产房见习　观摩和学习临床带教老师为产妇铺无菌巾单。

【操作流程】

（一）素质要求

1.着装规范、整洁。

2.仪表端庄、面带微笑。

（二）操作准备

1.环境　清洁、安静、舒适，产床安放合理、清洁（图5-1）。

2.用物　产妇模型，治疗车，产包（外包布1块、内包布1块、手术衣1件、中单1块、脚套1双、消毒巾3块、洞巾1块或消毒巾3块、纱布若干、棉签2支、脐带卷1只、脐带结扎线或气门芯1只），器械包1个（含弯盘1个、聚血器1个、血管钳3把、卵圆钳1把、脐带剪1把、洗耳球1个、纱布若干），新生儿辐射台（处于功能状态）（图5-2）。

3.医生　洗手，戴口罩等（按手术室要求）。

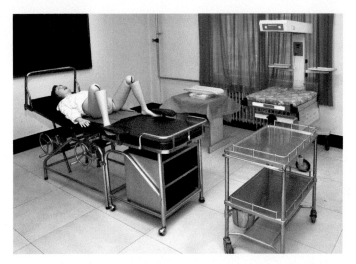

图 5-1　环境

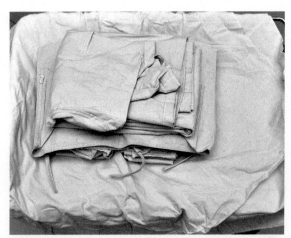

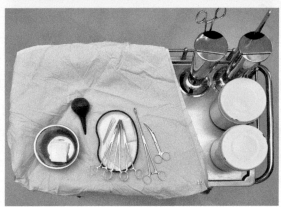

图 5-2　用物

（三）操作程序

1. 核对产妇姓名、床号、住院号。评估产妇一般情况和产程进展情况；听胎心 1 分钟（或用胎心监护仪）。

2. 向产妇及其家属解释操作目的，以取得配合。

3. 检查物品消毒时间，摆放有序（助手）。

4. 打开产包外包巾（助手）。

5. 按外科手术要求洗手消毒（图 5-3）。

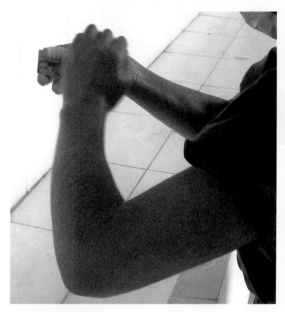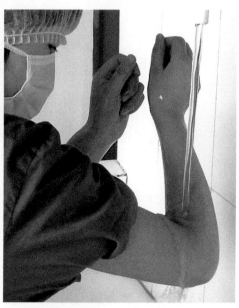
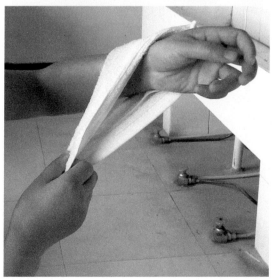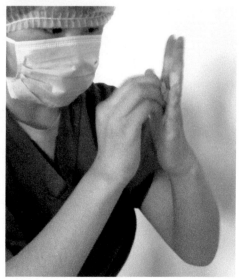

图 5-3　洗手消毒

6. 打开产包内包巾（助手）。

7. 穿无菌手术衣（助手协助）。

8. 戴无菌手套（图 5-4）（助手协助）。

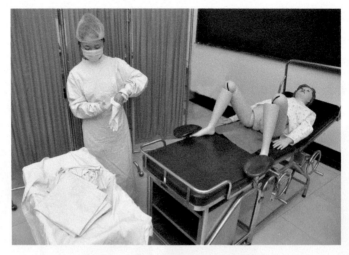

图 5-4　穿无菌手术衣、戴手套

9. 铺臀下无菌垫单。

10. 铺臀部无菌中单（图 5-5）。

11. 穿无菌裤腿：先穿右侧裤腿，再穿左侧裤腿（图 5-6）。

12. 铺无菌洞巾（图 5-7）。

13. 放置保护会阴无菌巾（图 5-8）。

14. 接产用物摆放整齐，盖无菌纱布（助手协助）。

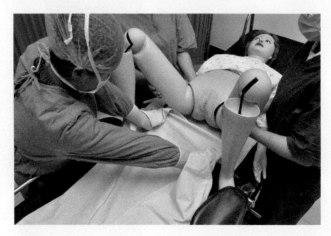

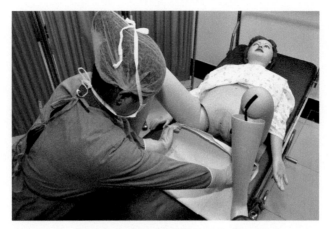

图 5-5 臀下无菌垫单、中单

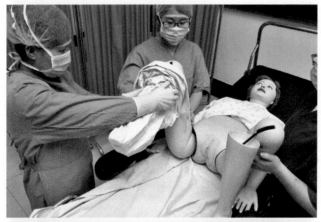

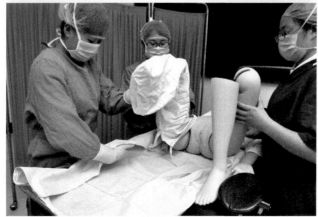

图 5-6 穿裤腿

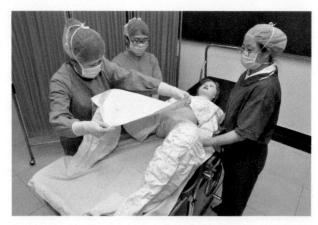

图 5-7　铺无菌洞巾或小巾

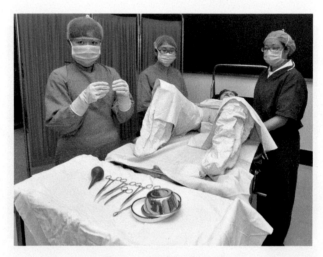

图 5-8　摆放接生用物

（三）整理记录

1. 整理用物，回归原位。

2. 洗手。

3. 将检查结果记录于孕妇保健手册相应栏目。

注：以上适应于国内最常见的分娩体位即截石位，其他体位分娩有所不同。

【简要流程图】

见图 5-9。

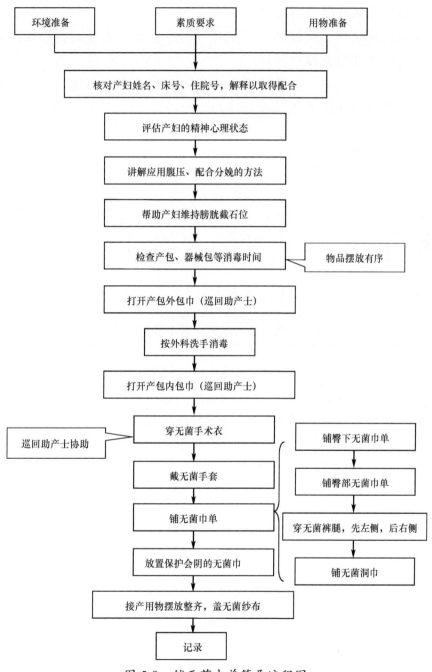

图 5-9 铺无菌巾单简要流程图

【注意事项】

1. 铺巾时注意评估产妇的精神心理状态、产程进展情况、胎儿情况、会阴条件、接生时机及合作程度。

2. 注意无菌操作，铺好的无菌巾只可向外移动，不可向内移动，并嘱产妇不要污染消毒部位及铺巾区域。

3. 适时与产妇交流，给予鼓励和指导，观察其有无不适。给产妇及家属讲解配合分娩的方法及要点，以取得积极配合。

【实训作业与练习】

1. 填写分娩记录单（表 4-1 分娩记录单）。

2. 铺无菌巾单的顺序是什么？铺巾过程中要注意哪些？

【考核】

产前铺无菌巾操作评分标准见表 5-1。

表 5-1　自然分娩产前铺无菌巾操作评分标准

项目		评分标准	分值	得分
素质要求		1.仪表端庄大方，态度认真和蔼，步履轻捷	2	
		2.服装鞋帽整洁，着装符合要求	2	
操作准备	环境	1.室内清洁、安静、光线充足、温暖、舒适	3	
		2.产床安放合理、清洁	3	
	用物	用物准备齐全、准确，摆放整洁合理，新生儿辐射台处于功能状态	3	
操作程序	准备	1.助产士　洗手、戴口罩、穿洗手衣	3	
		2.核对产妇姓名、床号、住院号等，向产妇及其家属解释操作目的，以取得配合	2	
		3.与产妇交流，评估产妇的精神心理状态、产程进展及胎儿情况、会阴条件及接生时机	5	
		4.给产妇讲解应用腹压、配合分娩的方法及要点	5	
		5.帮助产妇维持膀胱截石位，双手置于身体两侧	5	
		6.检查物品消毒时间，摆放有序	5	
		7.打开产包外包巾（助手协助）		
		8.按外科洗手消毒	5	

项目		评分标准	分值	得分
操作程序	铺巾	1. 打开产包内包巾（助手协助）		
		2. 穿无菌手术衣	5	
		3. 戴无菌手套	5	
		4. 铺臀下无菌垫单	5	
		5. 铺臀部无菌中单	5	
		6. 穿无菌裤腿：先穿右侧裤腿，再穿左侧裤腿	5	
		7. 铺无菌洞巾	5	
		8. 放置保护会阴无菌巾	5	
		9. 接产用物摆放整齐，盖无菌纱布	5	
	整理记录	1. 脱手套，整理用物，洗手	2	
		2. 记录产程进展	5	
综合评价		态度认真、和蔼，沟通能力强，具有良好的人文关怀精神	5	
		程序正确，操作规范，动作协调、熟练，无菌观念强	5	
总分			100	

实训六 产科住院病历撰写

一、产科住院病历的基本要求

（一）妊娠史

婚龄、婚次、孕产次，既往妊娠情况，末次月经日期、预产期，有无恶心、呕吐、头痛、头晕、便秘，白带量、色、味、水肿，气喘、阵缩、阴道流水或出血、胎动、异常征兆及其发生时间，特别注意有无合并影响优生的疾病史。

（二）产科检查

1. 乳房发育情况及乳头情况。

2. 宫底高度，先露，胎位，胎心，外阴及产道情况。

3. 阴道检查 胎膜情况，宫颈扩张度，先露高低，胎头位置，囟门与颅骨缝情况。

4. 骨盆测量 髂前上棘间径、髂嵴间径，骶耻外径、坐骨结节间径及耻骨弓角度。

5. 骨盆内测量 骶耻内径，坐骨棘间径，骶骨曲度，尾骨活动度，坐骨切迹宽度及骨盆侧壁有无内聚。

（三）分娩记录

宫缩开始时间，胎膜破裂时间及方法，宫口开全时间，胎位，胎儿及胎盘娩出时间及产程计算，分娩失血（分娩前后，总失血量及原因），出血处理情况，会阴破裂及修补，羊水量及性质，胎盘情况，胎膜情况，脐带情况，婴儿情况及产后情况等。

（四）产妇情况

乳房、乳量、宫底、压痛恶露及会阴等。

（五）婴儿情况

婴儿健康情况，哺乳，加奶量，喂水量，小便色泽及大便颜色等。

二、产科住院病历范例

（一）住院病历

住院病历

姓名：XXX　　　职业：工人

性别：女　　　住址：XX省XX市

年龄：32岁　　入院日期：2016年7月8日

籍贯：XX省　　记录日期：2016年7月8日

民族：汉　　　病史叙述者：本人

婚姻：已婚　　可靠程度：可靠

主诉：停经9月，伴双下肢水肿3月。

现病史：患者平素月经规律，周期4/28天，末次月经2015年9月29日，预产期2016年。

7月6日，停经50天，出现头晕，乏力，恶心，食欲缺乏等不适反应，持续10天自愈，继之饭量明显增加但无多饮、多尿等症状，停经6月，出现双下肢水肿，体重由孕前75kg猛增到112kg，来我院产科门诊建卡并行产前检查，未做治疗，孕中期自感"感冒"，服中药治愈，别无异常。于入院前两周在门诊行第三次产前检查，测血压128/98mmHg，水肿，但无头痛，头晕，眼花，胸闷等不适，门诊以"妊娠期高血压疾病（子痫前期轻度）"收入住院进一步检查治疗，但因故未住院，今日预产期已过两天，下肢肿胀明显。以"（1）孕40^{+2}W；（2）妊娠期高血压疾病（子痫前期轻度）"收入住院。

既往史：平素身体健康，否认有药物过敏史，外伤及手术史，否认结核及传染病史。

个人史：生于平凉、上学后参加工作，无迁住外地史，无烟酒嗜好。

月经史：平素月经规律，经量适中，有血块及痛经史。

生育史：婚后当月怀孕，孕50天行人流术，本次怀孕为第二胎。

家族史：父母健在，无家族遗传病史。

体格检查

T：36.8℃　P：90次/分，R：26次/分，BP：132/98mmHg。

发育正常，营养好，肥胖体型，神志清，自动体位，查体合作，皮肤及黏膜无黄染，全身表浅淋巴结无肿大，头颅发育正常，无畸形，巩膜无黄染，双侧瞳孔等大等圆，对光反射存在，咽部微红，扁桃体不肿大，颈软无抵抗，气管居中，甲状腺不大，胸廓对称，乳房发育正常，双肺呼吸音清晰，叩呈清音，听诊呼吸音清晰，未闻及干、湿性啰音，心律齐，有力，心率92次/分，心脏各瓣膜区未闻及病理性杂音。腹部隆起，肝、脾未触及，脊柱、四肢无畸形，双下肢水肿，神经系统生理反射存在，病理反射未引出。

产科检查

腹围：120cm，宫高：33cm，估计胎儿体重3800g，胎位：LOA，胎心140次/分，头先露已入盆，无宫缩，血压：132/98mmHg。骨盆外测量：髂棘间径26cm，髂嵴间径28cm，骶耻外径20cm，坐骨结节间径10cm，耻骨弓高度＞90°，阴道检查：宫口开一指，中厚，先露部平棘，胎膜未破。

骨盆内测量：骶耻外径＞11.5cm。骶骨弯曲度好，骶尾关节活动，坐骨切迹容二指松，坐骨棘平，棘间径10cm，骨盆壁内聚阴性（-）。

实验室及诊断仪器检查：

尿：尿蛋白定性（+），白细胞2～3个/HP

血：血色素124g/L，白细胞$9.4×10^9$/L，中性粒细胞占0.77，淋巴细胞占0.23，红细胞压积38%，尿素氮5.2mmol/L，肌酐82μmol/L。

B超检查：胎儿各径线因腹壁水肿测量不清，胎位LOA，胎心阳性（+），羊水暗区33mm，胎盘厚度33mm，定位子宫底右侧，胎盘成熟度：ⅡA

初步诊断：

1. 妊娠40^{+2}周、LOA、G_2P_0

2. 妊娠期高血压疾病（子痫前期轻度）

医师签名：XXX

（二）完整病历

完整病历

姓名：XXX　　　　　工作单位：XX省XX所

性别：女　　　　　　家庭住址：平凉市XX区XX路XX号

年龄：27　　　　　　入院时间：2016.10.25

籍贯：XX省　　　　　记录日期：2016.10.26

民族：汉　　　　　　病史叙述者：本人

婚姻：已婚　　　　　可靠程度：可靠

主诉：停经9月，伴胸闷气短3天。

现病史：患者既往月经规律，3～4/30～35天，量中等，有血块及痛经，末次月经2016.1.23，预产期2016.10.30。停经40天，出现恶心，晨吐，厌油腻等反应，持续1月好转，停经4月，自觉胎动，停经6月，在门诊建卡，定期行产前检查，并接受爱婴宣教，产科定期检查时发现血压逐渐升高。停经7$^+$月时，出现双下肢水肿，休息后可减轻，但无头晕，眼花，视力模糊等，三天前出现胸闷、气短而来就诊，门诊查血压135/90mmHg，尿蛋白阳性，以"①妊娠39^{+1}W、G_1P_0。②妊娠期高血压疾病（子痫前期轻度）"收住，在妊娠期间体健，无服药史，无毒物及放射线接触史，无阴道流血史，食欲正常，大、小便正常。

既往史：8岁前体弱，易患感冒，成年后身体健康，无急、慢性传染病史，无手术外伤及药物过敏史。

系统回顾：

呼吸系统：无结核及肺炎病史，无咳血，无慢性发热史。

循环系统：无咽痛、心悸、气短等病史。

消化系统：无胃肠不适症，无返酸、嗳气史无便秘腹泻史、无黑便史。

泌尿生殖系统：无尿痛、尿频、尿急、血尿等病史，无水肿，腰痛、发烧及生殖器疾病史。

造血系统：无疲乏无力、头晕、眼花、耳鸣、记忆力减退，无皮肤黏膜花白，出血点及瘀斑史。

内分泌及代谢系统：无多饮、多食、多尿、心悸等病史。

骨骼关节：无关节疼痛、骨骼无异常。

神经系统：无头痛、头晕、皮肤感觉障碍病史及重度精神创伤史。

个人史：出生于 XX 市，在 XX 市上大专二年，毕业后回 XX 市，在 XX 市 XX 工作，未到过疫区及传染病区，无烟酒嗜好。

月经史：11 岁 3 ～ 4/30 ～ 35 天，量中等，有血块及痛经，末次月经 2016 年 1 月 23 日，平时白带色白，量可，无异味。

婚育史：26 岁结婚，非近新结合，配偶身体健康，有烟酒嗜好，此为第一次妊娠。

家族史：无肿瘤及遗传病史。

体 格 检 查

T：36.4℃，P：80 次 / 分，R：18 次 / 分，BP：135/90mmHg。

发育正常，营养中等，神志清楚，自动体位，步入病房，查检合作，对答切题。皮肤、黏膜无苍白，皮温不高。

淋巴结：全身及局部淋巴结无肿大。

头部及器官：

头部：头形如常，发乌黑，有光泽，分布均匀，头部无疤痕。

眼：眼睑无水肿无充血、巩膜无黄染，角膜透明，瞳孔等大等圆，对光反射存在。

耳：左侧听力欠佳，外耳道无分泌物，左右乳突无压痛。

鼻：通畅，鼻中隔无偏曲，无流涕，鼻副窦无压痛。

口腔：唇色淡红，苔白，舌缘无齿痕，牙齿排列整齐，齿龈无红肿及溢脓，扁桃体不大，咽无红肿。

颈部：无强直，两侧对称，无颈静脉怒张，气管居中，甲状腺不肿大。

胸部：胸廓对称，以胸式呼吸为主，呼吸均匀，节律规整，双乳头凸，乳头乳晕着色明显，无硬结及触痛。

肺脏：

视诊：两侧呼吸运动对称，无肋间隙增宽及变窄。

触诊：两肺语颤对称，无胸膜摩擦感及皮下捻发感。

叩诊：呈清音，肺下缘位于右锁骨中线第五肋间，肩胛下角线第九肋间，左侧肩胛下角线第十肋间，移动度 2cm。

听诊：两肺呼吸音清晰，未闻及干、湿性啰音及病理性呼吸音。

心脏：

视诊：心尖搏动局限，在左侧第五肋间锁骨中线外侧 0.5cm 处，搏动范围的直径约 2cm。

触诊：未触及震颤，心尖搏动在上述位置无摩擦感。

右（cm）	肋间	左（cm）
2.0	Ⅱ	3.0
3.0	Ⅲ	4.0
4.0	Ⅳ	7.0
	Ⅴ	9.0

叩诊：心界向左稍扩大，心浊音如下所示。

注：左锁骨中线距前正中线 8.5cm

听诊：心率 80 次/分，与脉搏一致，节律齐，各瓣膜区未闻及病理性杂音。

周围血管征：无异常毛细血管搏动、撞击音及水冲脉，动脉无异常搏动。

腹部：

视诊：腹部膨隆，腹壁静脉不曲张，未见肠型及蠕动波。

触诊：无腹肌紧张，宫底于剑下三横指、

肝、脾因宫底高触诊不满意。肾区无叩击痛。

叩诊：无移动性浊音。

听诊：肠鸣音正常。

外生殖器及肛门：无疤痕及溃疡，无脱肛及痔核。

脊柱及四肢：无畸形，活动自如，膝关节以下有凹陷性水肿。

神经系统：肱二、三头肌腱、膝腱反射等生理反射存在，巴宾斯基征、凯尔尼格征等病理反射未引出。

产科检查：

宫高：26cm	腹围：106cm
胎位：ROA	胎心：140 次/分
先露：头	先露高低：已固定
宫口：未开	先露棘上 1cm

骨盆外测量：髂前上棘间经 25cm

　　　　　　髂嵴间经 27cm

　　　　　　骶耻外经 22cm

　　　　　　出口横经 9cm

病 历 小 结

　　患者XXX，女27岁，因停经9^{+1}月于2016年10月25日以"妊娠39^{+1}周G_1P_0。妊娠期高血压疾病（子痫前期轻度）"入院。入院检查T：36.4℃，P：80次/分，R：18次/分，BP：135/90mmHg，发育正常，营养中等，神清，精神佳，全身皮肤及黏膜无黄染，无皮疹及出血点，浅表淋巴结未触及，头颅五官端正，颈软，胸廓对称，双乳头、乳晕着色明显，双肺呼吸音清，未闻及干、湿性啰音，腹部膨隆，肝、脾未触及，脊柱四肢正常，无畸形，活动自如，双下肢水肿，生理反射存在，病理反射未引出，产科检查：宫高26cm，腹围106cm，胎位LOA，胎心140次/分，先露头，固定，宫口未开，先露棘上1cm，骨盆外测量25-27- 22-9cm，化验检查：尿蛋白阳性。

　　初步诊断：

　　（1）妊娠39^{+1}周、G_1P_0、LOA

　　（2）妊娠期高血压疾病（子痫前期轻度）

医师签名：XXX

　　诊断依据：

　　（1）停经9^+月伴下肢水肿2月，胸闷、气短三天。

　　（2）体查BP135/90mmHg，而基础BP105/68mmHg，膝关节以下有凹陷性水肿。

　　（3）产科检查：宫高26cm腹围106cm先露头，固定，胎心140次/分，胎位了两LOA。

　　（4）尿蛋白定性（＋）。

诊 疗 计 划

2016.10.25

　　患者XXX，女，32岁，XX籍，因停经9月伴双下肢水肿3月来就诊，以"妊娠期高血压疾病（子痫前期轻度）"收入住院进一步检查治疗，下肢肿胀明显，孕39^{+1}周，宜给：

　　（1）解痉、镇静、降压、利尿治疗。

　　（2）查血常规、肝、肾功能。

　　（3）查心电图。

　　（4）查眼底。

（5）监护心、脑、肺等重要脏器。

（6）给家属、孕妇做好工作，谈话签字，随时准备终止妊娠。

首次病程记录

2016. 10. 25

患者XXX，女，27岁，因闭经9^+月于下肢水肿2月，胸闷气短三天以1.妊娠39^{+1}周、G_1P_0。2.妊娠期高血压疾病（子痫前期轻度）入院。患者既往月经规律，末次月经2016年1月23日，闭经40^+日出现恶心，晨吐、厌油腻等反应，持续1^+月自然好转，闭经4^+月自觉胎动，闭经6^+月在门诊建卡，并定期行产前检查，产科检查时，发现血压逐渐升高，闭经7^+月出现双下肢水肿，休息后可消失，但无头晕，眼花及视物不清。于入院前前三天出现胸闷，气短，在门诊检查，测血压135/90mmHg，尿蛋白（＋），而收住院。

入院检查：T：36.4℃，P：80次/分，R：18次/分，BP：135/90mmHg。发育正常，营养中等，神情，精神佳，全身皮肤未见异常，浅表淋巴结未触及，头颅五官端正，颈软，胸廓对称，乳头，乳晕明显着色，心、肺正常，腹膨隆，肝、脾触诊不满意，脊柱、四肢无畸形，活动自如，双下肢水肿，生理反射存在，病理反射未引出。产科检查：宫高26cm，腹围106cm，胎位LOA，胎心140次/分，先露头，固定，宫口未开，先露平棘。

初步诊断：

（1）妊娠39^{+1}周、G_1P_0、LOA

（2）妊娠期高血压疾病（子痫前期轻度）

诊断依据：

（1）闭经9^+月伴下肢水肿2月，胸闷、气短三天。

（2）体查BP135/90mmHg，而基础BP105/68mmHg，膝关节以下有凹陷性水肿。

（3）产科检查：宫高36cm，腹围106cm先露头，固定，胎心140次/分，胎位LOA。

（4）尿蛋白阳性（＋）。

处理：查肝、肾功能、血RT，查眼底，给予解痉、降压、镇静、利尿，适时结束妊娠。

医师签名：XXX

实训七　妇科检查

妇科检查为妇科特有的专科检查，又称为盆腔检查，目的是了解外阴、阴道、宫颈、宫体及双侧附件的发育、有无疾病、疾病的程度等。

【导入情景】

李女士，44岁，白带多，外阴瘙痒2天，来妇科门诊就诊。

【实训设计】

1. 操作训练　运用妇科检查模型进行妇科检查配合训练，指导老师示教、指导，4～6名学生一组，学生分别在妇科检查模型上练习。实训地点在模拟妇科检查室。

2. 妇科门诊见习　观摩和学习临床带教老师为患者做妇科检查、与患者交流的技巧。

【操作流程】

（一）素质要求

1. 着装规范、整洁。
2. 仪表端庄、面带微笑。

（二）操作准备

1. 环境　室内清洁、安静、舒适、光线充足，室温20～22℃。室内摆放妇科检查床（用屏风或隔帘遮挡）、妇科检查模型、治疗车、污物桶、灯等。

2. 用物　一次性手套，阴道窥器，一次性垫单各1个，无菌持物筒1个，镊子1把，无菌罐2个（内含干棉球若干、碘伏棉球若干），无菌长棉签若干，小棉签若干，小试管1个，试管架1个，石蜡油或肥皂水、生理盐水等（图7-1）。

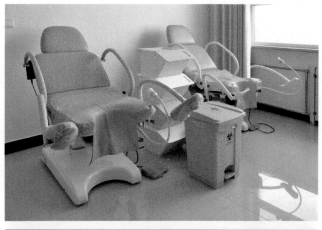

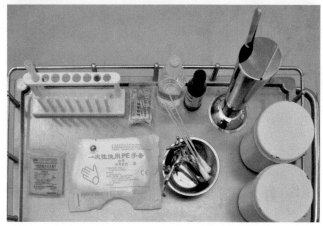

图 7-1   环境、用物

3. 医生   洗手，戴口罩。

4. 患者   排空膀胱、直肠。

（三）操作程序

1. 核对患者姓名、床号及一般资料。

2. 评估患者症状、月经史等。

3. 介绍妇科检查过程、目的、操作步骤，减少心理障碍。

4. 铺一次性垫单在妇科检查床上。

5. 协助患者脱去裤腿，仰卧于检查床，取膀胱截石位（图 7-2）。

6. 指导患者放松腹部配合医师检查。

7. 准备好检查用物如阴道窥器、无菌手套等。

8.检查 检查者戴无菌手套。

（1）观察外阴：观察外阴发育、阴毛分布情况，有无畸形、皮炎、溃疡、赘生物或肿块，注意皮肤和黏膜色泽或色素减退及质地变化，有无增厚、变薄或萎缩。然后分开小阴唇，暴露阴道前庭，观察尿道口和阴道口，查看周围黏膜色泽及有无赘生物、处女膜是否完整。最后让患者向下用力屏气，观察有无阴道前后壁膨出、子宫脱垂或尿失禁等。

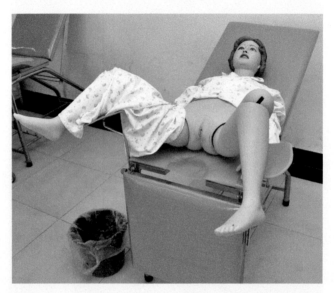

图 7-2　体位

（2）窥器检查：①放置窥器：一手分开小阴唇，另一手持阴道窥器纵向放入（图 7-3），嘱患者放松，纵向放入 2/3 后横向放入，撑开阴道窥器暴露宫颈（图 7-4）。②观察：观察阴道及黏膜有无充血、水肿、溃疡、赘生物等，有无阴道隔或双阴道等先天畸形；注意阴道分泌物量、性质、色泽，有无臭味。观察宫颈：位置、大小、颜色、外口形状，有无出血、糜烂样改变、撕裂、外翻、腺囊肿、息肉、赘生物，宫颈管内有无出血或分泌物。同时可采集宫颈外口鳞 - 柱交接部脱落细胞作宫颈细胞学检查和 HPV 检测。若拟作宫颈细胞学检查或取阴道分泌物检查，不宜用润滑剂，应改用生理盐水，以免影响涂片质量。③取出窥器：取出窥器前，先将前后叶合拢再沿阴道侧后壁缓慢取出，放入污物桶。

（3）双合诊检查：一手示指、中指涂润滑油，顺阴道后壁轻轻插入，另一手放在腹部配合检查。检查者戴无菌手套，一手示、中两指蘸润滑剂，顺阴道后壁轻轻插入，检查阴道是否通畅、有无畸形、瘢痕、肿块，阴道穹隆是否饱满、有无触痛等。再扪触宫颈大小、形状、硬度、外口情况及有无接触性出血。随后将阴道内两指放在宫颈后方，向上向前抬举宫颈，另一手在腹部往下往后按压腹壁，并逐渐向耻骨联合部位移动，两手配合扪清子宫位置、大小、形状、软硬度、活动度及有无压痛（图7-5）。扪清子宫后，

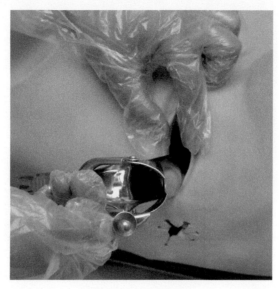

图 7-3　放置窥器

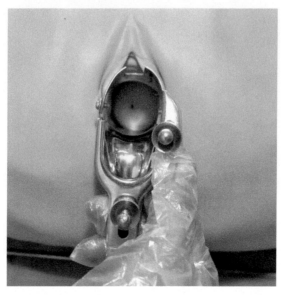

图 7-4　暴露宫颈

将阴道内两指移至一侧穹隆部，尽量往上扪触，另一手移到相应的侧腹部往下按压，与阴道内的手相互对合，触摸该侧附件区有无肿块、增厚或压痛（图7-6）。同法检查另一侧。若扪及肿块，应查清其位置、大小、形状、

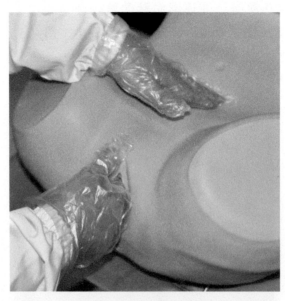

图 7-5　扪清子宫

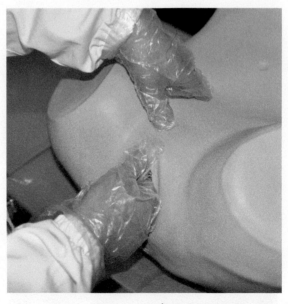

图 7-6　扪清附件

软硬度、活动度、与子宫的关系以及有无压痛等。正常卵巢偶可扪及，触后稍有酸胀感，正常输卵管不能扪及。

（4）三合诊检查：一手示指放入阴道，中指插入直肠，另一手置于下腹部协同检查，其余检查步骤与双合诊相同（图7-7）。是对双合诊检查不足的重要补充，能更清楚地扪清后倾或后屈子宫大小，发现子宫后壁、宫颈旁、直肠子宫陷凹、宫骶韧带和盆腔后部病变，估计盆腔内病变范围，特别是癌肿与盆壁间的关系，以及扪诊阴道直肠隔、骶骨前方或直肠内有无病变。在生殖器官肿瘤、结核、子宫内膜异位症、炎症的检查时尤显重要。

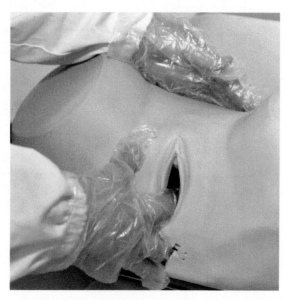

图 7-7 三合诊

9. 告知患者检查结果。

10. 协助患者整理衣裤，下检查床。

（四）整理记录

1. 整理用物，回归原位。

2. 洗手。

3. 记录检查结果。

【简要流程图】

见图 7-8。

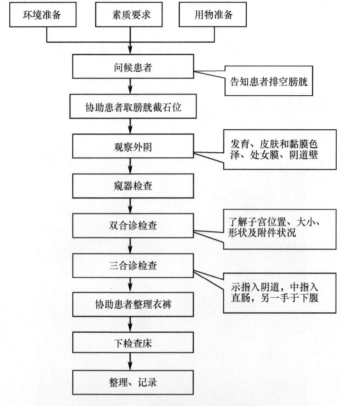

图 7-8　妇科检查简要流程图

【注意事项】

1.检查动作轻柔，患者无不适。注意保暖、遮挡，避免过度暴露。

2.每检查一人，应更换臀下垫单、无菌手套和检查器械，以免交叉感染。

3.月经期、阴道流血避免检查。

4.无性生活患者禁做。如确需检查时，应先征得患者及家属同意后，方可检查。

5.男性检查者对患者进行妇科检查时，应有一名女性医护人员在场，以减轻患者紧张心理，并可避免发生不必要的误会。

【实训作业与练习】

蔡女士，28 岁，经产妇，阴道分泌物增多 2 月，性交后出血 2 次就诊。

请你完成以下工作：

1. 向患者解释妇科检查的目的。

2. 为该患者进行妇科检查。

3. 总结妇科检查的操作要点、操作出现的错误。

【考核】

妇科检查操作考核评分，见表7-1。

表7-1　妇科检查操作考核评分标准

项目		评分标准	分值	得分
素质要求		1. 仪表端庄大方，态度认真和蔼，步履轻捷	2	
		2. 服装鞋帽整洁，着装符合要求	2	
操作准备	环境	室内光线充足、温暖、安静、隐蔽	2	
	用物	用物准备齐全、准确	3	
操作程序	准备	1. 洗手，核对患者姓名、床号及一般资料	4	
		2. 嘱患者排空膀胱	2	
		3. 评估病情，告知患者检查的目的等	4	
		4. 铺单，协助患者仰卧于检查床，取膀胱截石位	4	
		5. 指导患者放松腹部，准备好检查器械，戴无菌手套	3	
	检查	1. 观察外阴		
		①外阴发育等	3	
		②注意皮肤和黏膜色泽等	3	
		③检查处女膜完整性，有无瘢痕	2	
		④观察有无阴道前后壁膨出、子宫脱垂和尿失禁	4	
		2. 窥器检查		
		①放置窥器	5	
		②观察阴道壁、阴道分泌物、宫颈、宫颈管	6	
		③取出窥器：合拢并取出窥器，放入污物桶	3	
		3. 双合诊		
		①检查阴道	4	
		②扪触宫颈	7	
		③检查子宫体	8	
		④触摸子宫附件区	5	
		4. 三合诊	6	
		5. 告知结果，协助患者整理好衣裤，下检查床	3	
	记录	将检查结果进行准确记录	5	
综合评价		态度认真，沟通能力强	5	
		程序正确，动作协调，手法准确	5	
总分			100	

实训八　生殖道脱落细胞检查

生殖道脱落细胞检查可通过检查女性生殖道脱落的上皮细胞，了解生殖系统生理和病理变化。方法简便、经济、实用，临床主要用于防癌普查和内分泌检查。但发现恶性细胞后不能定位，需行组织学检查才能确诊。其中，宫颈刮片细胞学检查是筛查早期宫颈癌的重要方法，也可帮助诊断其他生殖道肿瘤。

【导入情景】

一位46岁妇女，已婚，因白带多半年，性交后出血1周就医。妇科检查：宫颈表面近1/2区域鲜红状改变，子宫、附件未见异常。

【实训设计】

1.操作训练　运用妇科检查模型进行宫颈脱落细胞检查配合训练，指导老师示教、指导，4～6名同学一组，同学分别在妇科检查模型上练习。实训地点在模拟妇科检查室。

2.妇科门诊见习　观摩和学习临床带教老师为患者做宫颈脱落细胞检查，与患者交流的技巧。

【操作流程】

（一）素质要求

1.着装规范、整洁。

2.仪表端庄、态度和蔼。

（二）操作准备

1.环境　室内清洁、安静、舒适、光线充足，室温20～22℃。室内摆放妇科检查床（用屏风或隔帘遮挡）、妇科检查模型、治疗车、污物桶、灯等。

2. 用物 一次性手套、阴道窥器、一次性垫单各 1 个、无菌持物筒 1 个、无菌持物钳（或镊子）1 把、无菌罐 2 个（内含棉球若干、无菌纱布若干）、无菌长棉签若干、棉签 1 包、宫颈刮片 2 个或宫颈刷 1 个、载玻片 2 张、装有固定液（95% 乙醇）标本瓶 1 个或细胞保存液 1 瓶、HPV 宫颈刷 1 个及保存液 1 瓶、生理盐水（图 8-1）。

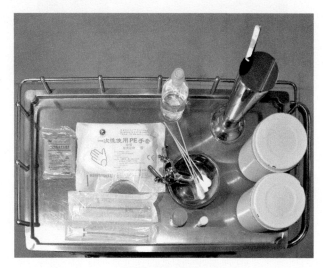

图 8-1 用物

3. 医生 洗手，戴口罩。

4. 患者 排空膀胱、直肠。

（三）操作程序

1. 核对患者姓名、床号及一般资料。

2. 评估患病症状、月经史等。

3. 介绍检查过程、目的、操作步骤，减少心理障碍。

4. 铺一次性垫单在妇科检查床上。

5. 协助患者脱去裤腿，仰卧于检查床，取膀胱截石位。

6. 准备好检查用物如阴道窥器、手套等，检查者戴手套。

7. 阴道涂片 ①无性生活妇女：将消毒棉签先用生理盐水浸湿，然后伸入阴道，在其侧壁上 1/3 处轻卷后取出棉签，在载玻片上涂片并固定（图 8-2）。②已婚妇女：放置阴道窥器，充分暴露宫颈，白带过多者用无菌长棉签擦净阴道分泌物。在阴道侧壁上 1/3 处轻轻刮取黏液及细胞作涂片，避免将深层细胞混入而影响诊断，薄而均匀地涂于载玻片上，置

95% 乙醇中固定（图 8-3）。

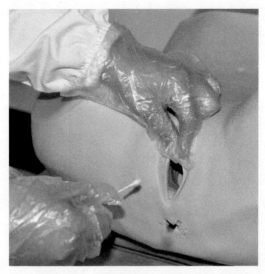

图 8-2 无性生活妇女阴道涂片

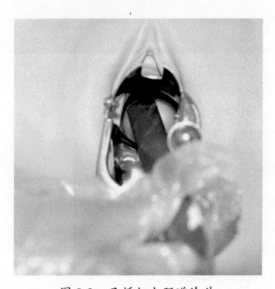

图 8-3 已婚妇女阴道涂片

8. 宫颈刮片 ①用特制刮板在宫颈外口鳞 - 柱状上皮交界处轻刮 1 周，在载玻片上向一个方向涂抹，一次涂开，薄而均匀，不能重复来回涂抹，涂片晾干后置于 95% 乙醇标本瓶中固定 15 分钟。②宫颈刷在宫颈外口鳞 - 柱状上皮交界处轻旋转数周，刷头放入保存液中，摇动保存液让涂取的脱落细胞融入保存（图 8-4）。③HPV 宫颈刷在宫颈外口轻旋转数周，刷头放入保存液中，摇动保存液（图 8-5）。

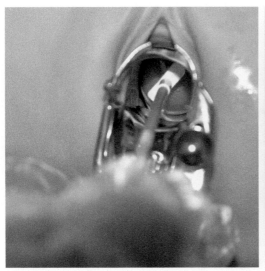
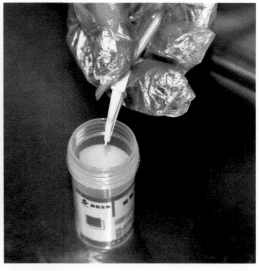

图 8-4 宫颈刷宫颈刮片

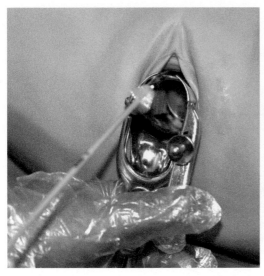
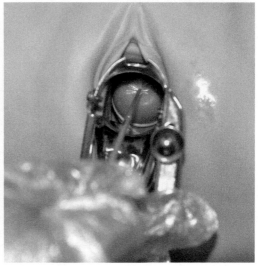

图 8-5 HPV 宫颈刷宫颈刮片

9. 所有标本注明患者相关信息（如普查时用编号）（图 8-6）。

10. 协助患者整理衣裤，下检查床。

11. 告知患者将标本送往相关科室。

（四）整理记录

1. 整理用物，回归原位。

2. 洗手。

3. 记录检查结果。

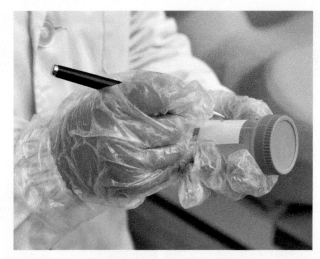

图 8-6 标明患者信息

【简要流程图】

见图 8-7。

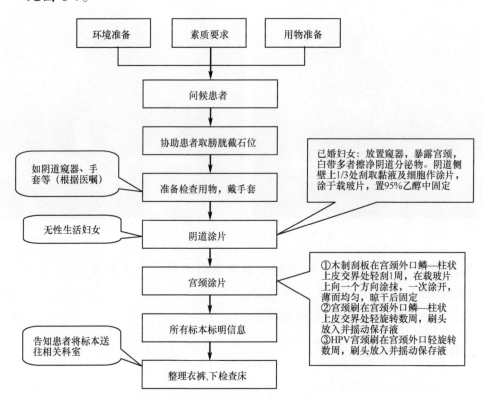

图 8-7 生殖道脱落细胞检查简要流程图

【注意事项】

1.检查动作轻柔，避免损伤组织而出血，影响检查结果。注意保暖、遮挡，避免过度暴露。

2.检查所用器具均应无菌干燥，不粘有化学药品和润滑剂。

3.老年人鳞-柱状上皮交界上升到宫颈管内侧，应用盐水棉签取宫颈管分泌物标本做涂片做检查。

4.月经期或不规则阴道流血、24小时内有性生活、阴道灌洗及上药者禁做。

【实训作业与练习】

辛女士，30岁，未婚，婚前检查发现盆腔肿块，无明显腹痛，月经周期30天，经期5天，量中。妇科检查：宫颈表面近1/2区域鲜红状改变。医嘱：宫颈刮片细胞学检查。作为医生，请你完成以下工作：

1.向患者解释宫颈刮片细胞学检查的目的。

2.为该患者进行宫颈刮片细胞学检查。

3.总结宫颈刮片细胞学检查的操作要点、操作出现的错误。

【考核】

评分标准，见表8-1。

表8-1 生殖道脱落细胞检查操作考核评分标准

项目		评分标准	分值	得分
素质要求		1.仪表端庄大方，态度认真和蔼，步履轻捷	2	
		2.服装鞋帽整洁，着装符合要求	2	
操作准备	环境	室内光线充足、温暖、安静、隐蔽	2	
	用物	用物准备齐全、准确	3	
操作程序	准备	1.洗手，核对患者姓名、床号及一般资料	4	
		2.嘱患者排空膀胱	2	
		3.评估病情，告知患者检查的目的等	4	
		4.铺单，协助患者仰卧于检查床，取膀胱截石位	4	
		5.指导患者放松腹部，准备好检查器械，戴无菌手套	3	

续表

项目		评分标准	分值	得分
操作程序	检查	1. 阴道涂片		
		①无性生活妇女	8	
		②已婚妇女	11	
		2. 宫颈刮片		
		①用特制刮板刮片	8	
		②宫颈刷取材	12	
		③HPV宫颈取材	10	
		3. 标本注明患者相关信息	3	
		4. 协助患者整理衣裤，下检查床	3	
		5. 告知患者将标本送往相关科室	4	
	记录	将检查结果进行准确记录	5	
综合评价		态度认真，沟通能力强	5	
		程序正确，动作协调，手法准确	5	
总分			100	

实训九　输卵管通畅检查

输卵管通畅检查的主要目的是检查输卵管是否通畅，了解宫腔和输卵管腔的形态及输卵管的阻塞部位。常用方法有输卵管通液术、子宫输卵管造影术。近年随着内窥镜的临床应用，已普遍采用腹腔镜直视下输卵管通液检查、宫腔镜下经输卵管口插管通液检查和腹腔镜联合检查等方法。

【导入情景】

34岁女性，孕产史为孕$_3$产$_1$，既往月经规律，经量正常。因打算再次妊娠，前来就诊。

【实训设计】

1. 操作训练　运用妇科检查模型进行输卵管通畅检查配合训练，指导老师示教、指导，4～6名同学一组，同学分别在妇科检查模型上练习。实训地点在模拟妇科检查室。

2. 妇科见习　观摩和学习临床带教老师为患者做输卵管通畅检查。

【操作流程】

（一）素质要求

1. 着装规范、整洁。

2. 仪表端庄、态度和蔼。

（二）操作准备

1. 环境　室内清洁、安静、舒适、光线充足，室温20～22℃、湿度50%～60%。室内摆放妇科检查床（用屏风或隔帘遮挡）、妇科检查模型、治疗车、污物桶、灯等。

2. 用物　一次性手套、无菌手套、阴道窥器、一次性垫单各1个，无菌持物筒1个，无菌镊子1把，无菌罐2个（内含棉球若干、纱布若干），长镊子2把，弯盘（或换药碗）1个，通液器1个，止血钳、宫颈钳、卵圆钳各1把,宫颈扩张器1套,治疗巾、洞巾各1个,棉签若干。输卵管通液术需:20ml注射器1支、生理盐水+药物共20ml。子宫输卵管造影术需:10ml注射器1支、造影剂1支(图9-1)。

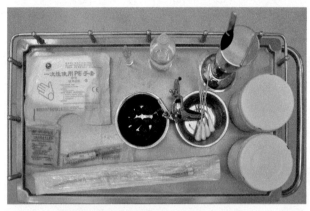
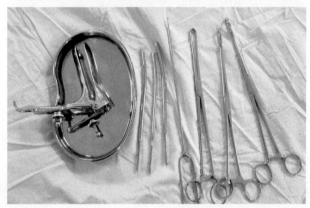

图9-1 用物

3.医生 洗手,戴口罩。

4.患者 造影者询问其过敏史并做碘过敏试验,术前半小时肌内注射阿托品0.5mg解痉(按医嘱),排空膀胱、直肠。

(三)操作程序

1.核对患者姓名、床号及一般资料,评估患者病情,有无禁忌证。

2.介绍检查过程、目的、操作步骤。

3.铺一次性垫单在妇科检查床上,协助患者仰卧于检查床(造影在放射科),取膀胱截石位,双合诊检查子宫位置、大小。

4.再次检查准备好用物,药液(或造影剂)加温至接近体温(图9-2)。

5.操作者换无菌手套,常规消毒外阴。

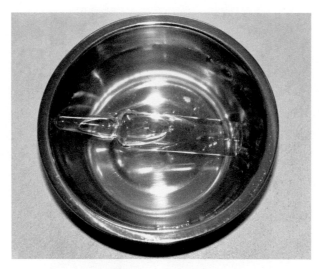

图 9-2 药液加温

6. 铺无菌洞巾。

7. 放置阴道窥器，充分暴露宫颈，擦净阴道、宫颈分泌物，消毒阴道、宫颈。

8. 宫颈钳夹持宫颈前唇（图 9-3）。

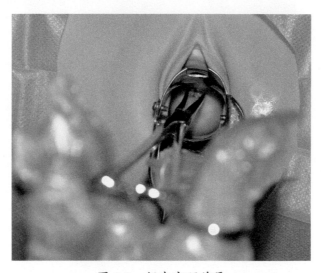

图 9-3 钳夹宫颈前唇

9. 药液（或造影剂）充满宫颈导管，排出空气（图 9-4）。

10. 沿宫腔方向置入通液器（宫颈管比较紧时可扩张宫颈）（图 9-5、图 9-6）。

11. 助手用注射器向球囊内注入生理盐水以固定通液管（图 9-7）。

12. 通液 ①将通液器内注满药液，缓慢推注，压力不超过160mmHg（图 9-8）；②观察阻力大小、经宫颈注入的液体有无反流、患者有无下腹疼痛等。

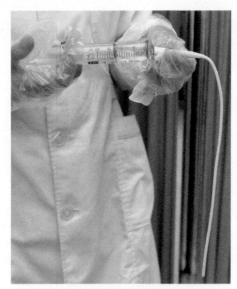

图 9-4　排气

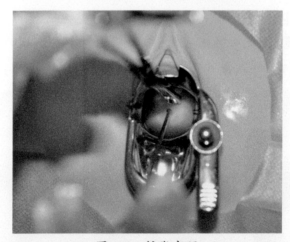

图 9-5　扩张宫颈

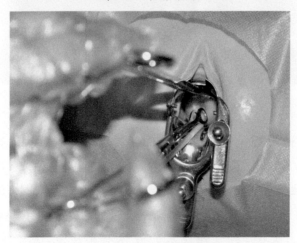

图 9-6　放置通液器

13.造影 ①缓慢注入造影剂，在X线透视下观察造影剂流经宫腔及输卵管情况并摄片；②注入40%碘化油24小时后再摄盆腔平片（76%泛影葡胺10～20分钟）。

14. 检查完毕，取出宫颈导管，再次消毒宫颈、阴道，取出阴道窥器。

15. 协助患者整理衣裤，下检查床。

16. 告知检查结果、术后注意事项，造影告知再拍片时间。

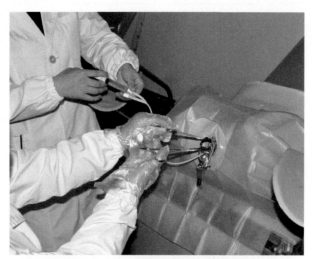

图 9-7 向球囊内注入生理盐水

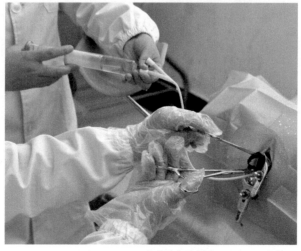

图 9-8 通液器注入药液

（四）整理记录

1. 整理用物，回归原位。

2. 洗手。

3. 记录检查结果。

【简要流程图】

见图 9-9。

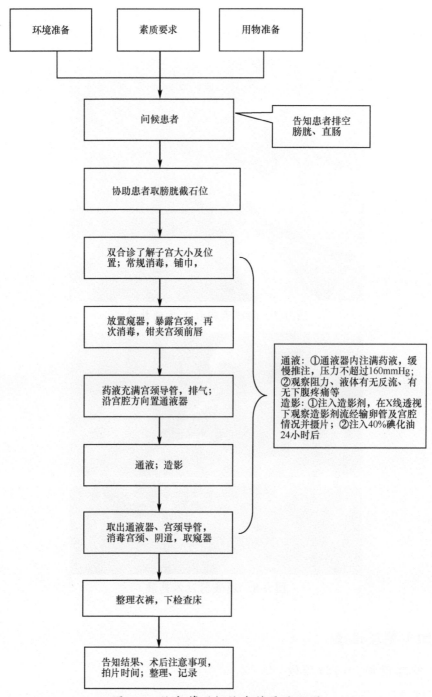

图 9-9　输卵管通畅检查简要流程图

【注意事项】

1. 检查动作轻柔，患者无不适。注意保暖、遮挡，避免过度暴露。

2. 术中宫颈导管须紧贴宫颈外口，以免液体外漏；不可插入太深，以免损伤子宫或引起子宫穿孔；推注液体速度不可过快，压力不可过大，防止损伤输卵管。

【实训作业与练习】

王女士，28岁，结婚后2年未孕，观察卵巢排卵正常。医嘱：输卵管通畅检查。作为医生，请你完成以下工作：

（1）向患者解释输卵管通畅检查的目的。

（2）为该患者进行输卵管通畅检查。

（3）总结输卵管通畅检查的操作要点、操作出现的错误。

【考核】

评分标准，见表9-1。

表9-1　输卵管通畅检查操作考核评分标准

项目		评分标准	分值	得分
素质要求		1. 仪表端庄大方，态度认真和蔼，步履轻捷	2	
		2. 服装鞋帽整洁，着装符合要求	2	
操作准备	环境	室内光线充足、温暖、安静、隐蔽	2	
	用物	用物准备齐全、准确	5	
操作程序	准备	1. 洗手	4	
		2. 嘱患者排空膀胱	2	
		3. 评估病情，告知患者检查的目的等	4	
		4. 协助患者仰卧于检查床，取膀胱截石位	4	
	检查	1. 阴道检查了解子宫、附件情况	5	
		2. 常规消毒外阴，铺无菌洞巾	4	
		3. 放置阴道窥阴器，暴露宫颈，消毒阴道、宫颈	5	
		4. 钳夹宫颈前唇	4	
		5. 药液（或造影剂）充满宫颈导管，排出空气	6	
		6. 宫颈导管沿宫腔置入宫颈管内	8	
		7. 注入药液（或造影剂），造影需在X线下观察后摄片	6	

项目		评分标准	分值	得分
操作程序	检查	8. 观察	5	
		9. 取出宫颈导管，再次消毒，取出窥阴器	6	
		10. 协助患者整理好衣裤，下检查床	5	
		11. 告知检查结果、术后注意事项等	4	
		12. 造影告知再拍片时间	2	
	记录	将检查结果进行准确记录	5	
综合评价		态度认真，沟通能力强	5	
		程序正确，动作协调，手法准确	5	
总分			100	

实训十 放、取宫内节育器

宫内节育器（IUD）是我国育龄妇女最常用的避孕方法，目前常用带铜宫内节育器和药物缓释宫内节育器。

【导入情景】

（1）王女士，28岁，G_1P_1，正常产后3个月，要求放置宫内节育器。

（2）张女士，54岁，放置宫内节育器17年，绝经1年，要求取出宫内节育器。

【实训设计】

1.操作训练 4～6名同学一组，利用计划生育模型练习放、取宫内节育器手术，教师示教、指导、评分。实训地点在妇科实训室。

2.计划生育门诊见习 观摩和学习临床带教老师放、取宫内节育器的操作技巧。

【操作流程】

（一）素质要求

1.着装规范、整洁。

2.仪表端庄、态度和蔼。

（二）操作准备

1.环境 室温20～22℃、室内光线充足、安静、隐蔽，妇科检查床、计划生育模型。

2.用物 无菌持物筒2个，无菌持物钳（或镊子）2把，无菌罐2个（内含棉球若干、0.5%碘伏棉球若干），放、取节育器手术包 [（外包布1块、内包布1块、阴道窥器1个、宫颈钳1把、长镊子1把、消毒钳2把、宫腔探针1根、宫颈扩张棒4～6号各1个、放环器（图10-1）及取环器（图

10-2）各1把、弯盘1个、洞巾1块、小纱布数块、适量干棉球、棉签若干]，节育器（图10-3），一次性会阴垫1块，无菌治疗巾1块，无菌手套1副，一次性手套1副。

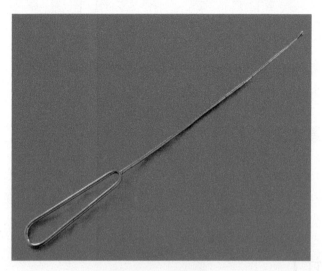

图10-1 放环器

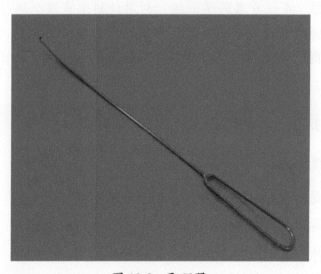

图10-2 取环器

3. 学生 洗手，戴口罩、帽子。

4. 患者 排空膀胱。

（三）操作程序

1. 核对患者姓名、一般资料。

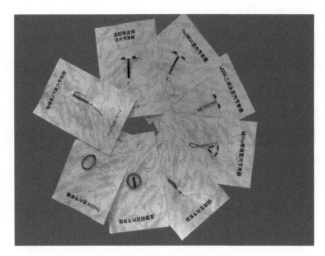

图 10-3　节育器

2. 仔细询问末次月经时间、月经干净时间。

3. 健康评估，排除禁忌证，查看各种检查结果，必要时行盆腔 B 超检查。

4. 解释手术要点及可能出现的不适，以取得积极配合。

5. 协助患者脱去一条裤腿，上妇科检查床，取膀胱截石位，充分暴露会阴部，臀下垫一次性会阴垫。

6. 操作者戴一次性手套，行双合诊检查，了解子宫位置、大小、形态及附件情况。

7. 脱一次性手套。

8. 打开放、取节育器手术包（图 10-4），取 0.5% 碘伏棉球若干于弯盘。

9. 戴手套，整理器械。

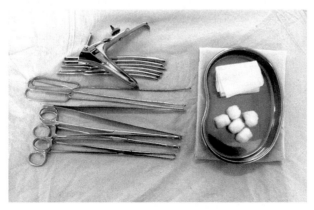

图 10-4　打开手术包

10. 外阴消毒。 用 0.5% 碘伏棉球消毒外阴，顺序为：尿道口、阴道口→左侧小阴唇→右侧小阴唇→左侧大阴唇→右侧大阴唇→阴阜→左侧腹股沟→右侧腹股沟→左侧大腿内上 1/3 →右侧大腿内上 1/3 →会阴体→左侧臀部→右侧臀部→肛门。共消毒 3 遍。

11. 铺无菌洞巾。

12. 阴道、宫颈消毒 阴道窥器暴露宫颈，取干棉球擦净宫颈、阴道分泌物，0.5% 碘伏棉球消毒阴道、宫颈。

13. 探测宫腔 宫颈钳钳夹宫颈前唇，用探针按子宫屈向探测宫腔深度（图 10-5）以选择节育器型号。宫颈较紧者用宫颈扩张器逐号扩张宫颈。

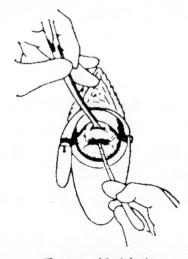

图 10-5　探测宫腔

14. 放置宫内节育器 用放环器将节育器沿宫腔方向轻轻送入宫腔底部（图 10-6），将放环器贴子宫后壁慢慢退至近子宫内口处，再向内轻推节育器下缘，使之位于子宫底部，退出放环器（图 10-7）。若放置带有尾丝的节育器，在距宫颈外口 2cm 处剪断尾丝。

15. 取出宫内节育器 取环钩沿子宫屈向送至宫底，转动取环钩使其钩住节育器下缘，轻轻向外牵拉取出节育器（图 10-8）。带尾丝的节育器，用血管钳夹住尾丝后轻轻牵引取出。遇取器困难，在 B 超或 X 线监视下或借助宫腔镜取出。

16. 观察无出血后，取出宫颈钳，干棉球擦净阴道穹隆和宫颈处血迹，再次消毒。

17. 合拢并取出窥器，擦净外阴血迹。

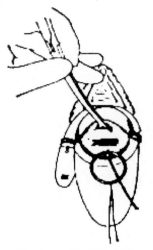

图 10-6 放置节育器

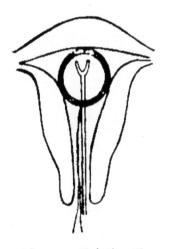

图 10-7 退出放环器

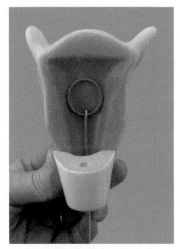

图 10-8 取出节育器

18. 协助患者整理好衣裤，下妇科检查床，垫一次性会阴垫。

19. 术后宣教。

（四）整理记录

1. 填写手术记录单，术者签字。

2. 整理污物，分类处理。

3. 清洗器械，清点，打包。

4. 整理手术床，手术室内通风消毒。

【简要流程图】

见图 10-9。

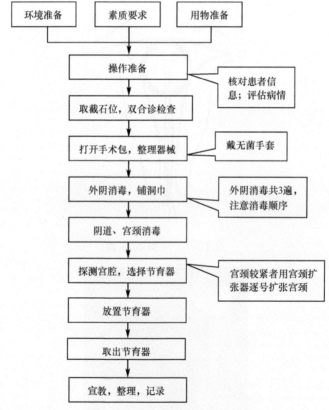

图 10-9　放、取宫内节育器手术简要流程图

【注意事项】

1. 动作轻柔准确，避免损伤子宫引起穿孔。保护患者隐私，避免受凉。

2. 选择合适的节育器。

3. 放置、取出节育器的时间。

4. 放置节育器后，嘱患者在手术台上休息 10 分钟。

5. 认真宣教术后注意事项。

【实训作业与练习】

蒋女士，47 岁，放置宫内节育器 8 年，因不规则阴道出血半年就诊，查宫颈光滑，宫颈防癌涂片检查无异常。患者要求取出宫内节育器。作为医生，请完成以下工作：

（1）掌握宫内节育器放、取出术。

（2）宫内节育器取放、出术后的注意事项有哪些？

【考核】

评分标准，见表 10-1。

表 10-1　放、取宫内节育器考核评分标准

项目		评分标准	分值	得分
素质要求		1. 着装规范、整洁	2	
		2. 仪表端庄、态度和蔼	2	
操作准备	环境	室温 20～22℃、室内光线充足、安静、隐蔽	2	
	用物	用物准备齐全、准确	5	
操作程序	准备	1. 洗手（七步洗手法），戴口罩、帽子	3	
		2. 核对患者姓名、床号及一般情况	2	
		3. 评估病情，排除禁忌证，查看各种检查结果	4	
	操作	1. 解释手术要点及可能出现的不适，以取得积极配合	3	
		2. 协助患者脱去一条裤腿，上妇科检查床，取膀胱截石位，充分暴露会阴部，臀下垫一次性会阴垫	3	
		3. 操作者戴一次性手套，行双合诊检查	4	
		4. 脱一次性手套	2	
		5. 打开放、取节育器手术包	2	
		6. 戴手套，整理器械	3	
		7. 外阴消毒，注意消毒顺序正确，共消毒 3 遍	3	
		8. 铺无菌洞巾	2	

项目		评分标准	分值	得分
操作程序	操作	9. 阴道、宫颈消毒	3	
		10. 探测宫腔	5	
		11. 放置宫内节育器	8	
		12. 取出宫内节育器	8	
		13. 取出宫颈钳，干棉球擦净阴道穹隆和宫颈处血迹	3	
		14. 合拢并取出窥器，擦净外阴血迹	3	
		15. 协助患者整理好衣裤，垫一次性会阴垫，下妇科检查床	2	
		16. 术后宣教	3	
	记录	1. 填写手术记录单，术者签字	2	
		2. 整理污物，分类处理	4	
		3. 清洗器械，清点，打包	5	
		4. 整理手术床，手术室内通风消毒	2	
综合评价		态度认真，沟通能力强	5	
		程序正确，动作协调	5	
总分			100	

参考文献

卜豫宁 . 2016. 助产综合实训 . 北京：人民卫生出版社

曹泽毅 . 2005. 中华妇产科学 . 2 版 . 北京：人民卫生出版社

谢幸，苟文丽 . 2013. 妇产科学 . 8 版 . 北京：人民卫生出版社

第一部分 运动系统结构功能与疾病

实验一 解剖的基本操作技术

【实验目的】

(1) 掌握：解剖基本操作技术。
(2) 熟悉：解剖器械的使用。
(3) 了解：解剖操作的注意事项。

【标本观察与解剖】

（一）解剖器械的准备

常用的解剖器械包括解剖刀（有条件也可使用手术刀）、镊子、组织剪、止血钳、肋骨剪等。

要保证解剖操作的效果和高效率，必须保持解剖刀的锋利，因此磨刀是每次操作前必做的准备工作之一。磨刀的重点是刀刃，特别是刀尖部分。磨刀之前，应该往磨石上洒水，而且在磨刀的整个过程中要始终保持磨石的湿润。具体操作要领如下：握稳刀柄，使刀背朝向前外方，略离磨石，刀面稍微倾斜，使欲磨之刀刃或刀尖紧贴磨石，将解剖刀沿磨石向前推动，至磨石的前端；将解剖刀翻面，使刀背朝向自己，再使刀刃或刀尖与磨石紧贴，往回拉动解剖刀。如此反复，直到锋利为止。

通常磨石有粗、细两面。对于特别钝的解剖刀，可先用粗面，再用细面磨刀，一般仅用细面即可。当然，如有条件使用手术刀，一旦刀片变钝，直接更换新刀片即可。每次解剖操作完成以后，必须把所有使用过的解剖器械清洗、擦干，并置于器械盒内。

（二）解剖器械的使用

1. 解剖刀 解剖刀是解剖操作时用得较多的器械。刀刃常用于切开皮肤和切断肌，刀尖常用于修洁血管和神经（对于初学者，不推荐这种方法，最好使用止血钳或镊子进行解剖），刀柄常用于进行钝性分离。使用刀刃或刀尖时，一般右手持刀，其方式应视需要而定。做皮肤切口时，常用执弓法，即以拇指与中、环、小指夹持刀柄，示指按于刀背，状如拉小提琴时的持弓样。解剖或修洁肌肉、血管和神经等结构时，常用执笔法，即用拇指、示指和中指持刀柄的前部接近刀片处，犹如执笔写字，手指作小幅度活动有利于解剖操作的准确和细致。

2. 镊子 镊子有无齿和有齿两种。无齿镊用于夹持和分离血管、神经和肌肉等，有齿镊仅用于夹持皮肤、肌腱等坚韧的结构，切不可用于夹持血管、神经和肌肉等容易损坏的组织器官。镊子的拿捏姿势为拇指置于一侧，示指和中指置于另一侧。

3. 组织剪 有弯剪和直剪之分，而剪尖又有尖头、圆头之分。圆头组织剪一般用于剪开组织或剪断神经、血管，有时也可用以撑开或分离组织。一尖一圆的或尖头的直剪，常常用于剪线或拆线。正确使用组织剪的方法是将拇指和无名指各伸入组织剪的一个环内，中指放在环的前方，示指顶压在组织剪的运动轴处，起到稳定和定向作用。

4. 止血钳 有弯、直之分。通常用于牵开血管、神经等，也可以用于撑开或分离组织。拿捏姿势同组织剪。

5. 肋骨剪 肋骨剪仅用于剪断肋骨。

（三）解剖基本操作技术

1. 解剖皮肤 切皮前，首先用刀背按照切口方向在皮肤表面按照要求划出线痕，然后沿该线使刀刃与皮肤呈45°角切开皮肤，用有齿镊牵起皮肤一角，用刀刃将皮肤与皮

下组织切开，切口深度以切透皮肤但止于浅筋膜为宜，具体标准是切开皮肤可见毛孔并不带筋膜和脂肪组织。

2. 解剖浅筋膜 浅筋膜内有的浅静脉、浅动脉、皮神经和浅淋巴结通常被程度不等的脂肪组织和筋膜所包绕。切开皮肤后首先观察浅静脉的分布特征，沿其走行方向切开或剪开浅筋膜以暴露并分离浅静脉。分离浅静脉时注意保护其附近伴行的皮神经，甚至二者被筋膜组织包裹在一起，需要仔细分离。浅筋膜内的某些部位有浅淋巴结沿浅静脉分布，并常被脂肪组织包裹，需要先用止血钳和镊子小心去除脂肪组织，暴露淋巴结轮廓以及与之相连的输入和输出淋巴管。将解剖出的主要浅静脉和皮神经主干保留，清除其余脂肪组织、筋膜以及浅静脉、皮神经的小分支，暴露深筋膜。

3. 解剖深筋膜 深筋膜覆盖在肌肉表面，先用镊子提起局部深筋膜，用刀刃平贴肌肉切开小口，然后沿肌纤维走行方向扩大切口，并将深筋膜与肌肉分离并去除。腰背部及四肢的深筋膜厚而致密，与深面肌肉易于分离，可整层切除或切开翻起；躯干部深筋膜与肌肉结合紧密，需要小心分离。

4. 解剖血管和神经 深部的血管和神经常伴行于肌与肌之间、肌群与肌群之间，或位于脏器周围的结缔组织内，特别是脏器的门（如肝门、肺门等）处。解剖时，应先用刀尖沿血管、神经主干的方向划开包裹血管、神经的筋膜组织鞘，显露并分离血管、神经的主干，然后用镊子提起血管、神经，沿其两侧用刀尖背面或止血钳作钝性分离寻找其分支。

5. 解剖肌 沿肌纤维的方向切开并剥离肌表面的深筋膜，修洁肌的边界进行观察。注意肌的位置、形态、起止点、肌腱的配布，肌纤维的方向及血管和神经分布。有时需要切断肌肉以观察深层结构，切断肌前需要将其边界理清，将刀柄插入肌的深面使其与深层结构分离，然后用剪刀或解剖刀将肌切断。

6. 解剖脏器 打开胸、腹腔后，首先原位暴露脏器，观察其位置、体表投影、毗邻结构、浆膜配布等特征；然后查看其血管、神经，按要求离断血管、神经及固定装置后，取出脏器进一步解剖观察其腔内结构。

（四）解剖操作注意事项

1. 重视尸体解剖操作、珍惜爱护尸体 解剖的对象虽是尸体，但宜视若活体，严格依照教材顺序进行解剖，不得任意切割。提出这个要求的目的是为了培养"受伤观点"，也是为了不致因违反操作顺序而造成结构破坏，影响学习。

2. 认真预习 预习是保证解剖操作正确、顺利，提高课堂效果的前提。每次解剖操作之前，必须认真阅读教材，如有必要还应复习相关系统解剖学知识，了解将要解剖内容的重点、难点和大致的解剖顺序，做到心中有数。特别是主要负责解剖的同学，更应预习教材"解剖操作"部分。

3. 按学习小组明确的分工 一人主持解剖，一人协助解剖，一人根据教材、图谱告知操作程序，一人准备工具。这种分工，轮流执行。要求小组成员均应认清教材要求认识的结构以及各结构之间的相互关系。

4. 按解剖层次操作和学习 在解剖操作中要注意层次概念，以器官为中心的血管、淋巴管、神经的局部位置与毗邻关系以及辨认和寻找这些结构的标志。解剖浅层结构时，要循血管、神经的行径解剖切割，注意他们的位置关系。深部血管神经位于肌肉与肌肉之间，肌群与肌群之间或位于脏器周围的结缔组织中，或位于脏器的"门"（如肝门、肾门、脾门、肺门）内。因此解剖深层结构时应先钝性扩大这些结缔组织间隙，看清部分血管、神经后，再循血管、神经长轴追踪解剖才不致造成标本损坏。

5. 仔细观察辨认 观察和辨认清楚解剖结构，是学习局部解剖学的根本目的。要边解剖，边观察，注意辨认，理论联系实际进行思考。在解剖过程中，可能会发现解剖所见与教材的文字描述或图谱显示不尽一致的事例，这并不奇怪。因为教材是根据"多数"情况写成的，不同于"多数"的情况就与教材不符。而所

谓"多数"却并不一定超过50%。例如有人调查过500例腹内斜肌下份的情况，发现20个不同的类型，其中最多一个类型只有165例，占500例的36%，其余16个类型共300例，占61%；这个36%就算是多数了。

解剖学中所记述的器官形态、构造、大小、位置及其血管神经的分文、分布等，一般均属于正常形态或类型，在统计学上占多数。有些与正常形态或类型不尽相同，但与正常值比较接近，差别并不显著的，称为变异。如果超出一般变异范围，则属于罕见类型，在统计学上出现率极低，甚至有可能影响正常生理功能者，则称为异常或畸形。

某些变异（如血管的起点、行径和分支类型）和畸形（如先天性心血管畸形），具有十分重要的临床意义。一旦发现变异和畸形，不要轻易放过。要报告老师，让更多的同学一起观察，开展讨论和学习，抓住不可多得的学习和提高的机会。

【思考题】

(1) 如何正确使用解剖器械。
(2) 如何判定和学习解剖变异。

（甘胜伟）

实验二 下肢概述及下肢前部浅层结构

【实验目的】

(1) 掌握：下肢重要的骨性标志以及血管、神经的体表投影；大隐静脉的起止，行径及表面投影、高位属支、穿通支、静脉瓣的位置；腹股沟浅淋巴结的分群、位置、引流范围。
(2) 熟悉：下肢的境界、分区及层次。
(3) 了解：大隐静脉曲张的发病因素；小隐静脉的起止及行径。

【标本观察与解剖】

人类在长期进化过程中，下肢为了适应直立行走而在形态结构上逐渐演变，即下肢骨变得粗壮强大，骨连结稳固，下肢肌数量相对较少而体积较大，增加下肢的稳定性以利于支撑体重和运动。

肢体的结构配布与躯干有所不同，由浅至深由皮肤、浅筋膜、深筋膜、骨骼肌及骨构成，以深筋膜为界分为浅、深两层结构。浅层结构包括皮肤和浅筋膜，浅筋膜内含浅静脉、浅动脉、浅淋巴管（结）及皮神经。深筋膜除完整包裹骨骼肌外，还发出肌间隔，经肌群之间走向深层，附着于骨形成骨膜。由深筋膜、肌间隔及骨膜共同形成的骨纤维鞘称肌室，肌室内的结构属深层结构，包括骨骼肌、神经和血管。以股部为例，其包括前、内侧、后三个肌室（图1-2-1），分别容纳前群、内侧群和后群肌肉及相应的血管神经。

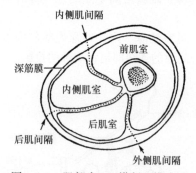

图1-2-1 股部中1/3横断面模式图

（一）下肢的境界与分区

前方以腹股沟襞（相当于髂前上棘至耻骨结节的连线）与腹部分界；后外方以髂嵴与腰部分界；内侧以股沟和骶、尾骨外侧缘分别与会阴和骶部分界。下肢可分为髋部、股部、膝部、小腿部、踝部及足部，各部又再分为若干区域。

（二）骨性标志的观察

利用骨架并结合活体辨认以下结构：髂嵴，髂前上棘，髂后上棘，股骨大转子，耻骨结节，耻骨嵴，耻骨联合，坐骨结节，内

收肌结节，股骨内、外侧髁，髌骨，胫骨内、外侧髁，胫骨粗隆，腓骨小头，胫骨前嵴，胫骨内侧面，内踝，外踝，跟骨，舟骨粗隆，第五跖骨粗隆。

（三）重要血管、神经的体表投影

1. 臀上动脉 髂后上棘至股骨大转子连线上中 1/3 交界点为臀上动脉出骨盆的投影点。

2. 臀下动脉 髂后上棘至坐骨结节外缘连线中点为臀下动脉出骨盆的投影点。

3. 股动脉 髋关节微屈并稍外旋、外展，髂前上棘至耻骨联合连线中点与内收肌结节连线的上 2/3 段即股动脉体表投影（图 1-2-2）。

4. 胫前动脉 胫骨粗隆与腓骨小头连线的中点，内、外踝连线的中点，此两中点的连线即胫前动脉投影。

5. 胫后动脉 腘窝中点下方 7～8 cm 处与内踝、跟腱之间中点的连线即胫后动脉投影。

6. 足背动脉 内、外踝连线的中点与第一跖骨间隙的连线即足背动脉的投影。

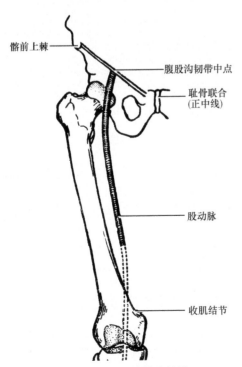

图 1-2-2　股动脉体表投影

7. 坐骨神经 体表投影点为：①髂后上棘与坐骨结节连线中点至股骨大转子连线的内、中 1/3 交点；②坐骨结节与股骨大转子连线的中点；③股骨内、外侧髁连线的中点。此三点连线即坐骨神经的体表投影线（图 1-2-3）。坐骨神经痛时，常在此投影线上出现压痛。

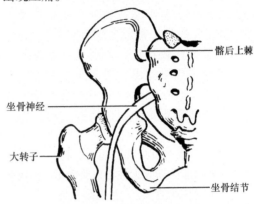

图 1-2-3　坐骨神经体表投影

（四）下肢前部浅层结构

1. 皮肤 厚薄不均，屈侧与内侧较薄，伸侧与外侧较厚。

（1）皮肤切口：尸体仰卧，先以刀尖背部在皮肤表面划线。

1）由髂前上棘至耻骨结节作一斜线。

2）在髌骨上缘、胫骨粗隆水平及内、外踝水平分别作一横行线。

3）连接上述 4 条线的中点，作一纵行线。

（2）切皮要点：沿上述划线切开皮肤，切口不宜过深，仅以切开皮肤为宜，以免损伤浅筋膜内的浅血管及皮神经。按所做的切口，将皮片向两侧剥离。剥离皮片时，以可见皮肤毛孔为标准。注意保留皮片，待本次解剖结束后，在距纵向切口边缘 1 cm 处，将皮片切孔用绳索拴好，方便下次操作。

2. 浅筋膜 又称皮下组织，由疏松结缔组织及脂肪组织构成，内含浅动脉、浅静脉、皮神经及浅淋巴结。

（1）剖露大隐静脉（great saphenous vein）及其属支。

1）大隐静脉起点、行径及体表投影：首

先于内踝前方 1 cm 左右或一横指处，钝性纵向分离浅筋膜，寻找大隐静脉。沿大隐静脉表面向远侧钝性分离，可见其起于足背静脉弓内侧端（待解剖足部时再行追踪）。在小腿内侧沿大隐静脉继续向近侧追踪，注意有隐神经与之伴行；近膝关节时，于髌骨内侧缘后方四横指处（或股骨内侧髁后方 2 cm 处）的脂肪组织深面可见大隐静脉逐渐向前并转至大腿内侧，此部有股内侧皮神经与之伴行；沿大腿内侧向近侧追踪，约于耻骨结节下外方 3 ～ 4 cm 处，见其穿过深筋膜形成的隐静脉裂孔，汇入股静脉（图 1-2-4）。

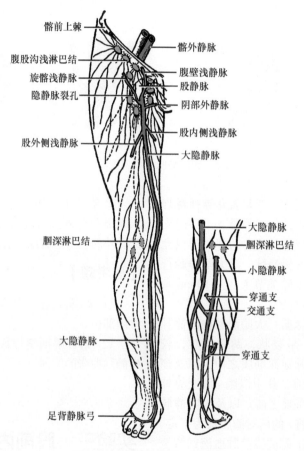

图 1-2-4　下肢浅静脉、浅淋巴

2）大隐静脉高位属支：大隐静脉在汇入股静脉之前，可观察到其沿途收纳的多种属支，其中有临床意义的是在股上部汇入的 5 条（种）高位属支：① 腹壁浅静脉：起自脐以下腹壁浅层，向下越过腹股沟韧带汇入大隐静脉上端。② 旋髂浅静脉：起自髂前上棘附近浅层，沿腹股沟韧带汇入大隐静脉上端。③ 阴部外静脉：来自外生殖器，经大腿前内上方汇入大隐静脉上端。④ 股内侧浅静脉：起自大腿前内份，向上汇入大隐静脉，汇入位置不恒定，有时很低，8% ～ 20% 的人可缺如。⑤ 股外侧浅静脉：起自大腿前外份，向上汇入大隐静脉，出现较恒定，常为高位属支中最粗大者。

前 3 条（种）均有股动脉发出数目不等的细小同名浅动脉伴行，穿隐静脉裂孔或阔筋膜浅出。高位属支汇入大隐静脉的形式多样，各静脉可单独汇入大隐静脉，或其中 2 ～ 3 支合干后注入大隐静脉，但 5 条（种）高位属支通常在大隐静脉汇入股静脉之前 5 ～ 7 cm 处汇入大隐静脉（图 1-2-5）。上述 5 条（种）高位属支之间有侧支吻合，故在下肢静脉曲张行大隐静脉高位结扎和切除术时，必须分别结扎和切断属支，以防术后复发。

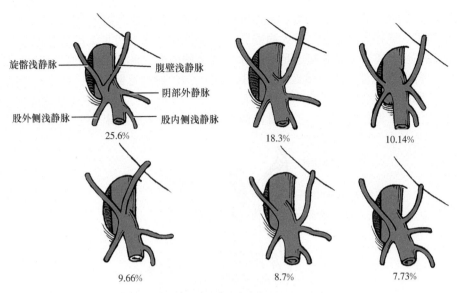

图 1-2-5　大隐静脉上段属支的汇入类型

3）大隐静脉穿通支：为呈直角连通深静脉与大隐静脉本干或其属的静脉支。穿通支规则地沿着肌间隔行走，其内的静脉瓣仅允许浅静脉的血液流入深静脉。沿大隐静脉行径可见穿通支常位于膝关节上、下 10 cm 及小腿中、下 1/3 交界水平。

4）大隐静脉静脉瓣：大隐静脉内的静脉瓣约有 9 ~ 11 对，呈袋状，两瓣相对，较恒定地配布在浅静脉穿深筋膜之前，以及穿通支汇入深静脉之前，其中以隐 - 股交界处（即大隐静脉穿筛筋膜之前，以及大隐静脉末端注入股静脉之前）的两对瓣膜最为恒定、重要。这些瓣膜对于促进浅静脉血液回流至深静脉、防止深静脉血液逆流起着重要作用，如关闭不全，可发生血液逆流，导致静脉曲张。

（2）剖露腹股沟浅淋巴结（superior inguinal lymph nodes）：在腹股沟浅韧带下方和大隐静脉终末段两侧的浅筋膜内，寻找大小不一的腹股沟浅淋巴结，呈"T"形排列，分为斜（上）群及纵（下）群。腹股沟浅淋巴结的输出管可注入腹股沟深淋巴结或髂外淋巴结（图 1-2-4）。

1）斜（上）群：2 ~ 6 个，在腹股沟韧带下方与之平行排列，引流脐以下腹壁浅层、臀部、会阴部、肛管下端和外生殖器的浅淋巴。

2）纵（下）群：2 ~ 7 个，沿大隐静脉末端纵形排列，引流除足外侧缘和小腿外侧部以外的整个下肢浅部的淋巴。

【思考题】

（1）临床上进行大隐静脉穿刺或切开的常用部位。

（2）结合解剖学特征分析大隐静脉易发生静脉曲张的原因。

（甘胜伟）

实验三　股前内侧区、膝前区与小腿前外侧区、踝前区与足背

【实验目的】

（1）掌握：股三角、收肌管的位置、组成及内容物的安排；肌腔隙、血管腔隙的组成和通过的结构；股鞘、股管的位置、组成及内容物的安排；股环的概念及境界；小腿前区血管神经的行程特点；足背的层次结构及足背动脉的体表投影。

（2）熟悉：股前肌室与股内侧肌室的组

成及内容。

（3）了解：膝前区及小腿前外侧区的层次结构特点；股疝发生的形态学基础。

【标本观察与解剖】

（一）股前内侧区的层次结构

1. 皮肤及浅筋膜　见下肢浅层结构。

2. 深筋膜　坚韧而致密、包裹范围广阔，又称阔筋膜（fascia lata），具有外侧厚、内侧薄的特点。阔筋膜内侧较薄，在耻骨结节下外方 3 ～ 4 cm 的大隐静脉汇入股静脉处变为疏松多孔的筛筋膜（图 1-3-1）。筛筋膜覆盖的椭圆形、略微凹陷的阔筋膜薄弱区域为隐静脉裂孔（saphenous hiatus），又称卵圆窝（图 1-3-1），用平镊将大隐静脉终末段提起，用刀柄将筛筋膜向周围推挤，可见大隐静脉后方隐静脉裂孔的外下缘较为锐利，称镰状缘。观察阔筋膜外侧份增厚形成强韧的髂胫束（iliotibial tract）（图 1-3-2），其起自髂嵴前份、止于胫骨外侧髁，上段分层包裹阔筋膜张肌，后缘与臀大肌肌腱相延续；下段致密坚韧，强力伸膝关节时可见其轮廓。

阔筋膜由内侧、外侧和后方向深部发出三片肌间隔，附着于股骨粗线，将股部深层结构分成前、内侧和后三个肌室（图 1-2-1），

容纳相应的肌群、血管及神经。在腹股沟韧带下方，沿隐静脉裂孔上缘至髂前上棘斜行切开阔筋膜（注意勿伤及深面结构）。于上述切口中点，纵行切开阔筋膜至髌骨上缘，将手经纵行切口伸入阔筋膜与肌之间，向内侧钝性分离，可探查到阔筋膜发出的内侧肌间隔将股前肌群和股内侧肌群分隔；向大腿的外后方钝性分离，手指尖将受阻于外侧肌间隔，其将股前肌群和股后肌群分隔。在探查中注意体会，外侧肌间隔比内侧肌间隔更坚韧致密。

（1）前肌室（图 1-3-2）：位于内侧、外侧肌间隔之间，内含股前肌群（股四头肌、缝匠肌）和支配供养该肌群的股神经和股血管及其分（属）支。

切断缝匠肌将其翻向两侧，再用刀背清理股直肌轮廓，于髂前下棘的下方将其切断并翻向下，观察位于股直肌和股中间肌之间的旋股外侧动脉降支可下降至膝关节，沿途分支供应股四头肌。股中间肌与股内侧肌和股外侧肌不易分离；股四头肌的止点合成一总腱，止于髌骨，并借髌韧带附着于胫骨粗隆。

（2）内侧肌室：位于内、后肌间隔之间，内含起自骨盆前下方，止于股骨粗线内侧份的内收肌群（耻骨肌、长收肌、短收肌、大收肌、股薄肌）和支配供养该肌群的闭孔神经和闭孔血管及其分（属）支。

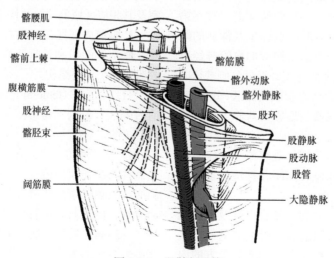

图 1-3-1　股鞘与股管

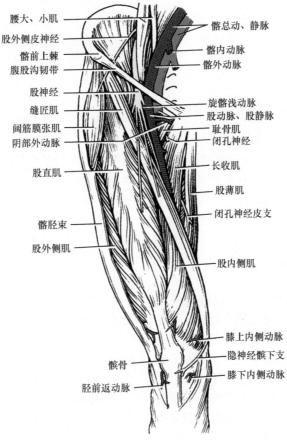

腰大、小肌
股外侧皮神经
髂前上棘
腹股沟韧带
股神经
缝匠肌
阔筋膜张肌
阴部外动脉
股直肌
髂胫束
股外侧肌
髌骨
胫前返动脉

髂总动、静脉
髂内动脉
髂外动脉
旋髂浅动脉
股动脉、股静脉
耻骨肌
闭孔神经
长收肌
股薄肌
闭孔神经皮支
股内侧肌
膝上内侧动脉
隐神经髌下支
膝下内侧动脉

图 1-3-2　股前内侧区浅层肌及血管神经

根据内收肌群位置的深浅，可分为三层：

1）第一层：共三块，由外向内分别为耻骨肌、长收肌和股薄肌，前两块位于一斜行平面，股薄肌在最内侧纵行向下。修洁并游离上述三块肌肉，在长收肌深面，观察第二层肌。分离长收肌时注意保护其深面的闭孔血管和闭孔神经的前支构成的血管神经束（闭孔动脉为髂内动脉分支，沿骨盆侧壁行向前下方，穿闭膜管出骨盆至股内侧区，分为前、后两支行于短收肌前、后方，营养大腿内侧群肌和髋关节）。

2）第二层：短收肌。观察位于短收肌的浅面、深面的闭孔血管和闭孔神经的前、后支形成的血管神经束。

3）第三层：大收肌。结合骨架及大腿肌肉标本，可见大收肌起自坐骨结节的部分肌纤维向下形成肌腱止于股骨内侧髁上方的内收肌结节，与股骨共同围成收肌腱裂孔，即

收肌管下口，股血管经此裂孔进出腘窝。

（3）后肌室：位于外、后肌间隔之间，内含股后肌群（股二头肌、半腱肌、半膜肌）和支配该肌群的坐骨神经。前肌室、内侧肌室及其相应区域的浅层结构统称股前内侧区。

3. 股前内侧区深层结构　清除全部阔筋膜、修洁缝匠肌和长收肌后，观察股三角及收肌管两个重要结构。

（1）股三角（femoral triangle）：为位于股前内侧区上份的三角形区域，底边向上，尖向下（图 1-3-2）。

1）股三角的境界：底边为腹股沟韧带；外侧界为缝匠肌内侧缘；内侧界为长收肌内侧缘；三角尖端位于缝匠肌、长收肌内侧缘会合处，向下与收肌管上口相接，距底边约 10～15 cm；后壁（底）呈凹槽状，由外侧至内侧分别为髂腰肌、耻骨肌和长收肌；前壁（顶）为阔筋膜（图 1-3-2）。

2）腹股沟耻骨三角（图1-3-3）：位于股三角底边深面，是腹股沟韧带与髋骨之间的不规则间隙，内有进出盆腔至股前内侧区的血管、神经、淋巴管等。

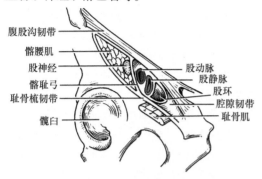

图1-3-3　肌腔隙与血管腔隙

取骨盆带腹股沟韧带的标本观察，可见腹股沟韧带连于髂前上棘与耻骨结节之间，腹股沟韧带内侧端向后下方延续，并向外转折形成陷窝韧带，陷窝韧带沿耻骨梳向外延伸而形成耻骨梳韧带。腹股沟耻骨三角被髂耻弓分隔为外、内两部，分别称为肌腔隙和血管腔隙。

①肌腔隙（lacuna musculorum）：位于外侧，前界为腹股沟韧带，后外侧界为髂骨，内侧界为髂耻弓，髂腰肌、股神经和股外侧皮神经通过此间隙。

②血管腔隙（lacuna vasorum）：外侧界为髂耻弓，前界为腹股沟韧带，内侧界为腔隙韧带（陷窝韧带），后界为耻骨梳韧带。股动脉、股静脉、股鞘和淋巴管由此腔隙进出股部。

3）股鞘（femoral sheath）（图1-3-1）：在股三角内，可见股血管上段由漏斗状的股鞘包绕，其由腹前外侧壁的腹横筋膜和腹后壁的髂腰筋膜随髂外血管延续到股部形成，长约3～4 cm，股鞘下端与股血管的外膜逐渐融合。股鞘被2个矢状位的纤维隔分成外、中、内三格，分别容纳股动脉、股静脉和股管。用刀柄在鞘之两侧作钝性分离，然后在鞘前壁做三个纵行切口，外侧切口在股动脉前方，中间切口在股静脉前方，注意勿伤及大隐静脉末端；在中间切口内侧约1 cm处做第三个切口。向两侧翻开以上三个切口的筋膜，观察每格的内容物。

4）股管（femoral canal）（图1-3-1）：位于股鞘内侧格，长约1～2 cm，容纳少许脂肪、疏松结缔组织和1～2个腹股沟深淋巴结（又称Cloquet淋巴结，国人出现率约39.8 %）。除去股管内的脂肪及可能存在的淋巴结，用小指经由股管向上探查至腹股沟韧带上方，可见股管经上口（股环）向上与腹膜外间隙相通。结合离体骨盆标本观察股环，可见其直径约0.8～1.0 cm，女性直径大于男性；股环周围均为致密的纤维组织结构，前界为腹股沟韧带，后界为耻骨疏韧带，内侧界为腔隙韧带，外侧界借纤维隔与股静脉相邻。股管下端闭合，正对隐静脉裂孔。

腹腔内容物经股环、股管、隐静脉裂孔突出至股部皮下，称为股疝（图1-3-4）。股疝多见于老年女性，因女性骨盆较男性宽，肌肉筋膜发育较薄弱，股血管较细小，股环相对较大，在腹腔压力增大的条件下故易发生股疝。股疝形成后，因股环的前、内、后三边均为坚韧的韧带，腹腔内容物经此脱出后不易回纳，容易造成嵌顿。手术松解疝囊颈时，应注意勿损伤起自腹壁下动脉、在股环附近经过（紧贴腔隙韧带下行）的异常闭孔动脉，该动脉出现率约16%～20%。

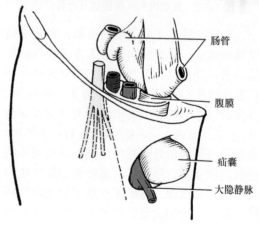

图1-3-4　股疝

5）股动脉（femoral artery）及其分支（图1-3-5）：股动脉为下肢动脉的主干，由髂外动脉在血管腔隙内经股鞘外侧格延续至股部得名，继续下行至股三角尖进入收肌管，经大

收肌腱裂孔出收肌管后至腘窝，易名为腘动脉。股动脉在腹股中点（髂前上棘与耻骨联合连线的中点）位置表浅，仅有阔筋膜覆盖，故在体表可扪及动脉搏动，临床常在此进行穿刺，以采集动脉血样或进行逆行性动脉造影（如肠系膜上动脉或肾动脉造影）。

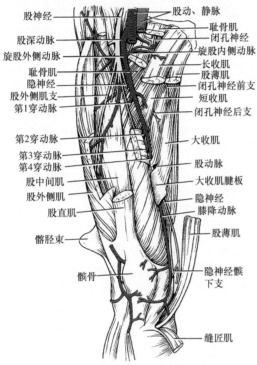

图 1-3-5　股前内侧区深层肌及血管神经

　　沿股动脉本干向下清理追踪，至其被缝匠肌掩盖处。在腹股沟韧带下方寻找与浅静脉同名并伴行的旋髂浅动脉、腹壁浅动脉、阴部外动脉。在腹股沟韧带下方 3～4 cm 处，寻找股动脉后外侧壁发出的最大分支股深动脉，可见其与两支同名静脉伴行，行向下外侧。在股深动脉起始处附近的内侧，寻找细小的旋股内侧动脉，可见其从髂腰肌和耻骨肌的夹缝中穿向深面。在股深动脉起始处的后外侧壁寻找较为粗大的旋股外侧动脉，该动脉在股直肌深面分为升、降、横三支，分布至股后、股外侧的肌肉。旋股内、外侧动脉尚可同时或单独直接起自股动脉。股深动脉本干在长收肌与大收肌之间下行，沿途发出穿动脉，多为 3 条。自上而下依次称为第 1 穿

动脉、第 2 穿动脉、第 3 穿动脉。其寻找标志为：各穿动脉均向后，在不同高度紧贴股骨穿过大收肌止点至股后部。由于位置较深，观察到第 1 穿动脉即可。

　　6）股静脉（femoral vein）及其属支：在股三角底边清理股静脉，可见其位于股动脉内侧，除接受股动脉分支的同名静脉外，还收纳大隐静脉。股静脉周围有 3～4 个腹股沟深淋巴结，引流腹股沟浅淋巴结的输出管及下肢深淋巴，其输出管汇入髂外淋巴结。追踪股静脉本干至股三角尖，可见股动脉逐渐由其外侧转至前方。注意股深动脉的同名伴行静脉常为两支。

　　7）股神经（femoral nerve）及其分支（图1-3-5）：在股动脉上段的外侧、髂腰肌浅面找到股神经，见其经肌腔隙进入股部下行约 3 cm，即呈马尾状分支，支配股前肌室内各肌。股神经最长的分支隐神经与股动脉伴行进入收肌管，与股动脉发出的膝降动脉伴行经收肌管前口浅出，穿经缝匠肌与股薄肌之间，分布于小腿和足内侧皮肤。

　　对股部不同平面的结构进行观察总结，在股三角底边，血管神经的排列自外向内依次为：股神经、股动脉、股静脉。但在股三角尖水平，血管神经的位置为前后位排列，即自前向后为：隐神经、股动脉、股静脉、长收肌、股深静脉、股深动脉、股深静脉。

　　（2）收肌管（adductor canal）（图 1-3-5）：又称 Hunter 管，为股前内侧区中 1/3 段潜在性的肌性管道；向上续于股三角尖，向下通至腘窝（故又名股腘管），长约 15～17 cm。其境界为：外侧壁为股内侧肌；前壁为缝匠肌及其深面架于股内侧肌和大收肌之间坚韧的收肌腱板（adductor lamina）；内侧壁为大收肌；后壁为长收肌和大收肌。上口由股内侧肌、大收肌、收肌腱板上缘围成，切开可见隐神经、股动脉、股静脉由浅入深排列。下口为收肌腱裂孔（adductor hiatus），股血管经此口进出腘窝。前口为收肌腱板下份的裂口，有隐神经和膝降动脉（又称膝最上动脉）隐支穿出。

（二）膝前区境界与层次结构

1. 境界　为股骨内、外上髁所在冠状面以前的区域。伸膝时，膝前区的股四头肌腱、髌骨及髌韧带轮廓清楚，并可扪及。髌韧带两侧隆起的深面填以髌下脂体，屈膝时该处呈浅凹状，为关节腔穿刺的常用部位。

2. 层次结构

（1）皮肤：较薄，皮下脂肪组织甚少，移动性大，皮肤与髌韧带之间有髌前皮下囊，在慢性劳损时易发生炎症。

（2）股四头肌与阔筋膜在髌骨两侧形成髌支持带，附着于髌骨、髌韧带以及胫骨内、外侧髁。

（3）股四头肌腱与髌骨之间有髌上囊。与膝关节囊相通，当膝关节腔内有积液时，可有浮髌感，于髌骨两侧缘中点即可行穿刺抽液检查。

（三）小腿前区的境界与层次结构

1. 境界　小腿前区是指位于小腿骨间膜与前肌间隔之前的部分，即小腿前肌室及其相应区域的浅层结构（图1-3-6）。

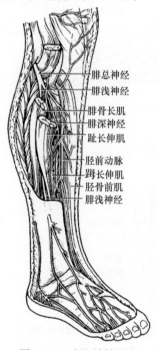

腓总神经
腓浅神经
腓骨长肌
腓深神经
趾长伸肌
胫前动脉
姆长伸肌
胫骨前肌
腓浅神经

图 1-3-6　小腿前外侧区

2. 层次结构

（1）皮肤：移动性较小，前下份的皮肤血供缺乏，感染化脓时此区修复能力差，愈合较慢。

（2）浅筋膜：甚薄，浅筋膜内含脂肪较少，内有浅静脉及皮神经。

（3）深筋膜：深筋膜与胫骨前嵴及内侧面的骨膜融合。从胫骨外侧髁前方向下纵行切开深筋膜，可见小腿上部深筋膜较厚，其深面为肌附着，不易分离；小腿中部深筋膜较薄，较易与肌分离；小腿下部、踝关节上方深筋膜的横行纤维增厚，形成伸肌上支持带。

（4）小腿前群肌：沿中线切断伸肌支持带，在小腿下1/3部，由内侧向外侧的依次为胫骨前肌、姆长伸肌、趾长伸肌以及从趾长伸肌远侧份分出的第3腓骨肌（由趾长伸肌下部分出而止于第5跖骨底背面），向上沿肌腱钝性分离以上各肌的肌腹，向下观察各肌的终止情况。

（5）胫前血管（anterior tibial vessels）：小腿前区由胫前动脉供血，其在腘肌下缘自腘动脉分出后，经小腿骨间膜上缘至前肌室，有同名静脉伴行。在胫骨前肌与趾长伸肌的上段之间、小腿骨间膜前面，解剖出胫前动脉和其伴行静脉。向上尽可能分离胫骨前肌与趾长伸肌，在胫骨粗隆水平切断胫骨前肌，沿胫前动脉向上追踪在胫骨前肌深面、紧贴胫骨外侧髁行向内上的胫前返动脉。胫前动脉在小腿中部位于胫骨前肌与姆长伸肌之间，直至踝关节前方延续为足背动脉。

（6）腓深神经（deep peroneal nerve）：小腿前区由腓深神经支配，其在腓骨颈外侧由腓总神经分出，与胫前动脉伴行，经踝关节前方行至足背。

（7）胫骨：全长可扪及，内侧面无肌肉覆盖，是手术显露最方便的部位。

（四）小腿外侧区的境界与层次结构

1. 境界　位于前、后肌间隔之间，即小腿外侧肌室及其相应区域的浅层结构（图1-3-6）。

2. 层次结构

（1）浅层结构：特征同小腿前区。

（2）小腿外侧群肌：在小腿外侧辨认腓骨长、短肌，并向下修洁。

（3）腓动脉（peroneal artery）：小腿外侧区由胫后动脉的分支腓动脉供血，其从胫后动

起点下方 3 cm 附近发出，在踇长屈肌内侧沿腓骨下行，至外踝后方浅出，终于跟外侧支。

（4）腓浅神经（superficial peroneal nerve）：在腓骨颈外侧找出腓总神经，观察其绕至腓骨颈前面，穿入腓骨长肌深面。将止血钳顺着腓总神经插入腓骨长肌，切断腓骨长肌，稍加清理即可发现腓总神经在腓骨颈高度分为腓浅神经和腓深神经。腓浅神经下行于腓骨长、短肌之间，发支支配此二肌。然后在小腿外侧中、下 1/3 交界处，穿出深筋膜至皮下，分布于小腿外侧及足背皮肤（第 1 趾蹼及第 1、2 趾相对侧皮肤除外）。追踪其支配两肌的肌支，并察看其穿深筋膜浅出的位置。

（五）踝前区与足背的层次结构

1. **境界与分区**　踝部为小腿下部与足部之间的过渡区，包括与内、外踝平齐的一段以及经内、外踝下端与足底后缘两端连线之上的部分。踝部以内、外踝中点分为踝前、后区。踝部远侧为足部。足部又可分为足背、足底和足趾。

2. **层次结构**

（1）皮肤：薄。

（2）浅筋膜：脂肪甚少，含有足背静脉弓。大隐静脉起自足背静脉弓内侧份，并有隐神经与其伴行；小隐静脉起自足背静脉弓外侧份。尚有分布至趾背和足背的神经和密布的淋巴网。

（3）深筋膜：小腿深筋膜向下续为足背深筋膜，局部增厚形成伸肌上支持带（小腿横韧带）和呈横位"Y"形的伸肌下支持带（小腿十字韧带）（图 1-3-7）。

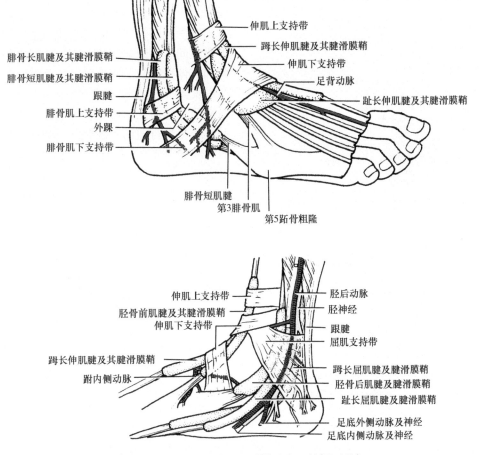

图 1-3-7　下肢肌支持带及腱鞘（内、外侧面观）

（4）深层结构（图 1-3-8）：

1）肌肉：可分为浅、深两层。①浅层：均为长肌腱，由内向外依次为胫骨前肌腱、踇长伸肌腱、趾长伸肌腱、第三腓骨肌腱。②深层：趾短伸肌、踇短伸肌。

2）血管神经：主要有足背动脉及腓深神经。

足背动脉（dorsal artery of foot）：在伸肌上支持带下缘续于胫前动脉，行于踇长伸肌腱和趾长伸肌腱之间，沿途发出跗外侧动脉、跗内侧动脉及弓状动脉。跗外侧动脉至足背外侧；跗内侧动脉至足背内侧及足底；弓状动脉弯向足背外侧，与跗外侧动脉吻合，并发 3 支跖背动脉（dorsal metatarsal artery），沿

第 2～4 跖骨间隙前进，至趾的底部各分为二支，称趾背动脉，分布于第 2～5 趾背面的相对缘。足背动脉主干至第 1 跖骨间隙时，分为 2 终末支，一支为足底深动脉，穿第一跖间隙至足底，参与足底动脉弓的构成；另一支为第 1 跖背动脉，分布于踇趾和第 2 趾背面的内侧。

足背动脉的体表投影：自内、外踝连线的中点，画线至足背第一跖间隙。临床上常借扪及足背动脉的搏动来了解下肢血液循环的状况。

腓深神经：支配踇短伸肌、趾短伸肌及第一跖间隙皮肤。

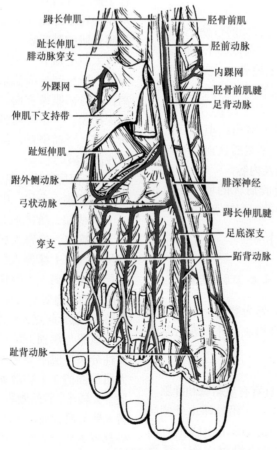

图 1-3-8　踝前区与足背

【思考题】

（1）在股三角底边血管神经如何安排？股动脉和股神经的体表定位？

（2）在股三角尖处血管神经如何安排？此处贯通伤可能损伤哪些结构？

（3）什么是股鞘？股鞘内包含哪些结构？

（4）什么是股管、股环？股环的周界有

哪些结构？

(5) 何谓股疝？股疝在临床上多见于老年妇女，且容易发生嵌顿，为什么？

(6) 小腿前区和小腿外侧区血管神经的走行特点。

(7) 简述足背动脉的体表投影。

（甘胜伟）

实验四　臀区、股后区、腘窝、小腿后区、踝后区与足底

【实验目的】

(1) 掌握：经梨状肌上、下间隙出入的血管神经安排；掌握坐骨神经的行径、分支、分布范围及体表投影；掌握臀部十字吻合的组成及临床意义；腘窝的境界、层次及血管、神经的安排；掌握膝关节动脉网的组成及临床意义。

(2) 熟悉：臀区层次结构；小腿后区肌肉的起止、位置安排；小腿后区血管神经的行程特点；踝管的构成及内容。

(3) 了解：臀区及股后区的境界；足底肌室的构成及血管神经的行程特点。

【标本观察与解剖】

（一）臀区的境界与层次结构

1. 臀区的境界　上界为髂嵴；下界为臀襞；内侧界由骶、尾骨构成；外侧界为髂前上棘至大转子的连线。

2. 臀区的层次

(1) 皮肤：甚厚，且富有皮脂腺和汗腺。下肢后区皮肤切口如下：①沿髂嵴由外侧向内侧作一弧形线；②沿骶部正中线垂直向下至尾骨尖作一纵线；③沿臀沟作一弧形线；④经股后中、下 1/3 交界处作一条水平线；⑤于胫骨粗隆水平作一条横线；⑥连接上述 3、4、5 线的中点作一条垂直线；⑦沿足跟及踝部各作一条水平线，沿胫骨粗隆水平线

中点、足跟及踝部水平线中点作一条垂线；⑧经足趾根部、趾蹼背侧作横切口达足背内、外侧缘；从踝关节前方横切口的中点沿足背正中线至上一个切口的中点作纵切口；从足跟沿足底正中线至中趾的趾端作纵行切口；沿趾根、趾蹼从足底外侧缘横切至足底内侧缘。

(2) 浅筋膜：内含有丰富的脂肪，其间有许多连于皮肤与深筋膜间的纤维束，故该区皮肤移动性较小。坐骨结节处，坚韧的致密结缔组织形成坐垫，坐位时，承受整个躯干重量，有缓冲作用。为操作方便，将臀区皮肤和浅筋膜一起翻向外侧。

(3) 深筋膜：又称臀筋膜（gluteal fascia），其上部与髂嵴骨膜附着，内侧部附着于骶骨背面骨膜，外侧移行为阔筋膜，下份在大转子外侧明显增厚，并与臀大肌、阔筋膜张肌的腱膜融合，构成髂胫束。臀筋膜于臀大肌上缘分层包绕臀大肌，并发出筋膜隔进入肌束间分隔肌束，故与臀大肌不易分离，可看清肌束方向，沿臀大肌上、下缘切开深筋膜。由于臀筋膜由致密纤维结缔组织所形成，厚而坚韧，故臀区深部脓肿，不易向浅面溃破。

(4) 深层结构（图 1-4-1）：

1) 肌肉：分浅、中、深三层。

A. 浅层：臀大肌和阔筋膜张肌。将大腿置于外旋位，使臀大肌松弛。使用刀柄及手指从臀大肌上缘伸入至该肌的深面，使其与深层结构分离（不要使用暴力，注意保护臀大肌深面的血管、神经）。然后在靠近臀大肌的髂骨、骶骨起点处切断该肌，使其翻向外侧，由于该肌与深面的骶结节韧带有粘着，需作锐性分离，但不要切断该韧带。注意观察臀大肌深面的 3 个黏液囊，分别位于臀大肌与股骨大转子、股外侧肌上部及坐骨结节之间，臀大肌与股骨大转子之间者为最大的黏液囊。外翻臀大肌过程中，修洁进入臀大肌深面的臀上、下血管和臀下神经，辨认清楚后可在靠近肌肉处将血管、神经切断。确认臀大肌起自髂骨及骶尾骨的背面，止于臀肌粗隆和髂胫束。

B. 中层：翻开臀大肌后，暴露其深面由

上至下的六块肌肉。

臀中肌位于臀大肌上部深面；从坐骨大孔穿出，止于股骨大转子的梨状肌将坐骨大孔分成上、下两个间隙，分别称梨状肌上间隙及梨状肌下间隙，有血管、神经进出；上

孖肌为加入闭孔内肌腱上缘的小肌束；闭孔内肌（腱）；下孖肌为加入闭孔内肌腱下缘的小肌束；股方肌呈长方形。

C. 深层：臀小肌，位于臀中肌深面。闭孔外肌位于股方肌深面。

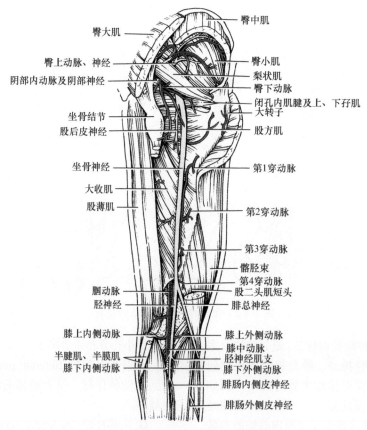

图 1-4-1　臀区与股后区深层血管神经

2）血管神经（图 1-4-1）：臀区的血管神经主要来自盆腔。神经发自骶丛，血管为髂内血管的分（属）支，均穿经梨状肌上、下间隙到达臀区，并通向股后区至腘窝或经坐骨小孔至会阴区。

经梨状肌上间隙出入的血管神经，由外侧至内侧依次是：

A. 臀上神经（superior gluteal nerve）：分上、下两支，与臀上动脉深支伴行于臀中、小肌之间，并支配该两肌。

B. 臀上动脉（superior gluteal artery）：分浅、深两支，浅支行于臀大肌与臀中肌之间，

供应臀大肌；切断臀中肌的中部并将其翻向下，观察其深面的臀小肌以及走行于臀中肌与臀小肌之间供应上述肌肉的臀上动脉深支，以及其伴行的臀上静脉深支和臀上神经。

C. 臀上静脉（superior gluteal vein）：与动脉伴行，入盆腔后注入髂内静脉。

经梨状肌下间隙出入的血管神经，由外侧至内侧依次是：

A. 坐骨神经（sciatic nerve）：为全身最大的神经，发自骶丛（图 1-4-1），通常以一单干经梨状肌下间隙出骨盆，位于臀大肌深面。坐骨神经在臀部无分支，行经坐骨结节和大

转子连线的中点进入股后部，至腘窝上角分为胫神经和腓总神经。

坐骨神经有多种不同的方式穿出骨盆，其与梨状肌的位置关系也存在个体差异。据国人统计资料，有如下几种形式：坐骨神经以单干形式至梨状肌下间隙出盆者占 66.3 %；坐骨神经于盆腔内就分为两支，其中胫神经自梨状肌下间隙穿出、腓总神经穿梨状肌而出者占 27.3 %；其他变异类型约占 6.4 %（图 1-4-2）。注意观察本组标本中坐骨神经出骨盆的方式。

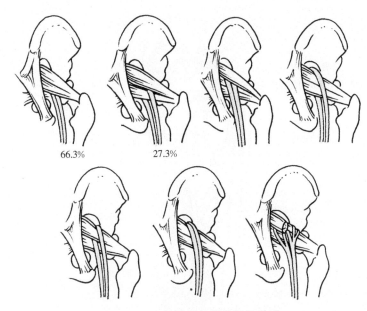

图 1-4-2　坐骨神经与梨状肌的关系

由于坐骨神经行程特长，毗邻结构众多，主干或其分支胫神经、腓总神经一旦受到毗邻结构的压迫即可招致坐骨神经痛。例如，坐骨神经主干或其分支胫神经、腓总神经穿经梨状肌者，即可能由于受肌肉收缩的刺激，引起臀区和坐骨神经痛，称梨状肌综合征。

B. 股后皮神经（posterior femoral cutaneous nerve）：在坐骨神经内侧寻找较细小的股后皮神经，其伴行坐骨神经至股后区。

C. 臀下神经（inferior gluteal nerve）：伴行臀下血管，支配臀大肌。

D. 臀下动、静脉（inferior gluteal artery and vein）：主要是供应臀大肌和回流该肌之静脉血。

E. 阴部内动脉（internal pudendal artery）：清理并辨认骶结节韧带，在该韧带外侧缘与臀下血管、神经之间，骶棘韧带的前面，小心寻找从梨状肌下缘穿出坐骨大孔离开盆腔的阴部内血管和阴部神经，（必要时可切断骶结节韧带），可见它们绕过坐骨棘，经坐骨小孔分布于会阴区。

F. 阴部内静脉（internal pudendal vein）：与同名动脉伴行，位于动脉的内侧，汇入髂内静脉。

G. 阴部神经（pudendal nerve）：位于最内侧，与阴部内血管伴行至会阴区。

（二）股后区的境界与层次结构

1. 境界　股后区上界为臀襞；下界为经髌骨上方两横指环线；内侧界为后肌间隔；外侧界为外侧肌间隔。

2. 层次结构

（1）皮肤：较薄。

（2）浅筋膜：较厚，内有皮神经及浅血管。

（3）深筋膜：为阔筋膜的一部分，厚而坚韧；在股后区正中线纵行切开深筋膜至股后中、下 1/3 交界处的深面有股后皮神经，可见该神经沿后正中线垂直下降至腘窝上角处穿出至皮下，沿途分支支配股后、腘窝及

小腿后区上部皮肤。

（4）深层结构：沿正中线纵向切开深筋膜并翻向两侧，观察股后肌室内的肌肉、血管和神经（图1-4-1）。

1）肌肉：钝性分离肌肉，可见肌肉的起止点和分布特征。股二头肌居外侧，有起于坐骨结节斜向下外的长头和起于股骨粗线外侧唇的短头，两头汇合成肌腱行向外下方，至于腓骨头外侧。内侧的半腱肌和半膜肌均起于坐骨结节，半腱肌位于浅面，以长腱止于胫骨粗隆内侧；半膜肌居其深面，上半部为膜性结构，下部以肌腱止于胫骨内侧髁后下方。

2）血管：股后区无动脉主干，其血供主要由股深动脉的穿动脉紧贴股骨穿大收肌止

点到达股后部，并串连形成上、下相连的股后动脉链，发支供应股后肌群。

在髋关节附近，髂内、外动脉分支，如旋髂深动脉、髂腰动脉、骶外侧动脉、骶正中动脉等与股动脉分支之间，形成丰富的动脉吻合网，称髋周动脉网（hip articular rete）。髋周动脉网包括盆内和盆外两部分，其盆外部分即通常所称的"臀部十字吻合"。该吻合位于臀大肌深面，股方肌和大转子附近，其两侧为旋股内、外侧动脉，上方为臀上、下动脉，下部为股深动脉第1穿动脉（图1-4-3）。由于以上吻合的存在，结扎一侧髂内动脉后，可借髋周动脉网建立侧支循环，以代偿髂内动脉分布区域的血液供应。

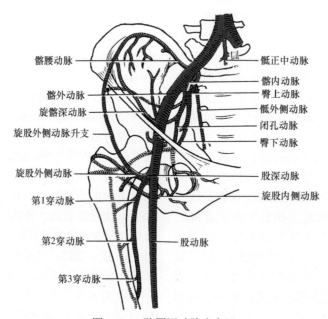

图1-4-3　髋周围动脉吻合网

3）坐骨神经：进入股后区后，于股二头肌长头和大收肌之间下降至腘窝上角（或股后区中、下1/3交界处），分为胫神经及腓总神经。在股二头肌深面追踪坐骨神经，见其向内侧发出较多分支，分布于半腱肌、半膜肌、股二头肌长头及大收肌坐骨部，仅向外侧发一支到股二头肌短头，故坐骨神经内侧为危险侧，外侧为相对安全侧。坐骨神经偶见一条发自臀下动脉的异常伴行动脉，称坐骨动

脉，股部截肢时需先结扎该动脉。

坐骨神经的体表投影见本章概述，掌握这一知识对坐骨神经封闭术和臀区肌肉注射时避免伤及神经均有实用意义。

（三）膝后区的境界与层次结构

膝后区主要为呈菱形的腘窝（popliteal fossa）。

1.境界　上外侧界为股二头肌及其肌腱；

上内侧界为半腱肌、半膜肌及其肌腱；下外侧界为腓肠肌外侧头；下内侧界为腓肠肌内侧头；窝底（前壁）为股骨下端的腘平面、膝关节囊、腘肌及其筋膜；窝顶（后壁）为腘筋膜。

2. 层次结构

（1）皮肤：薄弱、移动性较大。

（2）浅筋膜：沿小腿后正中线，纵行钝性分离浅筋膜，寻找小隐静脉并向下追踪至外踝后方，向上追踪至其穿入腘窝深筋膜至深层，继续上行至腘窝汇入腘静脉，有时也可以至股下1/3段穿深筋膜汇入股静脉，腓肠神经与其伴行。

（3）深筋膜：纵向切开厚而坚韧的深筋膜（腘筋膜），可见其向下移行为小腿深筋膜。因其致密坚韧，故腘窝脓肿不易向表面溃破，常有剧烈疼痛，脓液可沿血管神经向上、下蔓延。

（4）深层结构（图1-4-4）：清除腘窝内脂肪时，注意其内有5～7个淋巴结，沿腘血管周围排列，即腘深淋巴结，观察后可除去。

1）胫神经（tibial nerve）：在腘窝中央清理胫神经，使之与深层结构分离，可见其为坐骨神经较粗大的终末支，位置最浅，在腘筋膜深面自腘窝上角沿中线垂直降至腘窝下角，然后在腓肠肌深面穿经比目鱼肌腱弓进入小腿浅、深两层肌肉之间。胫神经的深面有腘静脉和腘动脉伴行，二者通常被一层结缔组织鞘所包裹。胫神经在腘窝上份发出关节支至膝关节，在腘窝下份发出肌支至小腿三头肌；发出皮支（腓肠内侧皮神经）参与组成腓肠神经，腓肠神经与小隐静脉伴行，分布于小腿后区下部和足背外侧皮肤。

2）腓总神经（common peroneal nerve）：清理股二头肌腱内侧缘，找到沿股二头肌腱内侧缘即腘窝上外界行向下外的腓总神经，可见其为坐骨神经较小的终末支，沿腘窝上外侧界下降（无动脉伴行），经腓骨头后方，绕腓骨颈分为腓浅神经和腓深神经，分布于小腿前肌群和小腿外侧肌群。腓总神经在腓骨头之下，位置表浅，易受损伤。腓总神经在腘窝内不发肌支，发出关节支至膝关节及皮支（腓肠外侧皮神经）参与腓肠神经的组成。

3）腘静脉（popliteal vein）：以刀尖挑去包裹腘静脉、腘动脉的血管鞘，可见其伴行于腘动脉浅面，在腘窝下角先略偏于动脉内侧，至股骨内、外侧髁间则居于胫神经和腘动脉之间，继而至腘动脉外侧上行，穿大收肌腱裂孔移行为股静脉。腘静脉收纳与腘动脉各分支伴行的同名静脉及小隐静脉。

4）腘动脉（popliteal artery）：为股动脉出大收肌腱裂孔的延续，至腘肌下缘分为胫前、胫后动脉。在腘窝内位置最深，紧贴股骨下端腘平面，因此当股骨髁上骨折时，有被断端割伤而引起大出血的危险。腘动脉发出肌支供应邻近肌肉，并发出5支关节支（图1-4-4，图1-4-5），可按下列标志寻找：

A. 膝上内侧动脉及膝上外侧动脉：在股骨内、外侧髁的上缘平面分别自腘动脉发出，紧贴股骨后面，在半腱肌、半膜肌深面，绕股骨内、外侧髁上缘向前；

B. 膝下内侧动脉及膝下外侧动脉：自腘动脉下份向两侧发出，紧贴骨面，在腓肠肌深面，绕过胫骨内、外侧髁下方向前（膝下外侧动脉穿经腓侧副韧带深面）；

C. 膝中动脉：从深面以垂直方向穿入关节囊，营养交叉韧带，有时可不止一支。

以上5条关节支与旋股外侧动脉降支、膝降动脉、股深动脉的第3穿动脉和胫前返动脉共同参与构成膝关节动脉网。膝关节动脉网由股动脉、腘动脉、胫前动脉及股深动脉的分支在膝关节周围吻合所形成，该动脉网不仅能保证膝关节的营养供给，而且当腘动脉损伤或栓塞时，可成为重要的侧支循环途径，以保证远端肢体的血供。

5）腘深淋巴结：位于腘窝血管干两旁，约4～5个，收纳足部，小腿和膝关节等处的淋巴，其输出管汇入腹股沟深淋巴结。

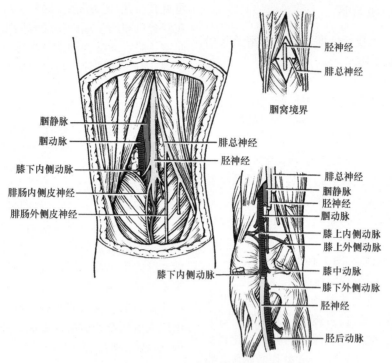

图 1-4-4　腘窝及其内容

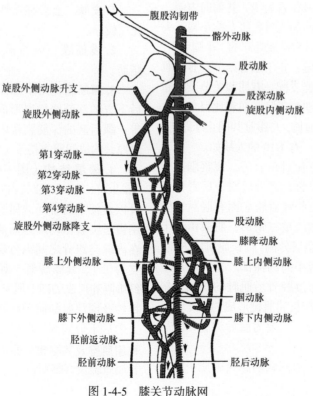

图 1-4-5　膝关节动脉网

（四）小腿后区

1. 境界　小腿后区即小腿后肌室及其相应区域的浅层结构。

2. 层次

（1）皮肤：皮肤柔软，弹性好，血供丰富。

（2）浅筋膜：较薄，内有小隐静脉，是静脉曲张好发部位之一。

（3）深筋膜：小腿深筋膜向腓骨前、后缘发出前、后肌间隔，与胫骨、腓骨及小腿骨间膜共同构成前、外侧、后三个肌室。后肌室上通腘窝，下达足底，若有感染，可沿血管神经鞘相互蔓延。

（4）深层结构（图 1-4-6）

1）肌肉：可分浅、深两层。

A. 浅层：主要为腓肠肌、比目鱼肌和跖肌。先清理腓肠肌内、外侧头，以刀柄插入内、外侧头深面，使之与其深面的腘肌、比目鱼肌分开，于起点以下约 5 cm 处切断两头，将腓肠肌翻向下，观察比目鱼肌及其腱弓深面的结构，可见胫神经位置表浅，并偏向内侧。浅面的腓肠肌和深面的比目鱼肌合称小腿三头肌，其肌腹于小腿后面形成隆起的"小腿肚"，两肌的腱汇合成跟腱，止于跟骨结节。腓肠肌和比目鱼肌由胫神经支配，有屈膝关节及跖屈踝关节的作用。跖肌位于腓肠肌和比目鱼肌之间，肌腹细小，腱细长，与跟腱共同止于跟骨，该肌在人类已退化，有 1/10 的人缺如。

B. 深层：翻开比目鱼肌后，观察腘肌、跗长屈肌、趾长屈肌、胫骨后肌，后者位于前两肌之深面。在胫骨后肌表面有胫后血管及胫神经下降。腘肌呈三角形，肌束由外上斜向内下；跗长屈肌居外侧，趾长屈肌居内侧、胫骨后肌居前二者中间的深部。在内踝后上方，趾长屈肌腱越过胫骨后肌腱的浅面，斜向外侧至足底，与跗长屈肌腱形成"腱交叉"。

2）血管和神经：主要为胫后动脉、胫后静脉、胫神经。

A. 胫后动脉：追踪腘动脉至腘肌下缘，

可见其在此分为胫前、胫后动脉，胫前动脉在胫骨后肌的上端经小腿骨间膜上缘穿至前肌室。胫后动脉为腘动脉的延续，伴胫神经下降，行于小腿浅、深层肌肉之间，至内踝后方分成足底内、外侧动脉进入足底。胫后动脉于起点下 3 cm 左右发出腓动脉，沿胫骨后肌表面斜向外下，继而在跗长屈肌内侧沿腓骨下行，分支营养附近肌和胫、腓骨，并参与外踝网的构成，因胫后动脉与腓骨相近，腓骨骨折时易被损伤。

B. 胫后静脉：2 支，与同名动脉伴行。

C. 胫神经：见其从比目鱼肌腱弓深面入小腿，与胫后动脉伴行，在小腿上部位于胫后动脉内侧，继而斜行跨过胫后动脉浅面而至该动脉外侧。胫神经上端发出支配小腿后群浅层肌的肌支及腓肠内侧皮神经，沿途发出肌支支配小腿后群深层肌，最终分为足底内侧、外侧神经行向足底。

（五）踝后区的层次

1. 皮肤　上部移动性较大，足跟皮肤角化层较厚。

2. 浅筋膜　较疏松，跟腱两侧有较多脂肪。

3. 深筋膜　为小腿深筋膜的延续。外踝后下方的深筋膜增厚形成腓骨肌上、下支持带；踝后区的深筋膜在内踝与跟骨结节之间增厚，构成屈肌支持带（分裂韧带）。

4. 深层结构（图 1-4-7）　主要为踝管（malleolar canal）及其内容。踝管由内踝、跟骨以及架于两者间的屈肌支持带共同围成。用镊子尖紧贴内踝后面插入分裂韧带深面，在内踝与跟骨之间纵行切断分裂韧带（屈肌支持带）、暴露踝管，观察分裂韧带发出的纤维隔和形成的四个肌室。小腿后区的血管、神经及深层肌的肌腱均经踝管进入足底自前上向后下分别为：胫骨后肌腱及其腱鞘、趾长屈肌腱及其腱鞘、胫后血管及胫神经、跗长屈肌腱及其腱鞘。

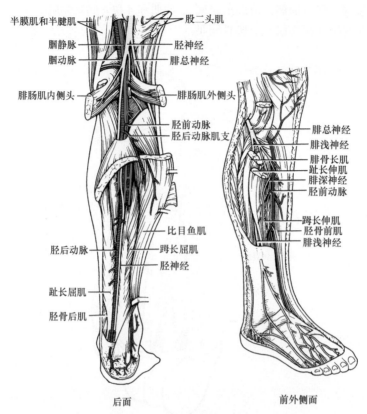

图 1-4-6 小腿的血管、神经

半膜肌和半腱肌
腘静脉
腘动脉
腓肠肌内侧头
胫后动脉
趾长屈肌
胫骨后肌
股二头肌
胫神经
腓总神经
腓肠肌外侧头
胫前动脉
胫后动脉肌支
比目鱼肌
踇长屈肌
胫神经
后面

腓总神经
腓浅神经
腓骨长肌
趾长伸肌
腓深神经
胫前动脉
踇长伸肌
胫骨前肌
腓浅神经
前外侧面

（六）足底的层次

1. 皮肤 厚而坚韧，移动性差。

2. 浅筋膜 发达，是承受重量的重要结构，内有致密的纤维束将皮肤与足底深筋膜紧密相连。

3. 深筋膜 又称跖腱膜。自跟结节到跖骨头，可分为 3 部分，可见内侧部最薄、外侧部较厚、中间部最厚即足底腱膜。剔除深筋膜内、外侧部，保留足底腱膜。可见足底腱膜向前分成五束，终于第 1～5 趾；清理足底腱膜两侧，见其向深部发出附于第 1、5 跖骨的内、外侧肌间隔。于趾蹼处沿趾间隙纵行切开足底腱膜，清除脂肪组织，寻找通向趾部的血管、神经。

4. 深层结构（图 1-4-7） 在跟骨前方 5 cm 处，横断足底腱膜，一边向远侧揭起足底腱膜，一边切断内、外侧肌间隔，注意保护深层结构。从内向外修洁踇展肌、趾短屈肌、小趾展肌，并解剖出其间的足底内、外侧血管和神经。

（1）肌肉：按足底 3 室安排。

1）内侧肌室：有踇展肌、踇短屈肌、踇长屈肌腱及其血管神经。

2）中间肌室：有趾短屈肌、足底方肌、踇收肌、趾长屈肌腱、蚓状肌以及足底动脉、足底外侧神经及分支。于趾短屈肌中部切断并将其翻向远侧，已显露踇长屈肌腱和趾长屈肌腱。可见此两肌腱在足底内侧相互交叉，继而清理出足底方肌及四个蚓状肌。观察行于足底方肌浅面的足底外侧血管、神经及其分支；观察行于踇展肌与趾短屈肌之间的足底内侧血管、神经及其分支。

在跟结节前方切断足底方肌、趾长屈肌腱及踇长屈肌腱，并将它们翻向远侧，可见到拇短屈肌、踇收肌、小趾短屈肌。在足底内侧切断踇展肌起端，翻向远则即可见到胫骨后肌腱。在足底外侧切断小趾展肌止端、翻向近侧，即可显露腓骨长肌腱。切断踇收

肌斜头及横头起端，翻向远侧，清理出足底动脉弓、足底外侧神经深支以及 3 块骨间足

底肌和 4 块骨间背侧肌。

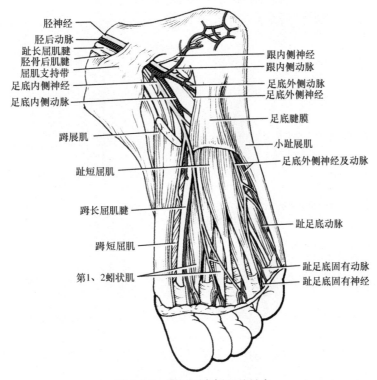

图 1-4-7　踝后区内侧面及足底

3）外侧肌室：有小趾展肌、小趾短屈肌及其血管、神经。

（2）血管、神经：足底血管神经均来自胫后动脉和胫神经。二者行至踝管时，分为足底内、外侧动脉或神经。它们在中间肌室内为跖腱膜所覆盖。足底外侧动脉弯向第一跖间隙，与足背动脉的足底深支吻合成足底动脉弓，再分支至各趾。

【思考题】

（1）梨状肌上间隙有哪些血管神经进出？其位置和分布如何？臀区肌肉注射的安全部位应在何处？

（2）梨状肌下间隙有哪些血管神经进出？（由外到内，依次排列）。

（3）简述坐骨神经的解剖要点和体表定位。

（4）简述"臀部十字吻合"的组成及临床意义。

（5）简述腘窝的境界及通向。

（6）腘窝的内容由浅入深有哪些结构，分别列出其解剖要点。

（7）股骨髁上骨折为什么容易伤及腘动、静脉？

（8）简述膝关节动脉网的组成。

（9）简述踝管及其结构安排。

【附】

下肢肌的起止、作用和神经支配（表 1-4-1 ～表 1-4-4）

表 1-4-1　髋肌

名称	起点	止点	作用	神经支配
臀大肌	髂骨翼外面骶骨背面	臀肌粗隆、髂胫束	伸、外旋髋关节	臀下神经
阔筋膜张肌	髂前上棘、髂嵴	股骨外侧髁	紧张阔筋膜、屈髋关节	臀上神经

目　录

前　言

　　传统的教学模式已难以适应现代医学教育体系创新和发展的需要。随着医学教育改革的不断推进，我校启动了以"器官系统为中心"的临床医学教育综合改革，改革包括临床医学人才培养模式，教学内容与方法，课程体系与教材，以及考核评价体系等，本书就是在医学教育综合改革中孕育而生，也是我校主编的以"器官系统为中心"的医学整合课程基础实验系列教材之一——《器官与系统分册》。

　　本书的特点是：①以器官、系统为主线，依照人体器官、系统的宏观结构，微观结构，生理功能，病理改变的发生发展过程，进行了结构与功能的整合，多学科的衔接与融合。②参写人员都是我校具有多年从事实验教学经验和教训的骨干教师，所编内容是从多年使用和多次改写的实验课程中精选，在注重基础时更强调学科间的联系，强调基础与临床的结合。③内容丰富，可操作性强，实用范围广。特别是，本书还加强了对实验结果的处理，对病例的探讨，以更好地开拓和加深实验的广度和深度，提高学生理解和解决问题的能力。

　　本书是以"器官系统为主线"的"5+3"一体化培养临床医学专业学生在基础阶段的实验教材，也是兼顾医学本科的实验教材，以及执业医师规范化培训和专科培训的参考教材。

　　本书的编写得到了重庆医科大学各级领导和老师们的大力支持，在此谨向他们致以诚挚的谢意。由于编者的知识水平有限，不足之处在所难免，恳请读者提出宝贵意见。

王莎莉　曹友德

2017 年 4 月

内 容 简 介

　　本书是重庆医科大学主编的临床医学"5+3"及卓越医生教育培养计划和医学整合课程实验系列教材之一，包括运动、循环、血液与免疫、呼吸、消化、泌尿与生殖、感官、神经和内分泌共 9 个部分 84 个实验，每部分均以大体形态结构、显微形态结构、人体正常功能、人体机能病理变化以及形态结构的病理变化为主线。本书在编写过程中突出了多学科内容的整合与创新，基础与临床的结合，既有经典验证性实验，也有综合性实验和病例讨论。

　　本书适用于以器官-系统为主线的"5+3"一体化培养临床医学专业学生，也可作为医学院校本科学生基础医学综合实验课程的专业教材。

图书在版编目 (CIP) 数据

医学整合课程基础实验，器官与系统分册 / 王莎莉，曹友德主编.
—北京：科学出版社，2018.1
临床医学"5+3"及卓越医生教育培养计划·医学整合课程实验系列教材
ISBN 978-7-03-053186-5

Ⅰ.①医… Ⅱ.①王… ②曹… Ⅲ.①基础医学-医学院校-教材 ②人体器官-医学院校-教材 Ⅳ.① R3

中国版本图书馆 CIP 数据核字 (2017) 第 128177 号

责任编辑：王　颖 / 责任校对：郭瑞芝
责任印制：赵　博 / 封面设计：陈　敬

科 学 出 版 社 出版

北京东黄城根北街 16 号
邮政编码：100717
http://www.sciencep.com

涿州市般润文化传播有限公司印刷
科学出版社发行　各地新华书店经销

*

2018 年 1 月第 一 版　　开本：787×1092　1/16
2024 年 1 月第四次印刷　印张：27 1/2
字数：712 000

定价：158.00 元
（如有印装质量问题，我社负责调换）

临床医学"5+3"及卓越医生教育培养计划
医学整合课程实验系列教材

医学整合课程基础实验
（器官与系统分册）

主　编　王莎莉　曹友德

副主编　赵　敬　李　静　冉建华

编　委　（按姓氏拼音排序）

曹友德	陈　笛	冯　敏	甘胜伟
龚　霞	贺桂琼	黄　娟	黄春霞
黄佳祎	黎　明	李　静	李　娴
李龙江	李庆姝	李秀均	刘　辉
刘　茜	刘永刚	龙志敏	陆蔚天
骆世芳	穆欣艺	彭　彦	冉建华
申晶晶	沈　宜	唐　俐	涂　柳
汪志群	王　璐	王莎莉	王亚平
巫静娴	吴　宏	武向梅	肖　明
徐　进	杨　炼	杨　美	杨　戎
杨雅莹	余　畅	余维华	喻姗姗
张　力	赵　敬	朱　进	朱淑娟

科学出版社

北　京

续表

名称	起点	止点	作用	神经支配
臀中肌	髂骨翼外面	股骨大转子	内旋髋关节（前部肌束） 外旋髋关节（后部肌束）	臀上神经
梨状肌	第 2～4 骶前孔外侧	股骨大转子	外展、外旋髋关节	
上孖肌	坐骨小切迹	股骨转子窝	外旋髋关节	骶
闭孔内肌	闭孔膜内面 及周围骨面	股骨转子窝	外旋髋关节	丛 分
下孖肌	坐骨小切迹	股骨转子窝	外旋髋关节	支
股方肌	坐骨结节	转子间嵴	外旋髋关节	
臀小肌	髂骨翼外面	股骨大转子	内旋髋关节（前部肌束） 外旋髋关节（后部肌束）	臀上神经
闭孔外肌	闭孔膜外面 及周围骨面	股骨转子窝	外旋髋关节	闭孔神经
髂肌	髂窝	股骨小转子	屈及外旋髋关节	腰丛分支
腰大肌	腰椎体侧面 及横突	股骨小转子	屈及外旋髋关节	腰丛分支

表 1-4-2 大腿肌

名称	起点	止点	作用	神经支配
缝匠肌	髂前上棘	胫骨体上端	屈髋关节、屈伸膝关节	坐
股直肌	髂前下棘、髋臼上缘		伸膝关节、屈髋关节	股
骨中间肌	股骨体前面上 3/4	形成一个肌腱并 下延为髌韧带， 附于胫骨粗隆	伸膝关节	神
骨内侧肌	股骨粗线内侧唇		伸膝关节	经
股外侧肌	股骨粗线外侧唇		伸膝关节	
耻骨肌	耻骨梳	股骨耻骨肌线	收、外旋、微屈髋	股神经 闭孔神经
长收肌	耻骨支、耻骨结节	股骨粗线内侧唇上 1/3	收、外旋、微屈髋	闭孔神经
短收肌	耻骨支	股骨粗线内侧唇上 1/3	收、外旋、微屈髋	闭孔神经
大收肌	耻骨、坐骨结节	股骨粗线内侧唇上 2/3，收 肌结节	收、微屈髋关节	闭孔神经 坐骨神经
股薄肌	耻骨下支	胫骨粗隆内侧	收、外旋髋关节	闭孔神经
股二头肌	长头：坐骨结节 短头：股骨粗线	腓骨头	屈膝关节、伸髋关 节、微外旋小腿	坐 骨
半腱肌	坐骨结节	胫骨粗隆	屈膝、伸髋、微内旋小腿	神
半膜肌	坐骨结节	胫骨内侧髁	屈膝、伸髋、微内旋小腿	经

表 1-4-3　小腿肌

名称	起点	止点	作用	神经支配
腓肠肌	内侧头：股骨内上髁及附近骨面 外侧头：股骨外上髁	跟骨结节	屈膝、足跖屈	
比目鱼肌	腓骨：上部后面 胫骨：比目鱼肌腱弓线及比目鱼肌腱弓	跟骨结节	足跖屈	
跖肌	腘面外下部及膝关节囊后面	跟骨结节	屈膝、足跖屈	胫神经
腘肌	股骨外侧髁	胫骨腘肌线	屈、内旋膝关节	
趾长屈肌	腓骨后面中 1/3	第 2～5 趾远节趾骨底	屈第 2～5 趾、足跖屈、足内翻	
踇长屈肌	腓骨后面下 2/3	踇趾远节趾骨底	屈踇趾、足跖屈	
胫骨后肌	胫、腓骨，小腿骨间膜	舟骨粗隆、第 1～3 楔骨跖面	足跖屈，足内翻	
胫骨前肌	胫骨上半外侧面	内侧楔骨、第 1 跖骨足底面	足背屈，足内翻	腓深神经
趾长伸肌	胫骨及小腿骨间膜	第 2～5 趾中、远节趾骨底	足背屈、伸第 2～5 趾	腓深神经
踇长伸肌	腓骨内侧面中份及小腿骨间膜	踇远节趾骨底	足背屈、伸踇趾	腓深神经
第 3 腓骨肌	腓骨下 1/3 前面及小腿骨间膜	第 4、5 跖骨底背面	足背屈、伸趾关节，足外翻	腓深神经
腓骨长肌	腓骨外侧面上 2/3	内侧楔骨及第 1 跖骨底	足背屈、足外翻	腓浅神经
腓骨短肌	腓骨外侧面上 1/3	第 5 跖骨粗隆	足背屈、足外翻	腓浅神经

表 1-4-4　足肌

名称	起点	止点	作用	神经支配
踇短伸肌	跟骨前端的上面	指近节趾骨底	伸趾	腓深神经
趾短伸肌	跟骨前端的外侧	第 2～4 趾近节趾骨底	伸第 2～4 趾	腓深神经
踇展肌	跟骨结节、舟骨粗隆	指近节趾骨底	外展踇趾	足底内侧神经
踇短屈肌	内侧楔骨跖面	指近节趾骨底	屈踇趾	足底内侧神经
踇收肌	第 2～4 跖骨底	指近节趾骨底	收和屈踇趾	足底内侧神经
趾短屈肌	跟骨	第 2～5 趾中节趾骨底	屈第 2～5 趾	足底内、外侧神经
足底方肌	跟骨	趾长屈肌腱	屈第 2～5 趾	足底内、外侧神经
蚓状肌	趾长屈肌腱	趾背腱膜	屈跖趾关节伸趾关节	足底内、外侧神经

续表

名称	起点	止点	作用	神经支配
骨间足底肌	第3～5跖骨内侧	第3～5趾近节趾骨底、趾背腱膜	收第3～5趾	足底内、外侧神经
骨间背侧肌	跖骨相对面	第2～4趾近节趾骨底、趾背腱膜	外展第2～4趾	足底外侧神经
小趾展肌	跟骨	小趾近节趾骨底	屈、外展小趾	足底外侧神经
小趾短屈肌	第5跖骨底	小趾近节趾骨底	屈小趾	足底外侧神经

（甘胜伟）

实验五　上肢概述、上肢浅层结构、胸前区与腋区

【实验目的】

（1）掌握：上肢重要血管、神经的体表投影；头静脉和贵要静脉的起始、行径、汇入部位及有关临床应用；腋腔的境界及其各壁构成；三边孔和四边孔的构成及通过的结构；腋动脉的分段、分支及分布；腋淋巴结群的位置；臂丛的主要分支及其毗邻关系；乳房的淋巴回流。

（2）熟悉：上肢常用的骨性标志；肩胛动脉网的组成及其临床意义。

（3）了解：上肢的分区。

【标本观察与解剖】

（一）上肢概述

1.境界与分区　上肢与颈部和胸部相连，上方以锁骨、肩峰与颈部分界，前方以三角肌胸大肌间沟与胸部分界，后方以三角肌后缘与背部分界。

上肢由近侧端至远侧端分为肩、臂、肘、前臂、腕和手六部分，各部又可再分为若干区。

2.重要骨性标志　在骨架和活体上辨认锁骨、胸骨柄、颈静脉切迹、胸骨角、剑突、肩峰、喙突、肱骨大结节、肱骨小结节、肱骨内上髁、肱骨外上髁、尺骨鹰嘴、桡骨小头、尺骨茎突、桡骨茎突、舟骨结节、豌豆骨。

3.血管和神经的体表投影

（1）腋动脉和肱动脉：外展上肢90°，掌心朝上，从锁骨中点向肱骨内、外上髁连线中点稍下方作一直线。大圆肌下缘以上为腋动脉体表投影，以下为肱动脉体表投影（图1-5-1）。

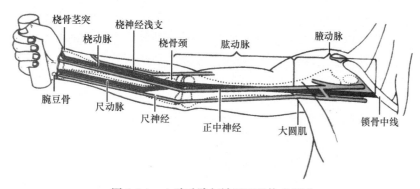

图 1-5-1　上肢动脉与神经干的体表投影

（2）桡动脉：从肱骨内、外上髁连线中点稍下方向桡骨茎突前方作一直线，即为桡动脉的体表投影。

（3）尺动脉：从肱骨内、外上髁连线中点稍下方向豌豆骨桡侧作一直线，即为尺动脉的体表投影。

（4）正中神经：在臂部与肱动脉投影一致，在前臂为从肱骨内上髁与肱二头肌腱连线中点至腕前桡侧腕屈肌腱和掌长肌腱之间的连线。

（5）尺神经：从腋窝顶、经肱骨内上髁和尺骨鹰嘴间，至豌豆骨桡侧缘的连线，为尺神经在臂部和前臂部的体表投影。

（6）桡神经：自腋后襞与臂交界处，经肱骨后方，自肱骨外上髁的连线，为桡神经主干的体表投影；自肱骨外上髁至桡骨茎突之间连线为桡神经浅支的体表投影；自肱骨外上髁至前臂后中线中、下 1/3 连线为桡神经深支体表投影。

（二）上肢浅层结构

1. 皮肤　薄而柔软。

皮肤切口：上肢前面的皮肤较薄，先在标本上用标记笔画出切线。切皮时应注意深度，勿损伤深面结构。具体皮肤切口如下：

（1）由颈静脉切迹沿正中线向下至剑突。

（2）由颈静脉切迹沿锁骨上缘向外至肩峰。

（3）由剑突沿肋弓下缘些向外下，至胸侧壁达腋后线。

（4）由剑突向上外侧至乳头，绕乳头作环形切口后（女尸绕过乳房），继续向上外方，沿胸大肌下缘至臂的前面，再转向下至臂的上、中 1/3 交界处。

（5）在臂的上、中 1/3 交界处作水平切口。

（6）在肘前区，做经过肱骨内、外上髁之水平切口。

（7）从尺骨茎突到桡骨茎突经过腕前方作水平切口。

（8）在上肢前方，通过上述水平切口中点作一纵行切口。

（9）将皮片向两侧翻开，保留浅筋膜。

2. 浅筋膜　浅筋膜中有浅静脉、皮神经、浅淋巴结群等。

（1）浅静脉（图 1-5-2）

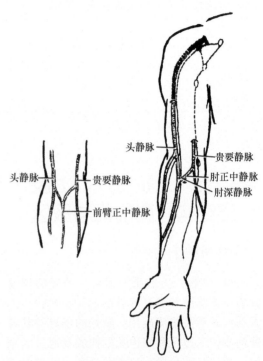

图 1-5-2　上肢浅静脉

1）头静脉（cephalic vein）：在肱二头肌外侧沟下份钝性分离，找出纵行的头静脉。向下可追踪其至手背静脉网的桡侧，途经前臂桡侧和肘前区。向上追踪，见其经三角肌胸大肌间沟，在锁骨下窝处穿锁胸筋膜汇入腋静脉。头静脉行于前臂前区时，与前臂外侧皮神经伴行。

2）贵要静脉（basilic vein）：在肱二头肌内侧钝性分离找到贵要静脉。沿臂内侧向下剖露，它起于手背静脉网尺侧，与前臂内侧皮神经伴行，在肘前区借肘正中静脉与头静脉相连。继续向上追踪，可见贵要静脉在臂内侧中份穿入深筋膜。

3）肘正中静脉（median cubital vein）：在肘前区，连结头静脉和贵要静脉之间，较为粗短。肘正中静脉借一支或两支穿通支肘深静脉与深部的静脉沟通。此外，在前臂前区中部有时可见前臂正中静脉（median antebrachial vein），向下起于手掌侧浅静脉，向上汇入肘正中静脉。肘正中静脉管径较粗大，位置较表浅，且与深部静脉之间有交通支相连，位置较固定，因此临床上常选此静脉进行穿刺。

上述浅静脉在肘前区的排列及连接方式因人而异，常见的为"И"和"M"型。

(2) 皮神经：上肢的皮神经主要来自臂丛，此外有第 3～4 颈神经前支的皮支，分布于肩部皮肤；第 2～3 胸神经前支的皮支（肋间臂神经），分布至臂内侧的皮肤。

(3) 上肢的浅淋巴结：上肢的淋巴管分为浅、深两组，最终汇入腋淋巴结。浅组淋巴管起自手指丰富的毛细淋巴管网，先回流至指蹼处，大部分流向手背，伴随头静脉、贵要静脉上升，汇入滑车上淋巴结或腋淋巴结的外侧群。手掌面的少数淋巴管直接流向掌部深淋巴结。

1) 滑车上淋巴结：1～2 个，位于肱骨内上髁上方，贵要静脉附近，收纳上肢尺侧的淋巴。

2) 锁骨下淋巴结：1～2 个，位于锁骨下窝，头静脉附近，收纳上肢桡侧浅淋巴。

（三）胸前区与腋区

1. 解剖胸前壁浅筋膜　将浅筋膜连同乳房一起剥离。在腋前线附近寻找肋间神经的外侧皮支，行向胸壁内侧。其中第 2 肋间神经外侧皮支可向外至臂内侧上部的皮肤，称为肋间臂神经。

2. 解剖胸大肌　胸大肌表面的胸肌筋膜在胸大肌下缘与腋筋膜相连续，覆盖胸大肌和前锯肌。清除胸肌筋膜，修洁胸大肌，观察其形态和起止点。

距离起点 2 cm 处切断胸大肌锁骨头和胸肋头，用手指伸入肌肉深面进行钝性分离，将胸大肌从内侧向外上方切断，翻向其止点。注意经胸大肌深面穿锁胸筋膜的胸肩峰动脉和胸外侧神经，穿胸小肌浅出的胸内侧神经，清理以上结构后在靠近胸大肌处切断。

3. 观察锁胸筋膜　观察锁骨下缘、胸小肌上缘和喙突之间有一层近似三角形的筋膜，此即为锁胸筋膜（clavipectoral fascia）。仔细清除筋膜，寻找沿胸大肌三角肌间沟走行并穿入此筋膜的头静脉，穿出此筋膜的胸肩峰动脉（thoracoacromial artery）分支及胸外侧神经（lateral pectoral nerve）。

（四）腋腔

1. 腋腔的位置及其构成　腋腔（axillary cavity）位于肩关节下方、胸侧壁与臂上份之间，由皮肤、筋膜、肌肉和骨共同围成，近似四棱锥形，有一尖（顶）、一底和四壁。尖朝上，底朝下外（图 1-5-3）。

(1) 腋腔尖（顶、上口）：由第一肋骨、锁骨中段和肩胛骨上缘所围成的狭窄空间，呈三角形，腋腔经此口向上与颈根部相通。腋动脉和腋静脉经此口与颈部的锁骨下动、静脉相连，臂丛也经此口进入腋腔（图 1-5-3）。

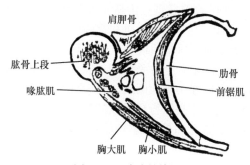

图 1-5-3　腋腔的境界

(2) 腋腔底：朝向下外方，由皮肤、浅筋膜及腋筋膜所封闭（图 1-5-4）。此处皮肤较薄，成年人有腋毛，含有大量的皮脂腺和汗腺。腋筋膜是腋腔底的深筋膜，与胸部、背部和臂部的深筋膜相延续，内有皮神经、浅血管和浅淋巴管经过，因此又称为筛状筋膜。

(3) 腋腔前壁：由浅入深为皮肤、浅筋膜、胸大肌及胸肌筋膜、胸小肌与锁胸筋膜。（图 1-5-3，图 1-5-4）。

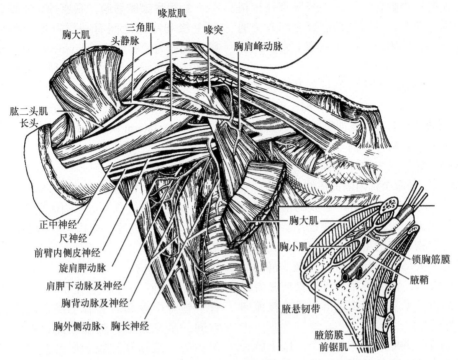

图 1-5-4　腋腔的前壁

（4）腋腔后壁：由覆于肩胛骨前面的肩胛下肌，下方的大圆肌和背阔肌构成。在肩关节下方，后壁肌肉和肱骨之间形成一个三角形的间隙：上方是肩胛下肌（前）和小圆肌（后），下方是大圆肌，外侧是肱骨外科颈；肱三头肌长头纵行穿过该间隙，将其分为内侧的三边孔和外侧的四边孔（图1-5-5）。三边孔有旋肩胛血管穿过，四边孔有腋神经和旋肱后血管通过。

（5）腋腔的内侧壁：由胸廓上4个肋骨、肋间结构及其表面的前锯肌组成。

（6）腋腔的外侧壁：由肱骨结节间沟、肱二头肌长、短头和喙肱肌组成。

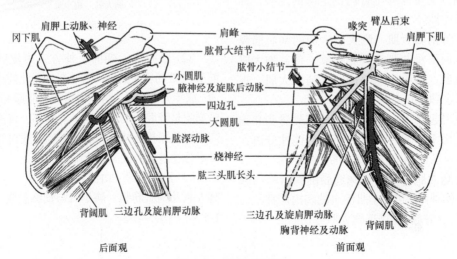

图 1-5-5　腋腔的后壁

2. 腋腔的内容物　腋腔含有大量疏松结缔组织和脂肪组织，主要内容物有：①腋动脉及其分支；②腋静脉及其属支；③臂丛及其分支；④腋窝淋巴结群。

在腋腔内，腋动脉及臂丛被由颈深筋膜深层（椎前筋膜）延续而来的腋鞘（axillary sheath）所包裹。临床进行腋腔内臂丛阻滞麻醉时，药物即注入此鞘内。

（1）腋动脉（axillary artery）：腋动脉是上肢的动脉主干，在第一肋骨外缘续于锁骨下动脉，经过大圆肌下缘后续为肱动脉。在腋窝内，腋动脉与臂丛各束位于腋鞘内。在喙肱肌的内侧，将腋静脉向内侧牵拉，找到位于后外侧的腋动脉。沿血管主干清除其周围的筋膜及脂肪，修洁腋动脉主干和分支。

查看连于 3～5 肋骨和喙突之间的胸小肌。用手指或镊子在胸小肌下缘清除腋筋膜。在靠近肋骨处切断胸小肌的止点，向外侧翻起至其止点喙突。腋动脉被胸小肌分为 3 段（图 1-5-6，图 1-5-7）。

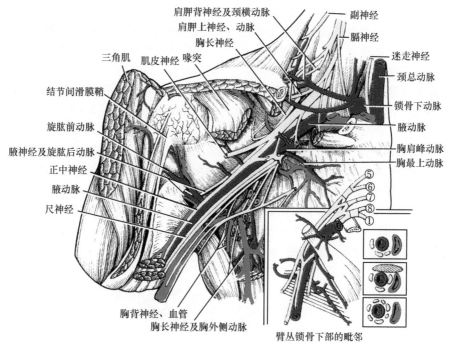

图 1-5-6　腋腔的内容

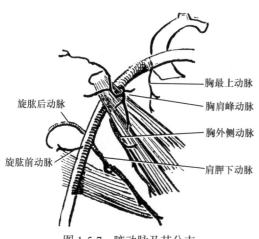

图 1-5-7　腋动脉及其分支

1）第一段：位于第 1 肋骨外缘至胸小肌上缘之间，此段位置较深。此段前方有位于胸大肌锁骨头、锁胸筋膜、锁骨下肌；后方为臂丛内侧束、胸长神经、前锯肌等；内侧有腋静脉、腋淋巴结尖群，外侧是臂丛后束和外侧束。此段发出胸最上动脉，此动脉细小，由腋动脉内侧壁发出后，向深面分布于上两个肋间隙前部和锁骨下肌。

2）第二段：位于胸小肌后方。其内侧、外侧和后方分别是臂丛的内侧束，外侧束和后束，腋静脉位于腋动脉的内侧。从上而下分别寻找此段发出的两个分支：①胸肩峰动脉，自胸小肌上缘发出，穿锁胸筋膜浅出。注意沿主干寻找位于胸大、小肌的胸肌支、经三角肌深面走向喙突的肩峰支和行于三角肌和胸大肌之间的三角肌支。②胸外侧动脉（lateral thoracic artery），沿胸小肌下缘到达胸壁，分布于前锯肌，在女性有分支供应乳腺。在胸外侧动脉后方，可见在前锯肌表面有沿腋中线下行的胸长神经。沿胸外侧动脉排列的脂肪内可见腋淋巴结前群，观察后予以剔除。

3）第三段：此段位于胸小肌下缘到大圆肌下缘之间，被臂丛的分支所包绕，位置较浅。前方有胸大肌、正中神经内侧头等；外侧有正中神经外侧头、正中神经、肌皮神经、肱二头肌短头及喙肱肌；内侧有腋静脉、尺神经、前臂内侧皮神经等；后方是桡神经、腋神经、背阔肌腱、肩胛下肌和大圆肌等。

该段发出三个分支：①肩胛下动脉（subscapular artery），沿肩胛下肌下缘向后下方走行，再分为胸背动脉（thoacodorsal artery）和旋肩胛动脉（circumflex scapular artery）。前者与胸背神经伴行于背阔肌前缘内侧，并支配该肌；后者穿经三边孔至冈下窝，分布于临近诸肌。②旋肱前动脉（anterior humeral artery），较细，绕肱骨外科颈向后与旋肱后动脉吻合，分布于三角肌和肩关节。③旋肱后动脉（posterior humeral circumflex artery），较粗，与腋神经一起绕肱骨外科颈后方至外侧，穿四边孔至肩背部，与旋肱前动脉吻合，分布于三角肌和肩关节。

腋动脉的分支和锁骨下动脉的分支之间常在肩胛骨周围形成吻合，形成肩胛动脉网（图1-5-8）。组成肩胛骨动脉网的动脉有三条：肩胛上动脉、颈横动脉降支（肩胛背动脉）和旋肩胛动脉。前二者通常为锁骨下动脉之甲状颈干的分支，后者为肩胛下动脉的分支。肩胛上动脉经肩胛上韧带上方至冈上窝；肩胛背动脉沿肩胛骨脊柱缘下降，到达冈下窝；旋肩胛动脉穿三边孔至冈下窝。

由于腋动脉第三段位置较浅，因此需要结扎腋动脉时，一般在此段进行操作比较方便。为了保证术后有足够的侧支循环，最安全的结扎部位是在肩胛下动脉起始点的近侧端。结扎后动脉血液经由肩胛动脉网（肩胛上动脉、颈横动脉降支、肩胛下动脉）和肩峰动脉网（胸肩峰动脉肩峰支、肩胛上动脉肩峰支、旋肱前动脉、旋肱后动脉）到达上肢。

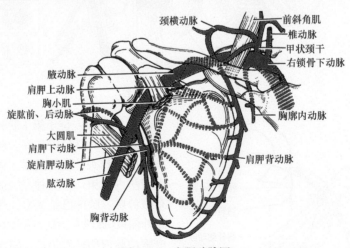

图 1-5-8　肩胛动脉网

（2）腋静脉（axillary vein）：去除腋腔上部筋膜及脂肪，寻找腋静脉，管腔较大，管壁较薄。腋静脉于大圆肌下缘处续于贵要静脉，行向上内侧，在第1肋外缘处延续为锁骨下静脉。腋静脉位于腋动脉的前内侧，并略有重叠。臂外展时，重叠更甚，腋静脉可正在腋动脉的前面，此点在临床操作中较为重要。腋静脉收纳与腋动脉各分支伴行的同名静脉，并在肩胛下肌下缘处收纳肱静脉，在胸小肌上缘以上收纳头静脉（胸肩峰静脉常先汇入头静脉）。解剖中，如腋静脉的属支影响操作，可将其属支切断，只保留腋静脉主干。

（3）臂丛（brachial plexus）：由第 5 ~ 8 颈神经和第 1 胸神经的前支共 5 根组成，C_5、C_6 合成上干，C_8、T_1 合成下干，C_7 单独组成中干；各干再分为前、后两股；下干前股续为内侧束，上、中干前股合成外侧束，三干的后股共同组成后束。三束各列于腋动脉第 2 段的内侧、外侧和后方，分别称为内侧束、外侧束和后束。臂丛起始部位于前斜角肌后方，与腋动脉共同包被于腋鞘内，行经锁骨中 1/3 段的后方进入腋窝。臂丛主要的分支是：正中神经、肌皮神经、桡神经、腋神经，尺神经和胸背神经（图 1-5-6，图 1-5-9，图 1-5-10）。

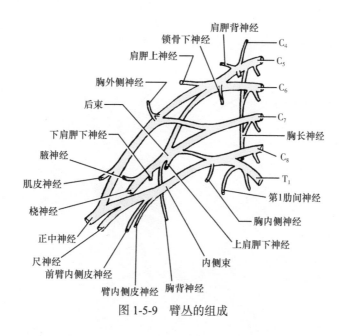

图 1-5-9 臂丛的组成

1）正中神经（median nerve）：在喙肱肌内侧找到粗大的正中神经，沿正中神经主干向上可追踪至其内、外侧头，以及两头夹持的腋动脉。沿正中神经外侧头向外上方追踪至外侧束，沿内侧头向上追踪至内侧束。将腋动脉向内侧牵拉，可见位于其后方的为后束。正中神经伴腋动脉入臂部，在腋窝内不发分支。

2）肌皮神经（musculocutaneous nerve）：发自臂丛外侧束，行经腋动脉的外侧，潜入喙肱肌至臂部，分支支配臂前诸肌，主干续为前臂外侧皮神经。

3）桡神经（radial nerve）：是臂丛后束的终末支，起端在腋动脉的后方，顺后束主干向下追踪，可见桡神经行向后下方，并在动脉与肱三头肌长头之间下行至臂后区。以后伴随肱深动脉进入桡神经沟内。桡神经在腋窝内分支至肱三头肌长头，还分布于臂后区、前臂后区诸肌及皮肤。

4）腋神经（axillary nerve）：发自臂丛后束，位置较深。位于腋动脉的后方，桡神经的外侧，伴随旋肱后动脉绕过肱骨外科颈（通过四边孔）分布于三角肌、小圆肌及肩部的皮肤和肩关节。当肩关节脱位或肱骨外科颈骨折时，易损伤或压迫腋神经，导致三角肌萎缩，上肢不能外展，出现"方肩"。

5）尺神经（ulnar nerve）：内侧束最粗大的分支，起端位于腋动、静脉之间（在尺神经前面有一支稍细的前臂内侧皮神经），伴腋动脉下行入臂部，它在腋窝内不发分支。

6）胸长神经（long thoracic nerve）：起自

$C_5 \sim C_7$ 神经根，经腋腔内侧壁，在臂丛的后方附于前锯肌浅面，下降于胸外侧动脉的后方（相当于腋中线处），支配前锯肌。乳癌手术清扫腋淋巴结前群和中央群时，如损伤该神经，将导致前锯肌瘫痪，出现"翼状肩"。

7）胸背神经（thoracodorsal nerve）：后束分支，伴随肩胛下动脉和胸背动脉下行，分布于背阔肌。乳癌根治术清扫腋淋巴结后群时，应特别注意保护胸背神经。

8）肩胛下神经（subscapular nerve）：后束分支，位于腋腔后壁，经肩胛下肌表面下行，分支进入肩胛下肌和大圆肌。

9）胸外侧神经（lateral thoracic nerve）：

起自臂丛外侧束，跨腋血管前面，穿锁胸筋膜浅出后分布于胸大肌。

10）胸内侧神经（medial thoracic nerve）：细小，起自内侧束，经腋动、静脉之间走向浅层，进入胸小肌后可继续达到胸大肌。

11）前臂内侧皮神经（medial antebrachial cutaneous nerve）：起自内侧束，在腋动脉和腋静脉前方下行，分布至前臂内侧皮肤。

12）臂内侧皮神经（medial brachial cutaneous nerve）：较细小，起自内侧束。位于前臂内侧皮神经的内侧，在臂内侧上 1/3 穿出深筋膜，分布至臂部前区内侧皮肤。

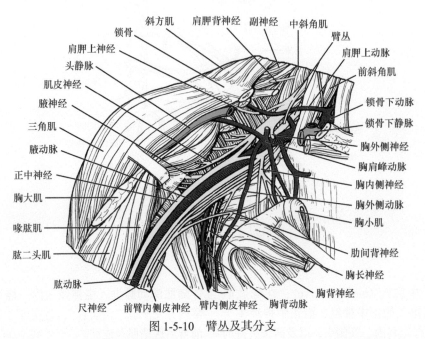

图 1-5-10　臂丛及其分支

（4）腋淋巴结（axillary lymph nodes）：腋窝淋巴结是上肢淋巴回流的必经之地，也是女性乳腺癌主要转移途径，因而具有重要的临床意义。腋淋巴结按部位可分为五群，它们多沿相应血管排列（图 1-5-11）。

1）外侧群（臂群）：位于腋静脉远侧段周围脂肪中，收纳上肢浅、深部的淋巴。手和前臂的感染常先侵及此群淋巴结。检查时，可将手置于腋窝底，向臂内侧份触扪。

2）前群（胸肌群）：位于胸小肌下缘，前锯肌表面，胸外侧血管周围，收纳乳腺大

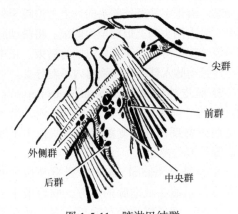

图 1-5-11　腋淋巴结群

部分和胸外侧壁及脐平面以上腹前外侧壁的淋巴。乳腺癌转移时，常先侵及此群，沿腋前襞（皮肤覆盖胸大肌下缘所成之隆起）深面向胸外侧触扪检查，可扪到肿大的淋巴结。

3）后群（肩胛下群）：靠近腋后壁，位于肩胛下血管周围，收纳肩胛区、胸后壁和背部的淋巴。检查时将手置于腋后襞（皮肤覆盖大圆肌、背阔肌下缘所成之隆起）深面进行触扪。

4）中央群：位于腋腔底，埋藏在腋窝深处脂肪内，此群接受上述三群淋巴结的输出管，其输出管注入尖淋巴结。检查时可将手指插入腋窝最高点，臂自然下垂，向胸侧壁触扪。

5）尖群：位于腋腔尖处，锁胸筋膜的深面，腋静脉近侧段周围脂肪中。收纳上述诸群淋巴结输出管和乳房上部的淋巴管。尖群淋巴结的输出管形成锁骨下干，经右淋巴导管或胸导管汇入锁骨下静脉。尖群淋巴结肿大时，锁骨下窝显得饱满。腋窝尖群淋巴结可能包埋于腋鞘内，乳腺癌手术清扫尖群淋巴结时，需先切开部分腋鞘并分离腋血管。

操作完毕，将腋腔内容物复位，复习腋腔的境界。将翻开的胸小肌复位。

复习穿锁胸筋膜的结构：在胸小肌的上方有头静脉、胸肩峰动脉和胸外侧神经。沿胸小肌下缘排列的结构，从前往后为：胸外侧血管和腋淋巴结前群、胸长神经、胸背血管、腋淋巴结后群、胸背神经。将上肢稍内收，复原被牵离原位的血管、神经，找到喙肱肌，查看沿其内侧排列的结构，由外向内依次为：肌皮神经、正中神经、腋动脉（后方有桡神经、腋神经）、前臂内侧皮神经（后方有尺神经）、腋静脉、腋淋巴结外侧群和臂内侧皮神经。

（五）乳房

男性乳房停止于青春期前状态，终生不再发育。在女性，从十四五岁开始，乳房逐渐发育完善，并在妊娠的后几个月和哺乳期迅速增生增大。

1. 位置与范围　女性乳房（mamma）位于胸前壁浅筋膜内，它同胸大肌和前锯肌表面的深筋膜之间，隔以疏松结缔组织，此处称为乳房后间隙（图 1-5-12）。发育良好的乳房，上界可达第 2 肋水平；下达第 6 肋水平；内侧邻近胸骨侧缘；外侧可达腋中线。乳房外上份的腺组织可在胸大肌下缘，平第 3 肋间隙处穿腋筋膜孔伸入腋窝，称为“腋尾”。乳房外上 1/4 份是乳癌的好发部位，检查乳房时切勿遗忘“腋尾”。

2. 结构　乳房主要由皮肤覆盖乳腺（mammary gland）及脂肪构成（图 1-5-12）。乳头位于乳房中央，在男性约在锁骨中线上平第 4 肋间隙，在女性则随乳房发育的情况及授乳的情况而变化。乳头周围含有较多色素的皮肤环形区称为乳晕，妊娠前呈淡红色，妊娠后呈棕褐色，终生不退色。乳晕皮肤深面无脂肪，紧邻许多输乳管（lactiferous duct）。乳晕皮肤内含有乳晕腺、汗腺和皮脂腺，妊娠期可长大呈结节状。每个乳房借结缔组织分隔成 15～20 个乳腺叶，每个叶的输乳管都向乳头集中，呈放射状。

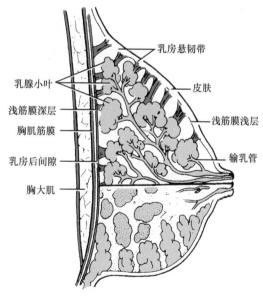

图 1-5-12　乳房的结构

乳腺脓肿切开引流时，为了减少损伤输乳管，宜作放射状切口，切记勿切开乳晕。若为乳腺深部脓肿，可自乳房下方与胸壁交界处的皮肤作弧形切口，经乳房后间隙引流。此切口可避免损伤过多的腺组织，但要注意把脓腔之间的纤维隔切断，使其引流畅通。乳腺和输乳管周围的纤维束，连于皮肤和深筋膜之间，称为乳房悬韧带（suspensory ligament of breast）或 Cooper 韧带，对腺组织和脂肪起支持和固定作用。在乳腺癌早期，由于肿块侵及该韧带使之相对缩短，牵拉皮肤，乳房皮肤出现不同程度的凹陷，称为"酒窝征"。

3. 血管、神经及淋巴引流

（1）乳房的动脉：来自附近的肋间动脉、胸廓内动脉及腋动脉的分支。

（2）乳房的静脉：在临床上较为重要，不仅是因为静脉指示了淋巴引流的道路，还因为乳癌可沿静脉转移。静脉受侵犯以后可产生远处转移。乳房的浅静脉汇入腋静脉、颈前静脉及胸廓内静脉；乳房的深静脉汇入胸廓内静脉、腋静脉及肋间静脉。肋间静脉向后与奇静脉系及椎管内静脉丛有交通，所以乳癌晚期，癌细胞可扩散到身体各部。

（3）乳房的淋巴（图 1-5-13）。

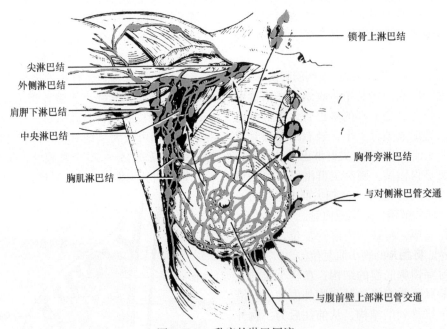

图 1-5-13 乳房的淋巴回流

【标注：锁骨上淋巴结、尖淋巴结、外侧淋巴结、肩胛下淋巴结、中央淋巴结、胸肌淋巴结、胸骨旁淋巴结、与对侧淋巴管交通、与腹前壁上部淋巴管交通】

1）乳腺组织的淋巴：乳腺具有丰富的淋巴网，分布于各小叶之间。乳腺淋巴管网的输出途径有四条：①外侧部和中部的淋巴沿胸大肌下缘，经"腋尾"汇入腋窝淋巴结前群。②内侧部的淋巴，流向胸骨旁淋巴结。此群淋巴结沿胸廓内血管排列，每侧约有 3～4 个，它们的直径只有 1～2 mm。癌细胞侵入胸廓内淋巴结时，则很快扩散至纵隔淋巴结，或经胸导管（或右淋巴导管）进入静脉。③腺体上部的一些淋巴管，可直接贯穿胸大、小肌，或经胸肌间淋巴结汇入锁骨下淋巴结或腋淋巴结尖群。④下内侧部的淋巴管可沿腹直肌鞘和镰状韧带的淋巴管，到达膈和肝。

2）乳房皮肤的淋巴：与颈、胸、腹壁的浅淋巴管有着广泛的联系。当癌细胞使深部淋巴管发生阻塞时，可出现淋巴逆流，于是癌细胞经浅淋巴管转移至对侧乳房，甚至腋窝或腹股沟的淋巴结。

（4）乳房的神经：由第 4～6 肋间神经分支分布。

【思考题】

（1）上肢浅静脉的起始、行径及汇入部位。

（2）试述手术时由腋窝前壁进入腋腔的

层次。

（3）以喙肱肌和胸小肌为标志，试述腋窝内血管、神经及淋巴结的安排。

（4）试述穿经锁胸筋膜的结构。

（5）手术时在何部位结扎腋动脉，为什么？

（6）乳腺癌通常如何扩散？

（7）乳房脓肿切开排脓时，应取什么切口？

（黄　娟）

实验六　臂前区、肘前区、前臂前区

【实验目的】

（1）掌握：臂前区和前臂前区肌肉的配布；臂前区和前臂前区的血管神经的行程和分布；肘窝的构成及其内容的毗邻关系；肘关节动脉吻合网的组成。

（2）熟悉：臂中份和腕前区的解剖特点。

【标本观察与解剖】

（一）臂前区

1. 臂前区的境界　臂前区即前肌室及其相应区域浅层结构的合称。上界为胸大肌下缘，下界为肱骨内、外上髁连线上方两横指。

2. 臂前区的层次

（1）皮肤：薄而柔软。

（2）浅筋膜：薄而疏松，含丰富的皮神经、浅静脉和浅淋巴管。首先观察已经解剖出的浅静脉，包括位于浅层外侧的头静脉，位于内侧的贵要静脉，位于肘窝的肘正中静脉。

在臂部内侧可见由臂丛内侧束发出的臂内侧皮神经，较细长。在肘窝肱二头肌腱外侧，可找到由深筋膜浅出，位于头静脉后方的前臂外侧皮神经，向下追踪见其分支分布于前臂外侧皮肤。在臂中部内侧，可找到穿出深筋膜的前臂内侧皮神经，向下与贵要静脉伴

行，分支分布至前臂内侧皮肤。

保留已解剖的浅静脉和皮神经后，小心切除浅筋膜，暴露深层结构。

（3）深筋膜：沿中线切开臂部深筋膜和肘前区深筋膜（将肱二头肌腱膜在其近肌腱处切断），翻向两侧，可见其在臂的内、外侧各向深面发出一片筋膜隔，此即内、外侧肌间隔，借此将臂部分成前、后两部分。前肌室内含屈肌，即肱二头肌、喙肱肌、肱肌，此外还有肱血管、肌皮神经、尺神经、正中神经等。后肌室内含伸肌，即肱三头肌，此外有桡神经、肱深血管等。

（4）深层结构（图1-6-1）。

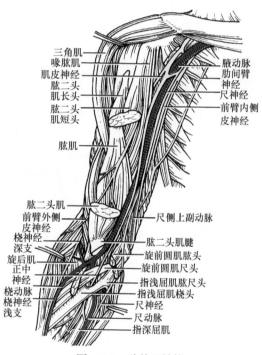

三角肌
喙肱肌
肌皮神经
肱二头肌长头
肱二头肌短头
肱肌
肱二头肌
前臂外侧皮神经
桡神经深支
旋后肌
正中神经
桡动脉
桡神经浅支

腋动脉
肋间臂神经
尺神经
前臂内侧皮神经
尺侧上副动脉
肱二头肌腱
旋前圆肌肱头
旋前圆肌尺头
指浅屈肌尺头
指浅屈肌桡头
尺神经
尺动脉
指深屈肌

图 1-6-1　臂前区结构

1）肌肉：①肱二头肌：位于浅层，上端有长、短两头。追踪长头肌腱穿过肩关节囊，附于肩胛骨盂上结节，短头附于肩胛骨喙突，两头合成强大的肌腹向下移行为肱二头肌腱，止于桡骨。在臂下份，自肱二头肌腱内侧发出一片腱膜，与前臂上内侧的深筋膜相融合，此即肱二头肌腱膜。②喙肱肌：位于肱二头肌深面，起于喙突，向下止于肱骨中段。③肱肌：位于肱骨中段至尺骨粗隆之间。

浅、深两层肌肉之间为疏松结缔组织，用手指即可进行钝性分离。此外，在浅、深两层肌肉之间可见肌皮神经由内上方向外下方经过，行向肘窝。

2）血管神经束：臂前区的血管神经束续自腋窝，行于肱二头肌内侧沟内。

A. 肱动脉（brachial artery）：为腋动脉的延续，从大圆肌下缘往下，肱动脉沿肱二头肌内侧沟下行达肘窝，分为桡、尺动脉（图 1-6-2）。

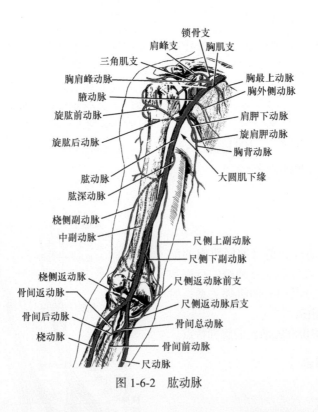

图 1-6-2　肱动脉

肱动脉在臂部主要发出三条分支：第一支为肱深动脉（deep brachial artery），它与桡神经伴行，行经肱骨后面的肱骨肌管。第二支为尺侧上副动脉（superior ulnar collateral artery），起自臂中部（喙肱肌止点水平），与其内侧的尺神经伴行，穿过内侧肌间隔到臂后区。第三支为尺侧下副动脉（inferior collateral artery），起于内上髁上方约 5cm，向下分布于肘关节附近结构。以上三个分支在肘关节周围与尺、桡动脉的分支吻合成肘关节动脉网。肱动脉有两条伴行肱静脉。

解剖过程中注意观察肱动脉在走行过程中与肱骨的位置关系：在臂部上份，肱动脉位于肱骨内侧；在臂部中份，肱动脉位于肱骨的前内侧；在臂部下份，肱动脉则位于肱骨的前方。因此，在不同部位进行肱动脉压迫止血时，应将肱动脉压向不同的方向。

B. 正中神经：找到在腋腔已解剖出的正中神经并向下追踪，其与肱动脉伴行于肱二头肌内侧沟内，下行至肘窝。正中神经在臂部未发出分支。注意观察正中神经在臂部与肱动脉形成的交叉关系，在臂部上 1/3 段，正中神经位于肱动脉的外侧，在臂部中 1/3 段，正中神经越过肱动脉前面，在臂部下 1/3 段，正中神经则位于肱动脉的内侧。但在有的个体，正中神经也可在肱动脉后方经过。

C. 尺神经：找到在腋腔已解剖出的尺神经并向下追踪，在臂部上 1/3 段位于肱动脉内后方，行至喙肱肌止点（相当于臂中点）向下逐渐离开动脉行向内侧，约在臂中点处穿过内侧肌间隔，与尺侧上副动脉伴行走向臂后，经肱骨内上髁后方的尺神经沟进入前臂。尺神经在臂部未发出分支。尺神经在尺神经沟内位置较表浅，临床上当受到打击或暴力作用时，肱骨内上髁骨折常会合并尺神经损伤。

　　D.肌皮神经：找到穿喙肱肌的肌皮神经，其潜行于肱二头肌与肱肌之间，行向下外，沿途分支至臂部的三块屈肌，其终末支在肘部于肱二头肌腱外侧延续为前臂外侧皮神经，分布于前臂外侧皮肤。

　　E.桡神经：行于肱动脉后方，伴行肱深动脉进入肱骨肌管，再向前穿过外侧肌间隔，至肱肌与肱桡肌之间，在平肱骨外上髁平面分为浅、深两支。桡神经在肱骨肌管内分支支配肱三头肌内侧头和外侧头（至长头的分支在腋窝内分出），还发出分支至臂和前臂背侧的皮肤。当肱骨干骨中段骨折时，桡神经易受损伤。

（二）肘前区

1.肘前区的境界　肘部介于肱骨内、外上髁连线上、下两横指范围内，通过肱骨内、外上髁的冠状面可将肘部分为肘前区和肘后区。

2.肘前区的层次结构

（1）皮肤：薄而柔软。

（2）浅筋膜：有数条浅静脉、皮神经和肘浅淋巴结。位于外侧的有前臂外侧皮神经和头静脉，位于内侧的有前臂内侧皮神经和贵要静脉，位于中间的有肘正中静脉。

（3）深筋膜：与臂部和前臂部的深筋膜相延续，并有连于前臂深筋膜和肱二头肌腱的肱二头肌腱膜。该腱膜上方与肱二头肌腱内侧缘的交角处，是临床扪摸肱动脉搏动和测量血压的听诊部位。注意前臂上份的深筋膜与浅层屈肌紧密相连不易分离。前臂下份的深筋膜则较易分离，在腕部的深筋膜增厚形成腕掌侧韧带。

（4）深层结构：主要是肘窝（cubital fossa），它是肘前区略呈三角形的凹陷，底位于近侧，尖指向远侧（图1-6-3）。

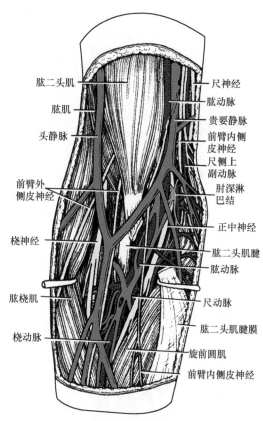

图 1-6-3　肘前区

（肱二头肌、肱肌、头静脉、前臂外侧皮神经、桡神经、肱桡肌、桡动脉、尺神经、肱动脉、贵要静脉、前臂内侧皮神经、尺侧上副动脉、肘深淋巴结、正中神经、肱二头肌腱、肱动脉、尺动脉、肱二头肌腱膜、旋前圆肌、前臂内侧皮神经）

1）肘窝的境界：略屈曲前臂，将肘部放松，查看围成三角形的肘窝的结构：上界是肱骨内、外上髁的连线，下内侧界是旋前圆肌，下外侧界是肱桡肌。窝顶由浅入深为皮肤、浅筋膜、深筋膜和肱二头肌腱膜，窝底是肱肌、旋后肌和肘关节囊。去除肘窝内脂肪，撑开肌肉间隙寻找其间的血管神经。

2）肘窝的内容：肱二头肌肌腱位于肘窝的中央（图1-6-3，图1-6-4，图1-6-6，图1-6-7），其内侧有肱动、静脉和正中神经；外侧有桡神经和前臂外侧皮神经起始段。

肱动脉于肘窝下角附近，平桡骨颈水平分为桡动脉（radial artery）和尺动脉（ulnar artery），此两动脉起始部之间，夹着旋前圆肌。在血管分支处有肘深淋巴结。桡动脉跨越旋前圆肌浅面，斜向下外侧至前臂桡侧。尺动脉沿肱二头肌腱内侧下行，潜入深层。两动脉分别发出桡侧返动脉（radial recurrent artery）和尺侧返动脉（ulnar recurrent artery）。

上述动脉都有同名静脉伴行（图1-6-5）。

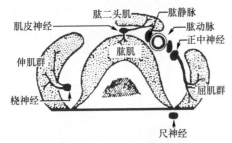

图 1-6-4　肘窝横断面模式图

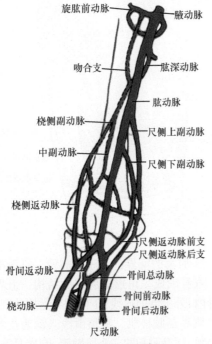

图 1-6-5　肘关节动脉网

在肱动脉内侧游离并追踪正中神经，在肘窝内经旋前圆肌浅、深两头（肱头起于肱骨内上髁，尺头起于尺骨粗隆，共同止于桡骨中部前外侧面）之间，向下进入前臂。正中神经在窝内发出许多分支，支配前臂大部分屈肌。

在肱桡肌起始部深面内侧清理出桡神经主干，可见其在肱骨外上髁附近，肱肌和肱桡肌之间分成深、浅两支。浅支在肱桡肌深面继续下行至前臂前区，深支穿旋后肌到前臂后区。

在臂部找到并追踪肌皮神经至肘前区，可见其在肱二头肌和肱肌之间穿出深筋膜，延续为前臂外侧皮神经，分布至前臂外侧皮肤。

将肘窝内已解剖的结构复位，分别以肱二头肌腱和旋前圆肌为标志，观察各结构的位置及毗邻关系。

（三）前臂前区

1. 前臂前区的境界　臂部介于肱骨内、外上髁连线下方两横指和桡、尺骨茎突连线上方两横指之间。借尺、桡骨和前臂骨间膜分为前臂前区和前臂后区。

2. 前臂前区的层次

（1）皮肤。

（2）浅筋膜。

（3）深筋膜：发出内侧、外侧肌间隔，分别从前臂内、外侧缘走向深层，附于桡、尺骨。内侧、外侧肌间隔和前臂骨间膜将前臂部深层结构分为前、后肌室。

（4）深层结构。

1）肌肉：前肌室内包含九块肌肉，由浅入深分为四层（图1-6-6，图1-6-7）。

A. 第一层：由桡侧向尺侧依次为肱桡肌、旋前圆肌、桡侧腕屈肌、掌长肌和尺侧腕屈肌。内侧四块肌肉以屈肌总腱共同起于肱骨内上髁和深筋膜，其上端肌腹与筋膜结合紧密，难以逐个区分边界，向下各条肌腱则易于辨认。用剪刀或刀柄钝性分离各肌腱至腕前区，并与深层结构分离以利于后续操作。

B. 第二层：指浅屈肌。将腕部屈曲，在腕部稍上方切断掌长肌腱，牵开尺侧腕屈肌腱和桡侧腕屈肌腱，清理指浅屈肌，在腕关节上方确认指浅屈肌的四根肌腱，逐一切断，注意勿切断正中神经。然后将近侧断端向上翻起。随即从指浅屈肌起点处切断其桡骨附着处，把它翻向内侧，查看指浅屈肌起于肱骨内上髁和尺骨冠突，以及桡骨粗隆。这两个起点之间的腱纤维增厚即指浅屈肌腱弓。注意它深面通过的血管和神经。

C. 第三层：将指浅屈肌拉向内侧，清理深层位于桡侧的拇长屈肌和尺侧的指深屈肌。肌腹向下分为数根肌腱，待解剖手掌时再予分离。

D. 第四层：在前臂远侧1/4指深屈肌腱和拇长屈肌腱深面，解剖出旋前方肌，呈方形，连于桡骨和尺骨远端之间。

在指深屈肌、拇长屈肌和旋前方肌之间为前臂屈肌后间隙，有疏松结缔组织填充，此间隙向远侧与腕管相通。

2）血管神经束：前肌室内有四组血管、神经束（图1-6-6，图1-6-7）。

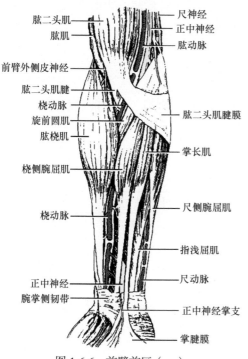

图1-6-6　前臂前区（一）

A.桡动脉及桡神经浅支：把肱桡肌牵向外侧，从肘窝向下清理桡动脉和桡神经浅支。桡动脉在起始不远处发出行向上的桡侧返动脉。桡动脉经旋前圆肌浅面，向外下方至前臂外侧，至前臂中段位于肱桡肌与桡侧腕屈肌之间，至腕关节附近桡动脉位置表浅，是临床计数脉搏的部位。在前臂上1/3，桡动脉和桡神经浅支相距较远；至前臂中1/3段，桡神经浅支伴行于桡动脉外侧；在前臂下1/3段，桡动脉位于肱桡肌腱和桡侧腕屈肌之间，位置表浅，继续向下从拇长展肌腱和拇短伸肌腱深面穿至手背，桡神经浅支经肱桡肌腱深面，穿深筋膜到前臂背面及手背。

B.尺动脉和尺神经：切断旋前圆肌的浅、深头，在深头深面显露尺动脉。尺动脉在前臂上1/3段位置较深，被旋前圆肌及指深屈

肌所遮盖。至前臂中1/3以下走行于尺侧腕屈肌的外侧与指深屈肌表面，继而经腕尺侧管进入手掌。尺动脉起点远侧2～3cm发出尺侧返动脉和骨间总动脉。后者粗短，在前臂骨间膜上缘分为骨间前动脉和骨间后动脉。骨间后动脉穿过前臂骨间膜上分至前臂背侧。另可在骨间后动脉上清理出返行向上的骨间返动脉。

尺神经自尺神经沟向下在前臂上1/3段穿尺侧腕屈肌进入前臂前区，距离尺动脉较远；在前臂中下部，尺神经与尺血管伴行，且位于尺侧腕屈肌深面。在腕关节近侧发出手背支和手掌支。手背支经尺侧腕屈肌深面转入前臂后区，手掌支经过腕横韧带浅面入手掌。尺神经在前臂支配尺侧腕屈肌和指深屈肌的尺侧半。

C.正中神经和正中动脉：在前臂上1/3段，正中神经穿过旋前圆肌浅、深头之间进入前臂，沿前臂中线下行；在前臂中1/3段正中神经行于指浅、指深屈肌之间，在前臂下1/3

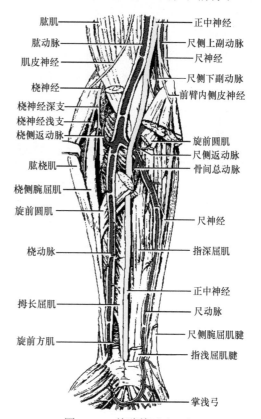

图1-6-7　前臂前区（二）

段，正中神经位置较浅，行于桡侧腕屈肌腱和掌长肌腱之间，继后经腕横韧带深面，通

过腕管进入手掌。在肘窝内，正中神经向内侧分支至前臂前面浅层诸肌（尺侧腕屈肌除外）。离开肘窝时发出一细长的骨间前神经，行于前臂骨间膜的前面，沿途分支至前臂前面深层诸肌（指深屈肌尺侧半除外）。正中动脉由骨间前动脉发出，与正中神经伴行。

D. 骨间前动脉和骨间前神经：骨间前动脉沿前臂骨间膜前方下行。骨间前神经由正中神经在穿旋前圆肌浅、深头之间发出，与同名血管伴行，位于拇长屈肌和指深屈肌之间，向下至旋前方肌深面。

【思考题】

(1) 肱骨外科颈骨折、肱骨中段骨折时容易伤及哪些血管和神经？

(2) 如腕前区被锋利刀片划伤，可损伤哪些结构？如何检查指浅屈肌腱或指深屈肌腱是否损伤？

(3) 试述臂前区血管神经的安排和毗邻。

(4) 试述肘窝内血管神经的安排和毗邻。

(5) 试述前臂前区肌肉层次，血管神经束的走行。

【附】

肩部肌、臂肌、前臂前群肌的起止、作用和神经支配（表1-6-1～表1-6-3）

表1-6-1 肩部肌的起止、作用和神经支配

名称	起点	止点	作用（肩关节）	神经支配
三角肌	锁骨外1/3、肩峰、肩胛冈	三角肌粗隆	屈、伸、展	腋神经
冈上肌	冈上窝	大结节（上部）	展	肩胛上神经
冈下肌	冈下窝	大结节（中部）	收、外旋	肩胛上神经
小圆肌	冈下窝（下部）	大结节（下部）	收、外旋	腋神经
大圆肌	肩胛骨下角（背面）	肱骨小结节嵴	收、内旋、伸	肩胛下神经
肩胛下肌	肩胛下窝	肱骨小结节	收、内旋、伸	肩胛下神经

表1-6-2 臂肌的起止、作用和神经支配

名称	起点	止点	作用	神经支配
肱二头肌	长头：肩胛骨盂上结节 短头：肩胛骨喙突	桡骨粗隆	屈肘、前臂旋后	肌皮神经
喙肱肌	肩胛骨喙突	肱骨中份	屈、收肩关节	
肱肌	肱骨前面下份	尺骨粗隆	屈肘	
肱三头肌	长头：肩胛骨盂下结节 外侧头：桡神经沟外上方骨面 内侧头：桡神经沟内下方骨面	尺骨鹰嘴	伸肘	桡神经
肘肌	肱骨外上髁	尺骨鹰嘴、尺骨后面上份	伸肘	

表1-6-3 前臂前群肌的起止、作用和神经支配

名称	起点	止点	作用	神经支配
肱桡肌	肱骨外上髁	桡骨茎突	屈肘	桡神经
旋前圆肌	肱骨内上髁、前臂深筋膜	桡骨中份	屈肘、前臂旋前	正中神经
桡侧腕屈肌	肱骨内上髁、前臂深筋膜	第2掌骨底掌面	屈肘、屈及展腕关节	正中神经

续表

名称	起点	止点	作用	神经支配
掌长肌	肱骨内上髁、前臂深筋膜	掌腱膜	屈腕、紧张掌腱膜	正中神经
尺侧腕屈肌	肱骨内上髁、前臂深筋膜	豌豆骨	屈、收腕关节	尺神经
指浅屈肌	肱骨内上髁、前臂深筋膜	第 2～5 指中节指骨底	屈腕及掌指关节、屈第 2～5 近节指间关节	正中神经
拇长屈肌	桡骨中 1/3、前臂骨间膜	拇指远节指骨底	屈拇指	正中神经
指深屈肌	尺骨、前臂骨间膜	第 2～5 指远节指骨底	屈腕及掌指关节、屈第 2～5 指间关节	正中神经 / 尺神经
旋前方肌	尺骨远侧 1/4	桡骨远侧 1/4	前臂旋前	正中神经

（黄　娟）

实验七　腕前区、手掌与手指掌面

【实验目的】

(1) 掌握：腕横韧带浅面、深面通过的结构；手掌的层次及血管、神经的位置和分支分部范围；手掌的筋膜间隙，手指腱鞘及手掌滑膜囊的形态特点；指髓的形态特点。

(2) 熟悉：鱼际肌室和小鱼际肌室的结构配布。

(3) 了解：手指掌侧结构特点及临床意义。

【标本观察与解剖】

腕部及手部是人类重要的劳动器官，范围小而结构众多，因此排列紧凑而关系复杂。除了有众多的血管、神经和肌肉，在它们周围存在着较多的结缔组织，这些结缔组织又分化成一系列与手的功能密切相关的特殊结构，如脂肪垫、筋膜、腱鞘及腱旁组织，这些特化结构统称为支持系统或支持装置。手通常分为手掌、手背和手指三部分。

（一）腕前区结构特点

腕部是前臂和手部之间的移行区，上界是桡、尺骨茎突近侧 2 横指环行线，下界为通过豌豆骨下方与上界平行的横线，分为前、后区。

1. 浅层结构　皮肤和浅筋膜薄而松弛，略屈腕时腕部皮纹明显，由近侧端向远侧端分别为腕近侧横纹、腕中间横纹和腕远侧横纹。其中腕远侧横纹最为明显，标志着腕横韧带的近侧缘，其内侧端相当于豌豆骨，外侧端相当于舟骨结节。浅筋膜内脂肪较少，有前臂内、外侧皮神经，以及正中神经和尺神经的掌皮支分布；浅静脉和浅淋巴管丰富。

皮肤切口如下：

(1) 从腕部横切口的中点到中指根部作一纵切口，切口不宜过深。

(2) 从腕部横切口外侧沿大鱼际外侧切至拇指根部，切口不宜过深。

(3) 经各指指蹼、2～5 指根部做一横切口。

2. 深层结构　由前臂深筋膜延续而成，局部增厚形成腕掌侧韧带和腕横韧带，再形成腕管、腕桡侧管和腕尺侧管（图 1-7-1）。

(1) 腕掌侧韧带 (palmar carpal ligament)：居于浅层，为前臂前区深筋膜延续并增厚形成（图 1-7-1），两侧与腕背侧的伸肌支持带相延续，远侧份与后述腕横韧带近侧份略有重叠，对前臂屈肌腱有固定、保护和支持作用。

(2) 腕横韧带 (transverse carpal ligament)：又名屈肌支持带 (flexor retinaculum)，居深层，厚而坚韧，由致密结缔组织构成的近似四方形的带状结构。长、宽各约 2.5cm，厚约

0.1 ～ 0.2mm。其桡侧端分为两层附于舟骨结节和大多角骨结节，尺侧端附着于豌豆骨和钩骨钩，与腕骨及腕掌侧韧带构成后述间隙。将刀柄深入屈肌支持带深面，将深面结构压向深层，小心纵行切开腕横韧带并翻向两侧，暴露腕管。

（3）腕管（carpal canal）：由腕横韧带与腕骨沟共同构成的骨筋膜鞘，管内有拇长屈肌腱及其腱鞘（桡侧囊），指浅、深屈肌腱及屈肌总腱鞘（尺侧囊）和正中神经通过。用探针插入尺侧囊内，或用注射器向囊内注入空气，以探查尺侧囊的形态及向远侧的延伸情况。观察后将尺侧囊切开，寻找其包裹的四条指浅屈肌腱，其中第 3、4 指浅屈肌腱位于浅层，第 2、5 指浅屈肌腱位于深层。将屈指肌腱向外牵拉，在腕管深面外侧寻找拇长屈肌腱及包裹其的桡侧囊，拇长屈肌腱向远侧经大鱼际深面进入拇指。正中神经紧贴屈肌支持带桡侧的深面，位于示指的指浅屈肌腱和拇长屈肌腱之间。

由于腕管由腕骨和坚韧的屈肌支持带围成，管腔狭窄，各壁坚韧缺乏弹性，又经过众多的结构，所以当出现腕骨骨折、腱鞘囊肿、结核等造成管内压力增高或管腔狭窄时，会压迫通过管内的正中神经，出现众多体征和表现，称之为腕管综合征。

（4）腕桡侧管（radial carpal canal）：腕横韧带桡侧端分层附于舟骨结节和大多角骨结节构成，其内有桡侧腕屈肌腱及其腱鞘通过。

（5）腕尺侧管（ulnar carpal canal）：腕横韧带尺侧份与腕掌侧韧带远侧份之间的间隙，内有尺动、静脉和尺神经通过。

（6）桡动脉及桡静脉：在腕前区，桡动脉绕过桡骨茎突的下方，经腕桡侧副韧带和拇长屈肌腱、拇短伸肌腱之间达腕后区。桡动脉在平桡骨茎突水平发出掌浅支，向下入手掌，2 条桡静脉与之伴行。

（7）掌长肌腱：细长，经腕横韧带浅面下行入手掌，续为掌腱膜。

（8）腕掌网：位于旋前方肌远侧缘与掌骨底之间，屈肌总腱鞘和拇长屈肌腱鞘的深面，由骨间前动脉的掌侧终末支、桡动脉的腕掌支、尺动脉的腕掌支及掌深弓发出的近侧返支吻合而成，供应桡骨远端、腕骨和腕关节囊。

在腕横韧带的浅面，由桡侧向尺侧有：桡血管、桡侧腕屈肌腱、掌长肌腱、尺血管、尺神经通过。上述通过腕管的结构均在腕横韧带深面。

在腕前区，可以扣及诸多表浅的结构，由桡侧向尺侧为：桡骨茎突、桡血管、桡侧腕屈肌腱、正中神经、掌长肌腱、指浅屈肌腱、尺血管、尺神经、尺侧腕屈肌腱、尺骨茎突（图 1-7-1）。

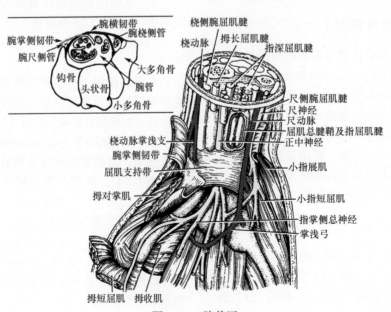

图 1-7-1　腕前区

（二）手掌的层次

1. 皮肤　手掌皮肤坚韧、角质层很厚，血管神经丰富，有丰富的汗腺，但无皮脂腺和汗毛。在对应掌指、指间关节附近有皮纹存在，包括掌远侧纹、掌中纹、掌近侧纹（鱼际纹）。其中掌远侧纹适应第3、4、5指的运动；掌近侧纹适当应拇指的单独运动。屈指时掌中纹明显。由此可知，手的皮纹都与关节活动有关，故这些皮纹又有"皮肤关节"之称。

2. 浅筋膜　手掌浅筋膜在两侧较薄，掌心部非常致密，有垂直纤维隔连于皮肤与掌腱膜之间，使皮下组织被分隔成许多小房，故手掌皮肤移动性较小。在小鱼际近侧浅筋膜内有掌短肌，由尺神经浅支支配，在人类属退化皮肌（图 1-7-2）。

浅筋膜内有浅血管、浅淋巴管和皮神经。

浅动脉分支细小、无静脉伴行。掌部浅静脉和浅淋巴管各自吻合成细网，掌心部的浅静脉和浅淋巴管行向腕前区、两侧部的浅静脉和浅淋巴管多走向手背。故掌部感染往往手背肿胀明显。

因手掌皮肤坚厚，在掌心处，浅筋膜内有垂直的短纤维把皮肤紧连于掌腱膜，致使手掌皮肤不易翻起。可从纵切口边缘开始，边翻边切断浅筋膜内的垂直纤维束，直至显露鱼际筋膜和小鱼际筋膜为止。

3. 深筋膜层

（1）浅层：分三部分，即中央的掌腱膜（palmar aponeurosis），外侧的鱼际筋膜（thenar fascia）和内侧的小鱼际筋膜（hypothenar fascia）。掌腱膜厚而坚韧，鱼际筋膜和小鱼际筋膜较薄弱，分别覆盖鱼际肌、小鱼际肌的表面，并与覆盖骨间肌的手背筋膜相延续（图 1-7-2）。

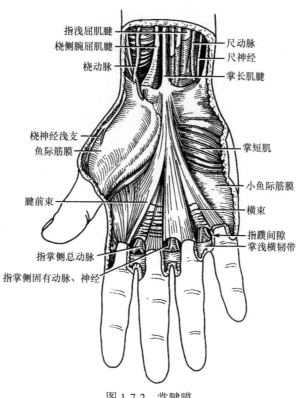

图 1-7-2　掌腱膜

掌腱膜呈三角形，与两侧的大、小鱼际筋膜有明显的界线。三角形的顶端向近侧附着于腕横韧带的掌面，并与掌长肌腱相连。片状的掌腱膜向远侧分成四条纵行纤维束，称腱前束，向前与第 2～5 指的指腱鞘紧密相连。在纵行腱前束的深面，还有横行纤维，称横束。在掌腱膜远端，即三角形底部，有横形的掌浅横韧带与腱前束相连接。小心剔除指蹼处的脂肪组织，可见掌浅横韧带在指蹼的皮下与相邻的腱前束、近侧的横束之间形成三个间隙，名指蹼间隙（web space）（联合孔）。剔除间隙内脂肪后可见蚓状肌和血管神经通过。间隙内各有一个脂肪垫，当掌指关节充分伸展时在手掌皮肤上可见其明显突起。脂肪垫保护着指蹼间隙的血管神经束。掌腱膜位于掌中部，它并不延伸至拇指，利于拇指的独立活动。

指蹼间隙向近侧与掌中间隙交通，向远侧经蚓状肌管达指背，向掌侧达手掌皮下，向背侧达手背皮下。

在腕横韧带远侧缘切断掌腱膜，提起断端，小心地向远侧掀起掌腱膜，可见掌腱膜两侧缘向深面发出两片筋膜隔，分别附于第一和第五掌骨，即掌外侧隔和掌内侧隔，分别止于第 1 掌骨和第 5 掌骨，由此可将手掌深层分为三个肌室。此外，掌外侧隔发出一片斜向深面附于第 3 掌骨的筋膜隔，称掌中隔（图 1-7-3）。探查各筋膜隔，逐个揭起并切断，直至指根。

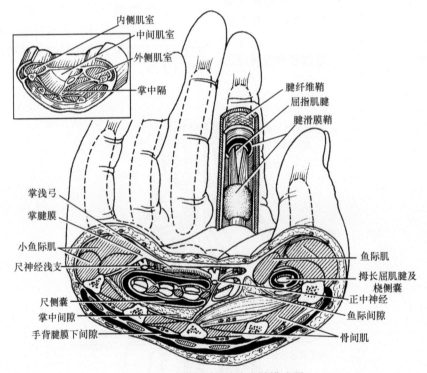

图 1-7-3　手掌断面及筋膜鞘模式图

1）外侧肌室（鱼际肌室）：由第 1 掌骨、鱼际筋膜、掌外侧隔围成。包含拇短屈肌、拇短展肌、拇对掌肌、拇长屈肌腱、正中神经及桡动脉的分支。

剔除鱼际筋膜，注意保留正中神经的分支。分离浅层外侧的拇短展肌和内侧的拇短屈肌。将刀柄插入浅层肌肉深面进行钝性分离，在肌肉中部切开，查看下方的拇对掌肌。

在拇对掌肌的深面可见拇收肌，由横头和斜头组成，向外止于拇指第一节指骨底。在拇短屈肌深面找到拇长屈肌腱，被桡侧囊包裹，止于拇指末节指骨基底。

2）内侧肌室（小鱼际肌室）：由第 5 掌骨、小鱼际筋膜、掌内侧隔围成。包含小指展肌、小指短屈肌、小指对掌肌、尺神经与尺动脉的分支。

剔除小鱼际筋膜，注意保留尺动脉和尺神经的分支。分离浅层外侧的小指短屈肌和内侧的小指展肌，两肌之间有尺动脉和尺神经深支向下穿过，注意勿损伤。钝性分离浅、深肌肉后，切断浅层肌肉并翻起，查看深层的小指对掌肌，并追踪深层的血管和神经。

3）中间肌室：包含掌浅弓及其分支，正中神经和尺神经及其分支，屈指肌腱，蚓状肌、滑液囊、筋膜间隙等结构。

（2）深层：分为两部分。覆盖于拇收肌表面的是拇收肌筋膜；覆盖于掌骨及骨间肌表面的为骨间掌侧筋膜。

4. 浅血管、神经层（图 1-7-4） 此层包括掌浅弓、正中神经和尺神经的浅支。

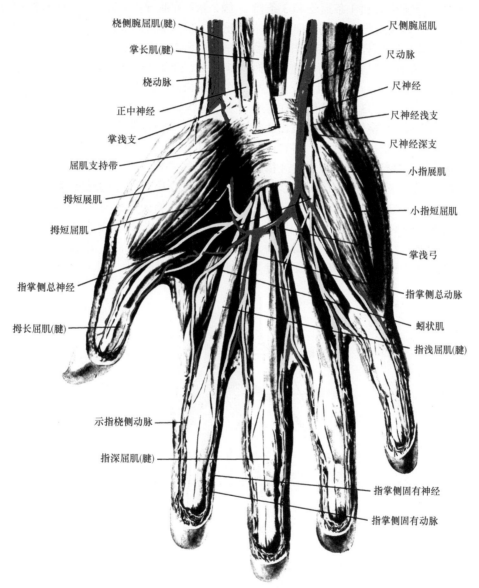

图 1-7-4 掌浅弓及血管神经

（1）掌浅弓（superficial palmar arch）：在豌豆骨桡侧找到尺动脉，可见尺动脉于腕横韧带浅面的腕尺侧管进入手掌。在掌腱膜深面，由尺动脉终末支呈弓状弯向外连接桡动

脉掌浅支构成掌浅弓，或由尺动脉终末支单独构成，其中以前者为多见型。自掌浅弓分出的动脉中，有一支小指掌侧固有动脉沿小鱼际表面下降到达小指尺侧，另有三支指

掌侧总动脉行向第 2～5 指间的指蹼处再各分为两支指掌侧固有动脉，分别行于第 2～5 指的各相对侧。掌浅弓的体表投影相当于强伸拇指时，其尺侧缘的延长线。

（2）正中神经：在腕横韧带的远侧缘找出正中神经，清理周围结缔组织时不要破坏包裹在屈肌腱表面的滑膜囊，细心追踪正中神经的分支。外侧支发出 1 条返支和 3 条指掌侧固有神经。在舟骨结节远侧 3 厘米处，可找到粗短的正中神经返支，见其由正中神经外侧支发出后经拇短屈肌表面返行，继而经拇短屈肌、拇短展肌之间穿入鱼际肌，分支支配鱼际肌（拇收肌除外）。3 支指掌侧固有神经分布至拇指两侧和示指桡侧。内侧支发出 2 条指掌侧总神经，下行至指蹼间隙处，各自再分为 2 条指掌侧固有神经，分布至 2、3、4 指相对缘的皮肤。此外，正中神经发出分支至第 1、2 蚓状肌。正中神经返支位置表浅，此分支损伤后将导致鱼际肌瘫痪和拇指丧失对掌功能。

（3）尺神经浅支：尺神经与尺动脉伴行，经腕横韧带浅面进入手掌，至豌豆骨远侧分为浅、深两支。浅支行向远侧分为一支指掌侧总神经和一支指掌侧固有神经，分布于小指两侧及无名指尺侧的皮肤及掌尺侧 1/3 的皮肤；深支伴行尺动脉深支，穿小鱼际肌走向掌深部。

5. 屈指肌腱、蚓状肌及滑膜囊层 屈指肌腱经腕管进入手掌，再达各相应手指掌侧。指浅屈肌腱附着于第 2～5 指中节指骨的两侧缘，指深屈肌腱止于第 2～5 指末节指骨的基底部。蚓状肌共四块，由掌心部各指深屈肌腱的远侧份发起，分别由第 2～5 指根部桡侧绕向指背，止于各伸指总腱。蚓状肌与其周围毗邻的疏松结缔组织之间的潜在性间隙即蚓状肌管。蚓状肌的作用是屈掌指关节，伸指间关节。

在手掌面有两个滑液囊，即尺侧囊和桡侧囊（图 1-7-5）。桡侧囊包绕拇长屈肌腱，从拇长屈肌腱止点开始，经腕管直至旋前方肌远侧缘或其表面。尺侧囊较大，包绕肌腱，至掌中部，斜向尺侧与小指的腱滑膜鞘相延续，终止于小指末节指骨底。尺侧囊的近端可达旋前方肌的表面。多数人尺侧囊和桡侧囊在近端相交通。

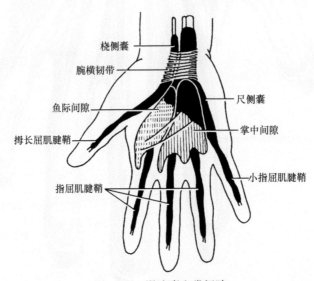

图 1-7-5　滑液囊和掌间隙

将指浅屈肌腱向远侧翻起，分离其深面的四条指深屈肌腱，各肌腱紧密贴近，从桡侧向尺侧分别分离第 2～5 指的肌腱。出腕管至掌部远侧，在各指深屈肌腱的桡侧附着有细小的蚓状肌，小心修洁蚓状肌周围的筋膜，可见正中神经发出分支进入第 1、2 蚓状肌，尺神经深支发出分支进入第 3、4 蚓状肌。向远侧追踪，蚓状肌经 2～5 指外侧转向指背加入伸指总腱的桡侧。

6. 掌间隙层 于掌中部，将屈指肌腱连同滑膜囊一起经浅层血管、神经的深面向远侧翻起，查看深面为疏松结缔组织所充填的潜在性间隙，此即掌间隙。掌间隙被掌中隔分成内侧的掌中间隙（midpalmar space）和外侧的鱼际间隙（thenar space）。

（1）掌中间隙的毗邻及交通：前界为尺侧囊、第 3～5 指的指深屈肌腱及第 2～4 蚓状肌，后界为第 3、4 掌骨和骨间掌侧筋膜，外侧界为掌中隔，并与鱼际间隙相邻，内侧界为掌内侧隔。掌中间隙远端经 2～4 蚓状肌管、指蹼间隙达第 3～5 指的指背，近端变窄，经腕管与前臂屈肌后间隙相通。

（2）鱼际间隙的毗邻及交通：位于掌心部的外侧，呈三角形。前界为示指屈肌腱及第 1 蚓状肌，后界为拇收肌及其筋膜，外侧界为掌外侧隔，内侧界为掌中隔。鱼际间隙远端经第 1 蚓状肌管达示指指背，近端达腕关节水平，为盲端，不与前臂屈肌后间隙相通。

7. 深血管、神经层 主要包括掌深弓和尺神经的深支（图 1-7-6）。

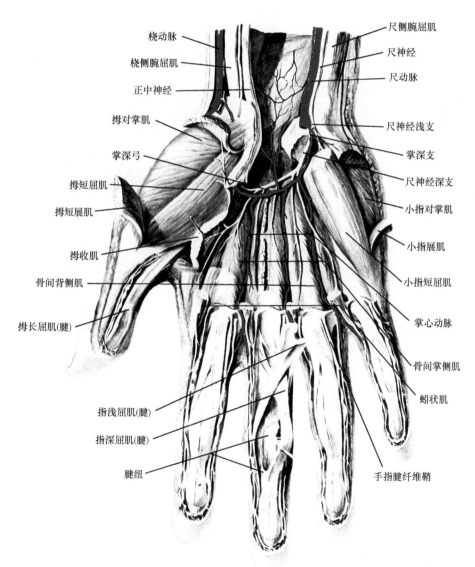

图 1-7-6 掌深弓及血管神经

（1）掌深弓（deep palmar arch）：位于骨间肌和骨间掌侧筋膜之间。由桡动脉的终末支和尺动脉的掌深支吻合而成。由弓上发出的分支主要有：①三支掌心动脉，分别至浅层与掌浅弓的指掌侧总动脉吻合共同走向2～5指的相对侧；②返支，自弓的凹侧发出，行向腕部参加腕掌侧网；③穿支，穿至手背，与相应的手背动脉吻合。掌深弓的体表投影相当于掌浅弓近侧一横指处。

（2）尺神经深支：位于掌深弓的近侧，追寻尺神经深支在骨间肌的前面进入手掌深层的途径，沿途查找进入小鱼际、第3、4蚓状肌和骨间肌的分支，终末支经横头和斜头之间进入拇收肌。

8. 掌骨、骨间肌和拇收肌及其筋膜 包括3块骨间掌侧肌和4块骨间背侧肌，5块掌骨及拇收肌。

（三）手指掌侧的层次

1. 浅层结构

（1）皮肤：手指掌侧皮肤较背侧为厚，有三条横纹，横纹处缺少皮下组织，使皮肤紧贴腱鞘。其中近侧指间横纹与指蹼位于同一水平，中间指间横纹和远侧指间横纹相当于指间关节处。这三条横纹在两侧终止于手指掌、背侧的分界线上。因此在手指两侧作切口时，应平对指骨干中段，切口不能超过指间关节，否则疤痕将影响关节的活动。

沿中指腹侧正中，从指根至指尖纵行切开指掌侧皮肤和浅筋膜并翻向两侧。

（2）浅筋膜：浅筋膜内的脂肪组织被连于皮肤与屈指肌腱间的纤维隔分隔成小球样。被锐器刺伤后若处理不当易导致腱鞘炎。清理手指两侧浅筋膜内的指掌侧固有血管和神经，注意其位置。

（3）血管、神经：手指的动脉位于手指侧面与其掌侧面和背侧面的交界线上，它们是指掌侧固有动脉和指背动脉，指背动脉仅分布于近节手指背侧。神经、静脉均与同名动脉伴行。

（4）指髓（pulp space）：又称指髓间隙，

位于末节手指腹侧（图1-7-7）。有如下特点：①在各指远节指骨远侧4/5段掌侧的骨膜与皮肤之间，两侧、掌面和末端都是致密的皮肤，背侧为指骨，近侧有纤维隔连于指远侧纹皮下和指深屈肌腱的末端。以上结构将指髓封闭成一个密闭的间隙。②指髓内有许多纤维隔连于远节指骨骨膜和皮肤之间，将间隙内脂肪分成许多小叶，血管和神经行于其中。③供应末节指的动脉位于两侧，动脉分支间直接吻合形成动脉网，故末节指在1厘米内的断指，再植断端时不进行血管吻合也有存活的可能。④皮肤厚，有指纹，富含感受器，故感觉敏锐。

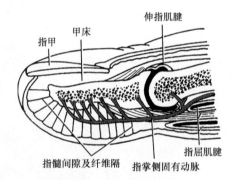

图1-7-7 指髓

鉴于上述特点，指髓感染肿胀时，脓液不能向周围扩散，导致局部压力增高，可压迫神经末梢引起剧烈疼痛；也可使远节指骨滋养动脉在早期即受到威胁，导致远节指骨远侧部坏死（近侧部因位于关节囊内常可幸免）。此时应及时行指端侧方切开减压术。术中应切断纤维隔才能达到充分减压的目的。

2. 深层结构（图1-7-8）

（1）指腱鞘：剖露屈指肌腱鞘并将其纵行切开，查看外层的腱纤维鞘和内面的腱滑膜鞘。注意观察腱纤维鞘在不同部位厚薄程度不一。

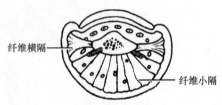

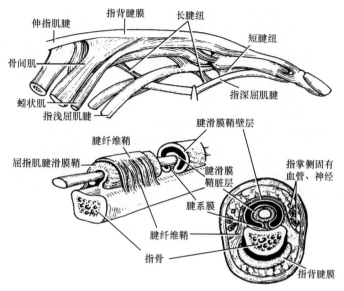

图 1-7-8　屈指肌腱和指腱鞘

1）腱纤维鞘：由手指深筋膜增厚而成，附着于指骨及其关节囊的两侧，指间关节处较薄，关节之间较厚。对肌腱起约束、支持和滑车作用，并增强肌的拉力。

2）腱滑膜鞘：是包绕各屈指肌腱的双层滑膜所形成的囊管状鞘。可分为脏、壁两层，脏层包被在肌腱的表面，最终成为肌腱外膜，壁层衬贴在腱纤维鞘的内面和骨面。滑膜鞘的两端封闭，脏、壁两层在肌腱与指骨之间互相移行，从而形成腱系膜。由于肌腱长期运动，致使大部分腱系膜消失，仅在有血管、神经出入处保留下来，称腱纽，可分为细带状的长腱纽和三角形的短腱纽，前者位于近节指骨与屈指肌腱之间或中节指骨与指深屈肌腱之间，后者位于屈指肌腱终末段与相应指骨之间，呈三角形。

第 2～4 指的滑膜鞘从远节指骨底延伸到掌指关节的近侧，是三个独立的滑膜鞘。拇指和小指的指滑膜鞘向近侧分别延续为桡侧囊和尺侧囊。

（2）指浅、深屈指肌腱：行于各指的指腱鞘内。指浅屈肌腱位于指深屈肌腱的掌侧，于近节指骨处分为两股，附于中节指骨基底部两侧缘。指浅屈肌腱两股间有指深屈肌腱通过，后者附于远节指骨基底部。故指浅屈肌腱可屈近侧指间关节、掌指关节、腕关节，指深屈肌腱可屈远侧指间关节、近侧指间关节、掌指关节、腕关节。

【思考题】

（1）试述正中神经、尺神经和桡神经最易损伤的部位在何处，损伤后的特征性表现是什么？

（2）试述腕管、腕尺侧管和腕桡侧管的组成及穿经物。

（3）手掌部的皮肤缺损该如何处置？为什么？

（4）试述手掌侧的层次特点和各层的结构。

（5）手掌侧有何筋膜间隙、滑液囊和管道？其交通和临床意义是什么？

（6）试述手掌侧血管的组成及分支。

（7）试述手掌侧的神经、走形及支配部位。

（8）试述手指的层次特点。

（9）如小指腹侧被刺伤，请思考患者将会出现什么表现，为什么？

【附】

手内肌的起止、作用和神经支配（表 1-7-1）。

表 1-7-1　手内肌的起止、作用和神经支配

名称	起点	止点	作用	神经支配
拇短展肌	腕横韧带、舟骨结节	拇指近节指骨底	展拇指	正中神经
拇短屈肌	腕横韧带、小多角骨	拇指近节指骨底	屈拇指	正中神经
拇对掌肌	腕横韧带、大多角骨	第 1 掌骨桡侧	拇指对掌	正中神经
拇收肌	横头：第 3 掌骨前面 斜头：腕横韧带	拇指近节指骨底	收拇指	尺神经深支
蚓状肌	指深屈肌腱	第 2～5 指近节指 骨底、指背腱膜	屈掌指关节、 伸指间关节	正中神经 尺神经深支
骨间掌侧肌	第 2 掌骨尺侧 第 4、5 掌骨桡侧	第 2、4、5 近节指骨底，指背腱膜	收第 2、4、5 指，屈掌指 关节、伸指间关节	尺
骨间背侧肌	第 1～5 掌骨相对缘	第 2 指桡侧、3 指桡尺侧、4 指尺侧 近节指骨底、指背腱膜	展第 2、4 指，屈掌指关节、 伸指间关节	神 经
小指展肌	腕横韧带、豌豆骨	小指近节指骨底	展小指	深
小指短屈肌	腕横韧带、钩骨	小指近节指骨底	屈小指	支
小指对掌肌	腕横韧带、钩骨	第 5 掌骨	小指对掌	

（黄　娟）

实验八　三角肌区、肩胛区、臂后区、肘后区、前臂后区、腕后区与手背

【实验目的】

（1）掌握：臂后区和前臂后区肌肉的配布；臂后区和前臂后区血管神经的行程和分布；鼻烟窝的境界及内容。

（2）熟悉：三角肌区、肩胛区的层次结构。

（3）了解：肌腱袖的概念及基本构造。

【标本观察与解剖】

（一）三角肌区与肩胛区

三角肌区是指相当于三角肌所在范围的区域。肩胛区指位于肩胛骨范围的区域。两区之间有密切的关系。它们的层次结构特点如下：

1. 浅层结构　皮肤较薄，浅筋膜致密。

将尸体置于俯卧位，上肢外展，皮肤切口如下：

（1）自枕外隆凸向下沿后正中线垂直切至第 12 胸椎棘突处。

（2）自第 7 颈椎棘突尖向两侧肩峰作一水平切口。

（3）从肩峰向下沿臂后部中线切至肱骨内、外上髁连线水平。

（4）在肩胛骨下角水平从正中线向两侧切至腋后襞。

清理三角肌表面的筋膜，在三角肌后缘中点查找从深面穿出的臂外侧皮神经。清理肱三头肌，在肱三头肌外侧缘与肱肌之间查找臂外侧下皮神经和前臂后皮神经。

2. 深筋膜　也称肩带筋膜，被覆于肩带肌的表面，其中包被于三角肌浅、深面者为三角肌筋膜；被覆于冈上肌表面者有强厚的冈上筋膜；被覆于冈下肌与小圆肌表面者为强厚的冈下筋膜；覆盖于肩胛下肌表面的为薄弱的肩胛下筋膜。三角肌筋膜向下延续为臂部深筋膜。

在肩关节囊周围，由冈上肌、冈下肌、肩胛下肌和小圆肌的腱性部，连成腱板，称肌腱袖（图 1-8-1），又称肩袖，围绕在肩关节的前、后和上方，并与关节囊愈着，对肩

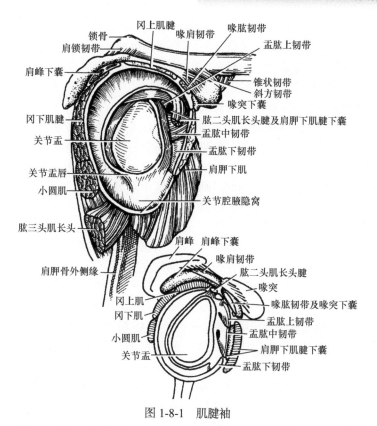

图 1-8-1 肌腱袖

关节的稳定起着重要作用。当肩关节脱位或扭伤时，可导致肌腱袖撕裂、肱骨大结节骨折等并发症。

3. 深层结构（图 1-8-2）

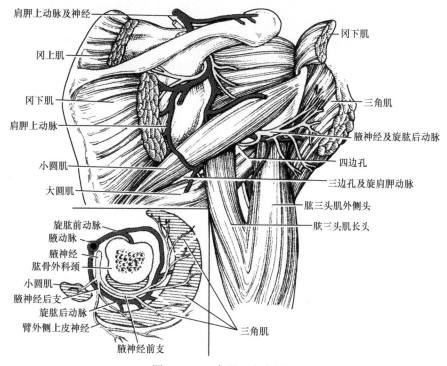

图 1-8-2 三角肌区和肩胛区

（1）浅层肌肉及血管神经束。

1）浅层肌肉：包括三角肌、大圆肌、小圆肌。三角肌的前份纤维覆盖肱二头肌长、短头和喙肱肌；后份纤维覆盖冈上肌、冈下肌、大圆肌、小圆肌的止点和肱三头肌长头的起点。三角肌从前、后和外侧包绕肩关节。清除三角肌表面的深筋膜，将手指自三角肌后缘插入，分开肌肉与其深部的结构，沿肩胛冈和肩峰下方 1～2 cm 处切断三角肌，翻向外侧。清除斜方肌表面的浅、深筋膜，沿肩胛冈切断斜方肌的附着点、将该肌翻向内侧。

2）血管神经束：在三角肌深面有旋肱前、后动脉和腋神经。旋肱后动脉与腋神经伴行，绕过肱骨外科颈后面从四边孔穿出，它发出一条降支与肱深动脉吻合，另有一支向前与旋肱前动脉吻合。旋肱前动脉经三角肌深面，绕肱骨外科颈前面，向后与旋肱后动脉的分支吻合。腋神经为臂丛后束的分支，与旋肱后动脉一起穿四边孔，在三角肌后缘中点紧靠肱骨外科颈后面走行，所以肱骨外科颈骨折易伤及旋肱前、后动脉与腋神经。腋神经的分支有肌支，皮支和关节支。肌支支配三角肌、小圆肌；皮支支配三角肌区的皮肤，称臂外侧皮神经；关节支有 1～2 条，由肩关节下方进入肩关节。损伤腋神经，将导致三角肌的麻痹，肩部膨隆的外形消失而成为"方肩"，同时三角肌区的皮肤感觉丧失。

（2）深层肌肉和血管神经束。

1）深层肌肉：包括冈上肌、冈下肌、肩胛下肌。分别位于冈上、下窝和肩胛下窝内，它们的肌腱分别经肩关节的后方和前方至肱骨大、小结节。

2）血管神经束：将冈上、下肌在中份切断翻起，以肩胛横韧带为标志，追踪肩胛上动脉和肩胛上神经。血管经肩胛横韧带的下方，神经穿过韧带与肩胛切迹围成的孔进入冈上窝，再绕过肩胛颈至其后方，入冈下窝。旋肩胛动脉穿过三边孔达肩胛区，在冈下窝内与肩胛上动脉吻合。

肩胛动脉网位于冈下窝或冈下肌中，是肩部的侧支循环，来源有肩胛上动脉，肩胛背动

脉和旋肩胛动脉。前两者是锁骨下动脉的分支，后者是肩胛下动脉的分支。临床上结扎腋动脉应在腋动脉靠近肩胛下动脉起点近端最为安全。

（二）臂后区

1. 浅层结构　皮肤较厚，移动性相当大。浅筋膜内有以下皮神经：

（1）臂后皮神经：起于桡神经，约在臂后区中点处穿深筋膜浅出，分布于臂后区的皮肤。

（2）臂外侧上皮神经：起于腋神经，在三角肌后缘穿深筋膜浅出，分布于臂外侧上部的皮肤。

（3）臂外侧下皮神经：起于桡神经，分布于臂外侧下部的皮肤。

（4）前臂后皮神经：起于桡神经，行于肱桡肌与肱三头肌的间隙中，约在臂下 1/3 处穿深筋膜浅出，分布于前臂后区的皮肤。

2. 深筋膜　厚而坚韧，包绕肱三头肌、肱深血管、桡神经和尺神经的一部分。

3. 深层结构（图 1-8-3）

（1）肌肉：臂后区只有一块强大的肱三头肌。其长头和外侧头在表面，内侧头大部分隐藏在外侧头的深面，三个头向下汇合，并止于鹰嘴。肱三头肌与肱骨桡神经沟共同构成一个自内上斜向下外的管道，称肱骨肌管（humeromuscular tunnel），也称桡神经管。将止血钳沿桡神经走行方向插入肱骨肌管，切断外侧头，打开肱骨肌管，管内有桡神经及伴行的肱深血管通过。向上、下修洁神经和动脉。寻找桡神经的分支，肱深动脉的终末支是桡侧副动脉，另一细小的分支为中副动脉。

（2）血管神经束

1）桡神经：桡神经在臂上部位于肱动脉后方，继而与肱深动脉及其两条伴行静脉一起进入桡神经沟，紧贴肱骨后面，至臂中、下 1/3 交界处，穿过外侧肌间隔进入前肌室，下行于肱肌与肱桡肌之间。桡神经在桡神经管内发出肌支支配肱三头肌的外侧头、内侧头以及肘后肌（至肱三头肌长头的分支已在腋窝内分出）。

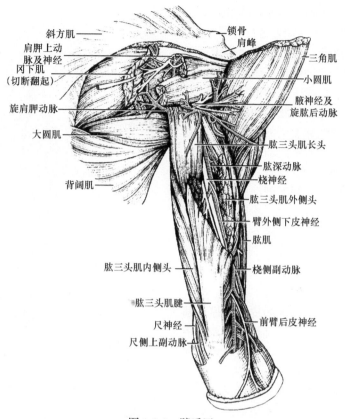

图 1-8-3 臂后区

肱骨中段骨折时，容易损伤紧贴在肱骨肌管内走行的桡神经。臂部不适当地使用止血带，或全身麻醉时，将臂部置于手术台边缘过久时，亦可能损伤桡神经，造成前臂后群肌及肱桡肌等伸肌瘫痪，从而出现"垂腕"。在臂部对桡神经进行阻滞麻醉时，常在外上髁上方四横指处，向肱骨进针。

2）肱深动脉：常有一条升支与旋肱后动脉的降支吻合，主干与桡神经伴行，向下分两终末支，即桡侧副动脉和中副动脉。桡侧副动脉随桡神经走在肘外侧沟内，中副动脉从臂后部下降，与桡神经的分支伴行，进入肘内侧沟内。这两条血管都参与组成肘关节动脉网。

3）尺神经：沿肱三头肌内侧头的内侧走向肘后，与尺侧上副动脉伴行，在臂后区不发出分支。追寻尺神经到肱骨内上髁后方的尺神经沟内，见它经尺神经沟转至前臂前面。

（三）肘后区

1. 浅层结构 肘后区皮肤较厚，移动性很大，皮下结缔组织不甚发达。在肘后区作一横切口与肘前区横切口相接。

在皮肤深面相当于鹰嘴高度，有黏液囊，称鹰嘴皮下囊，囊与关节腔并不交通，在炎症或有出血性损伤时肘后可肿大。

2. 深筋膜 在肱骨内、外上髁及尺骨后缘处，深筋膜和骨膜紧密结合。

3. 深层结构 肱三头肌肌腱止于鹰嘴，腱下有鹰嘴腱下囊。外侧有起始于外上髁的前臂伸肌，内侧在肱骨内上髁与鹰嘴之间可找到位于尺神经沟内尺神经。尺神经通过尺侧腕屈肌两个头之间达前臂。清除肱骨外上髁与尺骨近侧之间的深筋膜，查找肘肌。

在肘部可摸到肱骨内、外上髁和鹰嘴。当肘关节伸直时，此三个隆起位于一条直线上，如屈肘90度时，则三者围成一尖向下的等腰三角形，此三点的位置关系有助于鉴别肘关节脱位和肱骨髁上骨折。

当肘关节伸直时，在桡骨头和肱骨小头间形成一凹陷称肘后窝。当前臂旋转时，可摸到桡骨小头也随着活动。当肘关节积液时，此窝因肿胀而消失，可在此处进行穿刺。

4. 肘关节动脉网 肘关节的血供由肘关节动脉网供应，由肱动脉、尺动脉和桡动脉及其分支相互吻合形成丰富的侧支循环。其吻合部位有如下几处：①肱深动脉发出的桡侧副动脉向下与桡动脉发出的桡侧返动脉吻合。②肱深动脉发出的中副动脉向下与骨间后动脉发出的骨间返动脉吻合。③肱动脉发出的尺侧上副动脉、尺侧下副动脉向下与尺动脉发出的尺侧返动脉吻合。④肱动脉发出的尺侧下副动脉向下与尺动脉发出的尺侧返动脉吻合（图 1-6-5）。

（四）前臂后区

1. 浅层结构 前臂后区的皮肤较厚，移动性小。沿腕部横切口向后延伸至手背。手背皮肤薄而浅，注意切皮勿深，以免损伤深层结构。

浅筋膜中有头静脉和贵要静脉的属支。在前臂下部桡侧，查找由肱桡肌肌腱深面穿出的桡神经浅支，向下追踪其可至手背区内侧。在前臂下部尺侧，查找由尺侧腕伸肌肌腱深面穿出的尺神经手背支，向下追踪其可至手背区外侧。

2. 深筋膜 厚而坚韧，在两侧分别附于桡、尺骨，并与肌肉紧密结合，向远侧在腕部后方增厚形成腕背侧韧带。沿中线切开前臂后区深筋膜并翻向两侧，显露肌肉。

3. 深层结构（图 1-8-4）

前臂后肌群：共十块，分浅、深两层排列。除旋后肌外，有伸拇指肌三块，伸指肌三块，伸腕肌三块。

（1）浅层肌肉：共五块，分外、后两群。外侧包括两块肌肉，由桡侧向尺侧为：桡侧腕长伸肌和桡侧腕短伸肌。后群包括三块肌肉，由桡侧向尺侧为：指伸肌、小指伸肌和尺侧腕伸肌。浅层肌均起于肱骨外上髁。

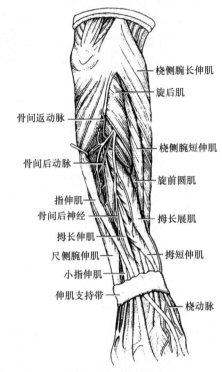

图 1-8-4　前臂后区

（2）深层肌肉：亦有五块，分上、下两部。上部为旋后肌，下部由桡侧向尺侧为：拇长展肌、拇短伸肌、拇长伸肌和示指伸肌。拇长展、拇短伸、拇长伸肌的远端从浅层肌的外侧群与后群之间的沟（即桡侧腕短伸肌和指总伸肌之间）穿出，越过桡侧腕短、长伸肌腱浅面后，抵止于第一掌骨及拇指近节和末节指骨底。

（3）血管神经束：由桡神经深支（骨间后神经）和骨间后动脉以及两条伴行静脉组成。血管神经束位于浅、深层肌肉之间。桡神经深支于桡骨颈与肱桡肌之间穿过旋后肌至前臂后区，支配前臂伸肌群及肱桡肌。骨间后动脉由骨间总动脉发出后穿过前臂骨间膜上缘进入前臂后区。在前臂后区下 1/3 段，骨间前动脉的穿支于指伸肌、拇长伸肌的深面，穿过前臂骨间膜下缘进入前臂后区。

（五）腕后区

1. 浅层结构 皮肤较腕前区厚，浅筋膜薄。

皮肤切口如下：沿腕背侧横切口中点向下切皮至中指末节指骨；沿腕背侧横切口中点向外斜切至拇指远端；沿各掌指关节作一横切口。

浅筋膜内桡侧有头静脉，桡神经浅支与之伴行，经伸肌支持带浅面下行至手背；尺侧有贵要静脉及尺神经手背支；正中部有前臂后皮神经的终末支分布。

2. 深层结构（图 1-8-5）

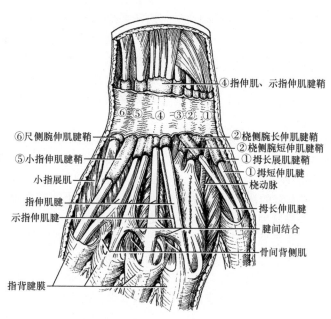

图 1-8-5　手背

图中标注：
④指伸肌、示指伸肌腱鞘
⑥⑤④③②①
⑥尺侧腕伸肌腱鞘
⑤小指伸肌腱鞘
小指展肌
指伸肌腱
示指伸肌腱
指背腱膜
②桡侧腕长伸肌腱鞘
②桡侧腕短伸肌腱鞘
①拇长展肌腱鞘
①拇短伸肌腱
桡动脉
拇长伸肌腱
腱间结合
骨间背侧肌

（1）**伸肌支持带**（extensor retinaculum）：又名腕背侧韧带（dorsal carpi ligament），由腕背侧深筋膜增厚形成，其内侧附于尺骨茎突和三角骨，外侧附于桡骨远端外侧缘。伸肌支持带向深方发出 5 个纤维隔附着于尺、桡骨的背面，构成 6 个骨纤维管道，有 9 块前臂后群肌的肌腱及腱鞘通过，各骨纤维鞘内自桡侧至尺侧诸肌腱及其腱鞘的排列依次是：①拇长展肌腱及其腱鞘、拇短伸肌腱及其腱鞘。②桡侧腕长伸肌腱及其腱鞘、桡侧腕短伸肌腱及其腱鞘。③拇长伸肌腱及其腱鞘。④指伸肌腱及其腱鞘、示指伸肌腱及其腱鞘。⑤小指伸肌腱及其腱鞘。⑥尺侧腕伸肌腱及其腱鞘。依次切开各管道并查看各管道通过的肌腱和腱鞘。

（2）**腕伸肌腱**：从桡侧向尺侧排列，依次通过各骨纤维管的肌腱为：拇长展肌和拇短伸肌腱及腱鞘；桡侧腕长、短伸肌腱及腱鞘；拇长伸肌腱及腱鞘；指伸肌腱与示指伸肌腱及腱鞘；小指伸肌腱及腱鞘；尺侧腕伸肌腱及腱鞘。

（3）**鼻烟窝的境界与内容**：在伸肌支持带的远侧，位于拇短伸肌腱和拇长伸肌腱之间，当拇指充分外展和后伸时，形成三角形凹陷，称为解剖学鼻烟窝。查看"鼻烟窝"的境界，其桡侧界为拇长展肌腱和拇短伸肌腱，尺侧界为拇长伸肌腱，近侧界为桡骨茎突，窝底为手舟骨和大多角骨。桡神经手背皮支和头静脉的属支跨过其浅面；窝的深面有桡动脉、桡骨茎突尖、舟骨、大多角骨及第一掌骨底。清除此区的筋膜和脂肪以查找桡动脉，可见其绕桡骨茎突远侧，经拇长展肌腱和拇短伸肌腱进入此区，然后行向内下方穿第 1 掌骨间隙达手掌侧深层，最终与尺动脉深支吻合形成掌深弓。

舟骨骨折时，"鼻烟窝"可因肿胀而消失并伴有压痛。此处也是切开拇伸肌腱鞘、结扎桡动脉的合理路径。

（4）**腕背网**：位于伸肌腱深面，由骨间前、后动脉的终末支、桡动脉的腕背支，尺动脉的腕背支和掌深弓发出的近侧穿支互相吻合而成。腕背网发出2、3、4掌背动脉走行于手背深层结构。

（5）掌背动脉：走行于手背深层结构内。

（六）手背

1. 皮肤及浅筋膜　手背的皮肤薄而移动性大，伸指肌腱在皮肤表面的隆起清晰可见，掌骨亦可触及；当拇指内收时，第1骨间背侧肌隆起，其近端恰为桡动脉入掌处，可触及桡动脉搏动。剥除手背的皮肤，完全剥离一、二个指的皮肤。

皮下浅筋膜疏松，缺少脂肪组织，便于手的屈和伸，其内有丰富的淋巴管网和浅静脉网。手掌侧的感染往往容易表现为手背的肿胀。

（1）浅静脉：内有丰富的浅静脉，位置表浅，相互吻合成手背静脉网。静脉网的桡侧半向近侧端汇合形成头静脉，尺侧半向近侧端汇合成贵要静脉。向上追踪以上两条静脉至腕后区。

（2）浅淋巴管：数量丰富，吻合成淋巴管网。

（3）桡神经浅支：分布于手背桡侧半的皮肤和拇指、示指及中指桡侧半背面的皮肤。

（4）尺神经手背支：分布于手背尺侧半的皮肤和小指、环指和中指相对缘的皮肤（图1-8-6）。

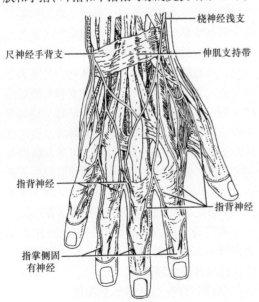

图 1-8-6　手背侧的神经

2. 深筋膜与筋膜间隙

（1）手背筋膜：分浅、深两层。浅层是腕后区伸肌支持带的延续，深层为骨间背侧筋膜。

1）手背腱膜：由伸指肌腱与手背筋膜的浅层结合形成，两侧分别附于第2和第5掌骨。切开手背腱膜并向两侧翻起。

2）骨间背侧筋膜：覆盖在第2～5掌骨和第2～4骨间背侧肌表面的手背筋膜深层。在掌骨近端骨间背侧筋膜以纤维隔与手背腱膜相连接，远端在指蹼处手背筋膜的两层结合。

（2）筋膜间隙：由于手背的筋膜在掌骨的近、远侧彼此结合，故在浅筋膜、手背腱膜和骨间背侧筋膜之间形成2个筋膜间隙。

1）手背皮下间隙：为浅筋膜与手背腱膜之间的间隙。

2）腱膜下间隙：为手背腱膜与骨间背侧筋膜之间的间隙，可用探针深入进行探查。此处的感染可来源于手背的外伤、手掌面的感染或掌骨的疾患等。

上述两个间隙较为疏松并常有交通，故手背的感染可互相扩散，致使整个手背肿胀。

3. 肌肉和肌腱　前臂的伸肌腱经过伸肌支持带深面到达手背。三个伸腕肌腱，分别止于2、3、5掌骨底部的背侧。桡侧的伸腕肌和屈腕肌协同作用能使手外展；尺侧的伸腕肌和屈腕肌协同作用能使手内收。伸指（总）肌腱分别到达2～5指，3、4、5指的腱束之间常有纤维束相连。此外，示指和小指还有单独的示指伸肌和小指伸肌，体现出示指和小指运动的独立灵活性能。伸指腱止于末节指骨，但在第一节指骨背侧扩张为腱膜。骨间肌和蚓状肌附着于此，扩张腱膜的中分附着于第2节指骨底部，而其两侧分则止于末节指骨底部。拇指接受起自前臂的3个长肌的肌腱，即拇长展肌、拇短伸肌和拇长伸肌，增强了拇指单独活动的能力。

根据统计，指总伸肌腱的数目为3～10个，以4或5个的较为多见。有部分个体的小指没有接受指总伸肌的腱。

手背皮肤和皮下组织薄弱，指伸肌腱在

多处紧密贴近手背表面,手背的切割、挫捻、挤压和撕裂等均会损伤指伸肌腱,创口污染机会比手掌损伤相对较多。

4.神经与血管 桡动脉的主干潜入拇指的 3 个长肌腱深面至手背,再穿过第 1 掌骨间隙进入手掌。它在手背发出细小的分支营养手背结构,并与尺动脉的分支形成吻合。

(七)指背

将中指沿中线纵行切开指背皮肤和浅筋膜,在浅筋膜内寻找指背血管和神经。伸指肌腱越过掌骨头后向两侧包绕掌骨头和近节指骨背侧形成指背腱膜,向远侧分成三束,两个侧束在中节指骨汇合并止于末节指骨底,中间束止于中节指骨底。

【思考题】

(1)肱骨外科颈骨折可能损伤哪些血管神经,有哪些临床表现?

(2)总结肩胛上神经、血管的走行特点。

(3)桡神经在何处发出肌支?其肌支走向如何?

(4)试述前臂伸肌的安排。

(5)试述腕背侧韧带与前臂伸肌腱及其腱鞘的关系。

(6)试述鼻烟窝及其相关血管、神经毗邻关系。

【附】

前臂后群肌的起止、作用和神经支配(表1-8-1)。

表 1-8-1　前臂后群肌的起止、作用和神经支配

名称	起点	止点	作用	神经支配
桡侧腕长伸肌	肱骨外上髁	第2掌骨底背面	伸、展腕关节	
桡侧腕短伸肌	肱骨外上髁	第3掌骨底背面	伸、展腕关节	
指伸肌	肱骨外上髁	第2~5指中、远节指骨底背面	伸指、伸腕	
小指伸肌	肱骨外上髁	小指指背腱膜	伸小指	
尺侧腕伸肌	肱骨外上髁	第5掌骨底背面	伸、收腕关节	桡神经
旋后肌	肱骨外上髁、尺骨	桡骨前面上1/3	前臂旋后	
拇长展肌	桡、尺骨背面	第1掌骨底	展拇指	
拇短伸肌	桡、尺骨背面	拇指近节指骨底	伸拇指	
拇长伸肌	桡、尺骨背面	拇指远节指骨底	伸拇指	
示指伸肌	桡、尺骨背面	示指中节指骨底	伸示指	

(黄　娟)

实验九　脊　柱　区

【实验目的】

(1)掌握:脊柱区的层次结构;脊柱区的筋膜、肌肉、血管和神经配布;胸腰筋膜;枕下三角、腰上三角、腰上三角的位置、境界、内容和临床意义;骨纤维孔、骨纤维管的位置、境界、内容和临床意义;椎管及其内容;窦椎神经走行和分布。

(2)熟悉:脊柱区的重要体表标志。

(3)了解:脊柱区的境界、分区。

【标本观察与解剖】

(一)脊柱区境界、分区与重要骨性标志

1.境界 脊柱区又称背区,包括脊柱及其后方和两侧软组织所配布的区域。其上界为枕外隆凸和上项线,下界为尾骨尖至髂后

上棘连线；两侧界从上至下依次为：斜方肌前缘、三角肌后缘上份、腋后壁与胸壁交界处、腋后线、髂嵴后份、髂后上棘至尾骨尖的连线。

2.分区 脊柱区自上而下包括项区、胸背区、腰区和骶尾区。项区上界即枕外隆凸与上项线，下界为第7颈椎棘突至两侧肩峰的连线。胸背区上界即项区下界，下界为第11肋前端、第12肋下缘、第12胸椎棘突的连线。腰区上界即胸背区下界，下界为两侧髂嵴后份及两侧髂后上棘的连线。骶尾区为两侧髂后上棘与尾骨尖所围成的三角区。

3.重要骨性标志 在骨架和活体上寻找脊柱区重要的体表标志。

（1）棘突：在后正中线上可摸到大部分椎骨棘突。第7颈椎棘突较长，常作为计数上位椎骨序数的标志（图1-9-1）。胸椎棘突斜向后下，呈叠瓦状；腰椎棘突呈水平位，第4腰椎棘突平两侧髂嵴的最高点；骶椎棘突退化融合成骶正中嵴，其两侧有骶外侧嵴，是经骶后孔进行骶神经阻滞麻醉的标志。

（2）骶管裂孔：骶角沿骶正中嵴向下，由第4、5骶椎背面的切迹与尾骨围成的孔及骶管裂孔，是椎管的下口。裂孔两侧向下的突起为骶角，体表易于触及，是骶管内麻醉的进针定位标志（图1-9-2）。

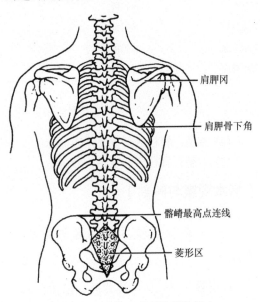

图1-9-1 脊柱区重要的骨性标志

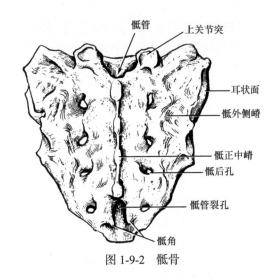

图1-9-2 骶骨

（3）尾骨：由4块退化的尾椎融合而成。位于尾骨下方，肛门后方，有肛尾韧带附着。

（4）髂嵴、髂后上棘：髂嵴为髂骨翼的上缘，两侧髂嵴最高点的连线平对第4腰椎棘突，是计数椎骨的标志。髂后上棘是髂嵴后端的突起，两侧髂后上棘的连线平第2骶椎棘突。

左、右髂后上棘与第5腰椎棘突和尾骨尖的连线，构成一菱形区，当腰椎或骶、尾椎骨折或骨盆畸形时，可致菱形区变形。

（5）肩胛冈：为肩胛骨背面高耸的骨嵴。两侧肩胛冈内侧端的连线，平第3胸椎棘突，外侧端为肩峰，是肩部的最高点。

（6）肩胛骨下角：为肩胛骨的最低点，平对第7肋或第7肋间隙。两侧肩胛骨下角的连线，平对第7胸椎棘突。

（7）第12肋：在竖脊肌外侧可触及此肋。有的个体此肋较短，可能将第11肋误认为第12肋，以致腰部的切口过高，有损伤胸膜的可能。

（8）竖脊肌：在棘突两侧可触及。该肌外侧缘与第12肋下缘的交角，称肋脊角。肾位于肋脊角深部，是肾囊封闭常用的进针部位。

（二）脊柱区的层次结构

脊柱区由浅及深依次为皮肤、浅筋膜、深筋膜、背肌、血管神经等软组织和脊柱、椎管及其内容。

1.浅层结构

（1）皮肤：较厚，移动性小，有较丰富

的毛囊和皮脂腺。

尸体取俯卧位，颈下垫高，使项部略向后凸出。在尸体上模拟腰椎穿刺：将穿刺针从第4与第5腰椎棘突之间刺入，缓慢进针。穿刺针依次穿过皮肤、浅筋膜、深筋膜、棘上韧带、棘间韧带、黄韧带，进入椎管，再穿通硬脊膜和蛛网膜，进入蛛网膜下隙。当穿通黄韧带和硬脊膜时，有明显的突破感（落空感）。在活体穿刺时，当穿刺针进入蛛网膜下隙，会有脑脊液流出。

皮肤切口如下：

1）背部中线切口：自枕外隆突沿正中线向下直到骶骨后面中部。

2）枕部横切口：自枕外隆突沿上项线向外侧至乳突，注意不要损伤深面的血管和神经。

3）肩部横切口：自第7颈椎棘突向外侧至肩峰，再垂直向下切至肱骨中段三角肌止点，然后向内侧环切上臂后面皮肤。

4）背部横切口：平肩胛骨下角，自后正中线向外侧至腋后线。

5）髂嵴弓形切口：自骶骨后面中部向外上方沿髂嵴弓状切至腋后线（此切口不可太深，以免损伤由竖脊肌外侧缘浅出浅筋膜的臀上皮神经）。

沿上述切口将背部两侧的皮肤连同浅筋膜一起分为上、中、下3片翻开。上片翻至项部侧方，中片和下片翻至腋后线。

（2）浅筋膜：致密而厚，有较多脂肪组织。浅筋膜内有致密结缔组织纤维束与深筋膜相连。在翻皮片的过程中，注意查看背部皮肤和浅筋膜的厚薄、质地和活动度。项区上部浅筋膜特别坚韧，背部浅筋膜薄而疏松，腰部浅筋膜含有丰富的蜂窝状脂肪。

（3）皮神经：来自来自颈、胸、腰、骶相应脊神经后支，呈节段性分布（图1-9-3）。

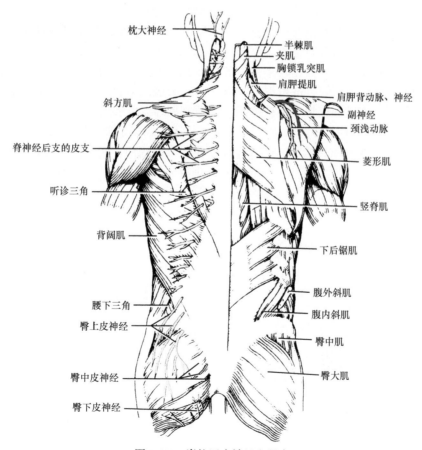

图1-9-3　脊柱区皮神经和肌肉

1）项区：皮神经来自颈神经后支，其中较粗大的皮支有枕大神经和第 3 枕神经。

枕大神经是第 2 颈神经后支的分支，在斜方肌起点上项线下方，枕外隆突外侧 2～3cm 浅出，伴枕动脉分支上行，分布至枕部皮肤。第 3 枕神经是第 3 颈神经后支的分支，在枕大神经下方，正中线外侧 1.5cm 穿斜方肌浅出，向上行至枕外隆凸，分布至项区上部皮肤。

2）胸背区和腰区：皮神经来自胸、腰神经后支的分支。各支在棘突两侧浅出，上六对胸神经后支靠近棘突处穿出深筋膜，呈水平位向外侧走行；下六对胸神经后支在近肋角处穿出深筋膜，距后正中线较远，斜向外下方走行，分布至胸背区和腰区皮肤。第 2 胸神经后支的皮支最长，可平肩胛冈寻找和辨认。第 12 胸神经后支的分支分布至臀区。

在腰部，第 1～3 腰神经后支的外侧支组成臀上皮神经，经过竖脊肌外侧缘浅出，穿胸腰筋膜浅出，越髂嵴分布至臀区上部。臀上皮神经在髂嵴上方浅出处比较集中，多位于竖脊肌外侧缘内、外侧 2cm 范围内。当腰部急剧扭转时，上述部位神经易被拉伤，是导致腰腿痛的常见原因之一。

3）骶尾区：皮神经来自骶、尾神经后支的分支。自髂后上棘至尾骨尖连线上的不同高度穿臀大肌起始部浅出，分布至骶尾区皮肤。

第 1～3 骶神经后支的分支组成臀中皮神经。

以上皮神经均较细小，不易解剖，在各区只寻找 1～2 条即可。观察后清除残余浅筋膜暴露出深筋膜。

（4）浅血管：项区的浅动脉来自枕动脉、颈浅动脉和肩胛背动脉。胸背区来自肋间后动脉、肩胛背动脉和胸背动脉。腰区来自腰动脉。骶尾部来自臀上、下动脉。各动脉均有同名静脉伴行。

2. 深筋膜 项区的深筋膜分为浅、深两层，浅层属于颈深筋膜浅层（封套筋膜），包裹斜方肌；深层在该肌深面，称项筋膜（nuchal fascia）。胸背区和腰区的深筋膜浅层薄弱，位于斜方肌和背阔肌表面；深层较厚，称胸腰筋膜（thoracolumbar fascia）。骶尾区深筋膜较薄弱，与骶骨背面骨膜相愈着。在棘突、肩胛冈、肩峰和髂嵴等部位，深筋膜与骨面附着。修洁肌肉时，要使肌纤维紧张，沿肌纤维方向清除深筋膜。

（1）项筋膜：位于斜方肌深面，包裹夹肌和半棘肌，内侧附于项韧带，上方附于上项线，向下移行为胸腰筋膜后层。清理到斜方肌外侧缘时要注意不能再向外剥离，以免损伤副神经和颈丛的分支。

（2）胸腰筋膜：在胸背区较为薄弱，覆于竖脊肌表面，向上续项筋膜，内侧附于胸椎棘突和棘上韧带，外侧附于肋角，向下至腰区增厚，并分为前、中、后三层（图 1-9-4）。

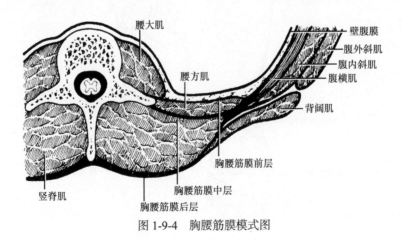

图 1-9-4 胸腰筋膜模式图

后层覆于竖脊肌后面，与背阔肌和下后锯肌腱膜愈着，向下附于髂嵴，内侧附于腰椎棘突和棘上韧带，外侧在竖脊肌外侧缘与中层愈合，形成竖脊肌鞘。中层位于竖脊肌与腰方肌之间，内侧附于腰椎横突尖和横突间韧带，外侧在腰方肌外侧缘与前层愈合，形成腰方肌鞘，并作为腹横肌起始部的腱膜，向上附于第12肋下缘，向下附于髂嵴。中层上部张于第12肋与第1腰椎横突之间的部分增厚，形成腰肋韧带。肾手术时，切断此韧带可加大第12肋的活动度，便于显露肾。前层又称腰方肌筋膜，位于腰方肌前面，内侧附于腰椎横突尖，向下附于髂腰韧带和髂嵴后份，上部增厚形成内、外侧弓状韧带。

由于项、腰部活动度大，在剧烈活动中胸腰筋膜可被扭伤，尤以腰部的损伤更为多见，是造成腰腿痛原因之一。

3.肌层　由背肌和部分腹肌组成（图1-9-3）。由浅至深大致分为四层：第一层有斜方肌、背阔肌和腹外斜肌后部；第二层有夹肌、肩胛提肌、菱形肌、上后锯肌、下后锯肌和腹内斜肌后部；第三层有竖脊肌和腹横肌后部；第四层有枕下肌、横突棘肌和横突间肌等。

（1）背阔肌：位于胸背区下部和腰区浅层，为较宽大的扁肌。由胸背神经支配。血液供应主要来自胸背动脉和节段性的肋间后动脉和腰动脉的分支，肩胛线外侧由胸背动脉分支供血，肩胛线内侧由节段性动脉供血。

从背阔肌的外下缘紧贴其深面插入刀柄，向内上方钝性分离。再沿背阔肌的肌性部分与腱膜的移行线外侧1cm处纵行切开背阔肌，翻向外侧。小心分开其深面的下后锯肌，观察并切断背阔肌在下位3～4肋和肩胛骨下角背面的起点。接近腋区可见胸背神经、动脉和静脉进入背阔肌深面，清理并观察。

（2）斜方肌：位于项区和胸背区上部，宽大且血供丰富，由副神经支配。血液供应主要来自颈浅动脉和肩胛背动脉，其次还有来自枕动脉和节段性的肋间后动脉。

从斜方肌的外下缘紧贴肌肉深面插入刀柄，钝性分离至胸椎棘突的起始部。沿后正中线外侧1cm处由下往上纵行切开斜方肌并向外侧翻起，直至肩胛冈的止点。注意其深面紧贴菱形肌，小心不要损伤。再沿上项线斜方肌的枕部起点，向下翻起。注意保留枕大神经和枕动脉，不要紧追斜方肌外上缘深面的副神经和颈横血管的深支，以免损伤。翻开斜方肌以后，沿副神经及其伴行血管清除结缔组织，保留神经和动脉。

在斜方肌的外下方，肩胛骨下角的内侧有一肌间隙，称听诊三角（auditory triangle）。其内上界为斜方肌的外下缘，外侧界为肩胛骨脊柱缘，下界为背阔肌上缘，三角的底为薄层脂肪组织、筋膜和第6肋间隙，表面覆以皮肤和筋膜，是背部听诊呼吸音最清楚的部位。当肩胛骨向前外移位时，该三角范围扩大。

（3）夹肌和半棘肌：位于斜方肌深面。半棘肌在颈椎棘突两侧，夹肌在半棘肌的后外方。两肌上部深面为枕下三角。

枕下三角：位于枕下、项区上部深层，是由枕下肌围成的三角。在项部与胸背部的移行处沿中线外侧切断夹肌的起点，翻向外上方；再将其深面的半棘肌从枕骨附着部切断，翻向下方。清理枕下三角，注意观察其境界：内上界为头后大直肌，外上界为头上斜肌，外下界为头下斜肌。三角的底为寰枕后膜和寰椎后弓，浅面借致密结缔组织与夹肌和半棘肌相贴，枕大神经行于其间。三角内有椎动脉和枕下神经经过。椎动脉穿寰椎横突孔后转向内，行于寰椎后弓上面的椎动脉沟内，继穿寰枕后膜入椎管，再经枕骨大孔入颅。头部后旋过度或枕下肌痉挛可压迫椎动脉，将引起颅内供血不足。枕下神经为第1颈神经后支，在椎动脉与寰椎后弓间穿出，行经枕下三角，支配枕下肌（图1-9-5）。

（4）肩胛提肌和菱形肌：在肩胛骨上方和内侧修洁肩胛提肌和菱形肌：肩胛提肌位于颈椎横突与肩胛骨上角之间，菱形肌起自第6颈椎至第4胸椎棘突，止于肩胛骨脊柱缘。沿正中线外侧1cm处，切断菱形肌，向两侧翻开，显露位于棘突和第2～5肋之间的上后锯肌。注意在肩胛提肌和菱形肌深面解剖寻找肩胛背神经和血管。沿正中线外侧1 cm处切断上后锯肌，翻向外侧，显深层的夹肌。在胸背部和腰部移行处修洁下后锯肌，它起自正中线，止于第9～12肋。沿背阔肌的切断线切开下后锯肌，翻向外侧，观察其肋骨的止点。

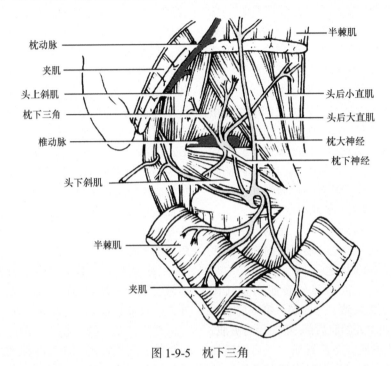

枕动脉
夹肌
头上斜肌
枕下三角
椎动脉
头下斜肌
半棘肌
夹肌

半棘肌
头后小直肌
头后大直肌
枕大神经
枕下神经

图1-9-5 枕下三角

(5) 竖脊肌：为背肌中最长的肌，纵列于脊柱全部棘突两侧。起自骶骨背面和髂嵴的后部向上分为3列：外侧列是髂肋肌，沿途止于各肋；中间列为最长肌，止于脊椎的横突，上端止于乳突；内侧列为棘肌，止于脊椎的棘突。小心并钝性分离竖脊肌的三列纤维。竖脊肌由脊神经后支支配。在腰区该肌两侧有腰上三角和腰下三角。

1) 腰上三角（superior lumbar triangle）：位于背阔肌深面，第12肋的下方。三角的内侧界为竖脊肌外侧缘，外下界为腹内斜肌后缘，上界为第12肋。有时由于下后锯肌在12肋的附着处与腹内斜肌后缘相距较近，则下后锯肌亦参与构成一个边，共同围成一不等边四边形的间隙（图1-9-6）。腰上三角的表面由背阔肌覆盖，底为腹横肌起始部的腱膜，腱膜深面有三条与第12肋平行排列的神经。自上而下为肋下神经、髂腹下神经和髂腹股沟神经。腱膜的深面有肾和腰方肌。腰上三角是腹后壁薄弱区之一，腹腔器官可经此三角向后突出，形成腰疝。

临床上肾手术常采用斜切口，自第12肋骨下缘斜向髂前上棘前上方。由浅入深依次将经过皮肤、浅筋膜、胸腰筋膜、背阔肌、腹外斜肌、腰上三角、腹内斜肌腱膜、腹横肌腱膜。此手术必经腰上三角，当切开此腱膜时应注意保护上述三条神经。第12肋前方与胸膜腔的肋膈隐窝相邻，为扩大手术野常切断腰肋韧带和第12肋，此时需注意保护肋膈隐窝，以免损伤后引起气胸。肾周围脓肿时可在此切开引流。

2) 腰下三角（inferior lumbar triangle）：位于腰区下部，腰上三角的外下方。由髂嵴、腹外斜肌后缘和背阔肌前下缘围成。三角的底为腹内斜肌，表面仅覆以皮肤和浅筋膜。此三角为腹后壁的又一薄弱区，亦可形成腰疝。在右侧，腰下三角前方与阑尾、盲肠相对应，故盲肠后位深部阑尾炎时，此三角区有明显压痛。腰区深部脓肿可经该三角出现于皮下（图1-9-6）。

4. 深部的血管神经

（1）动脉：项区主要由枕动脉、颈浅动脉、肩胛背动脉和椎动脉等供血。胸背区由肋间后动脉、胸背动脉和肩胛背动脉供血。腰区由腰动脉和肋下动脉供血。骶尾区由臀上、下动脉等供血。

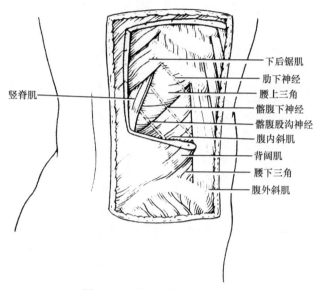

图 1-9-6 腰上三角和腰下三角

1）枕动脉：起自颈外动脉，向后上经颞骨乳突内面进入项区，在夹肌深面、半棘肌外侧缘处越过枕下三角分出数支。主干继续向上至上项线高度穿斜方肌浅出，与枕大神经伴行分布至枕部。发出降支向下分布至项区诸肌，并与椎动脉、肩胛背动脉等分支吻合，形成动脉网。

2）肩胛背动脉：起自锁骨下动脉，向外侧穿过或越过臂丛，经中斜角肌前方至肩胛提肌深面，与同名神经伴行转向内下，在菱形肌深面下行，分布至背肌和肩带肌，并参与形成肩胛动脉网。有时肩胛背动脉与颈浅动脉共干起自甲状颈干，称颈横动脉，颈浅动脉即颈横动脉的浅支，肩胛背动脉即其深支。

3）椎动脉：起自锁骨下动脉第 1 段，沿前斜角肌内侧上行，从下往上穿第 6 ～ 1 颈椎横突孔，继经枕下三角入颅。按其行程分为四段，第一段自起始处至穿第 6 颈椎横突孔以前；第二段穿经上 6 个颈椎横突孔；第三段经枕下三角入颅；第四段为颅内段。当颈椎骨质增生而致横突孔变小可导致第二段椎动脉受压迫而致颅内供血不足，此即椎动脉型颈椎病。椎动脉周围有静脉丛，向下汇成椎静脉。

（2）静脉：脊柱区的深部静脉与动脉伴行。项区的静脉汇入椎静脉、颈内静脉或锁骨下静脉。胸背区的静脉经肋间后静脉引流至奇静脉，部分汇入锁骨下静脉或腋静脉。腰区静脉经腰静脉汇入下腔静脉。骶尾区静脉经臀区的静脉汇入髂内静脉。脊柱区的深静脉可通过椎静脉丛广泛地与椎管内、颅内以及盆部等处的静脉相交通。

（3）神经：脊柱区的神经主要来自 31 对脊神经后支、副神经、胸背神经和肩胛背神经。

1）脊神经后支（图 1-9-7，图 1-9-8）：自椎间孔处由脊神经分出后，绕上关节突外侧向后行，至相邻横突间分为内侧支和外侧支。脊神经后支呈明显的节段性分布，颈神经后支分布至项区皮肤和深层肌；胸神经后支分布至胸背区皮肤和深层肌；腰神经后支分布至腰区、臀区皮肤和深层肌；骶、尾神经后支分布至骶骨背面和臀区皮肤。

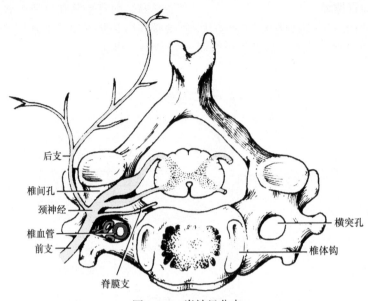

后支
椎间孔
颈神经
椎血管
前支
脊膜支
横突孔
椎体钩

图 1-9-7　脊神经分支

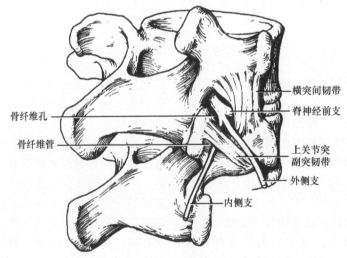

骨纤维孔
骨纤维管
横突间韧带
脊神经前支
上关节突
副突韧带
外侧支
内侧支

图 1-9-8　脊神经后支

腰神经行程中经过的一些特殊的形成结构造成后支的损伤较为多见，是导致腰腿痛常见原因之一（图 1-9-9）。

骨纤维孔（osseofibrous foramen）：也称脊神经后支骨纤维孔。该孔位于椎间孔的后外方，开口向后，与椎间孔的方向垂直。上外侧界为横突间韧带的内侧缘，下界为下位椎骨横突的上缘，内侧界为下位椎骨上关节突的外侧缘。连接第 1 腰椎平面后正中线外侧 2.3 cm 与第 5 腰椎平面后正中线外侧 3.2 cm 两点，骨纤维孔投影于同序数腰椎棘突外侧该两点的连线上。骨纤维孔内有腰神经后支通过。

骨纤维管（osseofibrous canal）：也称腰神经后内侧支骨纤维管。该管位于腰椎乳突与副突间的骨沟处，自外上斜向内下有四壁构成。前壁为乳突副突间沟，后壁为上关节突副突韧带，上壁为乳突，下壁为副突。管的前、上、下壁为骨质，后壁为韧带，有时后壁韧带骨化，形成完全的骨管。连接第 1 腰椎平面后正中线外侧 2.1 cm 与第 5 腰椎平面后正中线外侧 2.5 cm 两点，骨纤维管投影于同序数腰椎棘突下外方该两点的连线上。骨纤维管内有腰神经后内侧支通过。

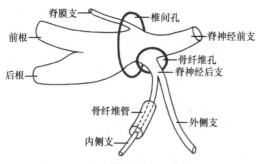

图 1-9-9　骨纤维孔与骨纤维管

腰神经后支分出后向后行，经骨纤维孔至横突间肌内侧缘分为内侧支和外侧支。内侧支在下位椎骨上关节突根部的外侧斜向后下，经骨纤维管至椎弓板后面转向下行，分布至背深肌和脊柱。第 5 腰神经内侧支经腰椎下关节突的下方，向内下行；外侧支在下位横突背面进入竖脊肌，然后在肌的不同部位穿胸腰筋膜浅出，斜向外下。第 1 ～ 3 腰神经的外侧支参与组成臀上皮神经，跨越髂嵴后部达臀区上部，有时由于外伤等因素，致臀上皮神经炎，可引起腰腿痛。腰椎横突间韧带较发达，呈膜状，内下方有腰神经后支通过，其增生肥厚时，可压迫腰神经后支，是腰腿痛常见的椎管外原因之一。

由上述可见，腰神经后支及其分出的内、外侧支在各自的行程中，都分别经过骨纤维孔、骨纤维管或穿胸腰筋膜裂隙。在正常情况下，上述孔、管或裂隙有保护通过其内的血管神经的作用，但由于孔道细小，周围结构坚韧缺乏弹性，且腰部活动度大，故易拉伤，或因骨质增生使孔道变形变窄，压迫通过的血管神经，而导致腰腿痛。

2）副神经：从胸锁乳突肌后缘中、上 1/3 交点处斜向外下，经枕三角至斜方肌前缘中、下 1/3 交点处（或斜方肌前缘附着处锁骨上方 2 横指处）深面进入该肌。支配斜方肌和胸锁乳突肌。

3）胸背神经：起自臂丛后束，与同名血管伴行，沿肩胛骨外侧缘下行，支配背阔肌。

4）肩胛背神经：起自臂丛锁骨上部，穿中斜角肌斜向外下至肩胛提肌深面，继沿肩胛骨内侧缘下行，与肩胛背动脉伴行，支配肩胛提肌和菱形肌。

5. 脊柱及其连结　脊柱位于躯干后部中

央，构成人体的中轴。按部位分为颈段、胸段、腰段和骶尾段。由 7 块颈椎、12 块胸椎、5 块腰椎、1 块骶骨、1 块尾骨以及椎间盘、椎间关节及韧带等连结装置所构成。有支持体重，承托颅，容纳和保护脊髓、神经根及被膜，参与构成胸廓、腹腔和盆腔以及运动等功能。

（1）各部椎骨的形态特点：椎骨由椎体、椎弓两部分组成，椎体与椎弓围成椎孔，各椎骨的椎孔共同连成椎管，容纳脊髓。椎弓包括椎弓板和椎弓根，相邻椎弓根的椎上、下切迹围成椎间孔，有脊神经和血管通过。椎弓发出 7 个突起，即 1 个棘突、1 对横突和两对关节突。

由于各部椎骨所在部位不同，其承受压力、运动情况以及周围结构的差异，因而各部椎骨各有一定的特征。

1）颈椎（cervical vertebrae）：椎体小，上、下面均呈鞍状，第 3 ～ 7 颈椎椎体上面侧缘有明显向上的嵴样突起，称椎体钩；下面侧缘的相应部位有斜坡样的唇缘，两者参与组成钩椎关节（图 1-9-10）。椎体钩的作用是限制上位椎体向两侧移位，增加颈椎椎体间的稳定性，并防止椎间盘向外后方脱出。椎体钩前方为颈长肌，外侧为椎动、静脉及周围的交感神经丛，后方有脊髓颈段，后外侧部参与构成椎间孔前壁，有颈神经和血管通过。故不同部位的椎体钩发生骨质增生可分别压迫上述不同结构，导致"椎动脉型"、"脊髓型"、"神经根型"、"混合型"等颈椎病的不同临床表现。

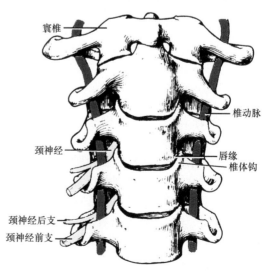

图 1-9-10　钩椎关节及其毗邻

横突根部有横突孔，孔内有椎动、静脉和交感神经丛。横突末端分为横突前、后结节，第 6 颈椎前结节前方有颈总动脉，结节间有脊神经通过。前结节是肋骨的遗迹，有时第 7 颈椎前结节长而肥大，形成颈肋，可伸达斜角肌间隙或第 1 肋上面，压迫臂丛、锁骨下动脉和锁骨下静脉。

关节突的关节面几乎呈水平位，受斜向或横向暴力时易脱位。

相邻椎弓根的上、下切迹围成椎间孔，是骨性管道，其前内侧壁为椎体钩、椎间盘和椎体的下部，后外侧壁为椎间关节。颈椎的椎体钩、横突和关节突构成复合体，有脊神经和椎动脉等通过。复合体的任何组成结构的病变均可压迫其间的神经和血管。

第 1 颈椎又称寰椎，由前、后弓和侧块组成，无椎体、棘突和关节突。后弓上面近侧块处有椎动脉沟，椎动脉和枕下神经自此经过。

第 2 颈椎又称枢椎，其椎体向上伸出齿突。

头颈部的旋转活动，主要是在寰椎与齿突之间。如旋转活动受限，提示病变可能在寰椎与枢椎齿突。枢椎棘突最大最坚固，常作为定位标志。

2）胸椎（thoracic vertebrae）：椎体两侧和横突末端有肋凹，棘突长，斜向后下，关节突的关节面近冠状位，易发生骨折而不易脱位。

3）腰椎（lumbar vertebrae）：椎体大，脊柱结核常发生在此处，病变形成的脓肿可向周围蔓延。关节突的关节面从额状位逐渐演变为矢状位。上关节突后缘有一突起，称乳突（图 1-9-11）。横突根部后下万的突起，称副突，副突与乳突间有上关节突副突韧带，韧带深面有腰神经后内侧支通过，该处的韧带肥厚或骨质增生，可压迫神经。第 3 腰椎横突最长，有较多的肌附着，穿行于肌筋膜的腰神经后外侧支，可因肌筋膜损伤而引起腰腿部疼痛，即第 3 腰椎横突综合征。腰椎的棘突较宽，呈矢状位后伸。相邻棘突间距较宽，第 3～5 腰椎棘突间是腰椎穿刺或麻醉的进针部位。

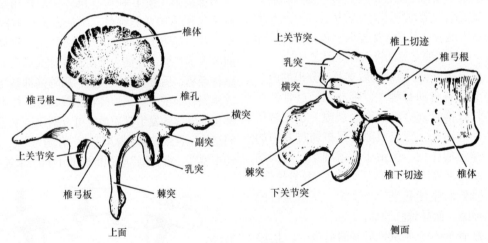

图 1-9-11 腰椎

4）骶骨（sacrum）：呈倒三角形，由 5 块骶椎融合而成。第 1 骶椎似为第 6 腰椎，称"骶椎腰化"；有时第 1 骶椎与第 5 腰椎骨化融合，称"腰椎骶化"。上述两种情况常可刺激坐骨神经根而致腰腿痛。骶骨的内腔称骶管，是椎管的一部分，向下终于骶管裂孔，骶管裂孔是椎管的下口，背面覆以骶骨背侧韧带。裂孔下部两侧有第 5 腰椎下关节突形成的骶角，体表易于触及，是骶管裂孔的定位标志。骶正中嵴两侧有四对骶后孔，分别有第 1～4 骶神经后支穿过，可经骶后孔作骶神经阻滞麻醉。

5）尾骨（coccyx）：由 4 块尾椎骨化而成。

（2）椎骨间的连结

1）椎体间的连结：椎体借椎间盘、前纵韧带和后纵韧带等相连。

A. 前纵韧带 (anterior longitudinal ligament)：位于椎体和椎间盘的前方，上自枕骨基底部，下至第 1、2 骶椎，宽而坚韧。与椎体边缘和椎间盘连结紧密，有防止椎间盘向前突出和限制脊柱过伸的作用。

B. 后纵韧带 (posterior longitudinal ligament)：位于椎体和椎间盘后方，上起自枢椎，下至骶骨，窄细而坚韧，尤以腰段者为窄，与椎体边缘和椎间盘连结紧密，而与椎体连结疏松。有防止椎间盘向后突出和限制脊柱过屈的作用。由于此韧带窄细，椎间盘的后外侧部相对较为薄弱，是椎间盘突出的好发部位。有时后纵韧带可骨化肥厚，向后压迫脊髓。

C. 椎间盘 (intervertebral disc)：位于相邻两块椎体间，共 23 个，自第 2 颈椎向下至第 1 骶椎。第 2 颈椎体与齿突骨化愈合，偶有椎间盘的遗迹，X 线片上呈透明线状，应与骨折相鉴别。

椎间盘由髓核、纤维环和上、下软骨板构成。上、下软骨板紧贴于椎体上、下面；纤维环为环绕于髓核周围的纤维软骨，其前份较厚，后外侧份较薄；髓核呈胶状，位于纤维环的中央偏后。椎间盘富于弹性，可缓冲外力对脊柱和颅的震动。

椎间盘的弹性和厚度与髓核的含水量和承受的压力密切相关。含水量多，所承受压力小，椎间盘较厚且弹性好。反之，含水量少，承受压力较大，则椎间盘变薄，弹性降低。椎间盘的含水量和弹性随年龄增长而递降。

D. 钩椎关节：又称 Luschka 关节，由第 3～7 颈椎的椎体钩与上位椎体的唇缘所组成（图 1-9-10）。钩椎关节是否是一个真正的滑膜关节尚存在不同的看法，多数学者认为它不是恒定的典型滑膜关节，而是在 5 岁以后随着脊柱颈段的运动而逐渐形成的，是由直接连结向间接连结分化的结果。

2）椎弓间的连结

A. 黄韧带 (ligamnenta flava)：又称弓间韧带，位于相邻两椎弓板之间，呈节段性的弹性结缔组织膜，参与围成椎管的后外侧壁。其厚度和宽度在脊柱的不同部位有所差异，颈段薄而宽，胸段窄而稍厚，腰段最厚，腰穿或硬膜外麻醉，需穿经此韧带才能进入椎管。两侧黄韧带间在中线处有一窄隙，有小静脉穿过。随年龄增长，黄韧带可出现退变、增生肥厚，以腰段为多见，可导致腰椎管狭窄，压迫马尾，引起腰腿痛。

B. 棘间韧带：位于相邻两棘突间，向前接黄韧带，向后续棘上韧带。

C. 棘上韧带和项韧带：位于棘突和棘间韧带后方，是连于棘突尖的纵行纤维束。在第 7 颈椎以上部分为项韧带；在第 7 颈椎以下部分为棘上韧带，向下逐渐变薄，至腰部又增厚。当脊柱过屈时，可损伤此两条韧带，以腰部为多见，而引起腰痛。

临床常在脊柱腰段进行硬膜外麻醉，穿刺针自后正中线稍旁穿入，经皮肤、浅筋膜、深筋膜浅层、斜方肌和背阔肌、深筋膜深层、竖脊肌和横突棘肌、黄韧带而到达椎管（硬膜外隙）。

D. 横突间韧带：位于相邻横突之间，颈部常缺如，胸部呈索状，腰部较发达，呈膜状（图 1-9-8）。韧带的内下方有腰神经，该韧带增生肥厚时可压迫神经，是引起腰腿痛椎管外因素中常见的病因之一。

E. 关节突关节：由相邻上、下关节突的关节面组成，各关节囊松紧不一，颈部松弛易于脱位，胸部较紧张，腰部紧而厚。前方有黄韧带，后方有棘间韧带加强。关节突关节参与构成椎间孔的后壁，前方与脊神经相邻，颈段还有椎动脉穿行。关节突关节由脊神经后支分支支配。神经受压或被牵拉，均可引起腰背痛。

3）腰骶连结：第 5 腰椎与第 1 骶椎之间的连接，与上述各椎骨间的连结基本相似。此外，在两侧有强大的髂腰韧带和腰骶韧带，前者自第 5 腰椎横突至髂嵴后部，由胸腰筋膜向下增厚而成；后者自第 5 腰椎横突至骶骨盆面，第 5 腰神经前支在韧带的内侧经过。上述连结对维持人体直立，支持体重，防止第 5 腰椎向前滑脱起着重要作用，是躯干与下肢的连接桥梁。

4）骶尾关节：第 5 骶椎与尾骨间的连结，以韧带连结为主。骶管前、后和两侧有坚韧的骶尾韧带，其中在骶管后方，覆盖于骶管裂孔背面者为骶尾背侧浅韧带，该韧带起自骶管裂孔周缘，向下止于尾骨背面，几乎完全封闭骶管裂孔。骶管麻醉时，穿刺针通过此韧带后有明显的落空感，提示进入骶管。

5) 寰枢关节：包括寰枢外侧关节和寰枢正中关节。前者由寰椎下关节面与枢椎上关节面组成，关节囊和周围韧带松弛，在一定限度内有较大范围的运动；后者位于齿突前后，由齿突与前弓的关节面和寰椎横韧带间

的滑膜囊组成。寰椎横韧带张于寰椎侧块的内侧面，将寰椎的椎孔分为前、后二部。前部容纳齿突，后部容纳脊髓及其被膜。寰椎横韧带中部向上、下各发出一纵行纤维束，分别附于枕骨大孔前缘和枢椎体后面，纵横纤维共同构成寰椎十字韧带（图 1-9-12），有限制齿突后移的作用，当暴力损伤韧带时，齿突向后移位，可压迫脊髓颈段，危及生命。

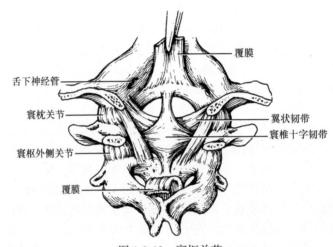

图 1-9-12　寰枢关节

（3）椎骨与颅骨的连结

1) 寰枕关节：由枕骨髁和寰椎上关节面组成，关节囊松弛，可使头部作屈、伸和侧屈运动（图 1-9-12）。

2) 寰枕前、后膜：寰枕前膜为张于寰椎前弓上缘与枕骨大孔前缘之间的结缔组织膜，宽而致密，中部有前纵韧带加强，并与之愈合。寰枕后膜张于寰椎后弓与枕骨大孔后缘之间，位于枕下三角深面，其外侧部有椎动脉和第 1 颈神经穿过。寰枕前、后膜可加强寰枕关节的稳定性。

3) 覆膜：为后纵韧带向上的延续，覆盖在齿突后方，向上附于枕骨斜坡，有防止齿突后移，保护脊髓的作用（图 1-9-12）。

4) 齿突尖韧带：位于寰椎横韧带深面，张于齿突尖与枕骨大孔前缘之间。

5) 翼状韧带：位于寰椎横韧带的前上万，张于齿突与枕骨髁之间，有限制头部过屈和过度的旋转运动（图 1-9-11）。

寰椎横韧带和翼状韧带又合称为寰枢韧带复合，具有稳定寰枢关节和寰枕关节的作用。寰椎横韧带是主要组成部分，使齿突局限于寰椎前弓后面的关节凹内；翼状韧带是辅助部分，阻止寰椎向前移位和头部的过度旋转运动。

（4）椎骨与肋骨的连结：包括肋头关节和肋横突关节。

1) 肋椎关节：由肋头关节面、相应椎体的肋凹和椎间盘构成。关节囊周围有韧带加强，囊内有韧带将关节腔分为上、下两部，但第 1、10、11、12 肋头关节无此韧带。

2) 肋横突关节：由肋结节关节面和胸椎横突肋凹构成，第 11、12 肋因无肋结节，故无此关节。

6. 椎管及其内容物

（1）椎管（vertebral canal）：椎管由 24 块椎骨的椎孔和骶骨的骶管连成，上接枕骨大孔与颅腔相通，下达骶管裂孔而终。其内容有脊髓、脊髓被膜、脊神经根、血管及少量结缔组织等。

1）椎管壁的构成：椎管是一骨纤维性管道，其前壁由椎体后面、椎间盘后缘和后纵韧带构成，后壁为椎弓板、黄韧带和关节突关节，两侧壁为椎弓根和椎间孔。椎管骶段由骶椎的椎孔连成，为骨性管道。构成椎管壁的任何结构发生病变，如椎体骨质增生、椎间盘突出以及黄韧带肥厚等因素均可使椎管管腔变形或变狭窄，压迫其内容物而引起相应症状。

清除各椎骨和骶骨背面所有附着的肌肉，保留一部分脊神经后支，以观察其与脊髓和脊神经的联系。在各椎骨的关节突内侧和骶骨的骶中间嵴内侧纵行锯断椎弓板，再从上、下两端横行凿断椎管的后壁，掀起椎管后壁，观察其内面位于相邻椎弓板之间的黄韧带。

2）椎管腔的形态：在横断面观，各段椎管的形态和大小不完全相同。颈段上部近枕骨大孔处近似圆形，往下为三角形，矢径短，横径长；胸段大致呈圆形；腰段上、中部呈三角形，下部呈三叶形；骶段呈扁三角形。

椎管以第 4～6 胸椎最为狭小，颈段以第 7 颈椎、腰段以第 4 腰椎较小。

（2）脊髓被膜和脊膜腔：脊髓上端平枕骨大孔连于延髓，下端终于第 1 腰椎下缘（小儿平第 3 腰椎），向下以终丝附于尾骨背面。脊髓表面被覆三层被膜，由外向内为硬脊膜、蛛网膜和软脊膜。各层膜间及硬脊膜与椎管骨膜间均存在腔隙，由外向内有硬膜外隙、硬膜下隙和蛛网膜下隙（图 1-9-13，图 1-9-14）。

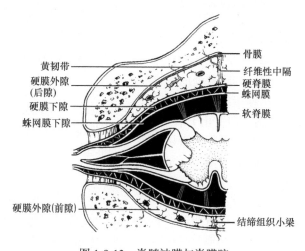

图 1-9-13　脊髓被膜与脊膜腔

1）被膜

A. 硬脊膜（spinal dura mater）：打开椎管后首先看到的是硬脊膜。其由致密结缔组织构成，厚而坚韧，形成一长筒状的硬脊膜囊。上方附于枕骨大孔边缘，与硬脑膜相续；向下在平第 2 骶椎形成一盲端，并借终丝附于尾骨。硬脊膜囊内有脊髓和 31 对脊神经根，每对脊神经根穿硬脊膜囊时被包被形成神经外膜，并与椎间孔周围的结缔组织紧密相连，起固定作用。小心清除脂肪和椎内静脉丛，注意观察有无纤维隔存在；沿中线纵行小心剪开硬脊膜，注意观察和体会其与深面菲薄透明的蛛网膜之间存在潜在的硬膜下隙。

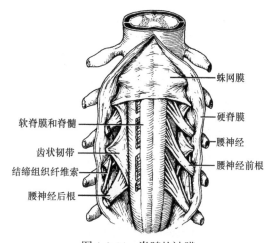

图 1-9-14　脊髓的被膜

B. 脊髓蛛网膜（spinal arachnoid mater）：薄而半透明，向上与脑蛛网膜相续，向下平第 2 骶椎高度为盲端。蛛网膜发出许多结缔组织小梁与软脊膜相连。提起并小心剪开蛛网膜，打开蛛网膜下隙及其下端的终池。

C. 软脊膜（spinal pia mater）：柔软并富于血管，与脊髓表面紧密相贴。在前正中裂和后正中沟处有软脊膜前纤维索和后纤维隔与脊髓相连。在脊髓两侧，软脊膜增厚并向外突，形成齿状韧带。

齿状韧带位于冠状位，软脊膜在脊神经前、后根之间向两侧伸出，其外侧缘似三角形齿尖样与硬脊膜相连。齿状韧带的附着部位不一，在颈段位于上、下两神经根穿硬脊膜间，胸部以下不规则。齿状韧带有维持脊髓正常位置的作用。

齿状韧带每侧有 15 ～ 22 个。最上一对在第 1 颈神经根附近；最下一对可位于第 11 胸神经至第 2 腰神经根之间，其附着处的下方常恒定地发出一细小的结缔组织纤维索，长 1.28 ～ 1.32 cm，经后根前方向下止于第 1 腰神经穿硬脊膜处的附近，据此可作为辨认第 1 腰神经的标志（图 1-9-14）。

2）脊膜腔

A. 硬膜外隙（epidural space）：位于椎管骨膜与硬脊膜之间的窄隙，其内填有脂肪、椎内静脉丛和淋巴管，并有脊神经根及其伴行血管通过，呈负压。此隙上端起自枕骨大孔高度，下端终于骶管裂孔，由于硬脊膜附于枕骨大孔边缘，故此隙不与颅内腔隙相交通。临床硬膜外麻醉将药物注入此隙，以阻滞脊神经根。穿刺针穿入硬膜外隙后因负压而有抽空感，这与穿入蛛网膜下隙时，有脑脊液流出并呈正压的情况不同。

硬膜外隙被脊神经根分为前、后两部分。前隙窄小，后隙较大。在中线上，前隙有疏松结缔组织连于硬脊膜与后纵韧带，后隙有纤维隔连于椎弓板与硬脊膜后面。这些结构以颈段和上胸段出现率高，且较致密，有可能导致硬膜外麻醉出现单侧麻醉或麻醉不全。

骶段硬膜外隙上大、下小，前宽后窄，硬脊膜紧靠椎管后壁，间距为 0.10 ～ 0.15 cm，故骶管麻醉时应注意穿刺针的角度。硬脊膜囊平第 2 骶椎高度变细，裹以终丝，其前、后方有纤维索把它连于骶管前、后壁上，结合较紧，似有中隔作用，且隙内充满脂肪，这可能是骶管麻醉有时亦会出现单侧麻醉的形态学因素（图 1-9-15，图 1-9-16）。

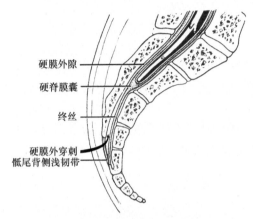

硬膜外隙
硬脊膜囊
终丝
硬膜外穿刺
骶尾背侧浅韧带

图 1-9-15　骶管与硬脊膜囊

骶管内，骶神经根行于硬膜外隙内，外包以硬脊膜延伸的神经鞘。第 1 ～ 3 骶神经鞘较厚，周围脂肪较多，这可能是有时骶神经麻醉不全的形态学因素。骶管裂孔至终池下端的距离平均为 5.7 cm（图 1-9-15，图 1-9-16）。

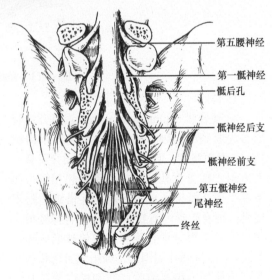

第五腰神经
第一骶神经
骶后孔
骶神经后支
骶神经前支
第五骶神经
尾神经
终丝

图 1-9-16　骶神经根

椎静脉丛：按部位分为椎内静脉丛和椎外静脉丛（图 1-9-17）。椎内静脉丛密布于硬膜外隙内，上自枕骨大孔，下达骶骨尖端，贯穿椎管全长。椎外静脉丛位于脊柱外面，椎体前方、椎弓及其突起的后方，在寰椎与枕骨之间较为发，称枕下静脉丛。椎内、外静脉丛互相吻合交通，无瓣膜，收集脊柱、脊髓及邻近肌肉的静脉血，汇入椎静脉、肋间后静脉、腰静脉和骶外侧静脉。向上与颅内的横窦、乙状窦等交通，向下与盆腔的静脉广泛吻合，因此，椎静脉丛是沟通上、下腔静脉系和颅内、外静脉的重要通道。当盆腔、腹腔、胸腔等部位的器官发生感染、肿瘤或寄生虫病时，可经椎静脉丛侵入颅内或其他远处的器官。

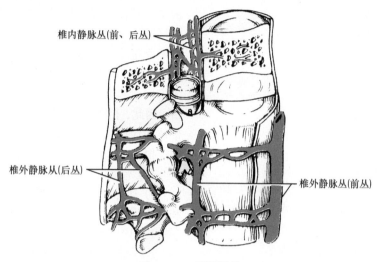

椎内静脉丛(前、后丛)

椎外静脉丛(后丛)

椎外静脉丛(前丛)

图 1-9-17　椎静脉丛

B. 硬膜下隙（subdural space）：位于硬脊膜与脊髓蛛网膜之间的潜在性腔隙，与脊神经周围的淋巴隙相通，内有少量液体。

C. 蛛网膜下隙（subarachnoid space）：位于脊髓蛛网膜与软脊膜之间，间隙内充满脑脊液。蛛网膜下隙向上经枕骨大孔与颅内蛛网膜下隙相通，向下达第 2 骶椎高度，向两侧包裹脊神经根形成脊神经周围隙。此隙在第 1 腰椎至第 2 骶椎高度扩大，称终池（terminal cistern），池内有腰、骶神经根构成的马尾和软脊膜向下延伸形成的终丝。

由于成人脊髓下端平第 1 腰椎下缘，而马尾浸泡在终池的脑脊液中，因此在第 3～4 或 4～5 腰椎间隙进行腰椎穿刺或麻醉，将穿刺针穿至终池一般不会损伤脊髓和马尾。腰穿时穿刺针经皮肤、浅筋膜、深筋膜、棘上韧带、棘间韧带、黄韧带、硬脊膜和脊髓蛛网膜，最终到达含有脑脊液的终池。

小脑延髓池（cerebellomedullary cistern）：

小脑延髓池属于颅内的蛛网膜下隙。临床进行穿刺是在项部后正中线上枕骨下方或第 2 颈椎棘突上方进针，经皮肤、浅筋膜、深筋膜、项韧带、寰枕后膜、硬脊膜和蛛网膜而达该池。成人由皮肤至寰枕后膜的距离为 4～5 cm，穿刺针穿经寰枕后膜时有阻挡感，当阻力消失，有脑脊液流出时，表明穿刺针已进入小脑延髓池。穿刺时应注意进针的深度，以免损伤延髓。

3）被膜的血管和神经

A. 血管：硬脊膜的血液来自节段性的根动脉。根动脉进入神经根前发支至硬脊膜，长支供应几个节段，短支不超过本节段。一条根动脉有两条伴行静脉。动脉与静脉间有较多的动、静脉吻合。

B. 神经：硬脊膜的神经来自脊膜支（窦椎神经），经椎间孔返回椎管内，分布至硬脊膜、后纵韧带和椎骨等结构（图 1-9-18），脊膜支含感觉和交感神经纤维。

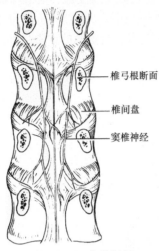

图 1-9-18　窦椎神经

（3）脊神经根

1）行程和分段：脊神经根丝离开脊髓后，横行或斜行于蛛网膜下隙，汇成前根和后根，到达其相应的椎骨平面，在此处前、后根穿蛛网膜囊和硬脊膜囊，然后行于硬膜外隙中。脊神经在硬脊膜囊以内的一段，为蛛网膜下隙段，穿出硬脊膜囊的一段，为硬膜外段。

2）与脊髓被膜的关系：脊神经根离开脊髓时被覆以软脊膜，当穿脊髓蛛网膜和硬脊膜时，带出此两层被膜，形成蛛网膜鞘和硬

脊膜鞘。这三层被膜向外达椎间孔处逐渐与脊神经外膜、神经束膜和神经内膜相延续。

蛛网膜下隙可在神经根周围延伸至脊神经节近端附近，逐渐封闭消失。但有时亦可继续沿神经根延伸，因而进行脊柱旁注射时，药液有可能进入蛛网膜下隙内。

3）与椎间孔和椎间盘的关系：脊神经根的硬膜外段较短，借硬脊膜鞘紧密连于椎间孔周围，以固定硬脊膜囊和保护鞘内的神经根不受牵拉。该段在椎间孔处最易受压。椎间孔的上、下壁为椎弓根上、下切迹，前壁为椎间盘和椎体，后壁为关节突关节和黄韧带。因此，椎间盘向后外突出、黄韧带肥厚、椎体边缘或关节突骨质增生都有可能压迫脊神经根。

（4）脊髓的血管

1）动脉：来自椎动脉的脊髓前、后动脉和节段性动脉（如肋间后动脉等）的根动脉（图 1-9-19）。

A. 脊髓前动脉（anterior spinal artery）：起自椎动脉颅内段，两侧椎动脉终末支向内下行一小段距离即合为一干，沿前正中裂下行至脊髓下端，沿途发出分支营养脊髓灰质（后角后部除外）和侧、前索深部。行程中常有狭窄甚或中断，供应颈 1 ～ 4 节段，颈

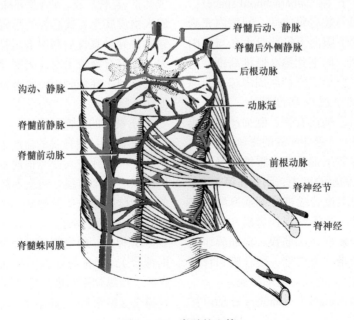

图 1-9-19　脊髓的血管

5 以下由节段性动脉加强和营养。脊髓前动脉在脊髓下端变细，在脊髓圆锥高度向侧方发出圆锥吻合动脉，向后与脊髓后动脉吻合。圆锥吻合动脉在脊髓动脉造影时是确定脊髓圆锥平面的标志之一。

B. 脊髓后动脉 (posterior spinal artery)：起自椎动脉颅内段，斜向后内下，沿后外侧沟下行，有时在下行中两动脉合为一干行走，沿途分支互相吻合成网，供应脊髓后角后部和后索。

C. 根动脉 (radicular artery)：起自节段性动脉的脊支，颈段者主要来自椎动脉和颈升动脉等，胸段来自肋间后动脉和肋下动脉，腰段来自腰动脉，骶、尾段来自骶外侧动脉。根动脉随脊神经穿椎间孔入椎管分为前、后根动脉和脊膜支。

前根动脉沿脊神经前根至脊髓，发出分支与脊髓前动脉吻合，并分出升、降支连接相邻的前根动脉。前根动脉供应脊髓下颈节以下腹侧 2/3 区域，其数量不等，少于后根动脉，主要出现在下颈节、上胸节、下胸节和上腰节，其中有两支较粗大，称大前根动脉或 Adamkiewicz 动脉。一支出现在颈 5 ~ 8 和胸 1 ~ 6 节，称颈膨大动脉，供应颈 1 ~ 胸 6 节脊髓；另一支出现在胸 8 ~ 12 和腰 1 节，以胸 11 节为多见，称腰骶膨大动脉，主要营养胸 7 节以下的脊髓。在暴露肾动脉以上降主动脉或肋间后动脉起始部的手术时，应注意保护这些血管，以免影响脊髓的血供。在主动脉造影时，如造影剂进入腰骶膨大动脉，可阻断该部脊髓的血液循环，有导致截瘫的可能。

后根动脉沿脊神经后根至脊髓，与脊髓后动脉吻合，分支营养脊髓侧索后部。

在脊髓表面有连接脊髓前、后动脉，前、后根动脉和两脊髓后动脉间的血管，形成环状，称动脉冠，分支营养脊髓周边部。

脊髓各供血动脉的吻合，在胸 4 和腰 1 节常不充分，为乏血区，易发生血液循环障碍。

2）静脉：脊髓表面有 6 条纵行静脉，行于前正中裂、后正中沟和前、后外侧沟。纵行静脉有许多交通支互相吻合，并可穿硬脊膜注入椎内静脉丛。

（5）窦椎神经：硬脊膜的神经来自脊神经的脊膜支，也称窦椎神经或 Luschka 神经。窦椎神经自脊神经干发出后，与来自椎旁交感干的交感神经纤维一起，经椎间孔返回椎管内，分布至硬脊膜、脊神经根的外膜、后纵韧带、椎管内动、静脉表面和椎骨骨膜等结构。窦椎神经含有丰富的感觉纤维和交感神经纤维（图 1-9-18）。

【思考题】

（1）请解释腰上三角、腰下三角和听诊三角。

（2）总结腰、骶丛分支与椎骨的关系。

（3）肾手术的手术切口在何部位，经过哪些层次？

（4）试述硬膜外穿刺的常用部位及其通过的层次。

（5）试述脊髓的血供特点。

【附】

脊柱区肌的起止、作用和神经支配（表 1-9-1 ~ 表 1-9-2）。

表 1-9-1 背浅肌

名称	起点	止点	作用	神经支配
斜方肌	上项线、枕外隆凸、项韧带、第 7 颈椎棘突、胸椎棘突	锁骨、肩胛冈	提 / 降肩胛骨，全部肌束收缩拉肩胛骨向内	副神经
背阔肌	下部胸椎棘突、腰椎棘突、骶正中嵴、髂嵴	肱骨小结节嵴	肩关节伸、收、内旋	胸背神经
夹肌	上部胸椎棘突、第 7 颈椎棘突项韧带	第 1 ~ 3 颈椎横突上项线	一侧收缩头偏向同侧两侧收缩头后仰	颈神经后支

续表

名称	起点	止点	作用	神经支配
肩胛提肌	第 1～4 颈椎横突	肩胛骨脊柱缘 肩胛骨内侧角	提肩胛骨	肩胛背神经
菱形肌	第 1～4 胸椎棘突 第 6、7 颈椎横突	肩胛骨脊柱缘	提、向内拉肩胛骨	
上后锯肌	第 1～4 胸椎棘突 第 6、7 颈椎棘突	第 2～5 肋	提肋助吸气	肋间神经
下后锯肌	第 1、2 腰椎棘突 第 11、12 胸椎棘突	第 9～12 肋	降肋助呼气	

表 1-9-2 背深肌

名称	起点	止点	作用	神经支配
竖脊肌	骶骨背面、骶结节韧带、腰椎棘突、髂嵴后部、胸腰筋膜	椎骨横突和棘突、肋骨、颞骨乳头	一侧收缩向同侧屈脊柱、两侧收缩伸脊柱	脊神经后支
头后大直肌	第 2 颈椎棘突	下项线	旋转、后仰头部	
头后小直肌	寰椎后结节	下项线	旋转、后仰头部	颈神经后支
头上斜肌	寰椎横突	下项线	旋转、后仰头部	
头下斜肌	第 2 颈椎棘突	寰椎横突	旋转、后仰头部	
半棘肌	2～7 颈椎和 1～10 胸椎横突	上、下项线之间骨面，2～7 颈椎和 1～4 胸椎横突	一侧收缩脊柱转向对侧两侧收缩伸脊柱	颈神经后支 胸神经后支
多裂肌	骶骨背面、4～7 颈椎关节突胸、腰椎横突	胸椎棘突	一侧收缩脊柱转向对侧两侧收缩伸脊柱	胸神经后支
回旋肌	下位椎骨横突	上 1～2 位椎骨棘突	一侧收缩脊柱转向对侧两侧收缩伸脊柱	
棘间肌	下位椎骨棘突	上位椎骨棘突	伸脊柱	胸神经后支
横突间肌	下位椎骨横突	上位椎骨横突	向同侧屈脊柱	
腰方肌	髂嵴后部、髂腰韧带下 3～4 位腰椎横突	12 肋内侧半下缘、12 胸椎体、上 4 位腰椎横突	向同侧屈脊柱	腰丛分支

（黄　娟）

实验十　蟾蜍坐骨神经动作电位、腓肠肌肌电和腓肠肌收缩活动的同步观察

【实验目的】

（1）掌握：离体神经 - 肌肉标本电活动与肌肉收缩活动的同步记录方法；刺激引起神经兴奋和由此诱发出的肌肉收缩所发生的生理事件及其相互关系。

（2）了解：动作电位的产生机制。

【实验原理】

神经上的动作电位（action potential，AP）引起所支配肌肉的收缩是一个极其复杂的生

命过程。它包括神经组织受到一次有效刺激后，动作电位在神经纤维上的产生、传导以及神经 - 肌肉接头处动作电位的传递，继而引发肌细胞动作电位的产生、传导、兴奋 - 收缩耦联（excitation-contraction coupling）及肌丝滑行等一系列生理过程。当某些因素阻断了动作电位向横管系统的传导，则可出现兴奋 - 收缩脱耦联现象。

【实验对象】

蛙或蟾蜍。

【实验器材】

蛙类手术器械一套、坐骨神经 - 腓肠肌标本屏蔽盒（可将蛙肌槽改装，加以屏蔽）、任氏液、肌张力换能器、铁支架、刺激和引导电极、BL-420 生物信号采集处理系统，高渗甘油。

【实验方法】

（一）制备坐骨神经 - 腓肠肌标本

（方法见《医学整合课程基础实验（人体概述分册）》第二部分中"实验八电刺激与骨骼肌收缩反应的关系"）。

（二）标本、仪器的连接

将标本的股骨残端固定在标本屏蔽盒中，坐骨神经干置于刺激电极和引导电极上，针形电极插入肌肉内，以备引导肌细胞动作单位，腓肠肌肌腱结扎线与肌张力换能器相连，同时检查接地装置是否良好。

生物信号采集处理系统的第 1 通道与神经干动作电位引导电极连结；第 2 通道与腓肠肌动作电位针形引导电极连结；第 3 通道与张力换能器连结。系统的刺激输出与标本盒上的刺激电极相连。

（三）BL-420 的操作

打开 BL-420 →输入信号→ 1 通道→神经干动作电位；输入信号→ 2 通道→肌膜上动作电位；输入信号→ 3 通道→张力，分别记录神经干动作电位，肌细胞动作电位和肌肉张力收缩曲线。

刺激参数的选择，模式：粗电压；方式：单刺激；延时：5 ms；波宽：0.01ms；强度：3 ~ 8 V（最大刺激）。

【实验观察】

1. 神经干动作电位、肌膜上动作电位和肌肉收缩活动的时相关系　用单个阈上刺激刺激坐骨神经干，观察神经干动作电位、腓肠肌动作电位和腓肠肌收缩曲线之间的关系。再改变单个阈上刺激强度，观察上述各项记录指标。

2. 刺激频率、动作电位频率与肌肉收缩之间的关系　固定阈上刺激的强度，改变刺激频率，观察肌肉的单收缩、不完全强直和完全强直收缩时的上述各项记录指标（参数同《医学整合课程基础实验（人体概述分册）》第二部分中"实验八电刺激与骨骼肌收缩反应的关系"）。

3. 兴奋 - 收缩脱耦联现象　先用单刺激观察动作电位和肌肉收缩关系，再用浸泡甘油的棉花覆盖于腓肠肌标本上，然后每隔 30 s 刺激坐骨神经干一下，观察几分钟后只出现动作电位，不出现收缩波。

【注意事项】

（1）标本制备过程中，尽量减轻对神经干和肌肉的过度牵拉等机械损伤。

（2）实验过程中，注意经常用少量任氏液湿润神经纤维和肌肉组织，以保持其正常的兴奋性。

（3）保持良好的接地，防止产生干扰电。

【思考题】

（1）刺激引起神经干产生动作电位需具备哪些条件？

（2）随着刺激频率的增加，动作电位波形与肌肉收缩波形是否发生改变？为什么？

（3）为什么用浸泡甘油的棉花覆盖于肌肉标本，只出现动作电位而不出现收缩波？

（黄春霞）

第二部分　循环系统结构功能与疾病

循环系统是封闭的管道系统，包括心血管系统和淋巴系统。循环系统的主要功能是将营养物质和氧分运送到全身各组织细胞，同时将组织细胞的代谢产物运送到肾、肺和皮肤等脏器，排出体外；此外，循环系统还把内分泌腺和内分泌细胞分泌的激素运送到全身各器官，以实现机体的体液调节。

血液在心血管系统内循环流动，该系统由心脏和血管构成：①心脏：是中空的肌性器官，借心脏间隔分为互不相通的左、右两半，每半又分为上方的心房和下方的心室，故心脏有4个腔，即右心房、右心室、左心房和左心室；心房和心室借房室口相通，而房室口处均有瓣膜，顺血流而开放，逆血流而关闭，以保证血液的单向流动。心脏是心血管系统的"动力泵"，也具有重要的内分泌功能。②血管：包括动脉、毛细血管和静脉。动脉是运送血液出心的管道，由心室发出；动脉在行程中不断分支，越分越细，最终移行为毛细血管；静脉是导血回心的管道，在向心回流过程中不断接受属支，逐渐汇合，由细变粗，最后汇入心房。

实验一　心　脏

【实验目的】

(1) 掌握：心血管系统的组成，体循环和肺循环、动脉、静脉的概念；心脏的位置、外形、心腔的形态结构，房间隔和室间隔的形态结构及临床意义；心脏传导系的组成和功能；左、右冠状动脉的起始、行径、重要分支及分布；掌握冠状窦的位置与开口；心脏的体表投影及心包的构成和其临床意义。

(2) 熟悉：脉管系统的组成、功能意义及与其他系统的相互关系。

(3) 了解：心壁的构造（心外膜、肌层、心内膜）以及结缔组织支架——纤维环。

【标本观察】

（一）心的位置

在打开胸前壁的完整尸体上观察，心（heart）位于胸腔的中纵隔内，居两肺之间，膈肌之上，外面被以心包，约2/3在身体正中线的左侧，1/3在正中线的右侧（图2-1-1）。心的前方对向胸骨体和第2～6肋软骨，后方平对第5～8胸椎，下方邻膈，上方连有出入心的大血管。心的前面大部分被肺和胸膜遮盖，只有一小部分邻接胸骨体和肋软骨，称心包裸区。

（二）心的外形

观察显示心外形的离体心脏标本或模型。心的大小似本人拳头，其形态似倒置的圆锥体，可分为一尖、一底、两面、三缘、表面有四条沟（图2-1-2，图2-1-3）。观察各形态结构的位置和组成。

一尖：心尖（cardiac apex）钝圆，朝向左前下方，主要由左心室构成。

一底：心底（cardiac base）朝向右后上方，主要由左心房和小部分右心房构成。

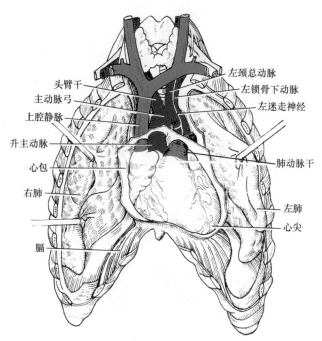

图 2-1-1　心的位置

左颈总动脉
头臂干
左锁骨下动脉
主动脉弓
左迷走神经
上腔静脉
升主动脉
肺动脉干
心包
右肺
左肺
心尖
膈

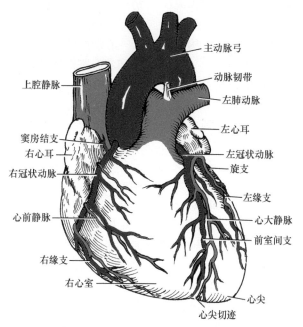

图 2-1-2　心的外形和血管（前面）

主动脉弓
动脉韧带
上腔静脉
左肺动脉
左心耳
窦房结支
右心耳
左冠状动脉
右冠状动脉
旋支
左缘支
心前静脉
心大静脉
前室间支
右缘支
右心室
心尖
心尖切迹

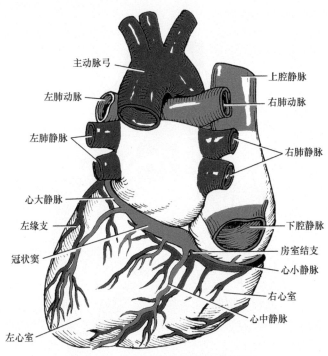

主动脉弓
左肺动脉
左肺静脉
心大静脉
左缘支
冠状窦
左心室

上腔静脉
右肺动脉
右肺静脉
下腔静脉
房室结支
心小静脉
右心室
心中静脉

图 2-1-3　心的外形和血管（后下面）

二面：胸肋面（前面）在胸骨体和肋软骨的后方，大部分由右心房和右心室构成，小部分左心耳和左心室构成。膈面（后下面）较平坦，坐于膈上，大部分由左心室构成，小部分由右心室构成。

三缘：左缘圆钝而不明显，自左心房至心尖，主要由左心室及小部分左心耳构成。右缘是胸肋面与心底的分界线，圆钝而近垂直，由右心房构成。下缘是胸肋面与膈面的分界线，接近水平，由右心室和心尖构成。左缘和下缘在心尖处相接。

四条沟：①冠状沟（coronary sulcus）：除了肺动脉基部之外，几乎环绕心一周的沟，是心房与心室的分界标志。②前室间沟（anterior interventricular groove）：为位于胸肋面的一条由冠状沟纵行下降至心尖右侧 1～2cm，即心尖切迹（cardiac apical incisure）的浅沟。③后室间沟（posterior interventricular groove）：为位于膈面的一条自冠状沟纵行下降至心尖切迹的浅沟。前、后室间沟在心尖切迹处汇合，是左、右心室在心表面的分界。④后房间沟：在心底，右心房与右上、下肺静脉交界处的

浅沟，是左、右心房在心表面的分界。后房间沟、后室间沟与冠状沟相交处称房室交点（crux）。

心被心间隔分为右心房、右心室、左心房和左心室四部分，观察各部分所在位置和表面结构。

右心房构成心的右缘及心底右侧一小部分，上方连上腔静脉，下方连下腔静脉。在右心房表面，上、下腔静脉口前缘之间有一条不甚明显的纵行浅沟，即界沟（sulcus terminalis）。右心房向左前方的突出结构叫右心耳。

胸肋面大部分的区域即为右心室，其上部呈圆锥形，为动脉圆锥（conus arteriosus），由此向左后上方延伸的一条大血管叫肺动脉干。

前、后室间沟左侧，冠状沟以前的区域为左心室，它占膈面大部分和胸肋面小部分，构成心尖和几乎左缘的全部。

在心的右后上方观察，可见心底的大部分由左心房构成。左心房近似四边形，左、右两侧各有两条肺静脉通入。在肺动脉干的左侧，左心房向前突出的结构叫左心耳。

（三）心间隔

心间隔把心分隔为容纳动脉血的左半心和容纳静脉血的右半心，它们之间互不相通。左、右心房之间为房间隔，左、右心室之间为室间隔（图 2-1-4）。

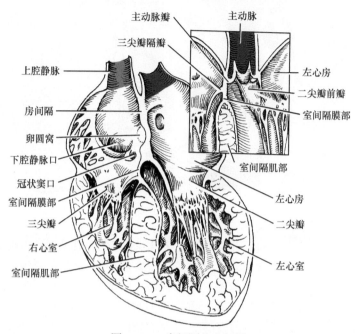

图 2-1-4　房间隔和室间隔

1.房间隔　房间隔为分隔左、右心房之隔，由两层心内膜中间夹少量心房肌纤维和结缔组织构成。房间隔是倾斜的，右心房在隔的右前方，左心房在隔的左后方。自右心房观察房间隔，可见在下腔静脉入口的左上方，有一椭圆形的浅凹，名卵圆窝，是房间隔最薄弱处。

2.室间隔　室间隔是分隔左、右心室之隔，室间隔可分为肌部和膜部两部分。肌部占室间隔的大部分，由肌组织被覆心内膜而成。膜部较薄，缺乏心肌纤维，位于心房与心室交界部位，室间隔上方的一个小的卵圆形区域。室间隔膜部的右侧面有三尖瓣隔侧瓣附着，将膜部分为后上方的房室部和前下方的室间部。室间隔缺损多发生在膜部。

（四）心腔

观察显示心内部结构的离体标本或模型。

1.右心房　右心房（right atrium）（图 2-1-5）壁薄，沿界沟后缘打开其前壁，观察其内部，在相当于外面的界沟处，有纵行的嵴状隆起为界嵴（crista terminalis），由界嵴向前发出许多平行排列的肌束，叫梳状肌。以界嵴为界，右心房内腔分为前部的固有心房和后部的腔静脉窦。

固有心房内面有梳状肌，前下方是右房室口（right atrioventricular orifice），此口与右心室相通。腔静脉窦内壁表面光滑。内有三个入口：上方为上腔静脉口，下为下腔静脉口，下腔静脉口的前缘有下腔静脉瓣。在右房室口与下腔静脉口之间有一小的开口为冠状窦口，其后缘有一半月形的瓣膜，为冠状窦瓣。

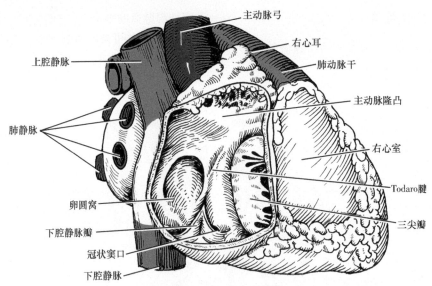

图 2-1-5　右心房内面结构

右心房内侧壁的后部主要由房间隔构成，房间隔右侧面中下部有一卵圆形凹陷，为卵圆窝，为胚胎时期卵圆孔闭合后的遗迹。此处薄弱，是房间隔缺损的好发部位。前上部隆起为主动脉隆凸。在下腔静脉口前方的心内膜下，可触摸到一腱性结构，为 Todaro 腱，它向前经房间隔附于中心纤维体，向后与下腔静脉瓣相延续。冠状窦口前内缘、三尖瓣隔侧尖附着缘和 Todaro 腱之间的三角形区域

称 Koch 三角，其前部心内膜深面为房室结。

2. 右心室　将右心室（right ventricle）（图 2-1-6）前壁向下翻开，可见室腔呈锥形，底为右房室口和肺动脉口，尖向左前下方。在室腔的前上方，有通向肺动脉干的肺动脉口，右房室口与肺动脉口之间，室壁上有一较宽的弓形肌隆起，称室上嵴（supraventricular crest）。右心室腔以室上嵴为界分为流入道（窦部）和流出道（漏斗部）。

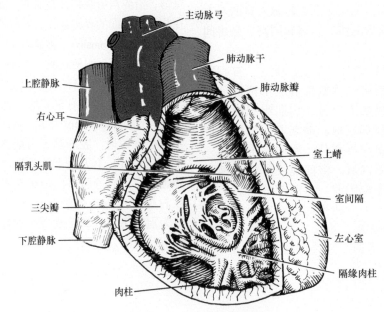

图 2-1-6　右心室内部结构

流入道从右房室口至右心室尖。室壁有许多纵横交错的肌隆起，称肉柱。观察右房室口，可见此口周缘有三个近似三角形质软而薄的瓣膜，为三尖瓣（tricuspid valve），一瓣在隔侧，靠近室间隔，两瓣在外侧，一前一后，分别为隔侧瓣、前瓣和后瓣。顺各瓣的尖端追踪，可见其末端均借几条细索状结构连于心室壁上的圆锥形隆起，这些细索状结构叫腱索，而这些锥形隆起叫乳头肌。乳头肌的数目一般与尖瓣一致，即右心室内有前、后、隔侧三组。前乳头肌的基部，有一粗壮的肌束连至室间隔，称隔缘肉柱（septomarginal trabecula）或节制索（moderator band）。

右心室室腔向左上延续的部分，称漏斗部或动脉圆锥。此部平滑。其出口为肺动脉口。从肺动脉断面及右心室观察，可见肺动脉口周围有三个半月形的瓣膜，称肺动脉瓣（pulmonary valve）。

3. 左心房　在心底处找到左心房（left atrium），打开其后壁，其内表面大部分光滑，只有左心耳部分有梳状肌。左心房的前下方有左房室口（left atrioventricular orifice），此口与左心室相通。左心房的两侧各有两个肺静脉口。

4. 左心室　翻开左心室（left ventricle）（图 2-1-7）的壁，可见室腔较长，形似细长的圆锥体，尖向心尖，底有二口，左房室口位于左后方，位置较低；主动脉口位于右前方，较左房室口稍高。找到左房室口，可见其周缘附着有两个瓣膜，为二尖瓣（mitral valve），其中较大的一个在前，为前瓣；较小的一个在后，为后瓣。左心室以前瓣为界分为流入道（窦部）和流出道（主动脉前庭）两部分。

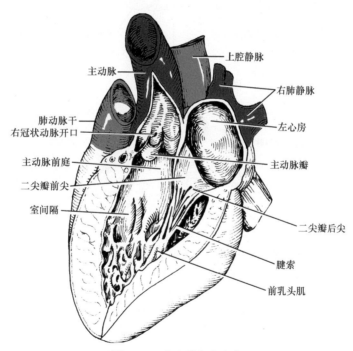

图 2-1-7　左心房和左心室

左心室流入道（窦部）的室壁比右心室的壁厚，其内表面也有肉柱和乳头肌，乳头肌借腱索与二尖瓣的尖端相连。

流出道（主动脉前庭）内壁光滑。左心室的出口为主动脉口，其周缘附着有三个半月形的瓣膜，为主动脉瓣。从升主动脉腔内观察，可见每个半月瓣与其相对的动脉壁之间有一小间隙，为主动脉窦。

（五）心纤维支架与心壁

1. 心纤维支架 又称心纤维骨骼，为心肌和瓣膜附着处的纤维性结构，包括左、右纤维三角，四个瓣膜纤维环，圆锥韧带，室间隔膜部和瓣膜间隔等（图 2-1-8）。

2. 心壁 观察显示心肌各层的离体心脏标本或模型。心壁由心内膜、心肌层和心外膜组成，它们分别与血管的三层膜相对应。心肌层是构成心壁的主要部分。心房肌分为浅、深两层，心室肌可分为浅、中、深三层。左心室壁的肌层最厚，约为右心室壁的 3 倍（图 2-1-9）。

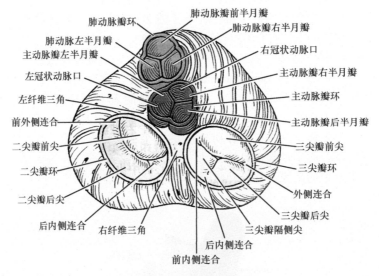

图 2-1-8　心瓣膜和瓣环

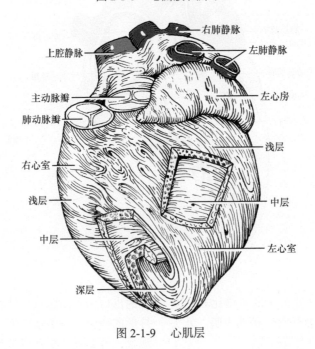

图 2-1-9　心肌层

（六）心传导系统

心传导系统具有自律性和传导性，主要功能是产生和传导冲动，控制心的节律性活动。心传导系统位于心壁内，由特殊分化的心肌细胞组成，包括窦房结、结间束、房室交界区、房室束、左、右束支和 Purkinje 纤维网（图 2-1-10）。可在牛心标本或心传导系模型上观察各部分的位置。

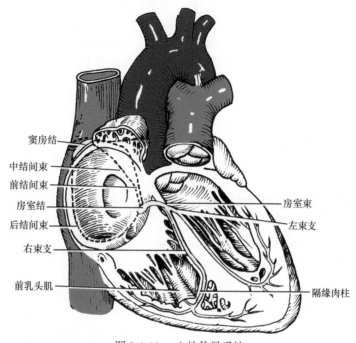

图 2-1-10　心的传导系统

1. 窦房结　窦房结（sinuatrial node）位于上腔静脉根部与右心房交界处的界沟上端心外膜深面，是心的正常起搏点。

2. 房室结　房室结（atrioventricular node）位于右心房冠状窦口前上方的心内膜深面（Koch 三角内）。

3. 房室束　房室束（atrioventricular bundle）又称 His 束，由房室结发出，走向室间隔，在室间隔肌部上方分为左、右束支。左束支穿过室间隔，沿室间隔左侧面的心内膜深面下行，分支分布于左心室壁；右束支沿室间隔右侧面的心内膜深面下行，经隔缘肉柱至前乳头肌根部，再分支分布于右心室壁。

（七）心的血管

营养心的动脉为左、右冠状动脉（coronary artery），心壁的静脉血绝大部分经冠状窦（coronary sinus）回流入右心房（图 2-1-2，图 2-1-3）。在心脏标本和模型上，观察冠状动脉的起始、行程、分支和分布。观察心静脉的汇聚方向、冠状窦的位置、形态和注入部位。

1. 动脉

（1）右冠状动脉：在心的胸肋面、冠状沟的右侧份内，可见有一条动脉即右冠状动脉，向左上方追踪至其起始处。再从升主动脉管腔内观察，可见右冠状动脉起自主动脉前窦，然后经右心耳与肺动脉干之间进入冠状沟，在心外膜深面向右行至心右缘处转向心的膈面，于房室交点处分为二支：①后室间支亦称后降支，沿后室间沟走行；②左室后支向左行，分支至左室膈面。右冠状动脉沿途发出分支分布于右心房、右心室，室间隔后 1/3 及左心室后壁。此外，右冠状动脉还常发出窦房结动脉（约 60%）和房室结动脉（约90%）。

（2）左冠状动脉：较粗大，起自主动脉左后窦，在心外膜深面经肺动脉干与左心耳之间前行至冠状沟，在左心耳下方分为二支：①前室间支（anterior interventricular branch）亦称前降支，沿前室间沟走向心尖，其下段可绕过心尖切迹至后室间沟，与右冠状动脉的后室间支吻合；②旋支（circumflex branch）沿冠状沟绕过心左缘至心的膈面。左冠状动脉沿途发出分支分布于左心房、左心室，右心室前壁及室间隔前2/3。

2. 静脉 心的静脉包括冠状窦、心前静脉和心最小静脉，大部分经冠状窦汇入右心房。下面主要观察冠状窦及其属支。

（1）冠状窦（coronary sinus）：在心的膈面观察，可见冠状沟内有一条粗短的静脉，即冠状窦，它开口于右心房。翻开右心房的壁，在下腔静脉口与右房室口之间，找到冠状窦的入口。冠状窦的属支有心大静脉、心中静脉和心小静脉。

1）心大静脉（great cardiac vein）：在前室间沟内，伴左冠状动脉的前室间支上行，斜向左上进入冠状沟，绕心左缘至心的膈面，汇入冠状窦左端。

2）心中静脉（middle cardiac vein）：在心的膈面观察，可见心中静脉在后室间沟内伴右冠状动脉的后室间支上行，汇入冠状窦末端。

3）心小静脉（small cardiac vein）：在心的膈面观察，可见心小静脉行于右侧冠状沟内，伴右冠状动脉向左汇入冠状窦右端。

（2）心前静脉（anterior cardiac vein）：为右心室前面三、四条小静脉，跨过冠状沟，直接开口于右心房（不必细找）。

（3）心最小静脉（smallest cardiac vein）：是位于心壁内的小静脉，自心壁肌层内的毛细血管丛开始，直接开口于各心腔（不必细找）。

（八）心包

在未切开心包的标本上观察，可见心脏周围有一个膜性囊包裹，此膜性的囊状结构即为心包（pericardium）（图2-1-11）。它的最外层由致密的纤维结缔组织构成，为纤维心包（fibrous pericardium），向上与大血管的外膜相延续。翻开已切开的心包，可见纤维心包的内表面和心的外表面很光滑，即浆膜心包（serous pericardium）。衬在纤维心包内表面者，称浆膜心包壁层；覆盖于心肌表面者，称浆膜心包脏层，即心外膜。浆膜心包的壁层和脏层之间的腔隙为心包腔（pericardial cavity）。心包腔在升主动脉、肺动脉干的后方与上腔静脉、左心房前壁之间的间隙，称心包横窦；心包腔在左心房后壁、左肺静脉、右肺静脉、下腔静脉与心包后壁之间的腔隙，为心包斜窦。在心包腔的前下部，由心包前壁移行为下壁所形成的腔隙，为心包前下窦。

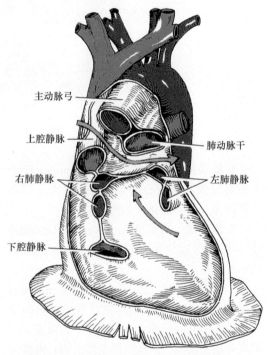

图2-1-11 心包（心脏和心包前壁已除去）

主动脉弓
上腔静脉
右肺静脉
下腔静脉
肺动脉干
左肺静脉

【附】

1. 冠状动脉的分布类型 左、右冠状动脉在心胸肋面的分布较恒定，但在膈面的分布范围变异较大。根据冠状动脉在膈面分布区的大小，可分为 3 型（图 2-1-12）。

（1）右优势型：右冠状动脉除分布右室膈面外，还越过房室交点和后室间沟，分布于左室膈面的一部分或全部，此型最多见，占 65.7%。

（2）均衡型：左、右冠状动脉的分布区互不越过房室交点和后室间沟，此型占 28.7%。

（3）左优势型：左冠状动脉较粗大，除发分支分布于左室膈面外，还越过房室交点和后室间沟，分布于右室膈面的一部分。后室间支和房室结动脉均发自左冠状动脉。此型占 5.6%。

不同类型的人，冠状动脉主干阻塞后，出现的症状也不相同。如左优势型的患者，左冠状动脉阻塞后，后果特别严重，不但左室各壁及室间隔会发生大面积梗死，而且会影响传导系大部分血供，造成严重心律失常。

2. 心肌桥和壁冠状动脉 冠状动脉的主干或其主要分支，大部分走行在心外膜深面或心外膜深面的脂肪内。有时，动脉的主干或分支中的某一段，穿行于心肌纤维中，这部分被覆盖于血管表面的心肌纤维，称心肌桥。此段被心肌桥覆盖的动脉称壁冠状动脉。心肌桥出现率为 85%，桥宽约为 19.1mm，桥厚为 1.4mm。壁冠状动脉好发于前、后室间支，其长度为 2 ～ 50mm。心肌桥的存在具有"双重性"：其一，保护壁冠状动脉，使之较少发生粥样硬化；其二，由于血流动力学的改变，致使桥前和桥后段血管易出现粥样硬化。

【思考题】

（1）简述二尖瓣和三尖瓣复合体的组成及其功能。

（2）简述心传导系统的组成和功能。

（3）简述左、右冠状动脉的起始、行程、主要分支和分布

（4）心的静脉血由哪几条途径回心？冠状窦主要属支有哪几条？

（余维华）

实验二　动脉和静脉

【实验目的】

（1）掌握：动脉韧带的位置，主动脉的分部，升主动脉及主动脉弓的分支名称；左、右颈总动脉的起始及位置；颈动脉窦和颈动脉小球的位置和功能；颈外动脉主要分支的行程和分布；锁骨下动脉、腋动脉、桡动脉、尺动脉的起止、行程及主要分支；掌浅弓、掌深弓的组成；腹腔干、肠系膜上动脉及肠系膜下动脉的分支分布；肺循环的肺静脉起止和功能；上腔静脉的组成、起止和行程，无名静脉的组成；颈内静脉的组成、行程及其收集范围及颅内、颅外静脉的交通；头静脉、贵要静脉、肘正中静脉的行程及临床意义；肝门静脉的组成、属支。

（2）熟悉：颈动脉窦、颈动脉小球的形态位置与功能概念；掌浅弓、掌深弓的位置和组成分支分布及体表投影；静脉系的组成、回流的因素和几种特殊静脉（硬脑膜窦、板障静脉和导静脉）和形态；奇静脉、半奇静脉、副半奇静脉的起止、行程。

（3）了解：肺动脉干、左、右肺动脉的行径；颈内动脉在颈部的行程；肋间后动脉的行程和分布；肾上腺的动脉分布；腹壁下动脉、腓动脉的行程；髂总动脉的起止、行程；左、右肺静脉的行程；颈内静脉的起止、行程及主要属支。

【标本观察】

一、动　脉

动脉（artery）是由心室发出的血管，在行程中不断分支，越分越细，最终移行为毛细血管。从右心室发出的肺动脉干及其各级分支属肺循环的动脉，运送的是含 CO_2 较多的静脉血；而从左心室发出的主动脉及其分支属体循环的动脉，运送的是含 O_2 较多的动脉血。

（一）肺循环的动脉

在打开胸前壁的尸体和离体的心脏标本上观察（图 2-1-2）。肺动脉干（pulmonary trunk）起自右心室，经主动脉前方行向左后上方，至主动脉弓下缘分为左、右肺动脉。左肺动脉（left pulmonary artery）较短，向左经左主支气管至左肺门，分两支进入左肺；右肺动脉（right pulmonary artery）较长，横行向右，经主动脉和上腔静脉后方至右肺门，分三支进入右肺。在主动脉弓下缘与肺动脉干分叉处稍左侧，找到连于两者之间的纤维性结缔组织索，即动脉韧带（arterial ligament），它是胚胎时期动脉导管闭锁后的遗迹。

（二）体循环的动脉

主动脉（aorta）是体循环的动脉主干（图 2-2-1）。在全身血管标本上观察主动脉分为三段：①升主动脉（ascending aorta）：起自左心室，斜向右前上方，至右侧第 2 胸肋关节后方移行为主动脉弓。升主动脉在根部发出左、右冠状动脉至心。②主动脉弓（aorta arch）：呈弓形弯向左后至第 4 胸椎下缘左侧移行为降主动脉。在主动脉弓的凸侧从右向左发出三大分支，即头臂干、左颈总动脉和左锁骨下动脉。③降主动脉（descending aorta）：被膈的主动脉裂孔分为胸主动脉和腹主动脉。胸主动脉沿脊柱左前方下行，达第 12 胸椎高度穿膈的主动脉裂孔，移行为腹主动脉。腹主动脉在腹腔内沿脊柱左前方下行至第 4 腰椎下缘分为左、右髂总动脉。

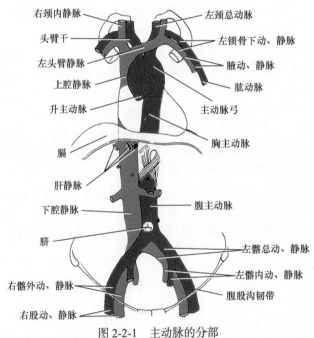

图 2-2-1 主动脉的分部

1. 头颈部的动脉

（1）颈总动脉：在头颈部血管标本上观察，左颈总动脉起自主动脉弓，右颈总动脉起自头臂干，经胸锁关节后方，沿食管、气管和喉外侧上行，平甲状软骨上缘分为颈内动脉和颈外动脉。

在颈总动脉分叉处辨认两个重要感受器：

①颈动脉窦（carotid sinus）：是颈总动脉末端与颈内动脉起始部的膨大部分，为压力感受器，与血压调节有关。②颈动脉小球（carotid glomus）：为颈总动脉分权处后方的扁圆形小体，为化学感受器，能感受血液中 CO_2 浓度的变化。

1）颈内动脉（internal carotid artery）：自

颈总动脉分出后，垂直上行至颅底，经过颈动脉管入颅，分支分布于脑及视器，在颅外没有分支。

2）颈外动脉（external carotid artery）（图2-2-2）：在显示头颈部血管的标本上观察颈外动脉及其分支。该动脉自颈总动脉分出，起始部位于颈内动脉前内侧，上行一段后从其前方绕至前外侧，随后穿腮腺至下颌颈处分为颞浅动脉和上颌动脉二终支，沿途还发出许多分支。

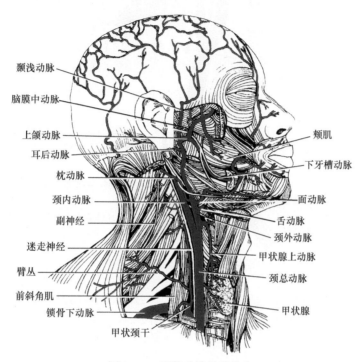

图 2-2-2　颈外动脉及其分支

A.甲状腺上动脉（superior thyroid artery）：自起始部发出，向前下走行并分支至甲状腺侧叶上极和喉。

B.舌动脉（lingual artery）：平舌骨大角发出，经舌骨舌肌深面入舌至口底及腭扁桃体。

C.面动脉（facial artery）：在舌动脉稍上方发出，经下颌下腺深面，在咬肌止点的前缘越下颌体下缘至面部，沿口角、鼻翼外侧上行至内眦，改名为内眦动脉。面动脉沿途发出分支至下颌下腺、腭扁桃体及面部。面动脉在下颌体下缘咬肌止点前缘处位置表浅，是面动脉的压迫止血点。

D.颞浅动脉：是颈外动脉的二终支之一，在耳屏前方上升，越过颧弓浅面至颞部，分布于额、顶、颞部软组织等。在耳屏前方颞浅动脉位置表浅，可在此处进行压迫止血。

E.上颌动脉（maxillary artery）：是颈外动脉最大的终支，在下颌颈深面入颞下窝，在翼内、外肌之间行向前内，进入翼腭窝。沿途分支至外耳道、鼓室、牙及牙龈、鼻腔、咀嚼肌、硬脑膜等。较重要的分支有：①脑膜中动脉：穿棘孔入颅，分布于硬脑膜；②下牙槽动脉：发出后向前下行，经下颌孔入下颌管，分支营养下颌牙。

（2）锁骨下动脉（subclavian artery）（图2-2-3）：左侧起自主动脉弓，右侧起自头臂干，经胸锁关节后方，斜向外至颈根部呈弓状经胸膜顶前方和前斜角肌后方，至第1肋外侧缘续为腋动脉。锁骨下动脉被前斜角肌分为三段，在标本上辨认第一段的主要分支：

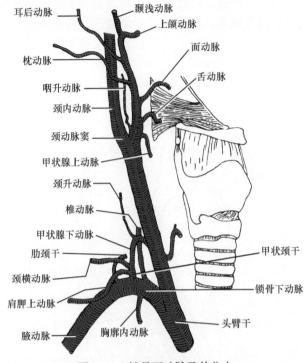

图 2-2-3　锁骨下动脉及其分支

1）椎动脉（vertebral artery）：上行穿第 6 至 1 颈椎横突孔，经枕骨大孔入颅，分支供应脑与脊髓。

2）胸廓内动脉（internal thoracic artery）（图 2-2-4）：起于椎动脉起点的相对缘，向下入胸腔，沿第 1～6 肋软骨后面下降，分支

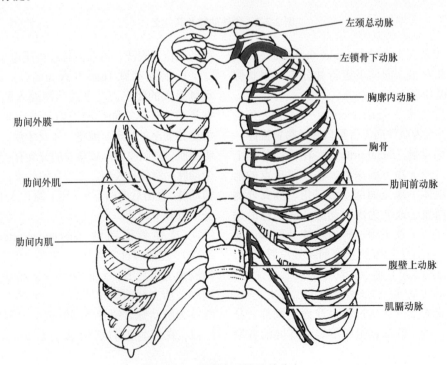

图 2-2-4　胸廓内动脉及其分支

分布于胸前壁、心包、膈和乳房等处。该动脉位于胸前壁内面，胸骨的两侧，其较大的终支为腹壁上动脉。该动脉穿膈入腹直肌深面与腹壁下动脉吻合，分支供应腹直肌。

3）甲状颈干（thyrocervical trunk）：为一短干，位于椎动脉起始处的外侧，其分支甲状腺下动脉（inferior thyroid artery），

向内行至甲状腺侧叶的后方，分支供应甲状腺。

2. 上肢的动脉

（1）腋动脉（axillary artery）（图 2-2-5）：于第 1 肋外侧缘续锁骨下动脉，行于腋窝深部，至大圆肌下缘移行为肱动脉，在上肢或全身血管标本上观察其分支。

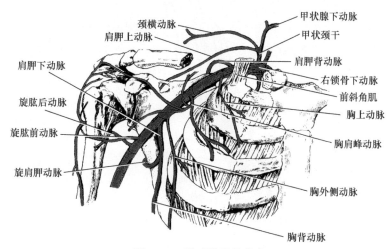

图 2-2-5　腋动脉及其分支

1）胸肩峰动脉（thoracoacromial artery）：在胸小肌上缘附近起自腋动脉，穿出锁胸筋膜，发出数支分布于胸大、小肌、三角肌及肩关节等。

2）胸外侧动脉（lateralthoracic artery）：起于胸小肌后方，沿胸小肌下缘行走，分支分布于胸大、小肌、前锯肌及乳房等。

3）肩胛下动脉（subscapular artery）：在肩胛下肌下缘附近由腋动脉发出，稍向下即分为两支：①胸背动脉：为肩胛下动脉的延续，分支分布于背阔肌及前锯肌；②旋肩胛动脉：向后至冈下窝，分布于附近各肌。

4）旋肱前动脉和旋肱后动脉：分别绕肱骨外科颈的前、后面至肩关节及附近肌肉。

（2）肱动脉（brachial artery）（图 2-2-6）：是腋动脉的延续，沿肱二头肌内侧下行至肘窝，平桡骨颈高度分为桡动脉和尺动脉。肱动脉在肘窝肱二头肌腱内侧位置表浅，为测量血压时的听诊部位。其主要分支为肱深动脉，在大圆肌下缘稍下方发出，沿桡神经沟

下行，分布于肱三头肌和肱骨，终末支参与肘关节网的组成。

（3）桡动脉（radial artery）（图 2-2-7）：平桡骨颈处开始，沿肱桡肌内侧下行，其下段位置表浅，可触及桡动脉的搏动，是临床切脉的常用部位。在腕关节处，桡动脉绕桡骨茎突至手背，再穿第 1 掌骨间隙至手掌深部，末端与尺动脉的掌深支吻合形成掌深弓。桡动脉的主要分支有：①掌浅支：细小，在桡骨下端处发出，下行至手掌，参与形成掌浅弓；②拇主要动脉：在掌深部发出，分支至拇指掌面的两侧缘及示指掌面的桡侧缘。

（4）尺动脉（ulnar artery）（图 2-2-7）：在尺侧腕屈肌与指浅屈肌之间下行，经豌豆骨桡侧至手掌，终末支与桡动脉的掌浅支吻合形成掌浅弓。其主要分支有：①骨间总动脉：较粗短，起于尺动脉的上部，又分为骨间前、后动脉，分别供应前臂前、后群肌；②掌深支：在手掌处发出，行至掌深部，参与组成掌深弓。

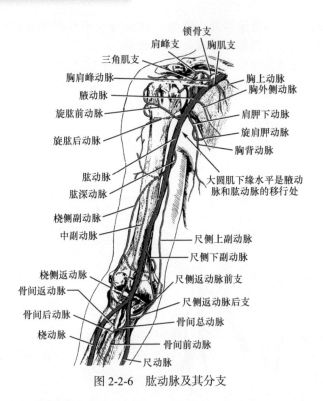

图 2-2-6　肱动脉及其分支

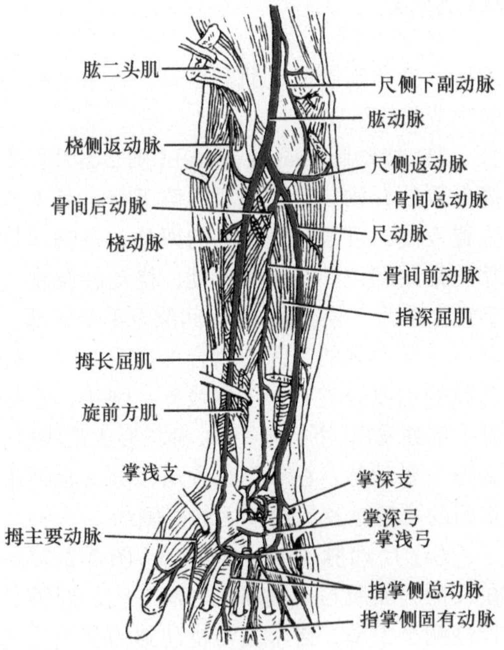

（此图标注）锁骨支　肩峰支　胸肌支　三角肌支　胸上动脉　胸肩峰动脉　胸外侧动脉　腋动脉　旋肱前动脉　肩胛下动脉　旋肱后动脉　旋肩胛动脉　胸背动脉　肱动脉　肱深动脉　大圆肌下缘水平是腋动脉和肱动脉的移行处　桡侧副动脉　中副动脉　尺侧上副动脉　尺侧下副动脉　桡侧返动脉　尺侧返动脉前支　骨间返动脉　尺侧返动脉后支　骨间后动脉　骨间总动脉　桡动脉　骨间前动脉　尺动脉

图 2-2-7　前臂的动脉（掌侧）

（左图标注）肱二头肌　尺侧下副动脉　桡侧返动脉　肱动脉　尺侧返动脉　骨间后动脉　骨间总动脉　桡动脉　尺动脉　骨间前动脉　指深屈肌　拇长屈肌　旋前方肌　掌浅支　掌深支　拇主要动脉　掌深弓　掌浅弓　指掌侧总动脉　指掌侧固有动脉

（5）掌浅弓和掌深弓（图 2-2-8）

1）掌浅弓（superficial palmar arch）：在掌腱膜与屈指肌腱之间，由尺动脉的终末支与桡动脉的掌浅支吻合而成，该弓的凸侧缘发出 3 条指掌侧总动脉和 1 条小指尺掌侧动脉。前者至掌指关节附近又各分为 2 条指掌侧固有动脉，分布于第 2 ～ 5 指相对缘；后者至小指掌面尺侧缘。

2）掌深弓（deep palmar arch）：位于屈指肌腱深面，由桡动脉终末支与尺动脉的掌深支吻合而成，该弓凸侧缘发出 3 条掌心动脉，分别连于相应的指掌侧总动脉。

3. 胸部的动脉　胸部的动脉主干的胸主动脉。胸主动脉在第 4 胸椎下缘左侧续主动脉弓，位于后纵隔内，先沿脊柱左侧下行，继而转至其前方，下行到 12 胸椎高度穿膈的主动脉裂孔，移行为腹主动脉。胸主动脉的分支有壁支和脏支。壁支主要有走行于第 3 ～ 11 肋间隙的肋间后动脉（图 2-2-9）和位于第 12 肋下的肋下动脉。脏支细小，不易观察，主要有支气管支、食管支和心包支。胸主动脉的分支营养脊髓、背部、胸壁及上腹壁。

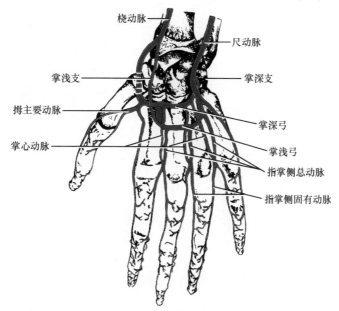

图 2-2-8　手的动脉

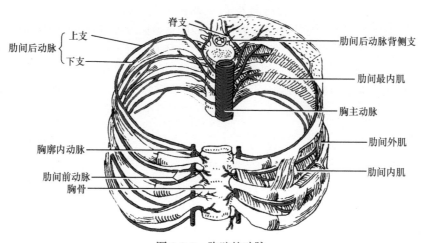

图 2-2-9　胸壁的动脉

4. 腹部的动脉　腹部的动脉主干是腹主动脉。在腹腔深层的局部或全身血管标本上观察腹主动脉及其分支。该动脉自膈肌的主动脉裂孔处续胸主动脉，沿脊柱前方下降，其右侧有下腔静脉伴行，至第 4 腰椎体下缘分为左、右髂总动脉（图 2-2-10）。腹主动脉的分支，可分为壁支和脏支：

（1）壁支：主要为起于腹主动脉两侧壁的 4 对腰动脉、膈下动脉和骶正中动脉，后两支不易观察。

（2）脏支：有成对和不成对脏支两种。成对脏支有肾上腺中动脉、肾动脉、睾丸动脉（男性）或卵巢动脉（女性），不成对脏支有腹腔干、肠系膜上动脉和肠系膜下动脉。

1）肾上腺中动脉：平第一腰椎发出，向外至肾上腺。

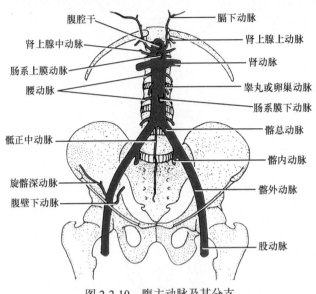

图 2-2-10　腹主动脉及其分支

2) 肾动脉（renal artery）：约平第 1 ～ 2 腰椎椎间盘高度起于腹主动脉，横行向外至肾门入肾，入肾前发出肾上腺下动脉至肾上腺。观察时注意是否有副肾动脉的存在。

3) 睾丸动脉（testicular artery）：细而长，在肾动脉起点稍下方起自腹主动脉，沿腰大肌表面斜向下外，经腹股沟管入阴囊，至睾丸和附睾；女性为卵巢动脉（ovarian artery），经卵巢悬韧带至卵巢和输卵管壶腹部。

4) 腹腔干（coeliac trunk）：为一短干，在主动脉裂孔的稍下方发自腹主动脉前壁，随即分为胃左动脉、肝总动脉和脾动脉三支（图2-2-11）。

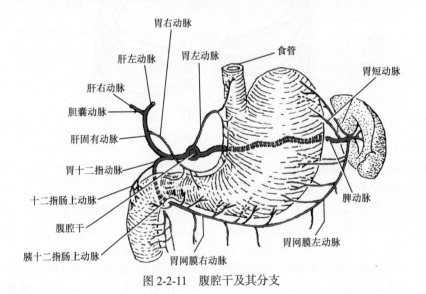

图 2-2-11　腹腔干及其分支

A. 胃左动脉（left gastric artery）：较细，先行向左上，至贲门附近转向右，沿胃小弯向右行，在小网膜内与胃右动脉相吻合。

B. 肝总动脉（common hepatic artery）：较粗，由腹腔干发出后沿腹后壁行向右上方，至十二指肠上部的上缘分为两支：①肝固有动脉：在肝十二指肠韧带内上行至肝门附近分为左、右支入肝，右支在入肝前又发出胆囊动脉分布于胆囊。此外，在起始不远处，还发出胃右动脉，沿胃小弯向左行，与胃左动脉吻合；②胃十二指肠动脉：在幽门后方下行，至幽门下缘附近分为胃网膜右动脉和胰十二指肠上动脉，前者沿胃大弯向左行，与胃网膜左动脉相吻合；后者行于胰头和十二指肠降部之间，分支供应十二指肠与胰头。

C. 脾动脉（splenic artery）：轻轻将胃向上翻起，可见其由腹腔干发出后沿胰腺上缘向左行至脾门。在走行过程中，沿途发出胰支至胰体和胰尾；在脾门附近发出 3～5

胃短动脉和胃网膜左动脉，前者分支至胃底；后者沿胃大弯向右行，沿途分支至胃大弯的胃壁和大网膜，末端与胃网膜右动脉相吻合。

5）肠系膜上动脉（superior mesenteric artery）：约平第1腰椎高度发自腹主动脉，经胰头后方，十二指肠水平部的前方向下，进入小肠系膜根（图 2-2-12），将小肠翻向左下方，可见肠系膜上动脉斜向右下至右髂窝。沿途发出主要分支有：①胰十二指肠下动脉；②空肠动脉和回肠动脉；③回结肠动脉；④右结肠动脉；⑤中结肠动脉。在阑尾系膜游离缘中寻找来自回结肠动脉的阑尾动脉（图 2-2-13）。

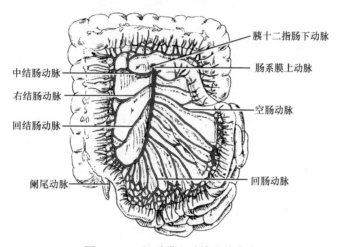

图 2-2-12　肠系膜上动脉及其分支

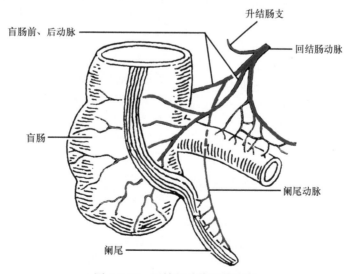

图 2-2-13　回结肠动脉及其分支

6) 肠系膜下动脉 (inferior mesenteric artery)（图 2-2-14）：将小肠翻向右上方，可见肠系膜下动脉约平第 3 腰椎高度发自腹主动脉前壁，行向左下方，其主要分支有：①左结肠动脉；②乙状结肠动脉：2 ～ 3 支；③直肠上动脉。

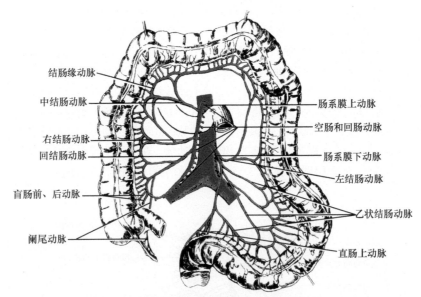

图 2-2-14　肠系膜下动脉及其分支

结肠缘动脉

中结肠动脉

右结肠动脉

回结肠动脉

盲肠前、后动脉

阑尾动脉

肠系膜上动脉

空肠和回肠动脉

肠系膜下动脉

左结肠动脉

乙状结肠动脉

直肠上动脉

（三）盆部的动脉

（1）髂总动脉 (common iliac artery)：左右各一，在第 4 腰椎高度由腹主动脉分出，沿腰大肌内侧下行至骶髂关节处分为髂内动脉和髂外动脉。

（2）髂内动脉 (internal iliac artery)：沿盆腔侧壁下行，其分支有壁支和脏支。在盆部动脉标本上观察主要分支：

1) 壁支：主要有闭孔动脉和臀上、下动脉。

A. 闭孔动脉 (obturator artery)：沿盆侧壁行向前下，穿闭膜管出盆腔至股内侧，分支分布于股内收肌群。观察时注意是否有来自腹壁下动脉的异常闭孔动脉。

B. 臀上动脉和臀下动脉：分别经梨状肌上、下孔出盆腔，分支至臀肌和髋关节等。

2) 脏支：主要分支分布于盆腔脏器与会阴，主要有：

A. 脐动脉：由髂内动脉起始处发出，行向前下，其远侧段已经闭锁，近侧段发出数支膀胱上动脉至膀胱上部。

B. 膀胱下动脉：至膀胱底、精囊腺、前列腺（或阴道）和输尿管下段。

C. 直肠下动脉：发出后行向内至直肠下部。

D. 子宫动脉 (uterine artery)：在女性盆部血管标本上观察。子宫动脉较粗，发出后在子宫阔韧带两层之间从外侧向内侧横行，在子宫颈外侧约 2cm 处，向内跨过输尿管前上方行至子宫颈处，发出阴道支至阴道，再向上沿子宫体两侧上行至子宫底，分支分布于子宫、输卵管、卵巢等。

E. 阴部内动脉 (internal pudendal artery)：沿臀下动脉前方下降，穿梨状肌下孔出盆腔，绕坐骨棘经坐骨小孔入坐骨直肠窝、沿其外侧壁前行至会阴部，分支分布于肛门、会阴和外生殖器等。

（3）髂外动脉 (external iliac artery)：沿腰大肌内侧缘下行，经腹股沟韧带中点深面至股部移行为股动脉。髂外动脉的主要分支为腹壁下动脉，该动脉经腹股沟管腹环内侧行向内上，进入腹直肌鞘与腹壁上动脉吻合。

（4）下肢的动脉

1) 股动脉 (femoral artery)：股动脉为下

肢的动脉主干，是髂外动脉的直接延续，在股三角内下行，进入收肌管，出收肌腱裂孔至腘窝，移行为腘动脉（图 2-2-15）。在腹股沟韧带中点稍下方，位置表浅，可压迫止血。股动脉的重要分支是股深动脉，该动脉发出后行向后下方，沿途发出：旋股内侧动脉：分布于股内收肌；旋股外侧动脉：分布于股前群肌；穿动脉至股后群肌。此外，股动脉还发出腹壁浅动脉、旋髂浅动脉和阴部外浅动脉。

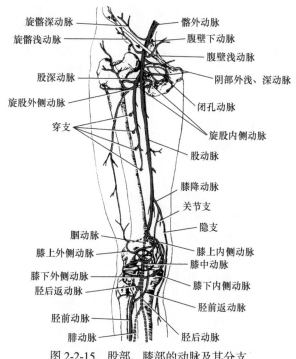

图 2-2-15　股部、膝部的动脉及其分支

2) 腘动脉 (popliteal artery)：在腘窝下行，位置较深，至腘肌下缘分为胫前动脉和胫后动脉，腘动脉在腘窝发出关节支和肌支至膝关节和邻近各肌。

3) 胫后动脉 (posterior tibial artery)：沿小腿后群浅、深二层肌之间下行，经内踝后方至足底分为足底内侧动脉和足底外侧动脉。足底外侧动脉与足背动脉的分支吻合形成足底弓，由弓发出分支至足底和趾底。胫后动脉起始部还发出较大的腓动脉，沿腓骨内侧下降，供应邻近各肌及胫、腓骨。

4) 胫前动脉 (anterior tibial artery)：从腘动脉分出后，向前穿过小腿骨间膜上部，至小腿前面，于小腿前群肌之间下降至足背，移行为足背动脉。

足背动脉：是胫前动脉的延续，经𧿹长伸肌腱和趾长伸肌腱之间前行，至第一跖骨间隙近端分为弓状动脉和足底深支。足背动脉在内、外踝之间的中点位置表浅，活体可触及其搏动。

二、静　脉

静脉 (vein) 可分浅静脉和深静脉，浅静脉在浅筋膜内行走，一般无动脉伴行，深静脉多有动脉伴行，少数与动脉行程不一致，且不与动脉同名，故观察静脉时主要观察较大的浅静脉以及深静脉中不与动脉同名的静脉。静脉的变异很多，观察时应予注意。

静脉是导血回心的血管，包括肺循环的静脉和体循环的静脉。

（一）肺循环的静脉

肺静脉 (pulmonary veins) 左、右各二条，

分别称左、右上肺静脉和左、右下肺静脉。由肺叶静脉汇合而成，自肺门穿出后，横行向内，注入左心房。肺静脉内含有动脉血。

（二）体循环的静脉

体循环的静脉包括心静脉系（见心的血管）、上腔静脉系和下腔静脉系（包括肝门静脉系）。

1. 上腔静脉系 上腔静脉系由上腔静脉

及其一系列属支组成，收集头颈部、上肢，胸部（心肺除外）等静脉血。头颈部静脉和胸部静脉在整体标本上观察，上肢静脉在整体标本或上肢游离标本上观察。

（1）上腔静脉（superior vena cava）（图2-2-16）：是一条粗短的静脉干，在右侧第1胸肋结合处的后方，由左、右头臂静脉汇合而成，沿升主动脉右侧下行，在平对第3胸肋关节的下缘注入右心房，在注入右心房前还接纳奇静脉。

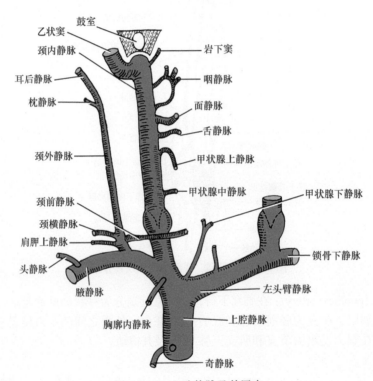

图 2-2-16 上腔静脉及其属支

（2）头臂静脉（brachiocephalic veins）：左、右各一，分别由同侧的颈内静脉和锁骨下静脉在胸锁关节后方汇合而成，所成的夹角称静脉角 venous angle，有淋巴导管注入。右头臂静脉几乎垂直下降，左头臂静脉起始后斜向右下，与右头臂静脉汇合。头臂静脉的属支主要有：椎静脉、胸廓内静脉、甲状腺下静脉。

（3）颈内静脉（internal jugular vein）（图

2-2-17）：在颈静脉孔处续于乙状窦（为颅内的硬膜静脉窦），先沿颈内动脉、后沿颈总动脉外侧下行。颈内静脉的颅外属支主要有面静脉、下颌后静脉、舌静脉和甲状腺静脉等。现只观察面静脉。

面静脉起于内眦静脉，在面动脉后方下行，在下颌角下方与下颌后静脉的前支汇合，下行至舌骨大角高度，跨过颈内、外动脉表面注入颈内静脉。

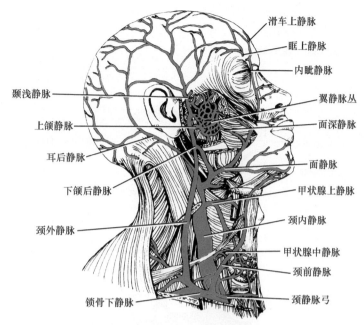

滑车上静脉

眶上静脉

内眦静脉

翼静脉丛

面深静脉

面静脉

甲状腺上静脉

颈内静脉

甲状腺中静脉

颈前静脉

颈静脉弓

颞浅静脉

上颌静脉

耳后静脉

下颌后静脉

颈外静脉

锁骨下静脉

图 2-2-17　头颈部的静脉

（4）锁骨下静脉（subclavian vein）：于第1肋的外缘续于腋静脉，向内至胸锁关节后方与颈内静脉汇合成头臂静脉。锁骨下静脉管腔大，管壁与周围结构连接紧密，位置较固定，有利于静脉穿刺或导管插入。锁骨下静脉收集上肢经腋静脉而来的血液，在颈部的主要属支为颈外静脉。

颈外静脉：为颈部最粗大的浅静脉，在下颌角处由下颌后静脉的后支与耳后静脉、枕静脉汇合而成，沿胸锁乳突肌的表面下行，在锁骨上方穿深筋膜注入锁骨下静脉或静脉角。

（5）上肢的静脉：在显示全身血管标本与上肢血管的标本上，主要辨认上肢的浅静脉，可结合活体观察。

1）浅静脉

A. 头静脉（cephalic vein）：起自手背静脉网的桡侧，在腕关节上方转至前臂前面，沿前臂桡侧皮下上行，在肘窝处通过肘正中静脉与贵要静脉吻合。头静脉主干则沿肱二头肌外侧上行。经三角肌胸大肌肌间沟，至锁骨下方穿深筋膜注入腋静脉或锁骨下静脉。

B. 贵要静脉（basilic vein）：起自手背静脉网的尺侧，逐渐转至前臂前面，经过肘窝时接受肘正中静脉，再沿肱二头肌内侧上行，至臂中点稍下方处穿深筋膜注入肱静脉brachial vein 或伴肱静脉上行注入腋静脉。

C. 肘正中静脉（median cubital vein）：粗而短，变异多，位于肘前皮下，常连于头静脉和贵要静脉之间。临床上常在肘部浅静脉进行药物注射、输液或采血。

2）深静脉：与同名动脉伴行，从手掌至臂部的动脉均是两条伴行静脉，两条静脉在臂中部合成一条肱静脉，或在胸大肌下缘合成一条腋静脉。腋静脉在第一肋外缘处移行为锁骨下静脉。

（6）胸部的静脉

1）奇静脉（azygos vein）（图 2-2-18）：于右膈脚处起于右腰升静脉，沿脊柱的右侧、食管的后方及升主动脉的右侧上升，约平第4～5胸椎高度，向前绕右肺根上方注入上腔静脉。奇静脉沿途收集右胸壁的血液，还通过半奇静脉，副半奇静脉收集左胸壁的血液。奇静脉是沟通上、下腔静脉的重要途径之一。

2）半奇静脉（hemiazygos vein）：于左膈脚处起自左腰升静脉，沿脊柱左前方上升至第 8 胸椎水平，向右横过脊柱注入奇静脉。半奇静脉收纳左侧下部肋间后静脉。

3）副半奇静脉（accessory hemiazygos vein）：

收集左侧中、上部肋间后静脉，沿脊柱左侧下行注入半奇静脉或奇静脉。

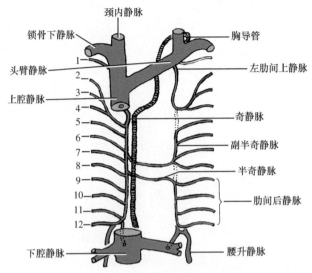

图 2-2-18 奇静脉及其属支模示图

4）脊柱的静脉：沿脊柱全长分布，其中位于椎管内的称椎内静脉丛，在脊柱表面的称椎外静脉丛。收集脊髓、脊柱、椎体以及附近各肌的静脉血。椎静脉丛无静脉瓣，与上、下腔静脉和颅内、外静脉有广泛的吻合，因此，椎静脉丛也是沟通上、下腔静脉的重要通道之一。感染、肿瘤等疾病可经椎静脉丛扩散。

2. 下腔静脉系 下腔静脉系由下腔静脉

及其一系列属支组成。除下肢静脉在游离标本上观察外，其余均在全身标本上观察。

（1）下腔静脉（inferior vena cava）（图 2-2-19）：在第 4～5 腰椎间的右前方，由左、右髂总静脉汇合而成，沿腹主动脉的右侧上行，经肝的腔静脉沟，穿膈的腔静脉裂孔进入心包，注入右心房。其属支有壁支、脏支，收集腹部、盆部和下肢的静脉血。

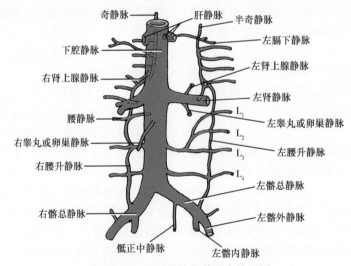

图 2-2-19 下腔静脉及其属支模示图

1) 壁支：4 对腰静脉和 1 对膈下动脉，分别与同名动脉伴行。连接各腰静脉之间的纵支，称腰升静脉。是奇静脉和半奇静脉的起始处。

2) 脏支：成对脏器的静脉及肝的静脉注入下腔静脉（除肝以外的不成对脏器的静脉汇入肝门静脉）。

A. 肾静脉 (renal veins)：在肾动脉的前面与其伴行，成直角注入下腔静脉。

B. 肾上腺静脉：左侧注入左肾静脉，右侧注入下腔静脉。

C. 睾丸静脉（女性为卵巢静脉）：起自睾丸和附睾的数条小静脉，在精索内形成蔓状静脉丛（此丛常由 8 ~ 10 条静脉组成），此丛向上在腹股沟管腹环处合成两条睾丸静脉，左侧汇入肾静脉，右侧汇入下腔静脉。

D. 肝静脉 (hepatic veins)：在肝脏显示肝静脉的标本上观察。此静脉一般有左、中和右 3 支，收集肝血窦的血液，在腔静脉沟处注入下腔静脉，这 3 支静脉在腔静脉沟处的出处称第二肝门。在第二肝门平面以下，有数支大小不等的静脉出肝注入下腔静脉称第三肝门。

(2) 髂总静脉 (common iliac vein)：在骶髂关节前方由髂内静脉和髂外静脉汇合而成，收集盆部和下肢的静脉血。

1) 髂内静脉 (internal iliac vein)：粗而短，伴行于同名动脉的后内侧，其属支有壁支和脏支：壁支主要为臀上、下静脉，与同名动脉伴行。脏支也与同名动脉伴行，均起自各器官周围的静脉丛，主要有直肠静脉丛；膀胱静脉丛；子宫静脉丛；阴道静脉丛等。由静脉丛再汇合成相应的静脉。

2) 髂外静脉 (external iliac vein)：是股静脉的直接延续。主要属支有腹壁下静脉和旋髂深静脉。

(3) 下肢的静脉：在游离的下肢标本上，主要辨认下肢的浅静脉，也可结合活体观察。

1) 浅静脉大隐静脉 (great saphenous vein)：起于足背静脉弓的内侧缘，经内踝前方，沿小腿内侧、膝关节后内方、大腿内侧面上行，至耻骨结节外下方 3 ~ 4cm 处穿隐静脉裂孔注入股静脉。在注入前有 5 条高位属支，即腹壁浅静脉、旋髂浅静脉、阴部外静脉、股内侧浅静脉、股外侧浅静脉。大隐静脉在内踝前方位置表浅，临床常在此作静脉切开。

小隐静脉 (small saphenous vein)：起自足背静脉弓的外侧缘，经外踝后方，沿小腿后面上行至腘窝下角穿深筋膜注入腘静脉。

2) 深静脉：下肢的深静脉均与同名动脉伴行。现只观察股静脉的终末段，它位于股前内侧部，腹股沟韧带的下方，股动脉的内侧。可见大隐静脉汇入股静脉，股静脉在腹股沟韧带深面移行为髂外静脉。

(4) 肝门静脉系（图 2-2-20）：由肝门静脉 (hepatic portal vein) 及其一系列属支组成，肝门静脉收集腹腔内不成对脏器（除肝以外）的静脉血。

1) 观察肝门静脉的组成：在尸体或模型上观察，肝门静脉由脾静脉和肠系膜上静脉在胰颈后方会合而成，向上经十二指肠上部后方，进入肝十二指肠韧带，居肝固有动脉与胆总管的后方，至肝门分左、右两支入肝。肝门静脉主要收集脾、胰、胆囊及自食管下段至直肠上部消化管的静脉血。

2) 观察肝门静脉的属支：肝门静脉的属支有脾静脉；肠系膜上静脉；肠系膜下静脉，伴行于同名动脉的左侧，向上经胰体之后方汇入脾静脉；胃左静脉，与胃左动脉伴行，汇入肝门静脉主干，它与食管下段的静脉丛相交通；胃右静；胆囊静脉；附脐静脉，为 2 ~ 3 支与肝圆韧带伴行的小静脉，起自脐部、行经肝圆韧带内，汇入肝门静脉。

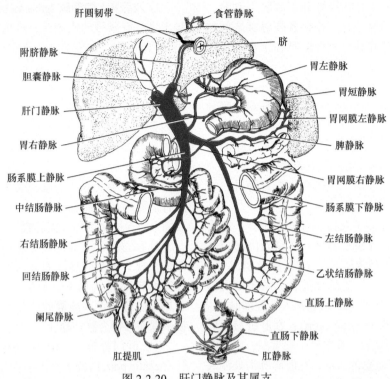

图 2-2-20　肝门静脉及其属支

【思考题】

（1）描述腹腔干的分支及分布。

（2）描述肠系膜上、下动脉的分支及其分布。

（3）右手中指感染的患者经左手背输入抗菌药物，药物如何到达患处？

（4）试用解剖学知识解释门脉高压患者出现的呕血、便血、下肢水肿、腹水、脐周静脉曲张以及脾大等症状。

（余维华）

实验三　循环系统的组织结构及胚胎发生

【实验目的】

（1）掌握：大、中、小动脉的结构特点；掌握心脏的组织结构。

（2）熟悉：毛细血管光镜、电镜结构。

（3）通过与动脉比较，了解静脉的结构特点。

【组织切片观察】

（一）中动脉与中静脉（medium-sized artery and medium-sized vein）

标本为肱动脉、肱静脉横切，石蜡切片，HE 染色。

1. 肉眼观察　切片中可见两个血管横切面。腔小而圆、壁厚者为中动脉。腔大不规则、壁薄者为中静脉。

2. 低倍镜观察

（1）中动脉（medium-sized artery）：血管中管壁内、中、外三层膜结构分界最为清楚的属中动脉。找到内、外弹性膜，则可分清内、中、外三层膜的界限（图 2-3-1 A）。

1）内膜：极薄，靠近管腔，内弹性膜为一层亮红色、波浪状的薄膜，它是内膜和中膜的分界标志。内弹性膜及其以内的管壁成分为内膜。

2）中膜：最厚，主要由十层以上环行平滑肌构成。外膜与中膜交界处有不连续的外弹性膜，外弹性膜及其以外的管壁成分为外膜。

3）外膜：主要由疏松结缔组织构成，与周围结缔组织无明显界限。

（2）中静脉（medium-sized vein）：与中动脉相比，内、中、外三层膜界限不明显。内、外弹性膜均不发达或缺失，有的中静脉腔内可见一对突起的瓣膜（图 2-3-2 A）。

3. 高倍镜观察

（1）中动脉（medium-sized artery）

1）内膜：靠近管腔，通常较薄，内皮细胞核扁圆形，染色深，凸向腔面；由于制片收缩的缘故内皮下层不明显，内皮细胞核紧贴于折光性强的内弹性膜上（图 2-3-1 B）。较大的中动脉在内皮和内弹性膜间可见由少量结缔组织构成的内皮下层。

2）中膜：厚，主要由 10 ～ 40 层环行平滑肌组成，肌纤维间间杂胶原纤维和弹性纤维。

3）外膜：厚度和中膜大致相等，外膜的疏松结缔组织内常可见小血管和神经纤维束的断面。

（2）中静脉（medium-sized vein）：中静脉的中膜薄，平滑肌成分少，以结缔组织为主，排列松散。外膜相对较厚，有时可见少量纵行平滑肌束的断面（图 2-3-2 B）。如果静脉腔面切到静脉瓣，可见静脉瓣表面被覆内皮，中轴为结缔组织。

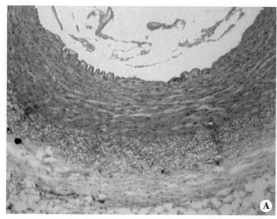
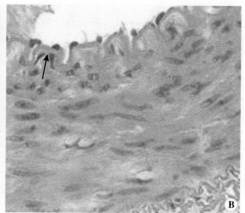

图 2-3-1　中动脉 (HE)

A. 中动脉低倍观；B. 中动脉高倍观，➝示内弹性膜

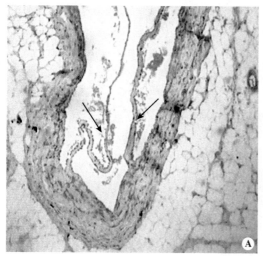
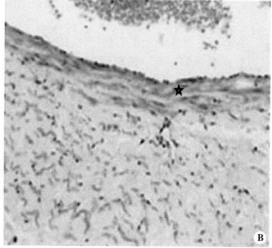

图 2-3-2　中静脉 (HE)

A. 中静脉低倍观，➝示静脉瓣；B. 中静脉高倍观，★示中膜

（二）大动脉 (large artery)

标本为主动脉横切，石蜡切片，HE 染色。

1. 肉眼观察 为一弧形切面，是主动脉横切面的一段，凹面为腔面。

2. 低倍镜观察 可分为三层（图 2-3-3 A）。

（1）内膜较薄，着色较浅，内弹性膜不明显。

（2）中膜最厚，着色较深。

（3）外膜为结缔组织，着色最浅。

3. 高倍镜观察

（1）内膜：内皮常脱落，内皮下层较中动脉厚，可见胶原纤维和少量平滑肌纤维断面。内弹性膜与中膜的弹性膜形态相似不易区分。

（2）中膜：很厚，以 40～70 层弹性膜为主，弹性膜呈亮红色，由于血管收缩呈波浪状，弹性膜之间夹有环形平滑肌纤维，少量弹性纤维和胶原纤维（图 2-3-3 B）。

（3）外膜：较中膜薄，外弹性膜不明显，由疏松结缔组织组成，内有营养血管，神经纤维束和少量脂肪细胞。

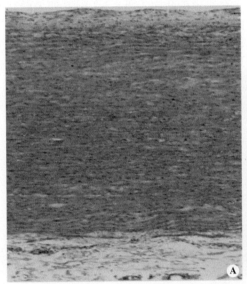
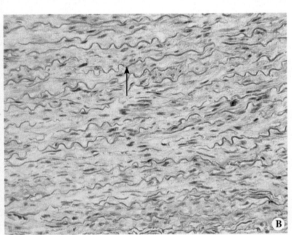

图 2-3-3　大动脉 (HE)

A. 大动脉低倍观；B. 大动脉高倍观，——→示弹性膜

（三）大静脉 (large vein)

标本为下腔静脉横切，石蜡切片，HE 染色。

1. 肉眼观察 为一弧形切面，是下腔静脉横切面的一段，凹面为腔面。

2. 低倍镜观察 与大动脉相比，大静脉管壁较薄，外膜厚。

3. 高倍镜观察

（1）内膜薄，内皮细胞核呈扁圆形，内皮下层结缔组织内含少量平滑肌，与中膜分界不清。

（2）中膜薄，为几层排列疏松的环行平滑肌。

（3）外膜厚，结缔组织内含大量纵行的平滑肌束，镜下可见平滑肌束被切成横断面（图 2-3-4）。

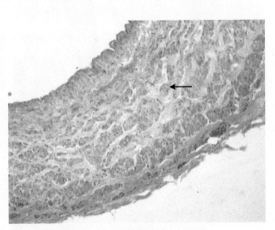

图 2-3-4　大静脉 (HE，低倍)

——→示纵行平滑肌

（四）小动脉与小静脉（small artery and small vein）

标本取自空肠或成人指尖，石蜡切片，HE 染色。

1. 肉眼观察　切片染色最浅处为空肠的黏膜下层或指尖的真皮深面及皮下组织。

2. 低倍镜观察　找到空肠的黏膜下层或指尖真皮深面的结缔组织，可见许多大小不等的血管断面。小动脉管壁较厚，小静脉管壁较薄。注意寻找观察伴行的小动脉与小静脉，以便比较。

3. 高倍镜观察

（1）小动脉（small artery）：管壁较厚，管腔小而规则。三层膜分界较清楚。内皮细胞核凸向管腔，管径较大的小动脉可见亮红色波浪状的内弹性膜紧贴于内皮（图 2-3-5 A）。管径较小的小动脉没有明显的内弹性膜（图 2-3-5 B）。中膜较厚，由小于 10 层的环行平滑肌构成，细胞核呈长椭圆形或杆状，染色较深，环绕血管腔分布清晰可辨。外膜较薄，由少量结缔组织组成，但与周围结缔组织分界不清（图 2-3-5）。

（2）小静脉（small vein）：管壁薄，管腔较同级小动脉大，且不规则。内皮细胞外有少量结缔组织，平滑肌纤维较少（图 2-3-5）。

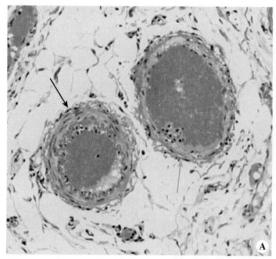
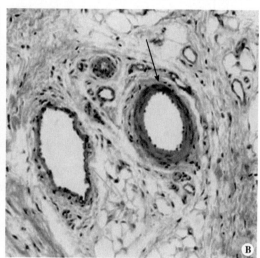

图 2-3-5　小动脉与小静脉 (HE，高倍)

➡示小动脉；➡示小静脉

（五）心脏与毛细血管（heart and capillary）

标本取自心室壁，石蜡切片，HE 染色

1. 肉眼观察　切片呈条块状，不整齐、染色深的一侧为心内膜面，平整、染色浅的一侧为心外膜面。

2. 低倍镜观察　首先区分心内膜面和心外膜面。心内膜最薄，心内膜下层有体积大、浅红染色的蒲肯野纤维（束细胞）。心外膜为浆膜，外表面覆盖间皮，心外膜中含有脂肪组织，据此可与心内膜区别。

观察心内膜、心肌层和心外膜三层心壁结构。心内膜腔面衬有内皮，其胞核凸向腔面，内皮下层由薄层结缔组织组成，心内膜下层为一层疏松结缔组织，寻找分布在其内的蒲肯野纤维。仔细观察浦肯野纤维，可将其纵、横断面分别与下方心肌层中普通心肌纤维的纵、横断面比较，其特点是蒲肯野纤维比普通心肌纤维粗大，肌浆多、肌原纤维较少，故染色浅，核大而圆。心肌层最厚，主要由各种走行方向的普通心肌纤维排列组成，色深红。心肌纤维间分布少量结缔组织（图 2-3-6）。

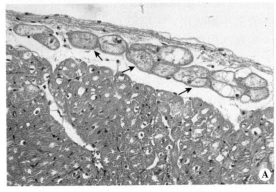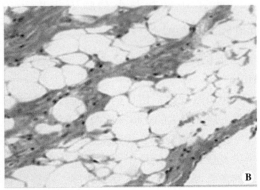

图 2-3-6　心室壁 (HE，低倍)

A. 心内膜和部分心肌层，➡️示蒲肯野纤维；B. 心外膜

3. 高倍镜观察　心肌纤维间的结缔组织内含有丰富的毛细血管。典型的毛细血管管壁很薄，几乎仅由一层内皮细胞构成。毛细血管管径小，其横断面上只有 1 ～ 2 个内皮细胞，核呈扁圆形状凸向管腔，形似戒指状（图 2-3-7 A）；纵断面上内皮细胞沿血管腔面分布，管腔内可见红细胞呈单行通过（图 2-3-7 B）。

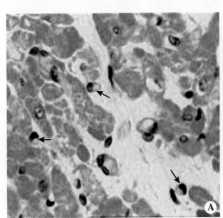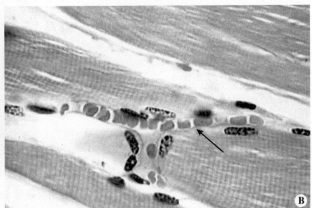

图 2-3-7　毛细血管 (HE)

A、B 为毛细血管高倍观，➡️示毛细血管

【电镜图片观察】

（1）连续毛细血管（continuous capillary）：内皮细胞连续，基膜完整，细胞间由紧密连接相连，胞质内有许多吞饮小泡（图 2-3-8）。

（2）有孔毛细血管（fenestrated capillary）：有孔毛细血管内皮细胞不含核的部分极薄，可见许多贯穿胞质的窗孔，基膜完整（图 2-3-9）。

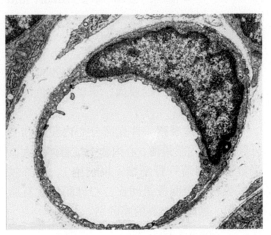

图 2-3-8　连续毛细血管电镜图

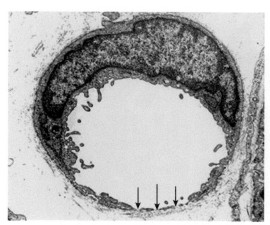

图 2-3-9 有孔毛细血管电镜图
➡️示内皮窗孔

【胚胎模型观察】

（一）原始心血管系统的建立

1. 血岛发生模型 人胚第 3 周，在卵黄囊壁、体蒂和绒毛膜的胚外中胚层内间充质细胞增殖形成血岛。图 2-3-10 显示人胚第 15 ～ 16 天卵黄囊壁外的血岛，这是造血干细胞的起源部位。

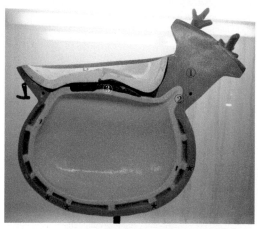

图 2-3-10 第 15 ～ 16 天人胚模型（矢状面观）
★示卵黄囊壁外的血岛；①体蒂；②尿囊；③胚盘

2. 人胚早期原始心血管系统模型 第 6 周人胚已卷折成圆柱形胚体。取下胚体侧面体壁外胚层，可见原始心血管在胚内的位置，观察一侧心管、腹主动脉、弓动脉、背主动脉、

卵黄动脉和脐动脉。腹主动脉位于前肠腹侧，与心管头端相连；弓动脉是连接腹主动脉和背主动脉之间的弓形部分，分别穿行于相应的鳃弓内；背主动脉位于原始消化管背侧，沿途发出包括卵黄动脉和脐动脉的许多分支（图 2-3-11）。

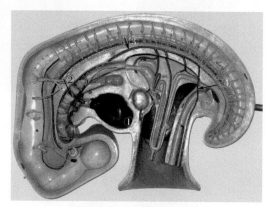

图 2-3-11 第 6 周人胚模型（矢状面观）
①心管；②弓动脉；③背主动脉；④脐动脉

（二）心脏的发生

1. 心脏外形的演变 人胚 22 天，左、右心管融合为 1 个，同时心管发生 2 个缩窄而形成 3 个膨大，由头端至尾端依次为心球、心室、心房。人胚 23 天，心房尾端出现第 4 个膨大静脉窦。心球头端变细为动脉干，与动脉囊即弓动脉的起始部相连。人胚 24 天，由于心球和心室生长速度快于心包腔扩展速度，心球和心室发生"U"形弯曲，即球室襻，凸向右、腹和尾侧。静脉窦的末端分为左、右两角，分别与同侧总主静脉、脐静脉、卵黄静脉相连（图 2-3-12）。人胚 35 天，心房和静脉窦离开原始横膈，心房向头端生长，移至心室、心球和动脉干的背侧；静脉窦位于心房的背面尾侧，以窦房口与心房通连；这样心管呈现"S"形弯曲（图 2-3-13）。同时心房受腹侧心球和背侧食管的限制而向左右两侧膨出。心球尾段膨大，融入原始心室演变为右心室，原始心室演变为左心室（图 2-3-14）。至此，心脏初具成体心脏的外形，但内部仍未完全分隔。

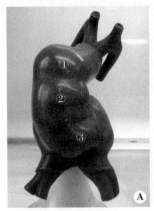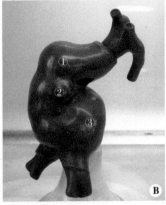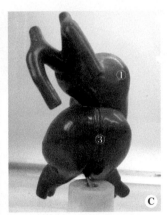

图 2-3-12　心脏 "U" 形弯曲模型

A. 正面观；B. 侧面观；C. 背面观

①心球；②心室；③心房

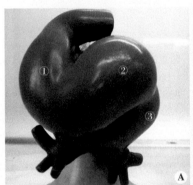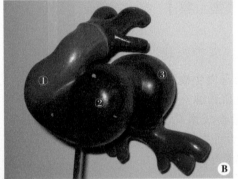

图 2-3-13　心脏 "S" 形弯曲演变模型

A. 正面观；B. 侧面观

①心球；②心室；③心房

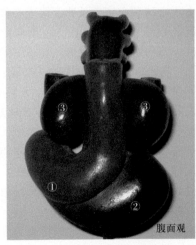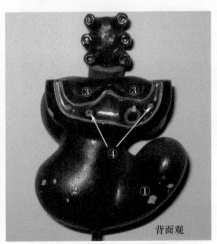

腹面观　　　　　　背面观

图 2-3-14　人胚 35 天心脏模型

①心球；②心室；③心房；④窦房口

2. 心脏的内部分隔

（1）原始心房的分隔

第 5 周心脏模型：人胚第 4 周末，心房和心室间的房室管的背、腹侧壁心内膜组织增生，各形成一个隆起，称背、腹心内膜垫，第 5 周背腹心内膜垫相互融合，将房室管分隔为左、右房室孔。同时心房顶部背侧壁中央出现薄的镰状隔膜，为第一房间隔（原发隔）。第一房间隔向心内膜垫方向生长，图 2-3-15 中第一房间隔下缘与心内膜垫之间的第一房间孔（原发孔）清晰可见。右侧心房窦房口处的皱褶为静脉窦瓣膜。心室底部肌性室间隔已开始发生。心房背面有静脉窦，左角已开始萎缩（图 2-3-15）。

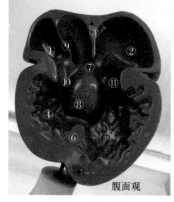
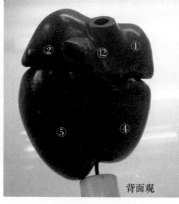
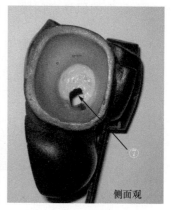

腹面观　　　　　　　　背面观　　　　　　　　侧面观

图 2-3-15　第五周心脏内部分隔模型

①右心房；②左心房；③第一房间隔；④右心室；⑤左心室；⑥肌性室间隔；⑦第一房间孔；⑧背侧心内膜垫；⑨窦房口；⑩右房室孔；⑪左房室孔；⑫静脉窦右角

第 6 周心脏模型：心内膜垫组织向上增生凸起已封闭第一房间孔（原发孔）。第一房间隔上部形成第二房间孔（继发孔）。第一房间隔的右侧，从心房顶端腹侧壁再长出一厚的新月形隔膜即第二房间隔（继发隔）。第二房间隔将继续向心内膜垫方向生长，遮盖住第二房间孔。当其前后缘与心内膜垫接触时，下方留有一个卵圆形的孔为卵圆孔。卵圆孔位置稍低于第二房间孔，左侧由第一房间隔覆盖，该部分的第一房间隔组织称为卵圆孔瓣。心房发育的同时，心室内肌性室间隔形成，隔的上缘可见室间孔（图 2-3-16）。

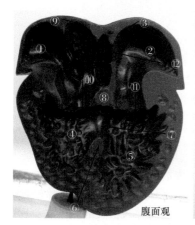
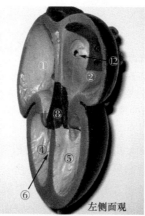
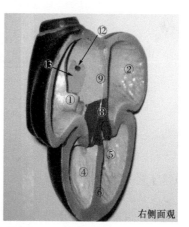

腹面观　　　　　　　　左侧面观　　　　　　　右侧面观

图 2-3-16　第六周心脏内部分隔演变模型

①右心房；②左心房；③第一房间隔；④右心室；⑤左心室；⑥肌性室间隔；⑦室间孔；⑧心内膜垫；⑨第二房间隔；⑩右房室孔；⑪左房室孔；⑫第二房间孔；⑬发育中的卵圆孔

（2）原始心室的分隔：人胚第 4 周末，心尖处的心室腔底壁凸起形成一较厚的半月形肌性嵴，称肌性室间隔。肌性室间隔不断向心内膜垫方向生长，但肌性室间隔游离缘与心内膜垫之间留有一孔（图 2-3-16），7 周初的人胚心脏仍可见一半月形室间孔，左、右心室仍然相通（图 2-3-17）。7 周末由向下延伸的心球嵴、向下延伸的心内膜垫和向上延伸的肌性室间隔三部分共同形成

的膜性室间隔与肌性室间隔融合，封闭室间孔（图 2-3-18 B）。

（3）动脉干与心球的分隔：取下心球心室腹侧面，图 2-3-18 A 可见人胚 5 周心球内面出现两条由心内膜局部增厚形成的纵嵴即心球嵴，嵴呈螺旋形走行，图 2-3-18 B 可见 7 周末心球嵴对向生长愈合后形成主动脉肺动脉隔，螺旋形的隔使肺动脉干和升主动脉相互缠绕，升主动脉开口于左心室，肺动脉开口于右心室。

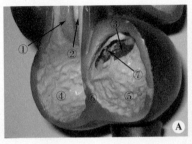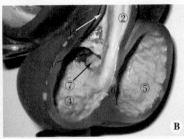

图 2-3-17 原始心室分隔模型

A. 左侧面观；B. 右侧面观

①右球嵴；②左球嵴；③心内膜垫；④右心室；⑤左心室；⑥肌性室间隔；⑦室间孔

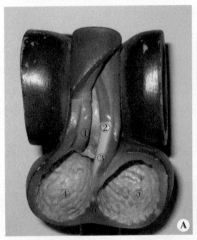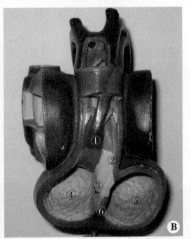

图 2-3-18 心球与动脉干分隔模型

A. 第 5 周心脏模型；B. 第 7 周末心脏模型

①右球嵴；②左球嵴；③膜性室间隔；④右心室；⑤左心室；⑥肌性室间隔

（4）静脉窦的演变：图 2-3-19 A 可见两侧静脉窦总主静脉、脐静脉和卵黄静脉开口于心房背侧。图 2-3-19 B 显示静脉窦左角萎缩变小，近端形成冠状窦，远端形成左房斜

静脉的根部。原始右心房扩展，右角并入原始右心房，上腔静脉和下腔静脉通入右心房。2 条肺静脉汇入原始左心房，肺静脉根部分出 2 个属支，以后将并入扩大的原始左心房。

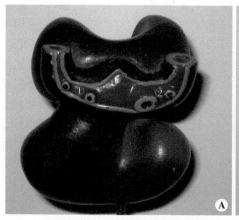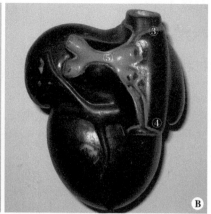

图 2-3-19　静脉窦演变模型背面观
①静脉窦左角；②静脉窦右角；③上腔静脉；④下腔静脉；⑤肺静脉

【思考题】

（1）根据形态特点来分析毛细血管的分布及其物质交换特点有哪些？

（2）结合形态结构特点来分析三种动脉的生理功能有哪些？

（3）根据心室壁结构特点来分析心脏传导系统功能有哪些？

（4）胚胎时期第一房间隔和第二房间隔发生是否实现左、右心房的完全分隔？解剖上的完全分隔将在什么时候实现？

（5）室间隔缺损最容易发生在哪个部位？

（王　璐）

实验四　期前收缩与代偿间歇

【实验目的】

（1）掌握：在体蛙心心搏曲线的记录方法；期前收缩（premature systole）与代偿间歇（compensatory pause）的产生过程和机制。

（2）了解：心室肌细胞兴奋性的特点及机制。

【实验原理】

心室肌细胞每产生一次兴奋，其膜电位发生一系列规律性变化，兴奋性也随之发生周期性改变，分别称为有效不应期（effective refractory period，ERP）、相对不应期（relative refractory period，RRP）和超常期（supranormal period，SNP）。在有效不应期内心肌细胞的兴奋性暂时缺失或极度低下，因此有效不应期内无论受到多大的刺激心肌细胞均不会产生新的兴奋收缩活动。而心室肌细胞兴奋周期中的有效不应期特别长，一直延续到心肌收缩活动的舒张早期。

在正常情况下，起搏点的每一次兴奋传到心房肌和心室肌时，心房肌和心室肌的前一次兴奋的不应期均已结束，于是，整个心脏按照起搏点的节律兴奋收缩。若心室肌细胞在有效不应期之后，下一次起搏点兴奋到达之前受到一次外来刺激，则可提前产生一次兴奋和收缩活动，称为期前兴奋和期前收缩。期前收缩也有其自身的有效不应期，当紧接在期前兴奋后的一次起搏点兴奋传到心室时，如果正好落在期前兴奋的有效不应期内，则此次正常下传的起搏点兴奋将不能引起心室的兴奋和收缩，即形成一次兴奋和收缩的"脱失"，须待再下一次起搏点的兴奋传来时才能引起兴奋和收缩。这样，在一次期前收缩之后往往出现一段较长的心室舒张期，称为代偿间歇。

【实验对象】

蟾蜍或蛙。

【实验材料】

蛙类手术器械一套，蛙板，蛙钉，蛙心夹，棉线，滴管，任氏液，张力换能器，刺激电极，铁支架，双凹夹。

【实验方法】

（一）在体蛙心制备

破坏蟾蜍的脑和脊髓后，将其仰卧位固定于蛙板上。从剑突下向锁骨方向呈"V"形剪开皮肤，用同样的方法剪开胸壁直至锁骨并在锁骨水平去掉胸前壁。用眼科镊子提起心包膜，眼科剪小心打开心包，暴露心脏。在心室舒张期用蛙心夹夹住心尖约 1mm。

（二）BL-420 的操作

1. 标本与仪器的连接 将蛙心夹连线与张力换能器感应片相连，换能器输入线与 BL-420 生物机能实验系统 CH1 通道连接。刺激电极固定于铁支架上，并使其无论在心室收缩还是舒张时均能与心室紧密接触。

2. 电脑操作 进入 BL-420 生物机能实验系统操作界面，"实验项目"模块中选择"循环实验"，进入"期前收缩与代偿间歇"记录模块。

【实验观察】

1. 记录正常心室收缩曲线 曲线上升支代表心室收缩过程，曲线下降支代表心室舒张过程，曲线幅度代表心肌收缩的张力大小，曲线疏密度反应心率的快慢（如图 2-4-1）。

2. 观察期前收缩与代偿间歇 用中等强度的单个阈上刺激，分别在心室收缩的舒张早期之前和之后各给予心室一次额外刺激，观察对心室收缩活动的影响。

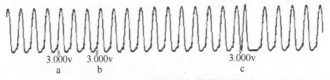

3.000v 3.000v 3.000v
a b c

图 2-4-1 期前收缩与代偿间歇

刺激 a、b 落在舒张早期之前（有效不应期内），未改变心室的舒缩活动；刺激 c 落在舒张中晚期（有效不应期后），引起期前收缩和代偿间歇

【注意事项】

（1）充分破坏蟾蜍脑和脊髓，以免实验进行中动物肌肉收缩干扰实验。

（2）实验记录过程中，始终保持刺激电极与心室肌细胞紧密接触。

（3）记录结果至少保证有一次有效刺激与一次无效刺激。

【思考题】

（1）期前收缩与代偿间歇产生的原因是什么？

（2）心率过快或过慢时，对期前收缩及代偿间歇有何影响？为什么？

（3）心室肌细胞的有效不应期特别长有何生理意义？

（申晶晶）

实验五 蟾蜍心脏起搏点的分析

【实验目的】

（1）掌握：蟾蜍心脏起搏点及心脏不同部位自律性的高低的方法与原理。

（2）了解：两栖类动物心脏的结构。

【实验原理】

两栖类动物心脏结构的特点为两个心房（atria）和一个心室（ventricle），其背面还有一个自律性最高的静脉窦（venous sinus）。生理情况下，静脉窦发出的兴奋依次下传给心房和心室并引起心肌收缩，故静脉窦为两栖类动物的心脏起搏点（pacemaker）。

【实验对象】

蟾蜍或蛙。

【实验材料】

蛙类手术器械一套，蛙心夹，滴管，任氏液，手术线等。

【实验方法】

1. 暴露心脏　参见期前收缩与代偿间歇部分蟾蜍心脏暴露方法。

2. 认识心脏结构　从蟾蜍腹面观察，可见心脏有一个心室，其上方有两个心房，心室射出的血液进入主动脉起始部——动脉圆锥，然后主动脉分支形成左右主动脉。心房与心室之间的沟为房室沟（atrioventricular groove）。用玻璃分针将心尖轻轻翻转向头端，暴露心脏背面。从背面辨认心脏，可见与心房相连的静脉窦。心房与静脉窦之间有一半月形白线，即窦房沟（sinuauricular groove）（图 2-5-1）。

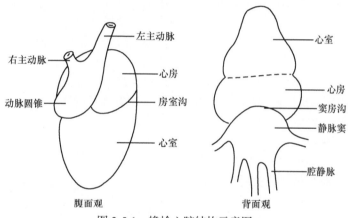

图 2-5-1　蟾蜍心脏结构示意图

【实验观察】

1. 分别记录静脉窦、心房、心室跳动频率　填写在表 2-5-1 中。

2. 结扎房室沟　在心房、心室交界处（房室沟）做斯氏第二结扎，阻断心房与心室之间的兴奋传导，记录静脉窦、心房、心室跳动次数。如短暂停跳后心室恢复跳动次数，则可把恢复后的跳动次数填入表 2-5-1 中，并分析相应机制。

3. 结扎窦房沟　在左右主动脉下方穿线后，用玻璃分针将心尖翻向头端暴露静脉窦，绕着窦房沟在静脉窦和心房之间结扎（斯氏第一结扎），阻断静脉窦与心房之间的兴奋传递，观察静脉窦、心房和心室的跳动次数。如心房短时间内恢复跳动也可将其恢复后的跳动次数计入表 2-5-1 中，并分析其相应机制。

表 2-5-1　心脏各部分活动频率的观察（次/分）

实验处理	静脉窦		心房		心室	
	结扎前	结扎后	结扎前	结扎后	结扎前	结扎后
斯氏第二结扎						
斯氏第一结扎						

【注意事项】

（1）结扎位置应准确，结扎绳子打紧。

（2）实验中经常滴加任氏液，避免心脏干燥。

【思考题】

（1）通过本次实验，你分析到两栖类动物的心脏起搏点在什么位置？为什么起搏点可以控制潜在起搏点的自律性活动？

（2）在本次实验中，你观察到潜在起搏点自律性的恢复了吗？你能设计其他的方法证明心脏各部位具有高低不等的自律性吗？

（申晶晶）

实验六　心音听诊

【实验目的】

掌握：心音听诊的方法，正常心音特点及其产生原理。

【实验原理】

在心动周期中，心脏瓣膜开关、心肌收缩、血液流速改变等引起的机械振动产生的声音，沿机体各种组织传递到体表，可用听诊器置于受试者胸前壁某些部位直接听取，称为心音（heart sound）。心音听诊在心脏病诊断中占有重要地位。一般在每一心动周期可听到两个心音，即第一心音和第二心音。在某些健康儿童和青少年，也可能听到第三心音。第一心音是由房室瓣关闭和心肌收缩振动所产生，音调较低沉，持续时间长，是心肌收缩的标志，其响度和性质变化可反映心室肌收缩强弱和房室瓣的机能状态。第二心音是由动脉瓣关闭产生的振动所致，音调较高，持续时间短，是心室舒张的标志，其响度常可反应动脉压的高低。心音发生在心动周期的某些特定时间，其音调和持续时间也有一定的规律。正常情况下共有四个心音，但多数情况下，听诊只能听到第一心音和第二心音。

【实验对象】

人。

【实验材料】

听诊器。

【实验方法】

（一）确定听诊部位

（1）受试者面朝亮处端坐，解开上衣，检查者坐在其对面。

（2）肉眼观察（或用手触诊）受试者心尖搏动位置与范围是否正常。

（3）参照图 2-6-1，认清心音听诊各部位。

二尖瓣听诊区：位于左锁骨中线稍内侧与第五肋间隙交界处，即心尖搏动处。

肺动脉瓣听诊区：位于胸骨左缘第二肋间隙。

主动脉瓣听诊区：位于胸骨右缘第二肋间隙。胸骨左缘第三肋间隙为主动脉瓣第二听诊区（又称第五点），主动脉瓣关闭不全时可在该处听到杂音。

三尖瓣听诊区：胸骨右缘第四肋间隙或剑突下。

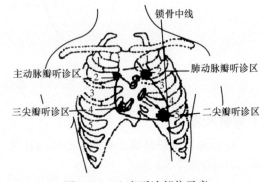

图 2-6-1　心音听诊部位示意

（二）心音听诊

（1）测试者带好听诊器，以右手拇指、食指和中指轻持听诊器胸件紧贴于受试者胸前壁皮肤，用力适度，依次（二尖瓣听诊区—肺动脉瓣听诊区—主动脉瓣听诊区—三尖瓣听诊区）仔细听诊，注意区分两种心音。

（2）在二尖瓣听诊区听取心音，并开始数心率。注意同时扪及受试者左上肢桡动脉搏动或颈动脉搏动。观察心音、脉搏搏动是否一致，心律是否整齐。

（3）如果难以区分两个心音，可用手指触诊心尖搏动或颈动脉脉搏，与搏动同时出现的为第一心音，然后可再以心音音调高低、持续时间长短鉴别两心音。

【注意事项】

（1）受试者和室内环境应保持安静。

（2）听诊器耳端应与外耳道方向一致，橡皮管不得交叉、扭结。橡皮管切勿与其他物体摩擦，以免发生摩擦音影响听诊。

【思考题】

（1）试述两个心音产生的机制，它们分别标志心动周期中的哪个期？

（2）心音听诊的临床意义何在？

（涂　柳）

实验七　人体动脉血压的测定及运动对血压的影响

【实验目的】

掌握：人体间接测定动脉血压的原理和方法；动脉血压的正常值及书写方法。

【实验原理】

人体动脉血压测定最常用的是间接测压法，测量部位通常为上臂肱动脉。通常应用血压计的袖带在动脉外加压，根据血管音的变化来测量动脉血压。血液在血管内顺畅流动时没有声音，但如果给血管以压力而使血管变窄，血流经过狭窄处形成涡流时则可发出声音。通过橡皮球将空气打入缚于上臂的袖带给肱动脉加压值的大小，可由血压计水银柱的高度或血压表指针刻度数读出。当外加压力超过动脉收缩压时，动脉血流完全被阻断，此时用听诊器在肱动脉处听不到任何声音，在桡动脉处也扪不到搏动。缓慢放气，使袖带内压力逐渐下降，当袖带内压力介于动脉收缩压与舒张压之间时，血流将随着心脏的搏动断续的流过受压的血管，形成血液涡流，从而产生血管音，也可触及桡动脉脉搏。继续放气，当袖带内压力低于舒张压时，血流又恢复为连续的流动，则血管音会突然变弱或者消失。据此可测出肱动脉的收缩压（systolic blood pressure）和舒张压（diastolic blood pressure）。动脉内血液刚能发出声音时的最大外加压力（即发出第一次声音时）相当于收缩压，而动脉内血液声音突然变弱或者消失时对应的外加压力相当于舒张压（图 2-7-1）。

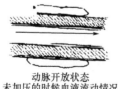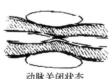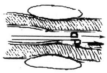

動脈开放状态
未加压的时候血液流动情况　　动脉关闭状态
血流阻断情况　　动脉正在开放
动脉管狭窄时血流的情况

图 2-7-1　测定血压时动脉中的血流情况

【实验对象】

人。

【实验材料】

血压计，听诊器。

【实验方法】

（1）受试者脱去一臂衣袖（多为右上臂）静坐 5 分钟。

（2）松开橡皮球上的螺丝帽，将袖带内的空气全部放出，再将螺丝扭紧。

（3）将袖带裹于右上臂，其下缘应在肘关节上约 2cm 处，松紧适宜。受试者手掌向上平放于台上，袖带应与心脏同一水平。

（4）将听诊器两耳器塞入外耳道，务必使耳器的弯曲方向与外耳道一致。

（5）在肘窝部内侧找到肱动脉搏动处，左手持听诊器的胸件置于其上（不可用力下压）。

【实验观察】

1. 测量收缩压 右手持橡皮球，向袖带内加压打气，同步观察血压计水银柱刻度数的变化；左手按住桡动脉脉搏处，当左手感觉不到桡动脉搏动时，提示外加压力已经超过收缩压，可以停止加压。随后，松开打气球螺丝帽缓慢放气，降低袖带内压力。在水银柱缓慢下降的同时仔细听诊，当出现"砰"的第一声时，此时的水银柱刻度数即代表收缩压。

2. 测量舒张压 继续缓慢放气，在听到血管音的变化的同时，观察血压计水银柱刻度数的变化。当声音由低而高，而后突然变低钝或消失的一瞬间，所对应的水银柱刻度数即代表舒张压。

血压记录通常以收缩压/舒张压 mmHg 或 kPa 来表示，例如 110/70mmHg，110mmHg 代表收缩压，70mmHg 代表舒张压。

3. 观察轻度运动对血压的影响 先测量安静状态的血压和心率，然后做下蹲运动 10 次，测量运动后即刻和 5 分钟后的心率和血压。

【注意事项】

（1）室内保持安静，利于听诊。

（2）无论测量坐、卧、立位的血压，测量部位（缚袖带处）都应与心脏和血压计处于同一水平

（3）发现血压超出正常范围时，应让被检者休息 10 分钟后再测，以减少误差。

（4）重复测压时，须将袖带内空气排放完全，使压力降至零位，而后再进行下一次

测量。

【思考题】

（1）体位、呼吸改变时，血压有什么变化？为什么？

（2）正常男女成人的血压是多少？同组男女同学测的血压值是否正常？

（3）自行设计实验，观察体位改变对血压的影响。

（涂 柳）

实验八 人体体表心电图的记录

【实验目的】

（1）掌握：人体体表心电图的记录方法；辨认正常心电图的波形及其生理意义。

（2）了解：心电图波形的测量方法。

【实验原理】

心脏收缩之前先产生兴奋。正常时心脏兴奋由窦房结（sinoatrial node）开始，经传导系统最后到达心室肌（ventricular muscle），并引起心肌的收缩。发生在心脏组织的这些电位变化可以通过周围导电组织和体液传至体表。在体表，按一定引导方法，把这些电位变化记录下来，就称为心电图（electrocardiogram）。心电图反映的是每个心动周期（cardiac cycle）中整个心脏兴奋的产生、传导和兴奋恢复过程中的生物电变化。正常人心电图包括 P 波、QRS 波、T 波。P 波代表左右两心房（atria）去极化过程；QRS 波代表左右两心室（ventricle）去极化过程；T 波代表左右两心室复极化过程。心电图是一种无创记录法，临床上已广泛应用于诊断心律失常、心肌损害、起搏点分析等。

【实验对象】

人。

【实验材料】

计算机、BL-420L 生物机能实验系统（或心电图机）、心电导线、检查床、导电膏和酒精棉球等。

【实验方法】

（一）心电图记录的操作步骤

1. 接好计算机的电源线、地线和导联线。

2. 受试者静卧检查床上，放松肌肉，在手腕、足踝及胸前安放好引导电极，接上导联线。为了保证导电良好，可在放置引导电极部位涂抹少许导电膏。导联线的联接方法是红色—右手，黄色—左手，绿色—左足，黑色—右足（接地），白色—胸前导联（图 2-8-1）。

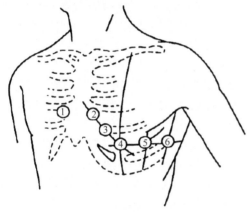

图 2-8-1　胸前导联连接示意图

3. 打开 BL-420L 生物机能实验系统→选择"信号输入"→1、2、3、4 通道均选择心电→在屏幕右侧"控制参数调节区"中点击 1 通道"导联关"→选为 I 导联，2 通道选为 II 导联，3 通道选 III 导联，4 通道选为 aVR，点击开始实验，记录心电波形。点击工具栏中心电图图标，进行心功能参数测量，选取一段心电图波，譬如从一个 P 波到后几个心动周期后的 P 波，单击右键进行多参数测量。另外通过工具栏中"Excel"命令打开 Excel 电子表格，则测量的数据将直接进入 Excel 电子表格中。然后再改变各通道的导联，同理记录测量其他导联的心电图。最后进行多通道图形剪接和心电图形打印。

也可以选用心电图机直接进行心电图记录：调整心电图机放大倍数，纵坐标 10mm 代表 1mV 标准电压，走纸速度 25mm/s，然后依次记录 I 、 II 、 III 、aVR、aVL、aVF、V1、V2、V3、V4、V5、V6 导联的心电图。各导联的选择仅需旋动心电图机上的相应旋钮即能完成，不需变动已安置在人体上的电极。

（二）心电图分析

1.辨认心电图各波段 P 波，QRS 波群，T 波，P-R 间期，ST 段，Q-T 间期，P-P 间期/R-R 间期（图 2-8-2）。

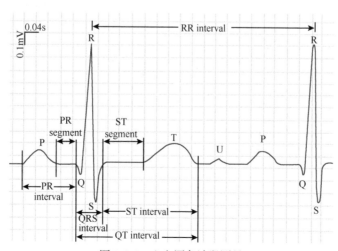

图 2-8-2　心电图各波段测量

2. 波幅和时间的测量 Excel 电子表格中心电波形上的各种参数，包括：心率、R 波幅度、ST 段等多个参数都显示了出来。

心电图图形中波幅和时间的测量

（1）波幅：当 1mV 的标准电压使基线上移 10mm 时，纵坐标每一小格（1mm）代表 0.1mV。测量波幅时，凡向上的波形，其波幅应从基线上缘测量到波峰的峰顶；凡向下的波形，其波幅应从基线下缘测量至波谷的底点。

（2）时间：当走纸速度选用 25mm/s 时，心电图纸上横坐标的每一小格（1mm）代表 0.04s。

（3）心率的测定：测量相邻两个 P 波间隔时间或 R 波的间隔时间，按下列公式进行计算，求出心率。如心动周期之间的时间间距显著不等时，可随机的取五个心动周期的 P-P 间期或 R-R 间期时间加以平均，取得平均值，代入公式。

心律 =60/P-P 或 R-R 间期（s）

窦性心律的心电图表现是：P 波在 II 导联中直立，aVR 导联中倒置，P-R 间期在 0.12～0.20s，如果心电图中最大的 P-P 间期和最小的 P-P 间期相差 0.12s 以上，称为窦性心律不齐。成年人正常窦性心律的心率为 60～100 次 / 分。

【注意事项】

（1）肌肉放松以消除肌电干扰，电极应紧贴皮肤。

（2）计算机要良好接地。

【思考题】

（1）记录心电图的基本原理是什么？

（2）正常心电图的 P 波，QRS 波群，T 波，P-R 间期，ST 段，Q-T 间期，P-P 间期 /R-R 间期各表示的生理意义？

（申晶晶）

实验九　不同因素对兔动脉血压和减压神经放电的影响

【实验目的】

（1）掌握：家兔动脉血压、减压神经放电和心电图同步记录方法；影响血压的因素对减压神经放电和心电图的影响。

（2）了解：动脉血压、减压神经放电和心脏活动三者间的关系。

【实验原理】

神经系统对心血管系统的调节是通过各种心血管反射来实现的，其中最重要的反射是颈动脉窦和主动脉弓压力感受性反射（baroreceptor reflex），又称减压反射（depressor reflex）。压力感受器主要位于颈动脉窦和主动脉弓血管外膜下，可以直接感受血管壁所受到的机械牵张程度。当动脉血压升高时，动脉管壁受到的牵张程度增加，压力感受器的传入冲动增加；反之，其传入冲动则减少。因此，在一定范围内压力感受器的传入神经上传入冲动频率与动脉管壁扩张程度或动脉血压高低成正比。在每一心动周期中动脉血压出现有规律的波动，压力感受器的传入神经上传入冲动频率也会随之发生相应变化。

多数哺乳动物主动脉弓压力感受器传入纤维走行于迷走神经干中并随之进入延髓。家兔主动脉弓压力感受器的传入纤维在颈部自成一束，与迷走神经、交感神经伴行，称为减压神经（depressor nerve）或主动脉神经（aortic nerve）。其传入冲动通过减压反射活动对动脉血压产生调节作用。当动脉血压升高时，主动脉弓压力感受器发放冲动增加，经减压神经传入中枢的冲动增多（即减压神经的放电增多），使心迷走紧张加强，心交感紧张和交感缩血管紧张减弱，表现为心率减慢，心肌收缩力减弱，心输出量减少，血管舒张和外周阻力降低,使动脉血压降低。反之,当动脉血压下降时,主动脉弓压力感受器发放冲动减少,压力感受性反射减弱,血压回升。

【实验对象】

家兔,体重2.5～3kg,雌雄兼用。

【实验材料】

哺乳动物常用手术器械一套、兔手术台、玻璃分针、气管插管、动脉插管、动脉夹、注射器(1ml、2ml、10ml、20ml)、三通管、神经引导电极及其支架、刺激电极、铁架台、压力换能器、针形心电引导电极、监听器、BL-420生物信号采集与处理系统。

25%氨基甲酸乙酯、150U/ml肝素、生理盐水、医用液状石蜡(加热至38～40℃)、0.01%去甲肾上腺素溶液、0.01%肾上腺素溶液、0.01%酚妥拉明溶液、0.1%普萘洛尔溶液、0.001%乙酰胆碱溶液、0.1%阿托品溶液。

【实验方法】

(一)制备动物模型

1. 动物麻醉和固定 见本书第三部分"实验三红细胞比容的测定"。

2. 气管插管 见《医学整合课程基础实验(人体概述分册)》第二部分"实验四动物实验的常用插管术"中的气管插管术。

3. 分离右侧减压神经、迷走神经和颈总动脉 用左手拇指和食指捏住右侧切口的皮肤和肌肉,其余三指从皮肤外面略向上顶起,使气管旁软组织外翻,暴露其深部的颈总动脉鞘。鞘内有位置靠前的颈总动脉和紧贴其后的迷走神经、颈交感神经和减压神经。用玻璃分针轻轻地纵向划开鞘膜,并将颈总动脉稍移向一旁,即可见到三条平行排列的神经。仔细辨认三根神经:迷走神经最粗、规整、明亮;交感神经较细、色泽较暗;减压神经最细,在颈中部水平多位于前两者之间并紧挨交感神经并行。于减压神经、迷走神经和

颈总动脉下各穿一线,在远离血管或神经处将线打一活结备用。

4. 左侧颈总动脉插管 见《医学整合课程基础实验(人体概述分册)》第二部分"实验四动物实验的常用插管术"中的颈总动脉插管术。待所有手术完成后,将压力换能器置于心脏水平,并牢固固定。移去动脉夹,此时在动脉插管前端可见血液与抗凝剂之间形成的界面,并随心跳而波动。

5. 引导减压神经放电 用玻璃分针把已游离的减压神经轻轻放在引导电极上,稍稍提高电极使之悬空,勿与周围组织接触,但切不可使神经过度牵拉。用止血钳将颈部皮肤提起拉开,做一皮兜,滴入加温的液状石蜡湿润神经。接地电极置于皮肤切口,随仪器并联接地。

6. 引导心电图 将针形心电引导电极的负极连于家兔右前肢,正极连于左后肢,两个电极插入点连线呈右上向左下倾斜,右后肢接地。

(二)BL-420的操作与实验参数的选择

将减压神经放电引导电极连于1通道,压力换能器连于2通道,心电图引导电极连于3通道。开启计算机主机与显示器电源开关,进入BL-420生物信号采集与处理系统。选择输入信号:1通道为"神经放电",2通道为"压力",3通道为"心电",点击开始按钮后,显示器上出现减压神经放电、动脉血压和心电图图形,调节扫描速度,使三个通道的速度相同,均为100ms/div。

【实验观察】

1. 正常减压神经放电、动脉血压、心电图及三者间关系的观察

(1)减压神经放电曲线:呈群集性放电,节律与心率同步,每一心动周期中,放电幅度先突然增加,然后逐渐减弱,呈三角形。打开监听器可听到类似火车开动的声音。

(2)动脉血压曲线:动脉血压的波形包

括一级波和二级波。一级波是由心脏的舒缩活动引起，心室收缩时血压升高，心室舒张时血压下降，曲线的波峰反映收缩压的高低，波谷则反映舒张压的高低，两者的差值为脉搏压，曲线的疏密度反应心率快慢。二级波与呼吸有关，是由于呼吸时胸内压的变化对血压的影响所致。

(3) 心电图：辨认心电图的各个波形和间期，测定心率。

2. 牵拉左侧颈总动脉残端 在左侧颈总动脉头端的第二道结扎线和动脉插管之间剪断颈总动脉，顺颈总动脉的长轴快速搏动式牵拉左侧颈总动脉残端 15～20s，观察减压神经放电、动脉血压和心率的变化。

3. 夹闭右侧颈总动脉 用止血钳轻轻挑起右侧颈总动脉，使其良好暴露，待血压稳定后再用动脉夹夹闭右侧颈总动脉 15～20s，观察减压神经放电、动脉血压和心率的变化。

4. 观察去甲肾上腺素及 α-肾上腺素能受体阻断剂的作用

(1) 耳缘静脉注射 0.01% 去甲肾上腺素 0.3ml，观察减压神经放电、动脉血压和心率的变化。

(2) 耳缘静脉注射 α-肾上腺素能受体阻断剂酚妥拉明 2ml/kg，观察减压神经放电、动脉血压和心率的变化；3～5min 后，再注射 0.01% 去甲肾上腺素 0.3ml，观察上述指标有何变化。

5. 观察肾上腺素及 β-肾上腺素能受体阻断剂的作用

(1) 耳缘静脉注射 0.01% 肾上腺素 0.3ml，观察减压神经放电、动脉血压和心率的变化。

(2) 耳缘静脉注射 β-肾上腺素能受体阻断剂普萘洛尔 1ml/kg，观察减压神经放电、动脉血压和心率的变化；5～10min 后，再注射 0.01% 肾上腺素 0.3ml，观察上述指标有何变化。

6. 观察乙酰胆碱及 M 受体阻断剂的作用

(1) 耳缘静脉注射 0.001% 乙酰胆碱 0.3ml，观察减压神经放电、动脉血压和心率的变化。

(2) 耳缘静脉注射 M 受体阻断剂阿托品 0.2ml，观察减压神经放电、动脉血压和心率的变化；3～5min 后，再注射 0.001% 乙酰胆碱 0.3ml，观察上述指标有何变化。

7. 结扎并剪断减压神经 双重结扎减压神经，在结扎线之间剪断减压神经，分别在其中枢端和外周端记录放电情况。

【注意事项】

(1) 分离减压神经时，应尽量避免牵拉神经。可用温生理盐水浸湿的棉花缠绕玻璃分针的尖端来分离神经，沿神经走行的方向轻轻游离，不要做垂直方向的牵拉。刚开始分离神经时，宜尽量靠其中枢端分离，以备万一神经损伤，还可向外周端继续分离一段使用。

(2) 做颈总动脉插管前需准备好充满抗凝剂的压力换能器和动脉插管，插管时注意三通管处于正确的方向。

(3) 保证仪器与动物接地良好，避免干扰。

(4) 实验过程中注意保持神经的湿润和保温。

(5) 每一实验项目完成后，须待血压、心率等恢复到相对正常状态再进行下一项处理，每一项目的结果都需要一段正常对照曲线。

(6) 实验结束后，先将颈总动脉结扎后再将动脉插管拔出。

【思考题】

(1) 如何证明减压神经是传入神经？

(2) 试分析心脏活动、动脉血压与减压神经放电三者间的关系。

（陈　笛）

实验十　不同因素对循环、呼吸和泌尿功能影响的综合观察

【实验目的】

(1) 掌握：同步记录、观察家兔循环、

呼吸和泌尿功能变化的方法。

（2）了解：动物在整体情况下，对不同理化刺激所引起的循环、呼吸、泌尿等功能的适应性改变，加深对机体在整体状态下的整合机制的认识。

【实验原理】

生物体是一个极为复杂的有机体，体内各器官系统在神经和体液因素的调节控制下，相互联系，相互制约，相互协调，相互配合，共同完成统一的整体生理功能。当某种刺激因素作用于机体后，是多个器官系统同时发生适应性反应。

心血管活动受神经、体液因素调节。心脏受交感神经和迷走神经的双重支配。交感神经兴奋时，通过末梢释放去甲肾上腺素，与心肌细胞膜上的 β_1 受体结合，引起心率加快、心肌收缩力增强、心输出量增加、动脉血压升高；迷走神经兴奋则通过末梢释放乙酰胆碱，与心肌细胞膜上的 M 受体结合，引起心率减慢、心肌收缩力减弱、心输出量减少、动脉血压降低。全身绝大多数血管受交感缩血管神经支配，该神经通过末梢释放去甲肾上腺素，与血管平滑肌上的 α_1 受体结合，引起血管收缩，外周阻力增大，动脉血压升高。

呼吸运动是呼吸中枢节律性活动的结果，其深度和频率会随机体代谢需要而发生相应的变化。呼吸运动所发生的适应性变化有赖于神经系统的反射性调节，主要涉及呼吸中枢、肺牵张反射和化学感受性反射。体内外各种刺激，可以直接作用于呼吸中枢或通过不同的感受器反射性地影响呼吸运动。

尿生成的基本过程包括：肾小球的滤过、肾小管与集合管的重吸收、肾小管与集合管的分泌。凡影响上述过程的因素，均可影响尿的生成并引起尿量的改变。

本实验通过同步记录动物的动脉血压、呼吸运动和尿量的变化，观察机体作为整体对不同刺激做出的协调统一的反应。

【实验对象】

家兔，体重 2.5 ～ 3kg，雌雄兼用。

【实验材料】

BL-420 生物信号实验系统，兔手术台，压力换能器，引导电极，记滴器，注射器，输液装置，气管插管，膀胱插管，棉线，纱布，25% 氨基甲酸乙酯，20% 葡萄糖，0.1‰ 去甲肾上腺素溶液，0.1‰ 肾上腺素溶液，0.1‰ 氯化乙酰胆碱溶液，垂体后叶素，0.1% 呋塞米，尿糖试纸等。

【实验方法】

（一）制备动物模型

1. 麻醉与固定 25% 氨基甲酸乙酯 4ml/kg 的剂量由兔耳缘静脉麻醉，在麻醉期间随时观察家兔呼吸、角膜反射和痛反应，防止麻醉过深致死动物。麻醉后将其仰卧固定于兔手术台上。

2. 建立耳缘静脉给药通道 输入生理盐水以 10～20 滴/分维持动物正常的生理状态。

3. 气管插管 见《医学整合课程基础实验（人体概述分册）》第二部分"实验四动物实验的常用插管术"中的气管插管术。

4. 分离右侧迷走神经、减压神经和颈总动脉 用左手拇指和食指轻轻捏住颈部的肌肉和皮肤，其余三指从皮肤外面向上顶，使颈部旁的软组织外翻，即可暴露出颈总动脉鞘。鞘内有颈总动脉及三条神经：迷走神经最粗，白色，一般位于外侧；交感神经较细，一般位于内侧；减压神经最细如发丝，常与交感神经并行。识别准确后，用玻璃分针纵向分离神经 2cm，穿线备用。

5. 左侧颈总动脉插管 见《医学整合课程基础实验（人体概述分册）》第二部分"实验四动物实验的常用插管术"中的颈总动脉插管术。待所有手术完成后，将压力换能器置于心脏水平，并牢固固定。移去动脉夹，此时在动脉插管前端可见血液与抗凝剂之间形成的界面，并随心跳而波动。

6. 膀胱插管，记录尿滴 见尿生成的影响因素实验。

7. 记录呼吸运动 方法见不同因素对兔膈肌放电和呼吸运动的综合观察实验。

（二）仪器的连接与选择实验参数

1. 压力换能器连于 1 通道，张力换能器连于 2 通道，记滴器输入线插入记滴输入线孔。

2. 打开 BL-420 生物信号采集系统，显示图形用户界面与主菜单，进入监视状态。

（1）选择输入信号：1 通道为压力，2 通道为张力，注意两个通道的速度相同。进入记录状态后点击"设置"选项，在下拉记录表中选择"记滴时间"（在对话框中选择时间为 10s，也可使用默认值 30s）。

（2）选择刺激参数：点击右下角的"打开刺激器设置对话框"按钮，再点击"设置"（模式：粗电压；方式：连续单刺激；延时：0.05ms；波宽：1.00ms；频率：30～50Hz；强度：3.0～5.0V）；点击"非程控"。

【实验观察】

1. 记录正常血压、呼吸和尿滴 分析血压波动与呼吸间的关系，记录尿滴数。血压波形包括一级波和二级波。一级波由于心脏搏动引起，心脏收缩时血压升高，心脏舒张时血压下降，波峰与波谷之间的差值为脉压。二级波与呼吸有关，是由于呼吸时胸内压的变化对血压的影响造成。

2. 夹闭右侧颈总动脉 用动脉夹夹闭右侧颈总动脉 15～20s，记录并观察动脉血压、呼吸和尿滴的变化。

3. 牵拉左侧颈总动脉头端 牵拉左侧颈总动脉头端第二道结扎线，顺着颈总动脉长轴快速波动式牵拉颈总动脉头端 15～20s，记录并观察动脉血压、呼吸和尿滴的变化。

4. 增加吸入气中 CO_2 浓度 将装有 CO_2 气袋的皮管口移近气管插管的侧管，打开皮管夹子，使吸入气中含有较多的 CO_2，记录并观察动脉血压、呼吸和尿滴的变化。

5. 增大无效腔 把 50cm 长的橡皮管连接在气管插管的侧管上，记录并观察动脉血压、呼吸和尿滴的变化。

6. 静脉快速注入生理盐水 20ml 经静脉输液通道输入，记录并观察动脉血压、呼吸和尿滴的变化。

7. 静脉注射 0.1‰ 盐酸肾上腺素 0.3ml 记录并观察动脉血压、呼吸和尿滴的变化。

8. 静脉注射呋塞米 5mg/kg 记录并观察动脉血压、呼吸和尿滴的变化。

9. 静脉注射 0.1‰ 去甲肾上腺素 0.3ml 记录并观察动脉血压、呼吸和尿滴的变化。

10. 静脉注射 20% 葡萄糖 10ml 经静脉输液通道输入 20% 葡萄糖（注射前以及尿量增加后做尿糖定性试验）记录并观察动脉血压、呼吸和尿滴的变化。

11. 静脉注射 0.1‰ 氯化乙酰胆碱 0.3ml 记录并观察动脉血压、呼吸和尿滴的变化。

12. 静脉注射垂体后叶素 0.3ml 记录并观察动脉血压、呼吸和尿滴的变化。

13. 电刺激减压神经 15s 记录并观察动脉血压、呼吸和尿滴的变化。

14. 结扎并剪断右侧迷走神经 记录并观察动脉血压、呼吸的变化。

15. 电刺激右侧迷走神经外周端 记录并观察动脉血压、呼吸和尿滴的变化。

将实验结果填入表 2-10-1

表 2-10-1　不同处理条件对兔血压、呼吸和尿量的影响

处理项目	血压（mmHg）		呼吸（次/分）		尿量（滴/分）	
	对照	处理后	对照	处理后	对照	处理后
夹闭右侧颈总动脉						
牵拉左侧颈总动脉头端						
增加吸入气中 CO_2 浓度						

续表

处理项目	血压（mmHg）		呼吸（次/分）		尿量（滴/分）	
	对照	处理后	对照	处理后	对照	处理后
增大无效腔						
iv 注入生理盐水 20ml						
iv0.1‰ 肾上腺素 0.3ml						
iv 呋塞米 5mg/kg						
iv0.1‰ 去甲肾上腺素 0.3ml						
iv20% 葡萄糖 10ml						
iv0.1‰ 氯化乙酰胆碱 0.3ml						
iv 垂体后叶素 0.3ml						
电刺激减压神经 15s						
结扎并剪断右侧迷走神经						
电刺激右侧迷走神经外周端						

【注意事项】

（1）颈总动脉插管前一定要准备好充满抗凝剂的压力换能器，插管前要用抗凝剂冲洗一下颈总动脉切口处。操作时照明灯不要直接照在插管侧，防止凝血。插管时注意三通管的正确方向。实验结束后拔管前，要先将颈总动脉结扎后再将插管拔出。

（2）膀胱提出腹腔外时，要避免损伤膀胱。结扎尿道时不要将输尿管结扎，操作中尽量不要用止血钳钳夹输尿管，以免造成输尿管损伤或使其痉挛造成无尿。

（3）一项处理过后，需等血压、呼吸和尿量都恢复到正常状态再进行下一次处理。每一步操作步骤都要有正常对照。

（4）通过输液管注射药物时，要注意防止空气注入。

【思考题】

（1）夹闭颈总动脉后，动脉血压有何变化？为什么？

（2）肾上腺素和去甲肾上腺素对循环系统和泌尿系统有何影响？为什么？

（3）静脉注射 20% 葡萄糖引起尿量增多的机制是什么？

（4）静脉注射呋塞米后尿量有何种变化？为什么？

（涂　柳）

实验十一　理化因素对离体蛙心活动的影响

【实验目的】

掌握：离体蛙心灌流的方法；观察细胞外 Na^+、K^+、Ca^{2+} 离子浓度变化以及不同的受体激动剂和阻断剂等对离体心脏活动的影响，并分析其作用机制。

【实验原理】

生理情况下，心脏在起搏点（pacemaker）的控制下能自动产生节律性兴奋（excitation）和收缩（contraction）活动。当给予适宜的环境和条件离体蛙心仍能较长时间保持正常功能活动。但心脏的正常节律性活动有赖于内环境的相对稳定，改变离体心脏灌流液的理化成分，则心脏的舒缩活动将随之发生变化。

细胞外液（灌流液）中各离子浓度、pH、体液因子等因素都可能影响心肌细胞的活动。

【实验对象】

蟾蜍或蛙。

【实验材料】

任氏液，0.65% NaCl 溶液，2%CaCl₂ 溶液，1/100 000 乙酰胆碱溶液，1/10 000 肾上

腺素溶液，3% 乳酸溶液，2.5%NaHCO₃ 溶液。BL-420 生物信号分析系统，张力换能器，铁支架，试管架，蛙类手术器械，蛙心插管，试管，滴管，大烧杯，棉线，蛙心夹，滑轮，双凹夹。

【实验方法】

（一）离体蛙心制备

1.暴露心脏 经枕骨大孔破坏蟾蜍脑和脊髓，仰卧位固定于蛙板上。用粗剪刀自剑突向上呈 "V" 形剪开皮肤至锁骨处，再用同样方法打开胸腔并剪去胸骨和部分锁骨。眼科剪剪开心包，充分暴露心脏。

2.心脏插管 仔细辨别心室、心房、静脉窦及心脏大血管的位置。在左右主动脉下穿线并在心室表面打一活结。分离左右主动脉之间的膜组织，在左主动脉远端穿线，距离动脉圆锥 2～3cm 处结扎，以便蛙心插管时牵拉。左手提起左主动脉上的结扎线，右手用眼科剪在结扎线下方向心脏方向剪一斜口（勿剪断血管，剪口位置可视插管尖端长度与心脏大小而定）。将装有少量任氏液的蛙心插管从斜口插入左主动脉干直至动脉圆锥基部，将插管稍稍后退，转动方向在心室收缩时向心尖方向经动脉瓣插入心室腔（注意：插管勿进入心室过深，以免顶住心室壁堵塞插管开口）。若插管前端进入心室内，可观察到插管内液面随心搏活动而上下移动，迅速用长吸管吸去插管内血液，并及时更换为新鲜任氏液，以免形成血凝块堵塞插管。最后，将心脏表面的活结扎紧并绕过插管侧面的小钩子再次结扎，以免插管滑脱（图 2-11-1）。

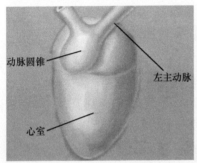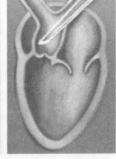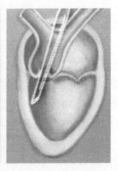

动脉圆锥

左主动脉

心室

图 2-11-1　蛙心插管示意图

3.游离心脏 结扎右主动脉，提起心脏，在左右主动脉结扎线远端剪断，去掉与心脏相连的其他组织（勿损伤静脉窦），游离好的心脏用任氏液反复冲洗去掉心内剩余血液，直至插管内灌流液无色澄清。用连有线的蛙心夹于心室舒张期夹住心尖部约 1mm（避免反复多次钳夹，以免漏液）。

（二）仪器与选择实验参数

1.用试管夹夹住蛙心插管的上部并固定于铁支架上。将蛙心夹的连线绕过滑轮连接于张力换能器上，调节线的松紧度使勿过度牵拉心脏。

2.将张力换能器的输入线连接 BL-420 放大器的 CH1 通道，打开电脑进入 BL-420 生物实验系统，选择"实验项目"菜单下"循环系统"的"蛙心灌流"项目。

【实验观察】

1.记录正常的心搏曲线并熟悉其意义 曲线的舒密：反应心率；曲线的幅度：反应心肌收缩张力。

2.将插管内任氏液全部置换成 0.65%NaCl 溶液，记录心搏曲线的变化。

3.向插管内任氏液加入 2%CaCl₂ 两滴，充分混匀后观察心搏曲线变化。

4.向插管内任氏液中加入 1%KCl 两滴，充分混匀后观察心搏曲线变化。

5.向插管内任氏液中加入 1/10000 肾上腺素两滴，记录心搏曲线变化。

6.向插管内任氏液中加入 1/100000 乙酰

胆碱两滴，记录心搏曲线变化。

7. 向插管内任氏液中加入 3% 乳酸 1 ~ 2 滴，记录心搏曲线变化，作用 20s 左右再加入 1 ~ 2 滴 2.5% 碳酸氢钠，可观察到曲线逐渐恢复正常。

【注意事项】

(1) 蛙心夹夹持心尖部时勿夹过多，勿反复多次夹心尖。

(2) 蛙心插管插入心室深度适宜，勿过深过浅。

(3) 实验过程中经常用任氏液湿润心脏表面，避免干燥。

(4) 保持套管内液面高度恒定，以排除负荷对心脏活动的影响。

(5) 每个实验项目中，当曲线出现明显变化时，立即吸去插管内的灌流液并用新鲜任氏液反复冲洗数次，直至恢复。

(6) 游离心脏时勿损伤静脉窦。

【思考题】

(1) 实验过程中为何每次应保持液面高度的恒定？液面高度变化对心脏收缩有何影响？

(2) 分析各项实验结果的产生机制。

(3) 以本实验为例叙述内环境稳态的重要意义。

（申晶晶）

实验十二 急性实验性右心衰竭

【实验目的】

掌握：复制急性右心衰竭的家兔动物模型的方法；急性右心衰时机体血流动力学变化以及组织器官功能代谢改变及其机制。

【实验原理】

心力衰竭指各种原因引起心脏结构和功能的改变，使心室泵血量和（或）充盈功能低下，以至于不能满足组织代谢需要的病理生理过程。心力衰竭的主要病因为心肌收缩性减弱、心室负荷过重、心室舒张及充盈受限。

本实验通过耳缘静脉注射栓塞剂（液状石蜡），导致家兔急性肺小血管栓塞，明显增加右心室后负荷；通过静脉快速输入大量生理盐水，增加右心的前负荷，使右心室因为压力负荷和容量负荷过度增加，心脏的收缩和舒张功能降低，从而发生急性右心衰竭 (acute right heart failure)。

【实验对象】

健康家兔，体重大于 2kg。

【实验材料】

婴儿称，兔手术台，常用动物手术器械，中心静脉压测量装置，静脉输液装置，恒温水浴箱，生理盐水纱布，多种型号注射器及针头，BL-410 生物机能实验系统。3% 戊巴比妥钠溶液，1% 盐酸普鲁卡因溶液，1% 肝素溶液，生理盐水，液状石蜡。

【实验方法】

（一）制备急性右心衰竭动物模型

取健康家兔一只，称重后从耳缘静脉缓慢注射 3% 戊巴比妥钠溶液行基础麻醉。将家兔仰卧位固定于兔手术台，头部用兔头夹固定。剪去颈部手术区毛发，皮下注射 1% 普鲁卡因行颈部浸润麻醉。在甲状软骨下方，沿颈部正中线切开皮肤（长 5 ~ 6cm），用止血钳逐层钝性纵向分离皮下组织及肌肉。暴露气管后，游离气管旁侧肌肉层中包裹在血管神经鞘内的颈总动脉。分离左侧颈总动脉（长 3 ~ 4cm），在其下放置两根手术线备用。颈外静脉位于颈部两侧皮下，分离右侧颈外静脉（长 3 ~ 4cm），在其下放置两根手术线备用。从耳缘静脉注射 1% 肝素 1ml/kg。从血压换能器上的三通活塞处注射生理盐水，排尽血压换能器内及其上连接的动脉插管内的空气。将颈外静脉插管充满生理盐水，排尽空气。

颈总动脉插管：结扎颈总动脉远心端的留置手术线，颈总动脉近心端用动脉夹夹闭。在靠近结扎点处用眼科剪呈 45° 角向心方向剪一小口，将连接在血压换能器上的动脉插管向心脏方向插入，用另一根留置手术线结扎固定。

颈外静脉插管：结扎颈外静脉远心端的留置手术线，在靠近结扎点处用眼科剪呈 45° 角向心方向剪一小口，将颈外静脉插管插入约 5～6cm，至上腔静脉近右心房入口处，用另一根留置手术线结扎固定。

（二）BL-420 生物机能实验系统的操作

在"输入信号"菜单中选择相应通道，一通道选择"压力"信号，记录动脉血压与心率；二通道选择"张力"，记录呼吸频率和呼吸幅度。将颈外静脉插管后端三通活塞开关开至静脉插管与检测管相通位置，读取检测管液面刻度测定中心静脉压（CVP）。在右肋弓下压迫兔肝脏，观察中心静脉压水柱变化以检测肝-颈静脉回流征。

【实验观察】

1. 肺血管栓塞对右心功能的影响 从耳缘静脉缓慢推注 1ml 38℃ 预热的液状石蜡（0.1ml/min），在推注过程中若有血压下降，可暂停推注，待恢复后继续推注。观察记录表 2-12-1 中的各项指标，5min 后再次观察记录各项指标。

2. 快速输入大量生理盐水对右心功能的影响 快速输入生理盐水（50～60 滴/分），或以每分钟 5ml/kg 的速度用注射器从颈外静脉输液导管处推注 50ml 生理盐水，观察表 2-12-1 中的各项指标变化。继续推注 100ml、150ml，直至动物死亡。

3. 尸检观察 沿腹部正中线打开家兔腹腔，观察腹腔脏器形态及颜色，观察腹水量及颜色。从胸骨剑突处切口打开胸腔，观察胸腔脏器形态及颜色，观察胸水量及颜色。

4. 将实验结果填入表 2-12-1 中。

表 2-12-1　急性右心衰竭实验结果

	正常	推注液状石蜡		输入生理盐水		
		即刻	5min	50ml	100ml	150ml
血压（mmHg）						
心率（次/分）						
呼吸（次/分）						
中心静脉压（cm H$_2$O）						
肝颈静脉回流征						

5. 记录动物尸检情况

死后体重（kg）

胸水

腹水

肠壁

肝脏

心脏

肺

【注意事项】

（1）颈外静脉分离时避免撕裂静脉壁。插管效果若不理想，可将插管轻微旋转或适当后退。

（2）注入液状石蜡时速度要缓慢，否则造成肺梗死致动物迅速死亡。

（3）颈外静脉插管先充满生理盐水排净气泡，以免发生空气栓塞。

【思考题】

（1）耳缘静脉注入液状石蜡为何引起急性右心衰竭？

（2）快速输液怎样导致心力衰竭发生？

（唐　俐）

实验十三　失血性休克及其输血救治

【实验目的】

（1）掌握：失血性休克的发生发展过程，

休克的代偿反应。

（2）熟悉：失血性休克（hemorrhagic shock）动物模型的复制方法。

（3）了解：输血输液救治过程中机体的变化。

【实验原理】

休克是各种致病因素作用于机体，使循环功能急剧减退，全身组织微循环灌流严重不足，导致重要生命器官机能、代谢发生严重障碍的全身性病理生理过程。失血导致血容量减少是休克常见的原因。

本实验通过股动脉放血的方法使家兔组织血液灌流量急剧减少，发生微循环障碍，复制失血性休克动物模型。通过输血输液的方法，及时补充血容量，改善微循环，抢救休克。

【实验对象】

健康家兔，体重大于 2kg。

【实验器材】

婴儿磅秤，手术器械，兔手术台，动脉插管，输尿管插管，动脉夹，血球比积管，1ml、2ml、50ml 注射器，5 号和 7 号针头，离心机、药物天平，BL-420 生物机能实验系统。1% 普鲁卡因溶液，1% 肝素溶液，生理盐水。

【实验方法】

（一）制备失血性休克动物模型

1.取健康家兔一只称重，固定。颈部剪毛，1% 普鲁卡因溶液皮下局部浸润麻醉。沿颈正中线剪开皮肤，用止血钳逐层钝性分离皮下组织，暴露出气管，翻开气管两侧肌肉层，找到包裹在血管神经鞘里的颈总动脉。将颈总动脉小心分离出来，尽可能游离长一些，家兔一般可达 3～4cm，在其下穿双线备用。

2.股三角区动脉搏动明显部位剪毛，皮下局部浸润麻醉。用手术刀沿血管走行方向切开皮肤，钝性分离皮下组织。找到由外而内的股神经、股动脉和股静脉，用止血钳小心将股动脉同股神经、股静脉分离开，尽量

游离得长一些，在其下穿两根线备用。

3.耳缘静脉注射 1% 肝素溶液 1ml/kg。用生理盐水将血压换能器及其上连接的动脉插管排尽空气，打开 BL-420 生物机能实验系统，在"设置"菜单中将血压描记基线调至零位。

4.颈总动脉插管：结扎颈总动脉远心端，近心端用动脉夹夹住。在靠近结扎点处用眼科剪剪一小口，将连接在换能器上的动脉插管向心脏方向插入，用线结扎固定，记录血压和心率。

5.结扎股动脉远心端，近心端用动脉夹夹住。将细塑料管向心脏方向插入股动脉，末端用止血钳夹住，以备放血用。

6.剑突处剪毛，用张力换能器上的小钩钩住剑突处皮肤，连接 BL-420 生物机能实验系统，描记呼吸。

7.腹部正中剪毛，自耻骨联合上缘向上 6cm 区域局部麻醉，沿腹白线剪开腹壁及腹膜（注意勿伤及脏器），用生理盐水纱布将肠管推向头端。翻出膀胱，在膀胱底部两侧找到输尿管。将一侧输尿管游离 1.5cm 左右，引过两根丝线，以其中一根结扎远心端，于结扎线前方输尿管上剪一小口，向肾脏方向插入塑料管（管内须充满生理盐水），见到尿液自管口流出后，将另一根丝线打结固定。

（二）BL-420 生物机能实验系统的操作

在"输入信号"菜单中选择相应通道，一通道选择"压力"信号，记录动脉血压与心率。

【实验观察】

1.观察正常时（表 2-13-1 中）**的各项指标** 将股动脉插管伸入比积管底部，打开止血钳。缓缓取出塑料管，使血液逐渐灌注至刻度处，避免血液中形成气泡，作为正常红细胞压积测定。

2.失血对机体的影响 从股动脉放血使血压下降至 6kPa（45mmHg），观察表 2-13-1 中各项指标的变化。15min 后再次从股动脉取血做红细胞压积测定。

3.回输血液 将放出的血液从股动脉加

压快速回输入机体，分别于即刻及 10min 后观察各项指标。也可根据动物情况，自行设计抢救方案（如补液和应用血管活性药物等），观察并记录其结果。

4. 测定红细胞压积 将比积管置于天平上平衡。4000r/min，离心 5min，读数；再次离心 5min，读数。若两次读数相同，其结果才可靠。读数方法：从刻度管两侧读取。若血细胞成斜面时，应将斜面的最高点和斜面的最低点读数相加除以二取平均值。血浆与红细胞之间的灰白色层是白细胞和血小板，应除去不计。表示方法：单位为 ml%。例如读数结果为 42，则为 42ml%。若所用比积管的最上面刻度为 50，则应将该读数结果乘以 2。

【实验结果】

将实验结果记入表 2-13-1。

表 2-13-1 家兔失血性休克实验数据记录

	正常	失血即刻	失血10min后	回输血液
角膜反射				
球结膜血管充盈度				
血压 (kPa)				
心率 (次/分)				
呼吸频率 (次/分)				
呼吸深度				
尿量 (滴/分)				
红细胞压积 (ml%)				

【注意事项】

（1）手术过程中分离组织时应尽量做钝性分离，减少出血。

（2）颈总动脉插管时，血压换能器及其上连接的动脉插管要排尽空气。

（3）从股动脉取血做第二次红细胞压积测定时，先将塑料管中上次存留的血液放掉后再取血。

【思考题】

（1）实验过程中各项指标变化的产生机制和意义是什么

（2）本实验中，大量失血后机体处于休克的哪一期？为什么？

（张　力）

实验十四　循环系统疾病

【实验目的】

（1）掌握：急性和慢性风湿性心脏病的基本病变、发展过程、后果及其与临床表现的联系。高血压病各期病变特点及心、脑、肾三个重要器官的病变及后果。动脉粥样硬化症的基本病变，冠心病的类型、病变及其后果。

（2）了解：亚急性和急性感染性心内膜炎的病变特点。心肌病的概念和克山病的基本病变及各型克山病的病变特点。

【巨体标本观察】

（一）急性风湿性心脏病（acute rheumatic heart disease）

1. 在二尖瓣或主动脉瓣的闭锁缘上有成珍珠串样的疣状赘生物。赘生物直径 1～2mm，排列整齐，灰白色，与瓣膜黏附紧密，不易脱落（图 2-14-1）。

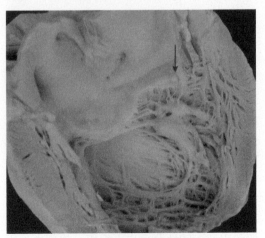

图 2-14-1　急性风湿性心内膜炎

箭头示疣状赘生物

2. 心脏体积、心腔大小、心室壁的厚度一般没有明显改变。

（二）慢性风湿性心瓣膜病（chronic rheumatic valvular disease）

1. 心脏体积增大，左心房肥厚扩张。

2. 二尖瓣瓣膜增厚缩短并粘连。腱索变粗、缩短并融合、数目减少（图 2-14-2）。有的标本左心室有肥厚性扩张。

（三）亚急性感染性心内膜炎（subacute infective endocarditis）

1. 心脏体积明显增大。请注意左心室肥厚扩张情况。

2. 心瓣膜常有基础病变，一般表现为慢性风湿性心瓣膜病。

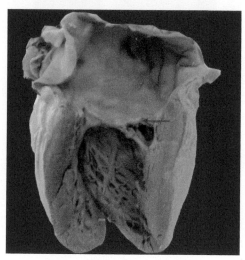

图 2-14-2　慢性风湿性心瓣膜病
箭头示增厚的二尖瓣

3. 已有病变瓣膜见溃疡伴赘生物形成，赘生物大、污秽、质脆（图 2-14-3）。

（四）急性感染性心内膜炎（acute infective endocarditis）

病变累及主动脉瓣或二尖瓣，瓣膜上可见较大的赘生物，质地松脆易碎（图 2-14-4）。

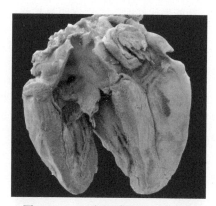

图 2-14-3　亚急性感染性心内膜炎
箭头示增厚瓣膜上的赘生物

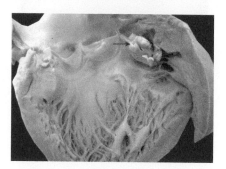

图 2-14-4　急性感染性心内膜炎
箭头示瓣膜上的赘生物，瓣膜没有基础病变

（五）高血压病左心室肥大（hypertensive left ventricular hypertrophy）

1. 心脏体积明显增大，重量增加。

2. 左心室壁明显肥厚，乳头肌及肉柱变粗（图 2-14-5）。

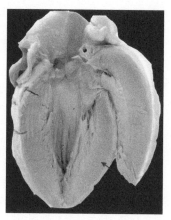

图 2-14-5　高血压心脏肥大
箭头示左心室壁明显增厚

3. 功能失代偿时，左心室明显扩张。

（六）高血压病脑出血（hypertensive cerebral hemorrhage）

1. 在脑的冠状或水平切面上，内囊及基底节见有黑褐色的出血区，该处脑组织破坏。有的出血破入脑室内（图2-14-6）。

2. 病变侧大脑半球体积增大，大脑中线偏位。

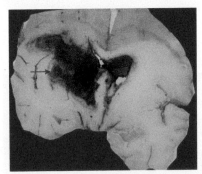

图 2-14-6　高血压脑出血

箭头示基底节、内囊出血灶

（七）高血压病性肾（hypertensive kidney）

1. 肾脏体积明显缩小，重量减轻、质地变硬、表面呈均匀的细颗粒状（图2-14-7）。

2. 切面见肾皮质变薄，条纹不清，皮质髓质交界处的小动脉管壁增厚、变硬。

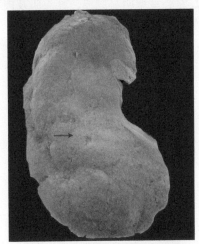

图 2-14-7　原发性颗粒性固缩肾

箭头示肾脏表面弥漫的细小颗粒

（八）主动脉粥样硬化（aortic atherosclerosis）

1. 主动脉内膜面有多个淡黄色或灰白色斑点或斑块，动脉分支开口处病变更为明显，有的斑块已破溃形成溃疡（图2-14-8）。

2. 斑块切面呈灰黄色粥糜样，动脉中膜受压变薄。

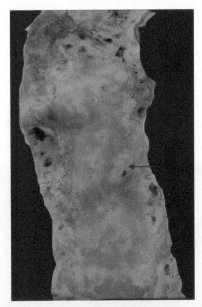

图 2-14-8　主动脉粥样硬化

箭头示主动脉的粥样斑块

（九）冠状动脉粥样硬化（coronary atherosclerosis）

1. 切面上左冠状动脉增厚，动脉内膜斑块形成，灰黄色，管腔狭窄（图2-14-9）。

2. 有的标本左心室壁心肌发生梗死伴心室壁附壁血栓形成。

（十）脑动脉粥样硬化（brain artery atherosclerosis）

1. 脑底动脉（椎动脉、基底动脉和颈内动脉及大脑前、中、后动脉以及前、后交通动脉所组成的Willis动脉环）扭曲、粗细不一、僵硬。

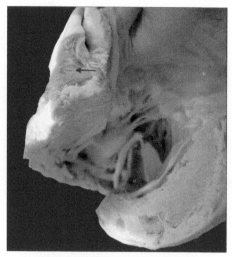

图 2-14-9　冠状动脉粥样硬化

箭头示冠状动脉粥样斑块

2. 透过血管外膜可见病变内膜的许多黄白色斑块，散在分布，切面上见斑块处血管壁增厚、管腔变窄（图 2-14-10）。

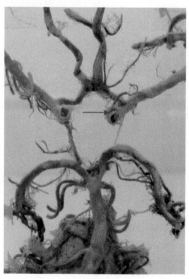

图 2-14-10　脑底动脉粥样硬化

箭头示脑底动脉粥样硬化斑块

（十一）克山病（Keshan disease）

1. 心脏体积增大、心腔扩张。

2. 在肌层（特别是左心室），可见广泛分布、形状不规则的坏死灶和疤痕灶，疤痕呈灰白色（图 2-14-11）。

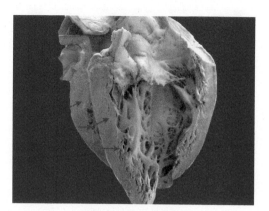

图 2-14-11　克山病

箭头示心肌壁不规则疤痕

（十二）纤维素性心包炎（fibrinous pericarditis）

心包壁层已剪开，壁层与脏层间有弥漫的纤维蛋白性渗出物，呈绒毛状（又称绒毛心）（图 2-14-12）。

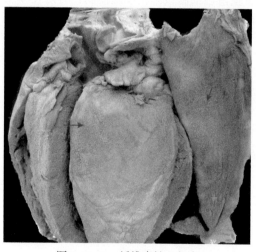

图 2-14-12　纤维素性心包炎

箭头示渗出的纤维蛋白

【组织切片观察】

（一）风湿性心肌炎（rheumatic myocarditis）

1. 低倍镜观察　心肌间质内可见散在分布的风湿小体，多位于血管周围（图 2-14-13）。

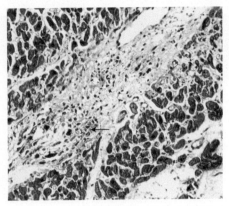

图 2-14-13　急性风湿性心肌炎（低倍）

箭头示风湿小体

2. 高倍镜观察　风湿小体主要由风湿细胞构成。该细胞的特点是：细胞较大，胞质丰富，胞质嗜碱性染色，单核或多核，核大，呈卵圆形或椭圆形，空泡状，染色质多浓集在中央。纵切面上呈毛虫样，横切面核似猫头鹰的眼睛（图 2-14-14）。风湿小体中可见少量淋巴细胞核单核细胞浸润，有时在中央尚可见纤维素样坏死及黏液样变。

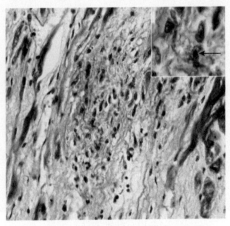

图 2-14-14　急性风湿性心肌炎（高倍）

箭头示风湿细胞

（二）风湿性心内膜炎（rheumatic endocarditis）

1. 低倍镜观察　心瓣膜表面见伊红色赘生物（图 2-14-15）。

2. 高倍镜观察　赘生物主要是由血小板核纤维素凝集形成的白色血栓。

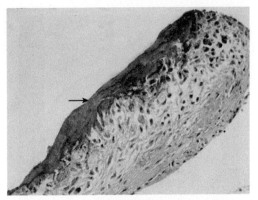

图 2-14-15　急性风湿性心内膜炎（中倍）

箭头示白色血栓

（三）亚急性感染性心内膜炎（subacute infective endocarditis）

1. 低倍镜观察　心瓣膜增厚并有不规则缺损，表面有较大赘生物附着。

2. 高倍镜观察　赘生物由大片伊红色粉尘状的血小板及网状的纤维蛋白构成（图 2-14-16），其中可见较多的中性粒细胞和脓细胞，有时还可见到紫蓝色的钙盐沉着区（图 2-14-17）。

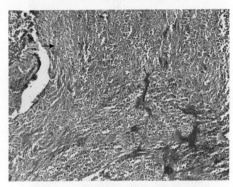

图 2-14-16　亚急性感染性心内膜炎（低倍）

箭头示瓣膜上感染性血栓及炎症细胞

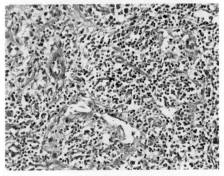

图 2-14-17　亚急性感染性心内膜炎（中倍）

箭头示中性粒细胞

（四）高血压病性肾（hypertensive kidney）

1. 低倍镜观察 病变区的入球动脉壁增厚，相应肾小球纤维化或玻璃样变，所属肾小管萎缩消失，萎缩区间质纤维组织增生。残留肾单位代偿性增生。弓状动脉及小叶间动脉内膜也增厚，管腔狭窄。

2. 高倍镜观察 病变入球动脉发生玻璃样变，管腔变小（图2-14-18，图2-14-19）。间质内间淋巴细胞浸润。

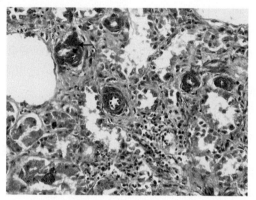

图2-14-18 高血压病性肾（中倍）

箭头示玻璃样变入球小动脉

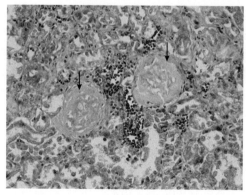

图2-14-19 高血压病性肾（高倍）

箭头示玻璃样变肾小球

（五）动脉粥样硬化（atherosclerosis）

1. 低倍镜观察 病变主要在内膜，内膜有局限性斑块隆起，斑块处中膜萎缩变薄。

2. 高倍镜观察 斑块表面为胶原纤维增生并发生玻璃样变，其深部为粥样坏死组织及泡沫细胞，可见胆固醇结晶，表现为菱形或针状空隙。有的切片见紫蓝色钙盐沉积（图2-14-20，图2-14-21，图2-14-22）。

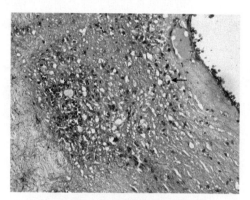

图2-14-20 动脉粥样硬化（低倍）

箭头示泡沫细胞

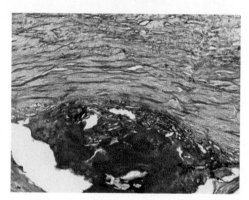

图2-14-21 动脉粥样硬化（低倍）

箭头示粥样坏死和钙化

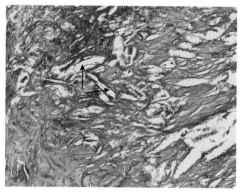

图2-14-22 动脉粥样硬化（高倍）

箭头示胆固醇结晶

（六）克山病（Keshan disease）

1. 低倍镜观察 心肌有广泛分布的、大小不等的坏死灶。

2. 高倍镜观察 坏死灶内的心肌纤维溶解消失，并可见单核细胞、淋巴细胞、嗜酸性粒细胞等炎症细胞浸润。有的病灶内有新旧不一的瘢痕形成（图 2-14-23）。

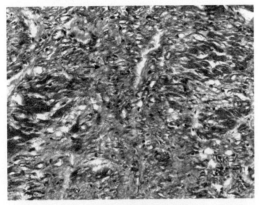

图 2-14-23　克山病（低倍）

箭头示瘢痕组织

【思考题】

比较急性感染性心内膜炎和亚急性感染性心内膜炎的病因、病变特点有哪些不同？

【病例分析】

1. 患者，男性，63 岁。8 年前起常感头昏头痛。当时检查发现血压在 180/100mmHg 左右。经休息、治疗情况好转。4 年前出现记忆力减退、心悸等症状，虽经治疗，效果不佳。近 1 年来出现劳动后呼吸困难、不能平卧，咳嗽及咳泡沫痰，双下肢水肿。近几天右脚疼痛难忍，不能活动，皮肤渐变黑、感觉消失。入院行截肢手术。术后心力衰竭，抢救无效死亡。

尸检摘要 心脏体积增大，重 452g。左心室壁厚 1.4cm，乳头肌及肉柱增粗。四个心腔均扩张，尤以左心室和左心房腔扩张明显。光镜见左心室肌纤维增粗、变长、细胞核拉长、染色深。主动脉、左冠状动脉、脑基底动脉环、右下肢胫前动脉内膜面均见灰黄色灰白色斑块隆起。右胫前动脉管腔内有一灰黄色圆柱状物

堵塞，与管壁粘连紧。双肺体积增大，色棕褐，质较硬韧。光镜见部分肺组织实变，肺泡壁毛细血管扩张充血。肺泡腔内有淡红色液体和吞噬含铁血黄素的巨噬细胞。肺泡隔和肺间质内有纤维组织增生伴含铁血黄素沉着。肝大，重 1800g，切面红、黄相同，似槟榔。光镜见肝小叶中央静脉及周围肝窦扩张充血、出血，该区肝细胞数量减少，体积缩小。小叶周围边部分肝细胞胞质内出现圆形空泡。脾淤血体积增大，光镜见脾小体数目减少，脾中央动脉管壁增厚，均质红染，管腔狭小、闭塞。红髓扩张、充血、纤维组织增生，其内可见含铁血黄素沉积。右足背皮肤干燥、皱缩、发黑、与健康皮肤分界清。脑重 1180g、脑沟加深、脑回变窄。

结合上述病史及尸检发现，请讨论以下问题：

（1）患者患有哪些疾病？诊断依据是什么？

（2）如何解释患者的临床表现？

2. 患者，女性，35 岁。8 岁起常患咽峡炎伴游走性关节疼痛。在剧烈运动后感心累不适，发绀、呼吸急促。23 岁时妊娠分娩出现心慌、气急，咳粉红色泡沫痰，不能平卧。经抢救治疗后病情缓解。继后，反复出现劳累后常感心累气急。1 个月前拔牙后出现发热，心慌气急加重，并在四肢躯干发现红色皮疹及左脚趾肿痛，来院就诊。入院检查：体温 39℃，脉搏 100 次 / 分，呼吸 22 次 / 分，血压 120/78mmHg，神志清楚，精神萎靡，胸腹部、前臂及下肢皮肤有散在的粟粒到绿豆大出血点。左脚肿胀、黑褐色，压痛明显，触之发冷，未扪及脚背动脉搏动。心脏听诊时心尖区可闻及收缩期和舒张期杂音，主动脉瓣区可闻及响亮粗糙的收缩期和舒张期杂音。心尖向左扩大，脾大，在肋下 4cm。实验室检查血中 WBC $14×10^9$/L，中性粒细胞 85%，淋巴细胞 12%，单核细胞 3%。入院后经积极抗感染治疗并切除左侧患脚，病情好转出院。

讨论：

（1）病理诊断？

（2）疾病的发生发展过程是怎样的

（3）心脏和下肢的肉眼病变特征有哪些

（曹友德　黎　明）

第三部分　血液及免疫系统结构功能与疾病

实验一　血细胞及血细胞发生

【实验目的】

（1）掌握：外周血各种细胞的形态结构、功能和正常值；骨髓各系血细胞发生的形态特点与演变规律。

（2）熟悉：油镜使用。

（3）了解：血涂片与骨髓涂片制作方法与血细胞分类技术方法。

【组织切片观察】

（一）血涂片（blood smear）

标本取自人外周血，涂片，瑞氏（wright）染色。

1. 肉眼观察　完美的血涂片厚薄与染色均匀，可分为头、体、尾三部分，寻找涂片体与尾交界处观察。如果涂片没有封盖玻片，注意将涂有血膜面朝上放到载物台上。

2. 低倍镜观察　选择涂抹均匀较薄区域观察，视野中可见数量多，呈圆球形的红色亮颗粒为红细胞，数量较少呈紫蓝色颗粒为白细胞。寻找白细胞相对较多的区域放在视野中央，换高倍镜观察。

3. 高倍镜观察　可清楚区分红细胞、白细胞。血涂片未经透明封片，故清晰度不高。寻找白细胞放在视野中央，转换为油镜观察。

4. 油镜观察　油镜下认真观察各种细胞形态。根据细胞核形态与胞质中有无特殊颗粒区分有粒和无粒白细胞。有粒白细胞依据其特殊颗粒的不同区分三种有粒白细胞。无粒白细胞根据细胞的大小，核形态及胞质的特点区分淋巴细胞与单核细胞。

各种血细胞的形态特点如下：

（1）红细胞：成熟红细胞呈圆形，直径约 7.5μm，无细胞核，胞质因富含血红蛋白而呈嗜酸性，染成淡红色。由于红细胞呈双凹圆盘形，故细胞边缘染色深，中央染色浅（称苍白区）（图 3-1-1）。

（2）粒细胞：细胞质中含有特殊颗粒。

1）中性粒细胞：直径为 10 ～ 12μm，圆形。细胞质微嗜酸性，染成淡红色，细胞质内充满细小的、分布均匀的、染成紫红色的中性颗粒。细胞核呈蓝紫色，染色质呈团块状，核常分 2 ～ 5 叶，叶间有细丝相连，偶尔可见呈腊肠状的杆状核中性粒细胞（图 3-1-1A）。

2）嗜酸性粒细胞：直径 10 ～ 15μm。细胞质中充满粗大的、分布均匀的、染成橘红色的嗜酸性圆形颗粒。细胞核常分两叶（图 3-1-1B）。

3）嗜碱性粒细胞：直径 10 ～ 12μm。细胞质内分散着大小不等、分布不均的染成紫黑色的嗜碱性颗粒。核形状不规则，染色较浅，嗜碱性颗粒常覆盖在核上，故不易看清楚核的轮廓（图 3-1-1C）。

（3）无粒细胞：细胞质嗜碱性，无特殊颗粒，但可有嗜天青颗粒。

1）淋巴细胞：直径均 6 ～ 15μm，圆形或卵圆形。可分为大、中、小淋巴细胞三种，但外周血主要为小淋巴细胞。小淋巴细胞的大小与红细胞相近，核圆形或一侧有凹痕，染色质较致密，呈深紫色的斑块状。细胞质少呈天蓝色，可见胞质中有细小散在染成紫红色的嗜天青颗粒（图 3-1-1D）。

2）单核细胞：是白细胞中体积最大的细胞，直径 14 ～ 20μm。细胞核大，呈肾形、马蹄形或不规则形，染色质疏松呈粗网状，染色较浅。细胞质丰富，染成灰蓝色，其中含有细小的、散在分布、染成紫红色的嗜天青颗粒（图 3-1-1E）。

（4）血小板：常成群分布于血细胞之间，

呈不规则形或卵圆形小块，直径 2 ~ 4μm，血小板中央含有小的紫红色颗粒，即血小板颗粒区（图 3-1-1F）。

（5）白细胞计数：规则地移动视野，计数 100 个白细胞，分类计数各种白细胞占的百分比。

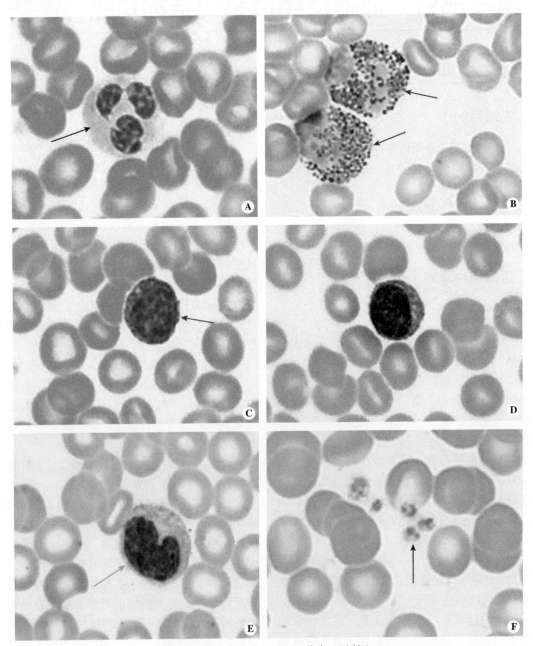

图 3-1-1　人血涂片（Wright 染色，油镜）

A. ↓ 中性粒细胞；B. ↓ 嗜酸性粒细胞；C. ↓ 嗜碱性粒细胞；D. 淋巴细胞；E. ↓ 单核细胞；F. ↓ 血小板

（二）网织红细胞（reticulocyte）

标本取自人外周血，涂片，煌焦油蓝染色。

1.低、高倍镜观察　找到红细胞，转油镜。

2. 油镜观察　网织红细胞与成熟红细胞体积相似或稍大，但数量较少，网织红细胞胞质中有少量深蓝色颗粒或细网状结构（图 3-1-2）。

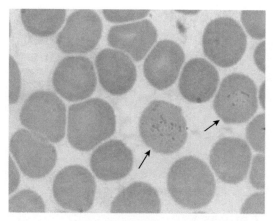

图 3-1-2　网织红细胞（煌焦油蓝染色，油镜）

↓网织红细胞

（三）骨髓涂片（bone marrow smear）

标本取自正常人骨髓，涂片，瑞氏（Wright）染色。

1. 低、高倍镜观察　选择有核细胞较多、细胞散在、染色均匀的区域转油镜观察。

2. 油镜观察　重点观察形态可识别的造血细胞（图 3-1-3）

（1）红细胞系统

1）原红细胞：直径 15 ～ 22μm，细胞大而圆，细胞核大，圆形或卵圆形，染色质呈细网状，染色较浅，核内有 1 ～ 3 个核仁，核仁染成淡蓝色。胞质较多，呈嗜碱性。

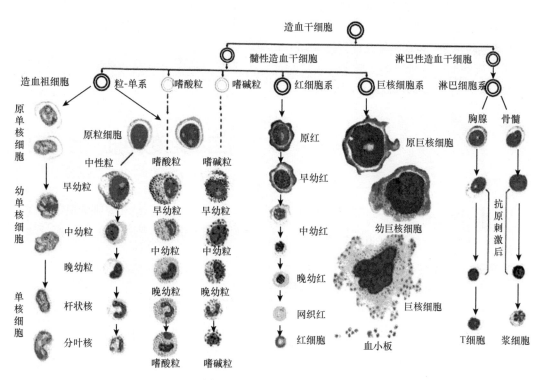

图 3-1-3　血细胞发生的演变

2）早幼红细胞：直径 11 ～ 19μm，细胞圆形，核卵圆，染色质颗粒呈粗粒状，染色较深，细胞质强嗜碱性，呈深蓝色。

3）中幼红细胞：直径 10 ～ 14μm，细胞圆形，核圆形，染色质颗粒呈粗块状，染色深，核仁消失。细胞质嗜碱性逐渐减弱，由于血红蛋白逐渐增加，胞质染色由蓝→灰蓝→黄红色。

4）晚幼红细胞：直径 19 ～ 12μm，细胞

小而圆，核小而圆，染色质致密浓缩、染色很深，细胞质嗜酸性，呈淡红色或黄红色。

（2）粒细胞系统

1）原粒细胞：直径 10 ～ 18μm，细胞圆形，核大圆形或卵圆形，染色质细网状，核仁 2 ～ 5 个，浅淡，细胞质强嗜碱性，染成深蓝色。

2）早幼粒细胞：直径 13 ～ 20μm，细胞

圆或卵圆形，核圆形，偏位，占细胞体积 2/3 左右，染色质呈粗网状，偶见核仁，胞质呈浅蓝色，可见嗜天青颗粒和少量特殊颗粒，

3）中幼粒细胞：直径 11 ～ 16μm，细胞圆形，细胞核呈半圆形，染色质呈网块状，染色加深，细胞质特殊颗粒逐渐增多，可分为中性、嗜酸性或嗜碱性中幼粒细胞。

4）晚幼粒细胞：直径 10 ～ 15μm，细胞小而圆，细胞核呈肾形或马蹄形，染色浅淡，胞质弱嗜酸性，含较多特殊颗粒。

（3）成熟巨核细胞：直径 50 ～ 100μm，核巨大且形状不规则，染色质呈粗网状。胞质多，嗜酸性，胞质中充满嗜天青颗粒。有的成熟巨核细胞周围已见成堆的血小板。

【电镜图片观察】

1. 中性粒细胞　胞质内特殊颗粒数量多，体积小，呈椭圆形或哑铃形。嗜天青颗粒的数量少，体积大，呈圆形或椭圆形（图 3-1-4）。

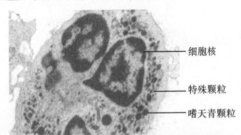

图 3-1-4　中性粒细胞（电镜图）

2. 嗜酸性粒细胞　胞质内的特殊颗粒为圆形或椭圆形的膜被颗粒，大小不一。颗粒内含细颗粒状基质和一个或多个方形或长方形的致密结晶体（图 3-1-5）。

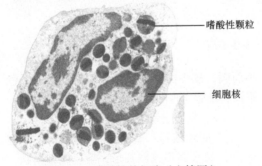

图 3-1-5　嗜酸性粒细胞（电镜图）

3. 嗜碱性粒细胞　胞质内的特殊颗粒中充满分布均匀的细小微粒，有的颗粒内可见微粒排列成板层状或漩涡状（图 3-1-6）。

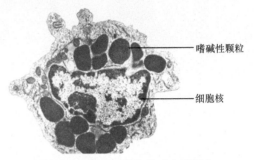

图 3-1-6　嗜碱性粒细胞（电镜图）

【思考题】

（1）如何制作外周血液与骨髓涂片？

（2）光镜和电镜下如何辨认三种粒细胞？

（3）比较两种无粒白细胞的形态结构有哪些区别？

（4）血细胞发生过程及形态演变特点有哪些？

（王亚平）

实验二　免疫系统的组织结构

【实验目的】

（1）掌握：淋巴结和脾脏的组织结构，并区别两者的异同；胸腺的组织结构与随年龄结构变化的特点。

（2）熟悉：扁桃体的结构。

【组织切片观察】

（一）淋巴结（lymph node）

1. 肉眼观察　淋巴结的纵切面为椭圆形，外周深染的区域为皮质，中心染色浅的部分为髓质，若切到淋巴结正中时，可见凹陷的门部。

2. 低倍镜观察

（1）被膜与小梁：被膜被覆于淋巴结表面，由薄层结缔组织构成，结缔组织伸入实质构成小梁（图 3-2-1）。被膜内可见输入淋巴管，其形态近似于小静脉，但淋巴管壁更薄，腔大而不规则，常见瓣膜，腔内有淋巴液而无红细胞（图 3-2-2 A）。淋巴结门部结缔组织较多，可见输出淋巴管和血管。

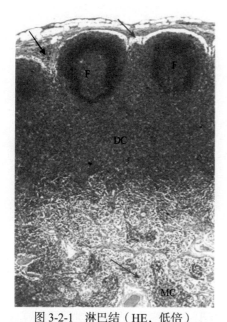

图 3-2-1　淋巴结（HE，低倍）

↓被膜；↓被膜下淋巴窦；↓髓窦；F 示皮质淋巴小结的生发中心；DC 示副皮质区；MC 示髓质的髓索

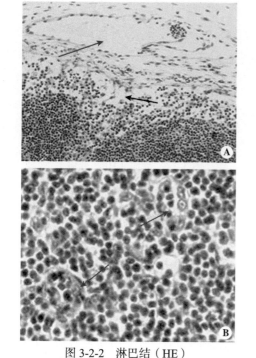

图 3-2-2　淋巴结（HE）

A. 皮质与被膜（低倍），↓输入淋巴管，↓被膜下淋巴窦；
B. 副皮质区（高倍），↓毛细血管后微静脉

（2）皮质：由浅层皮质、副皮质区、皮质淋巴窦组成（图 3-2-1）。淋巴小结是由密集淋巴组织形成的球形结构，排列在皮质浅层。

淋巴小结中央染色浅的区域为生发中心，而周边部分染色深，主要是密集的小淋巴细胞，又称帽区。淋巴小结之间和皮质深层是弥散淋巴组织，即副皮质区，该区无明显界限。副皮质区内可见毛细血管后微静脉，其内皮为立方形，在高倍镜下确认。在被膜下方及小梁和淋巴组织之间，可见一些疏网状空隙，即皮质淋巴窦（图 3-2-1，图 3-2-2A）。

（3）髓质：淋巴组织在髓质内密集排列成条索状结构即髓索，它们之间彼此连接成网。髓索间的疏网状间隙为髓质淋巴窦，其腔大而不规则（图 3-2-1，图 3-2-4）。

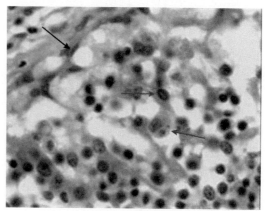

图 3-2-3　被膜下淋巴窦（HE，高倍）

↓内皮细胞；↓网状内皮细胞；↓巨噬细胞

3. 高倍镜观察

（1）淋巴小结：发育良好的淋巴小结在正中极性切面上可分帽区与生发中心，后者又可分明区和暗区。帽区由密集的小淋巴细胞构成，呈月牙形，位于淋巴小结朝向被膜侧。明区位于生发中心的外侧部，含较多网状细胞，巨噬细胞和中淋巴细胞。暗区位于生发中心内侧，主要由大淋巴细胞组成（图 3-2-1）。

（2）淋巴窦：淋巴窦窦壁被覆内皮，窦内有淋巴细胞、巨噬细胞和网状细胞。网状细胞呈星形有突起互相连接成网，胞核卵圆形，染色浅，核仁明显。巨噬细胞呈圆形、卵圆形或不规则形，核小染色深，胞质丰富，有时可见吞噬泡或吞噬的衰老细胞（图3-2-3，图3-2-4）。

（3）毛细血管后微静脉位于副皮质区内，该静脉的内皮细胞呈立方形或矩形，这与一般血管内皮细胞不同（图 3-2-2B）。

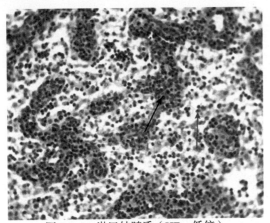

图 3-2-4　淋巴结髓质（HE，低倍）

↓髓索；↓髓窦

（二）脾脏（spleen）

标本取自人脾脏，HE 染色。

1. 肉眼观察　切片中可见蓝色的点状结构即为白髓，紫红色部分为红髓。

2. 低倍镜观察

（1）被膜与小梁：被膜由致密结缔组织构成，较厚，其表面被有间皮，被膜内含散在的平滑肌纤维。被膜组织伸入实质形成脾小梁。脾小梁比淋巴结小梁粗大，内含平滑肌纤维及小梁动、静脉。

（2）白髓是密集的淋巴组织，在切片中染成深蓝色。白髓包括脾小体（脾内的淋巴小结）和动脉周围淋巴鞘。脾小体为密集成球团状的淋巴组织，其中心可见生发中心。在脾小体的一侧可见一条或几条小动脉横断面，它是中央动脉及其分支。包绕在中央动脉周围的弥散淋巴组织就是动脉周围淋巴鞘，从立体上看动脉周围淋巴鞘呈鞘状包绕着中央动脉，由于切面不同，可呈圆形或不规则形。因切面关系在有的白髓内见不到脾小体（图 3-2-5）。

（3）边缘区是白髓与红髓交界处，淋巴细胞较白髓稀疏，但比红髓密集，无明显界限。

（4）红髓分布在白髓之间，由脾索和脾血窦组成（图 3-2-5）。脾索是淋巴组织排列形成条索状结构，它们彼此相接成网，索内还含有红细胞。脾索间的空隙即为脾血窦。

3. 高倍镜观察

（1）白髓进一步观察脾小体和动脉周围淋巴鞘的构造及位置上的关系。注意中央

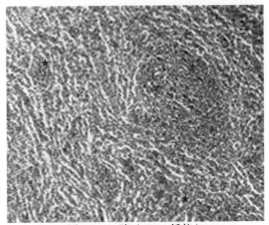

图 3-2-5　脾（HE，低倍）

▲示白髓；★示红髓

动脉腔小壁厚，内皮细胞核凸入管腔（图 3-2-6）。

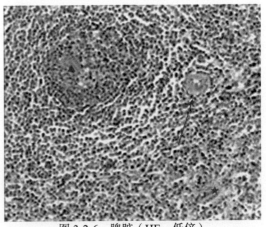

图 3-2-6　脾脏（HE，低倍）

▲示脾小体；★示红髓；↓中央动脉

（2）红髓：脾索位于脾血窦之间，是富含血细胞的淋巴组织索。脾血窦腔大而不规则，窦腔内有血细胞，切片上血窦内皮细胞核凸入腔中，呈圆形或立方形。从立体上看脾血窦内皮为杆状，它与一般血管内皮不同（图 3-2-7）。

（三）婴儿胸腺（baby thymus）

1. 肉眼观察　切片染成紫蓝色，其中可见大小不等的块状结构，即胸腺小叶。小叶周边着色深为皮质，中央着色较浅为髓质。

2. 低倍镜观察　胸腺表面被有薄层结缔组织被膜。被膜伸入胸腺实质内形成小叶间隔，小叶间隔将胸腺实质分成许多不完整的胸腺小叶。小叶周边染色深为皮质，由密集

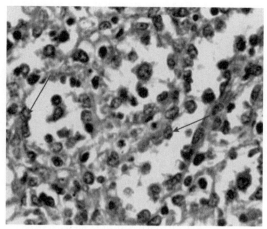

图 3-2-7 红髓（HE，高倍）
↓脾血窦内皮细胞核

的淋巴细胞及少量上皮细胞组成。小叶中央是染色浅的髓质，髓质中淋巴细胞较少，主要由上皮细胞组成（图 3-2-8A）。此外可见粉红色的胸腺小体。

3. 高倍镜观察 上皮细胞染色浅，其胞质和突起常被淋巴细胞遮盖，有时可见突起，但细胞界限不清；细胞核较大，圆形或椭圆形，染色浅。髓质淋巴细胞少且分散，上皮细胞较多。髓质中央可见胸腺小体，小体呈圆形或椭圆形，大小不一，由数层扁平的上皮细胞组成，细胞呈同心圆排列，小体中央细胞已变性，核消失，胞质染成粉红色，结构不清，小体外层细胞核呈椭圆形，胞质嗜酸性（图 3-2-8A）。注意不要与血管切面混淆。

（四）成人胸腺（adult thymus）

1. 肉眼观察 可见胸腺实质着色深浅不一，差别较大。

2. 低倍镜观察 淋巴组织明显减少，出现大量脂肪组织，胸腺小叶已不能区分。胸腺小体多，体积很大。实质呈退化现象（图 3-2-8B）。注意与小儿胸腺对比观察。

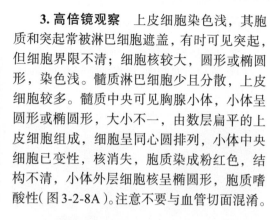

胸腺小体
皮质
髓质

胸腺组织
脂肪

A
B

图 3-2-8 胸腺
A. 幼儿胸腺（HE，低倍），左下角示放大的胸腺小体；B. 成人胸腺（HE，低倍）

（五）扁桃体（tonsil）

1. 肉眼观察 切片大部分为蓝色，少部分为红色。凹凸不平面为上皮，上皮内陷形成隐窝，隐窝周围有大量淋巴组织。

2. 低倍镜观察 扁桃体的咽腔表面被有复层扁平上皮，上皮向固有层下陷形成扁桃体隐窝。上皮深面及隐窝周围有淋巴小结，小结间有弥散淋巴组织（图 3-2-9）。扁桃体的深层有结缔组织被膜，由被膜发出许多小梁伸到淋巴小结之间。被膜外方为口腔内其他组织。

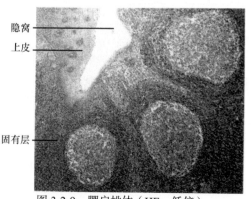

隐窝
上皮

固有层

图 3-2-9 腭扁桃体（HE，低倍）

【电镜图片观察】

脾血窦扫描电镜图 可见脾血窦内皮呈长杆状，胞核凸向腔内，内皮细胞间有间隙（图3-2-10）。

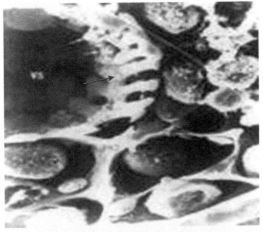

图 3-2-10　脾血窦扫描电镜图
↓长杆状内皮细胞

【思考题】

（1）淋巴结与脾脏的组织结构与功能有何异同？

（2）婴幼儿与成年人的胸腺结构有什么不同？

（3）淋巴结内淋巴循环与脾脏内血液循环的通路有哪些？

（4）淋巴结与淋巴小结概念有什么不同？

（王亚平）

实验三　红细胞比容的测定

【实验目的】

（1）掌握：红细胞比容的测定方法（温氏法），正常值的参考范围及临床意义。

（2）了解：红细胞比容测定的原理。

【实验原理】

血液由血浆和血细胞构成，血细胞在血液中所占的容积百分比称为血细胞比容（hematocrit，HCT 或 packed cell volume，

PCV）。由于白细胞和血小板所占容积仅为血液总容积的 0.15% ～ 1%，故红细胞比容十分接近血细胞比容。健康成年男性的红细胞比容为 40% ～ 50%，女性为 37% ～ 48%，新生儿为 47% ～ 67%。红细胞比容可以反映红细胞的数量、大小和血浆容量的改变，有助于血液浓缩程度及贫血程度的判断。贫血患者红细胞比容降低，真性红细胞增多症、继发性红细胞增多症、高原病、肺源性心脏病或严重脱水患者的红细胞比容增加。

临床上常用离心法（温氏法和微量毛细血管比容法）和血细胞分析仪测定法检测红细胞比容。离心法测定红细胞比容是在不改变血液组成比例的前提下制备抗凝血，将定量抗凝血置于特制刻度玻璃管中，定速定时离心（使血细胞彼此压紧而又不改变每个血细胞的正常形态），致血细胞和血浆分离。上层淡黄色液体为血浆，下层为红色的红细胞，两者之间有一灰白色的薄层，为白细胞和血小板。根据玻璃管刻度的读数，读出红细胞柱及全血的高度，即可计算出红细胞比容。

【实验对象】

家兔，体重 2.5 ～ 3kg，雌雄兼用。

【实验材料】

温氏分血管（Wintrobe's hematocrit tube）：此管长约 11cm，内径均匀，约为 2.5mm，内底平坦。管壁两侧标注 cm 和 mm 刻度，刻度读数由下而上，用于读取血细胞比容（图3-3-1）。毛细吸管：所用毛细吸管细部长约

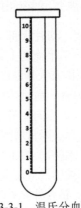

图 3-3-1　温氏分血管

13cm，口径不超过 2mm，粗部末端加橡皮吸头。哺乳动物常用手术器械一套、玻璃分针、动脉夹、动脉插管、兔手术台、小试管、试管架、离心机、天平、烤箱、25% 氨基甲酸乙酯、草酸钾、草酸铵、40% 甲醛溶液。

【实验方法】

（一）双草酸盐抗凝管制备

1. 配制双草酸盐抗凝剂　草酸钾 0.8g、草酸铵 1.2g、40% 甲醛溶液 1ml，加蒸馏水至 100ml。每 1ml 血液可用 0.1ml 该溶液抗凝。

2. 制备抗凝管　吸取双草酸盐抗凝剂 0.2ml 滴入小试管中，旋转试管，使抗凝剂均匀分布于内壁，置于 60 ～ 80℃ 烤箱中烘干备用。

（二）采集抗凝血并离心

1. 麻醉和固定　称量家兔体重，耳缘静脉缓慢注射 25% 氨基甲酸乙酯（4ml/kg），随时观察动物呼吸、角膜反射和痛反射，防止麻醉过深致动物死亡。麻醉后取仰卧位固定于兔手术台上。

2. 气管插管　见《医学整合课程基础实验（人体概述分册）》第二部分"实验四动物实验的常用插管术"中的气管插管术。

3. 颈总动脉插管　见《医学整合课程基础实验（人体概述分册）》第二部分"实验四动物实验的常用插管术"中的颈总动脉插管术。

4. 采血　打开动脉夹，弃掉首先流出的约 1ml 血液，然后让动脉血流入用双草酸盐抗凝的小试管约 2ml，用拇指堵住试管口，缓慢颠倒数次，使血液与抗凝剂充分混匀。

5. 离心　用毛细吸管吸取 2ml 抗凝血伸入分血管底部，将抗凝血缓慢加入分血管内，边加边抽出毛细吸管，使分血管中血液高度精确到 10cm 刻度处。将分血管置于离心机中，以 3000r/min 离心 30min。

【实验观察】

1. 观察分血管内血液　取出分血管后仔细观察管中的血液，可见自上而下分为 5 层：淡黄色血浆层、乳白色血小板层、灰红色白细胞层和有核红细胞层、紫黑红色含去氧血红蛋白的红细胞层和鲜红色含氧合血红蛋白的红细胞层。

2. 读数　读取红细胞层柱高的毫米数（以紫黑色红细胞表层为准），即为红细胞比容的数值。如读数为 45mm，表示 100ml 血液中红细胞容积占 45ml，红细胞比容为 45%。记录读数后，将该分血管重新放入离心机内，以 3000r/min 离心 5min，取出分血管再次读数，若与前次记录一致，表明红细胞已被压实，此数值即为该血样的红细胞比容值。

【注意事项】

（1）应尽量选择不影响红细胞形态和体积的抗凝剂。草酸钾可使红细胞皱缩，而草酸铵可使红细胞膨胀，两者适量混合使用，可避免对红细胞形态和体积的影响。

（2）制备抗凝管时必须将抗凝剂充分干燥，但不能在 80℃ 以上烤干，以免草酸盐变为碳酸盐而失去抗凝作用。

（3）采血后，血液应立即与抗凝剂充分混合，防止血液凝固。

（4）防止出现溶血现象（有溶血者血浆呈红色）：接触血液的容器和吸管等必须清洁干净；血液和抗凝剂混合时、向分血管注血时应动作轻柔；自采血起，实验应在 2 小时内完成。

（5）当抗凝试管或分血管中加有血液时，必须盖上管塞，防止血浆内水分蒸发而影响实验结果。

（6）血液加入分血管时刻度读数要精确，血柱中不能混有气泡。

（7）离心前需配平，以避免离心时损坏分血管或离心机。

（8）如离心后红细胞表面为一斜面，应竖直静置分血管 3 ～ 5min，待红细胞表面平坦后读取结果，或读取倾斜部分的高低极限值求平均值。

【思考题】

（1）测定红细胞比容的临床意义是什么？
（2）哪些因素可以影响红细胞比容？

（3）为什么本实验要选择双草酸盐抗凝剂?

（陈　笛）

实验四　红细胞沉降率的测定

【实验目的】

（1）掌握：红细胞沉降率的测定方法（魏氏法），正常值的参考范围及临床意义。

（2）了解：测定红细胞沉降率的原理。

【实验原理】

正常情况下，红细胞能相对稳定地悬浮于血浆中而不易下沉，这一特性称为悬浮稳定性（suspension stability）。目前临床上多采用魏氏法测定红细胞的沉降速率。该方法将加有抗凝剂的血液充入血沉管中，并垂直固定于血沉架上静置，红细胞由于重力作用而逐渐下沉，以在单位时间内（通常为第 1 小时末）红细胞下沉的距离来表示红细胞的沉降速度，此即为红细胞沉降率（erythrocyte sedimentation rate，ESR），简称血沉。健康成年男性的红细胞沉降率为 0 ～ 15mm/h，女性为 0 ～ 20mm/h。沉降率越快，表示红细胞的悬浮稳定性越小。影响红细胞沉降速度的主要因素是血浆蛋白成分，若血浆白蛋白减少，球蛋白和纤维蛋白增多，则负电荷相对减少，易使红细胞彼此较快地以凹面相贴，称为红细胞叠连（rouleaux formation）。发生叠连的红细胞团块的总表面积与总容积之比减小，摩擦力相对减小，于是血沉加快。反之，当血浆白蛋白含量增加时，红细胞的沉降速度减慢。因此，该检查对某些疾病，如急性炎症、结缔组织病、活动性结核、风湿热活动期等，具有辅助诊断意义。

【实验对象】

家兔，体重 2.5 ～ 3kg，雌雄兼用。

【实验材料】

魏氏血沉管、血沉架、刻度吸管、橡皮吸球、小试管、试管架、5ml 注射器、8 号针头、3.8% 枸橼酸钠溶液。

【实验方法】

（一）制备抗凝血液

1. 取干净小试管一支，吸取 3.8% 枸橼酸钠溶液 0.4ml 滴入小试管中备用。

2. 用注射器从家兔耳缘静脉取血 2ml，向盛有 3.8% 枸橼酸钠溶液的试管内准确注入血液 1.6ml，用手指封住试管口轻轻上下颠倒数次，使血液与抗凝剂充分混匀，制成抗凝血液。应避免剧烈震荡，以免引起溶血。

（二）将抗凝血吸取到血沉管中

取干燥魏氏血沉管一支，将橡皮吸球置于血沉管顶端，从小试管中吸取抗凝血液至 "0" 刻度处，操作过程中勿混入气泡。拭去血沉管下端管口外周的血迹，将血沉管垂直固定于血沉架的橡皮垫上，管的上端由一弹簧片固定，勿使血液自管下端漏出。注意血沉管不能稍有倾斜，管内不能有气泡或血凝块。

【实验观察】

将血沉管固定后立即计时，在室温下静置 1h，观察血沉管内血浆层的高度，即只有淡黄色血浆的一段（沉降管的上端），并记下对应的血沉管刻度线的 mm 数，该值即为红细胞沉降率（mm/h）。读取数据后，小心取下血沉管，排去管内血液，用清水洗涤晾干。

【注意事项】

（1）小试管、血沉管和注射器等均应清洁、干燥，以免导致溶血。

（2）抗凝剂应新鲜配制，血液与抗凝剂的容积比例为 4 : 1。

（3）自采血起，实验操作应在 2h 以内完成，以免影响结果的准确性。

（4）沉降率与温度有关，在一定范围内，温度越高，红细胞沉降率越快。因此，本实验应在室温 18 ～ 25℃ 进行。

（5）血沉架应放置于平稳、防震的平台上，且不受阳光直射。血沉架应保持垂直状态。

（6）若红细胞层上缘呈斜坡形或尖峰形，应选择斜坡部分的中间位置计算。

【思考题】

（1）临床上影响血沉的因素有哪些？

（2）血沉正常值（魏氏法）是多少？检测血沉有何临床意义？

（陈　笛）

实验五　红细胞渗透脆性的测定

【实验目的】

掌握：测定红细胞渗透脆性的方法以及细胞外液晶体渗透压的变化对维持红细胞正常形态与功能的重要性。

【实验原理】

正常红细胞呈双凹圆盘状，这种特殊的形态对维持红细胞的正常功能至关重要。细胞外液的渗透压是维持红细胞正常形态和功能的重要因素：将红细胞悬浮于等渗的 0.85%NaCl 溶液中，其形态和大小可维持不变。而红细胞在高渗的 NaCl 溶液中，会使细胞内失去水分而引起细胞膜皱缩。在低渗 NaCl 溶液中，则会因为过多水分进入红细胞内而使其膨胀并双侧凸起。当细胞外液的渗透压低于一定程度时，会因进入红细胞的水过多，细胞膜破裂，血红蛋白逸出，即溶血现象。红细胞在低渗盐溶液中发生膨胀破裂的特性称为红细胞渗透脆性（osmotic

fragility），简称脆性。脆性小的红细胞对低渗 NaCl 溶液的抵抗力大；反之，脆性大的抵抗力小，故临床上常用不同浓度的低渗 NaCl 溶液来测定红细胞的渗透脆性。

本实验通过观察不同浓度的低渗溶液对红细胞形态的影响，学习测定红细胞脆性的方法。正常人红细胞在 0.42%～0.45% 低渗 NaCl 溶液中开始出现溶血（红细胞最小渗透抵抗力），在 0.30%～0.35% 低渗 NaCl 溶液中红细胞全部溶血（红细胞的最大渗透抵抗力）。刚成熟的红细胞渗透脆性小，抵抗力大；衰老红细胞渗透脆性大，抵抗力小。遗传性球形红细胞增多症和自身免疫性溶血患者的红细胞脆性增大，巨幼红细胞性贫血患者的红细胞脆性降低，故本项检测具有一定的临床辅助诊断意义。

【实验对象】

家兔，体重 2.5～3kg，雌雄兼用。

【实验材料】

哺乳动物常用手术器械一套、玻璃分针、动脉夹、动脉插管（或5ml注射器、8号针头）、兔手术台、5ml试管12支、试管架、2ml刻度吸管4支、橡皮球、滴管、载玻片、盖玻片、显微镜、25% 氨基甲酸乙酯、1%NaCl 溶液、0.85%NaCl 溶液、蒸馏水、3.8%枸橼酸钠溶液。

【实验方法】

1. 配制不同浓度的低渗 NaCl 溶液　取清洁干燥的小试管10支，从1～10分别标记后，排列在试管架上，按表3-5-1配制各种浓度的低渗 NaCl 溶液。另取2支试管，编号标记为11～12，也排列在试管架上，分别加入 0.85%NaCl 溶液和蒸馏水各2ml。

表 3-5-1　不同浓度低渗 NaCl 溶液的配制

	1	2	3	4	5	6	7	8	9	10
1%NaCl（ml）	1.40	1.30	1.20	1.10	1.00	0.90	0.80	0.70	0.60	0.50
蒸馏水（ml）	0.60	0.70	0.80	0.90	1.00	1.10	1.20	1.30	1.40	1.50
NaCl 浓度（%）	0.70	0.65	0.60	0.55	0.50	0.45	0.40	0.35	0.30	0.25

2. 采集抗凝血 用注射器在家兔耳缘静脉或通过兔颈总动脉插管（方法见本书第三部分"实验三红细胞比容的测定"）取血 2ml，加入盛有 3.8% 枸橼酸钠溶液 0.2ml 的离心管中，轻轻颠倒混匀数次。

3. 在不同浓度 NaCl 溶液中加入抗凝血 依次向上述 12 支试管中各滴加 1 滴抗凝血，血滴的大小尽量保持一致，轻轻颠倒混匀，切勿用力振荡。在室温下放置 1 小时，然后进行观察和判断。

【实验观察】

1. 记录开始部分溶血和完全溶血时的低渗 NaCl 溶液的浓度。按下述标准进行结果判断：

1）试管内液体完全变成透明红色，管底无细胞，说明红细胞完全破裂，表示完全溶血。

2）试管内液体下层为混浊红色，上层为红色的透明液体，表明部分红细胞破裂，表示不完全溶血。

3）试管内液体下层为混浊红色，上层为无色或淡黄色的透明液体，表示红细胞没有溶血。

2. 取 0.85%NaCl 溶液中红细胞及未完全溶血的低渗 NaCl 溶液中红细胞，滴在载玻片上，盖上盖玻片，置显微镜下观察红细胞形态，比较其差异。

【注意事项】

（1）所用试管和吸管等必须清洁、干燥，向试管内加血液时应轻轻滴入然后轻轻混匀，切切勿剧烈振荡，避免破坏红细胞造成假象。

（2）试管应按顺序放置以防颠倒弄错。

（3）配制不同浓度 NaCl 溶液时应力求准确，以免造成误差过大。

（4）每支试管内所加血液量尽可能一致。

（5）观察实验现象应在以白色为背景和光线明亮处进行。

【思考题】

（1）为什么科研实验中针对不同的实验动物要使用不同浓度的生理盐水？

（2）红细胞渗透脆性的大小与红细胞膜的哪些特性有关？

（3）为什么同一家兔的不同的红细胞对低渗溶液的抵抗力大小不同？

（4）为什么红细胞在等渗尿素溶液中会迅速发生溶血？

（5）产生渗透性溶血与化学性溶血的机制有什么不同？

（陈　笛）

实验六　影响血液凝固的因素

【实验目的】

（1）掌握：血液凝固的途径，观察不同理化因素对血液凝固的影响。

（2）了解：血液凝固的检测方法。

【实验原理】

血液由流动的液体状态变为不能流动的凝胶状态的过程称为血液凝固（blood coagulation）。血液凝固是由众多凝血因子参与的一系列复杂的酶促反应过程，分为三个基本过程：凝血酶原酶复合物的形成，凝血酶原的激活和纤维蛋白的生成。根据凝血酶原酶复合物形成过程中的启动方式和参与的凝血因子的不同，可分为内源性凝血途径（intrinsic pathway）和外源性凝血途径（extrinsic pathway）。内源性凝血途径由凝血因子Ⅻ与异物表面接触激活而启动，所有参与凝血的因子均来自血液，所需时间较长。外源性凝血因子是由于受损的组织细胞释放出凝血因子Ⅲ（又称组织因子）而启动，所需的凝血因子种类及步骤少，时间较短。凝血时间是指血液离开血管，在体外发生血液凝固所需的时间，正常值为 4 ～ 12min（玻管法）。许多影响血液凝固的因素，如凝血因子、血小板浓度、Ca^{2+}、温度和接触面的光滑程度等，可影响凝血时间的长短。

本实验采用颈总动脉放血取血，血液几乎未与组织因子接触，其凝血过程基本可视为内源性凝血过程，记录不同实验条件下的凝血时间，可观察各种理化因素对血液凝固的影响。通过加入富含组织因子的肺组织悬液，可观察外源性凝血途径的作用，比较内外源性凝血途径启动的凝血过程的不同。

【实验对象】

家兔，体重 2.5～3kg，雌雄兼用。

【实验材料】

哺乳动物常用手术器械一套、玻璃分针、动脉夹、动脉插管、兔手术台、清洁干燥小试管 11 支、试管架、小烧杯若干、刻度吸管、橡皮吸球、竹签、冰块、棉花、秒表、水浴箱、25% 氨基甲酸乙酯、50% 枸橼酸钠溶液、3.8% 枸橼酸钠溶液、25mmol/L CaCl$_2$ 溶液、肝素、富血小板血浆、少血小板血浆、兔肺组织悬液、稀释凝血酶溶液、生理盐水、液状石蜡。

【实验方法】

1. 前期准备 按备注中的方法提前准备好富血小板血浆、少血小板血浆、兔肺组织悬液、稀释凝血酶溶液，置 4℃储存备用。

2. 制备去钙抗凝全血 通过兔颈总动脉插管（方法见"红细胞比容的测定"）取血，每 100ml 全血中加入 50% 枸橼酸钠溶液 2ml 抗凝。

3. 观察纤维蛋白原在凝血过程中的作用 取两个清洁干燥小烧杯，分别注入 5ml 抗凝血，复钙（加入 25mmol/L CaCl$_2$ 溶液 3～4 滴 / ml 血），轻轻摇匀。一杯静置，另一杯不断用竹签搅拌，数分钟后竹签上即可看到结成红色团块，用水洗净竹签上的血，观察有无纤维蛋白产生。比较两杯血液凝固情况，分析产生差别的原因。

4. 观察内源性与外源性凝血途径的差异 取清洁干燥小试管 3 支，编号标记

后按表 3-6-1 分别加入试剂，最后同时加入 25mmol/L CaCl$_2$ 溶液复钙，摇匀，立即开始计时。每隔 15s 倾斜试管 1 次，观察血液是否凝固，直至血液成为凝胶状不再流动为止，所经过的全程时间即为凝血时间。分别记录三个试管内的凝血时间并填入表 3-6-1 中。

表 3-6-1　内源性及外源性凝血途径的观察

	1 管	2 管	3 管
富血小板血浆（ml）	0.2		
少血小板血浆（ml）		0.2	0.2
生理盐水（ml）	0.2	0.2	
兔肺组织悬液（ml）			0.2
25mmol/L CaCl$_2$ 溶液（ml）	0.2	0.2	0.2
血液凝固时间（min）			

（1）比较 2 管和 3 管的凝血时间，分析产生差别的原因。

（2）比较 1 管和 2 管的凝血时间，说明血小板在凝血过程中所起的作用。

5. 凝血酶凝固时间的测定 取清洁干燥小试管 1 支，编号为 4 管，加入少血小板血浆和凝血酶稀释溶液各 0.2ml，摇匀后置于 37℃恒温水浴中，立即开始计时。每隔 5s 倾斜试管 1 次，观察血液是否凝固，记录凝血时间，此时间即凝血酶时间，正常值为 16～18s。若凝血酶时间延长则表示血浆中的抗凝血酶物质增多或纤维蛋白原显著减少。

6. 影响血液凝固的因素 取清洁干燥小试管 7 支，编号标记为 5～11 管，按表 3-6-2 准备不同的实验条件，每支试管加入抗凝血 1ml，复钙后立即计时，每 15s 倾斜试管 1 次，观察血液是否凝固，记录凝血时间，填入表 3-6-2。

表 3-6-2　影响血液凝固的因素

编号	实验条件		凝血时间	结果分析
5	接触面	试管内放棉花少许		
6		液状石蜡润滑试管内表面		
7	温度	37℃恒温水浴箱		
8		冰浴烧杯		
9		加入肝素 8U（加血后摇匀）		
10		加入 3.8% 枸橼酸钠溶液（加血后摇匀）		
11		对照（干空管，室温，不加任何物质）		

如果肝素管及枸橼酸钠管不出现血液凝固，两管分别再加入 25mmol/L CaCl$_2$ 溶液 2～3 滴，观察血液是否凝固。

【注意事项】

（1）所用试管、吸管、注射器及小烧杯等必须清洁、干燥。

（2）取标本的试管在实验前必须编号，做好标记，按顺序放置，以便观察，避免混淆。

（3）同一观察项目内的各试管的口径、取血量、温度等基本条件应保持一致。

（4）判断凝血的标准要前后一致，一般以倾斜试管达 45° 时，试管内血液不再流动为准。

（5）不要人为地手握加温或反复摇动试管，以防止外部条件影响实验结果。

（6）不要过多震动或过于频繁地倾斜试管，否则会延长凝血时间。

（7）同组同学加强分工合作，记录凝血时间要准确。

【思考题】

（1）内源性凝血途径和外源性凝血途径有何区别？

（2）正常情况下人体内的血液为什么不会凝固？

（3）影响血液凝固时间的因素有哪些？试讨论其机制。

（4）血小板在血液凝固中有何作用？

（5）为什么枸橼酸钠和肝素具有抗凝作用？它们抗凝的机制有何不同？

（6）在制备本实验使用的血浆时能否用肝素作为抗凝剂？为什么？

【附】

1. 富血小板血浆的制备　取抗凝全血，以 1000r/min 离心 10min，取上层血浆即为富血小板血浆。

2. 少血小板血浆的制备　取抗凝全血，以 4000r/min 离心 10min，取上层血浆即为少血小板血浆。

3. 兔肺组织悬液制备　取新鲜兔肺洗净血液，剪成小块研磨成糊，浸泡于 2～3 倍体积的生理盐水中摇匀，静置 6h 以上，离心收集上清液即肺组织悬液，存入 4℃ 冰箱备用。

4. 凝血酶溶液的制备

（1）浓缩凝血酶溶液的制备：在 100ml 新鲜兔血浆中加入蒸馏水至 1000ml，每 100ml 稀释血浆中加 2% 醋酸溶液 8.5ml，使其 pH 约为 5.3 左右。出现白色混浊后，离心弃上清。将 25ml 生理盐水加入沉淀物中使之溶解，随后加入 2%Na$_2$CO$_3$ 溶液 0.25ml，使其 pH 达 7 左右，再加入 0.25mol/L CaCl$_2$ 溶液 3ml，随即用玻棒或竹签将凝结的纤维蛋白搅去，剩下的溶液即为凝血酶溶液。

（2）稀释凝血酶溶液的制备：取上述凝血酶溶液 5ml，加生理盐水 1ml，配制成稀释凝血酶溶液。取 0.1ml 稀释液加入 0.1ml 正常血浆，观察能否在 16～18s 内凝固。若短于 16s，表明凝血酶活性过高，需再加入适量生理盐水稀释；若凝固时间长于 18s，表明凝血酶活性过低，需再加入适量浓缩凝血酶溶液，直至凝固时间达到 16～18s。

（陈　笛）

实验七　血液及免疫系统疾病

【实验目的】

（1）掌握：霍奇金淋巴瘤及非霍奇金淋巴瘤的病变特点。

（2）熟悉：非特异性反应性淋巴结炎病变特点。

（3）了解：急性髓系白血病及慢性粒细胞白血病骨髓病变特点；狼疮性肾病及硬皮病的病变特点。

【巨体标本观察】

淋巴瘤（lymphoma）

（1）淋巴结高度肿大，包膜增厚（图 3-7-1）。

（2）多个淋巴结相互粘连，融合成巨大结节状肿块。

（3）切面呈灰白色，质嫩，鱼肉状。

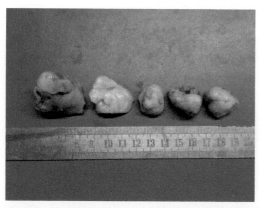

图 3-7-1 伯基特淋巴瘤(标本取自结肠系膜淋巴结)

【组织切片观察】

（一）非特异性反应性淋巴结炎（nonspecific reactive lymphadenitis）

1. 肉眼观察 淋巴结呈结节状，苏木素染色深。

2. 低倍镜观察 淋巴结结构完整。皮质区及髓质区滤泡数量不同程度增多，可伴增大。生发中心不同程度的增大；副皮质区扩大，滤泡及淋巴窦可显示不清；淋巴窦扩张，其内窦组织细胞明显增多（图3-7-2）。

3. 高倍镜观察 生发中心内中心母细胞及中心细胞混杂。组织细胞增多，可见吞噬现象。副皮质区免疫母细胞增多。其与小淋巴细胞、组织细胞混杂在一起，构成"斑驳状"外观。淋巴窦内窦组织细胞肥大，可见吞噬现象。炎症细胞浸润。血管内皮细胞肿胀。

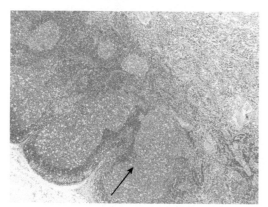

图 3-7-2 非特异性反应性淋巴结炎（HE，低倍，
标本取自淋巴结）
→ 淋巴滤泡

4. 主要免疫组化表型 CD21 滤泡生发中心树突状细胞（＋），CD3/CD20 显示正常 T/B 细胞分区，Bcl-2 生发中心（－），CD68 组织细胞（＋），S-100 窦组织细胞（＋）。

（二）经典型霍奇金淋巴瘤（classical Hodgkin lymphoma）

1. 肉眼观察 淋巴结体积增大，融合状。

2. 低倍镜观察 淋巴结正常结构破坏或部分破坏。出现较多散在分布的体积较大的肿瘤细胞。背景出现数量不定的非肿瘤性的炎症细胞及组织细胞（背景细胞数量与类型因霍奇金淋巴瘤组织学类型而不同）。

3. 高倍镜观察 诊断性 R-S 细胞及其变异型细胞分布于非肿瘤性炎症细胞背景中。典型的诊断性的 R-S 细胞，直径 20～50μm 或更大；胞质稍嗜酸性或弱嗜碱性，呈均质性或颗粒状，缺乏高尔基区（浅染区）；细胞核呈双叶或者多叶。核膜厚且清楚，有的核染色质细而分散（泡状核），有的核染色质呈小块状。单个中位嗜酸性大圆核仁（大小与红细胞相当）；可见病理性核分裂象。双叶核者，双核并列排列，状如镜影，所以诊断性的 R-S 细胞又称镜影细胞。另可见单叶核 R-S 细胞、木乃伊细胞（固缩型的 R-S 细胞）、爆米花细胞（又称 L&H 细胞）、陷窝细胞等。大量背景细胞，包括组织细胞、淋巴细胞、浆细胞、嗜酸性粒细胞和中性粒细胞等。此为经典型霍奇金淋巴瘤的混合细胞型霍奇金淋巴瘤（图 3-7-3）。

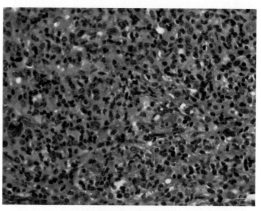

图 3-7-3 经典型霍奇金淋巴瘤（HE，高倍）
→ 典型 R-S 细胞

4. 主要免疫表型 经典型霍奇金淋巴瘤 - 肿瘤细胞：CD30 几乎 100%（＋），CD15（75%～85%）（＋），PAX-5（90%）（＋），CD45（－），EMA（－），CD20（20%～30%）强弱不等的散在（＋），背景细胞以 CD3 阳性的 T 细胞为主（图 3-7-4）。

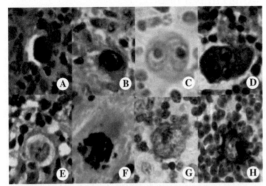

图 3-7-4　各种 R-S 细胞及其免疫表型（高倍）
A. 木乃伊细胞（HE）；B. 单叶核 R-S 细胞（HE）；C. 典型 R-S 细胞，镜影细胞（HE）；E. 腔隙型 R-S 细胞（HE）；F. 病理性核分裂象（HE）；G. 肿瘤细胞膜和胞质阳性表达 CD30（免疫组化染色）；H. 肿瘤细胞膜和胞质阳性表达 CD15（免疫组化染色）

（三）非霍奇金淋巴瘤（Non-Hodgkin Lymphoma）

1. 前驱淋巴细胞肿瘤（淋巴母细胞性淋巴瘤 / 白血病）[precursor lymphocyte neoplasms（lymphoblastic lymphoma/lymphoblastic leukaemia）]

（1）肉眼观察：淋巴结体积增大，融合状。

（2）低倍镜观察：淋巴结结构破坏，被弥漫分布的体积较小的圆形或类圆形细胞取代。局灶肿瘤细胞呈列兵样排列。可见侵犯血管。

（3）高倍镜观察：肿瘤细胞形态较一致。体积较小。核圆形或卵圆形。核染色质细腻。可见小核仁。胞质稀少。病理性核分裂象常见（＞ 10 个 /10HPF）（图 3-7-5）。

（4）主要免疫表型：肿瘤细胞：TDT 几乎均（＋），根据 T/B 细胞来源不同分别表达 CD7/PAX-5，CD45（＋），MPO（－）。

2. 成熟 B 细胞肿瘤（mature B-cell neoplas ms）

（1）弥漫大 B 细胞淋巴瘤（diffuse large B-cell lymphoma）

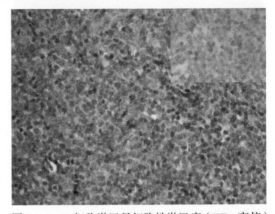

图 3-7-5　B 细胞淋巴母细胞性淋巴瘤（HE，高倍）
免疫组化染色，TdT 瘤细胞核阳性表达

1）肉眼观察：淋巴结体积增大，融合状。

2）低倍镜观察：淋巴结结构完全破坏。由大量弥漫成片增生的形态一致的大淋巴样细胞（中心母细胞样细胞）取代。淋巴结被膜下窦和髓窦结构消失或显示不清。

3）高倍镜观察：瘤细胞核大，超过正常小淋巴细胞核两倍以上。核呈泡状，圆形或椭圆形。可见多个嗜酸性小核仁，并靠近核膜。病理性核分裂象多件（＞ 5 个 /HPF）。瘤细胞胞浆少，嗜碱性或双嗜性（图 3-7-6）。

4）主要免疫表型：肿瘤细胞：CD20（＋），PAX-5（＋），Ki67 约 60%（＋），Bcl-2（＋），CD30（－），CyclinD1（－）TDT（－），CD3（－）。

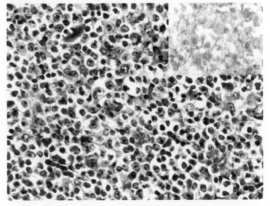

图 3-7-6　弥漫大 B 细胞淋巴瘤（HE，高倍）
免疫组化染色，CD20 瘤细胞膜阳性表达

（2）滤泡性淋巴瘤（follicular lymphoma）

1）肉眼观察：淋巴结体积增大，融合状。

2）低倍镜观察：淋巴结皮质区、副皮质区和髓质区见大量滤泡样结节增生。滤泡密集呈"背靠背"现象。滤泡生发中心扩大。套区变薄甚至消失（图3-7-7）。

3）高倍镜观察：扩大的滤泡生发中心巨噬细胞消失。瘤细胞与正常生发中心的中心细胞相似。体积略比残留的淋巴细胞大，核弯曲，可见明显的核裂，核仁不明显。与数量不等的中心母细胞样细胞混合存在。中心母细胞样细胞体积较大，核呈空泡状。有多个核仁。常靠近核膜。可见核分裂象。

4）主要免疫表型：滤泡肿瘤细胞：CD20（+），Bcl-2（+），Ki67约15%（+），CD10（+），Bcl-6（+），CD3（-）。

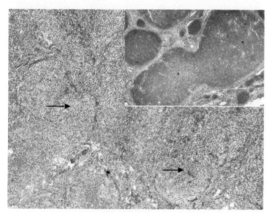

图3-7-7　滤泡性淋巴瘤（HE，低倍）

免疫组化染色，滤泡肿瘤细胞胞质Bcl-2阳性表达
➡️ 滤泡样结节

（3）伯基特淋巴瘤（Burkitt lymphoma）

1）肉眼观察：淋巴结体积增大，融合状。

2）低倍镜观察：淋巴结结构完全破坏。被弥漫分布的肿瘤细胞取代。一般情况因大量的组织细胞吞噬凋亡的细胞碎片，可见"星空现象"。

3）高倍镜观察：肿瘤细胞弥漫分布。体积中等，形态一致。镶嵌状排列。瘤细胞可见小核仁。胞质嗜碱性或双色性。核分裂象多见。

4）主要免疫表型：肿瘤细胞：CD20（+），Ki67近100%（+），CD10（+），Bcl-6（+），Bcl-2（-），CD3（-）。EB病毒原位杂交（EBER）（+）（主要是地方型）。

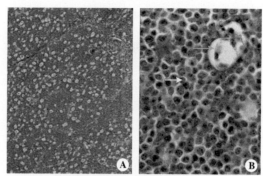

图3-7-8　伯基特淋巴瘤（HE）

A."星空"现象（低倍）；B.（高倍）肿瘤细胞较为一致，中等大小，镶嵌状排列：➡️ 巨噬细胞；　肿瘤细胞

3. 成熟T和NK细胞肿瘤（mature T/NK-cells neoplasms）　结外NK/T细胞淋巴瘤，鼻型（extranodal NK/T-cell lymphoma，nasal type）

标本取自肿瘤结节。

（1）低倍镜观察：鼻腔黏膜组织局部凝固性坏死。上皮下和腺体间大量异型淋巴样细胞增生。

（2）高倍镜观察：瘤细胞大小不一。部分细胞可较小，部分可较大。多数瘤细胞核形状较一致。部分瘤细胞核扭曲如水母样或胚胎样。病理性核分裂象多见。瘤细胞胞浆浅染。瘤细胞常浸及黏膜上皮、腺体上皮或血管壁。背景可见数量不等的炎症细胞。如嗜酸性粒细胞和中性粒细胞等。

（3）主要免疫表型：肿瘤细胞：CD3ε（+），CD56（+），Granzyme B（+），TIA-1（+），Perfolin（+），Ki67约50%（+），CK（-），EMA（-），CD20（-）。EB病毒原位杂交（EBER）（+）。

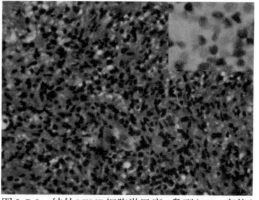

图3-7-9　结外NK/T细胞淋巴瘤，鼻型（HE，高倍）

EBER瘤细胞核阳性

（四）髓系肿瘤（myeloid neoplasms）

1. 急性髓系白血病（acute myeloid leuka-emia，AML）

（1）低倍镜观察：骨髓增生程度明显活跃，原始或偏幼稚阶段细胞弥漫增生，原有骨髓造血细胞被取代，骨髓内有核细胞形态大小倾向一致。

（2）高倍镜观察：大量原始或偏幼稚阶段粒细胞填充骨髓，细胞中等大小，胞质少到中等量，胞核圆形、椭圆或不规则形，部分胞核内可见明显核仁。可见少量残存偏成熟阶段粒系、红系及巨核细胞散在分布。

（3）主要免疫表型：MPO（＋），CD34原始肿瘤细胞（＋）。

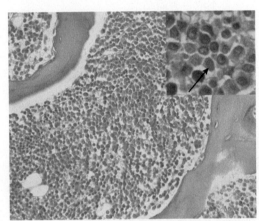

图 3-7-10　急性髓系白血病（骨髓，HE，低倍）
➡️ 幼稚阶段粒细胞（右上图，HE，高倍）

2. 慢性粒细胞白血病，BCR-ABL1 阳性（chronic myelogenous leukemia，BCR-ABL1 positive）

（1）低倍镜观察：骨髓增生程度极度活跃，有核细胞明显增多，骨髓内有大量不同分化阶段的粒系细胞填充，正常脂肪组织被完全取代。红系细胞明显减少。网状纤维染色可见网状纤维增多。

（2）高倍镜观察：粒系细胞与红系细胞比例明显增高（粒红比＞10∶1），粒系细胞以中、晚幼粒细胞及杆状、分叶核粒细胞为主；骨小梁周边不成熟粒细胞带厚度增宽，可见原始粒细胞，但比例一般不超过5%；巨核系细胞可见增多，通常体积小，核分叶少；

常可见嗜酸性粒细胞数量增多。

（3）主要免疫表型及分子遗传学改变：肿瘤细胞：MPO（＋）；费城染色体（Philadelphia chromosome，PH）和 BCR-ABL1 融合基因形成。

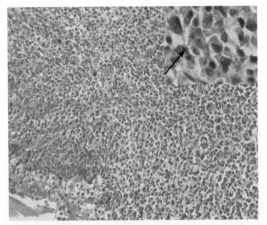

图 3-7-11　慢性粒细胞白血病（骨髓，HE，低倍）
➡️ 粒系细胞、嗜酸性粒细胞及小巨核细胞（右上图，HE，高倍）

（五）自身免疫疾病（autoimmune disease）

1. 狼疮性肾炎（lupus nephritis）

（1）低倍镜观察：狼疮性肾炎的病理改变比较复杂。可见局灶型节段性肾小球肾炎、弥漫增生性肾小球肾炎、膜性肾病、系膜增生型及慢性肾小球肾炎等多种病理改变。本例可见系膜细胞轻度增生，毛细血管壁基底膜增厚，毛细血管球内淋巴细胞及中性粒细胞浸润。

（2）高倍镜观察：可见肾小球系膜区增宽，系膜细胞数量增多（＞3个/系膜区）。局灶系膜硬化。肾小球毛细血管壁基底膜增厚，内皮细胞增生，节段性白金耳形成。可见肾小球或细小血管的纤维素性坏死。

（3）免疫荧光检查：可见 IgG、IgA、IgM、C3、C4、C1q 及纤维蛋白均可高强度沉积于系膜区及毛细血管壁。呈"满堂亮"现象。

2. 硬皮病（scleroderma）

（1）低倍镜观察：表皮萎缩，真皮层增厚，嗜酸性增强。皮下组织中皮肤附属器减少或消失，脂肪小叶减小。真皮浅层均一化。

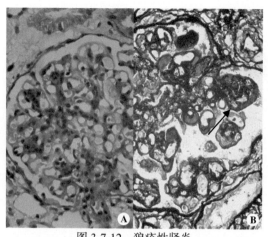

图 3-7-12　狼疮性肾炎

A.（PAS 高倍）肾小球系膜轻度增生，白细胞浸润；B.（PASM 染色高倍）肾小球毛细血管内增生， →节段性白金耳形成

（2）高倍镜观察：真皮层胶原纤维增生、肿胀，血管及附属器周围淋巴细胞、单核细胞浸润。皮下组织脂肪细胞萎缩，纤维组织增生。

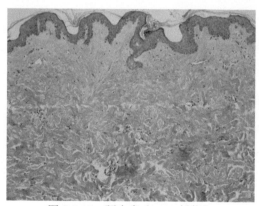

图 3-7-13　硬皮病（HE，低倍）

【思考题】

霍奇金淋巴瘤肿瘤细胞的形态学特点是什么？与非霍奇金淋巴瘤相比，临床特点及病理学变化有哪些异同点？

【病例分析】

1.患者，男性，20岁。发现左侧颈部包块1周伴发热3天。患者于1周前因左侧颈部不适，扪及花生米大结节一枚。表面光滑，可移动。无压痛。近3天包块逐渐增大，约蚕豆大小，可移动。轻度压痛。间断性发热，最高39℃。自行服用"散利痛"后可退热。既往史：1周前因左下第一磨牙牙周炎、根尖周脓肿就诊于口腔医院。患者未遵医嘱规则治疗，现仍感咀嚼时轻微疼痛。查体：体温38℃。左侧第一磨牙牙龈轻微红肿。左侧颌下可扪及结节2枚，均约0.5cm×0.5cm×0.5cm 大小。未融合，无压痛。移动度好。左侧胸锁乳突肌内侧缘可扪及约1.5cm×1.5cm×1cm大小结节1枚。质软，表面光滑，移动度好。轻微压痛。表面皮肤无红肿。全身其他浅表淋巴结未扪及。

（1）患者最可能的病理诊断是什么？试阐述理由。

（2）若行病理活检，最可能看到的病理学镜下特点是什么？

2.患者，男性，20岁。发现左侧颌下包块半个月余。患者于半个月前无意中发现左侧颌下包块，约蚕豆大小。不能移动。无压痛。近半个月来，包块迅速增大，现约鸽蛋大小。间断低热，最高38℃。自行服用"药物"后可退热，但包块无缩小。具体药物不详。查体：左侧颌下扪及1个结节，约4cm×3cm×3cm 大小。质硬。呈多结节融合状。边缘欠清。移动度差。无压痛。表面皮肤无红肿。左侧胸锁乳突肌内侧缘可扪及结节3枚，均1.5cm×1cm×1cm 大小，触诊如前述。

（1）为明确诊断，最好建议患者行什么检查？

（2）病理活检后诊断为"伯基特淋巴瘤"，其病理学镜下特点是什么？

（朱　进　杨　炼）

第四部分　呼吸系统结构功能与疾病

实验一　呼吸系统标本观察

【实验目的】

（1）掌握：呼吸系统的组成和功能；鼻腔的通向和鼻旁窦的名称、位置和开口；喉的组成、位置、形态特点和功能，喉腔的划分和各部特点；气管、主支气管的形态差异；肺的形态、分叶；胸膜、胸膜腔的概念和特点，肋膈隐窝的形态和临床意义；纵隔的概念和分部。

（2）熟悉：两对拮抗性的喉肌对声带和声门裂的影响。

（3）了解：支气管树的概念；肺段的概念。

【标本观察】

呼吸系统主要执行气体交换的功能，即吸入氧，排出二氧化碳；此外，肺还具有内分泌功能。呼吸系统由呼吸道和肺组成（图4-1-1）。呼吸道包括鼻、咽、喉、气管和各级支气管分支；其中，鼻、咽、喉称上呼吸道，气管及其各级分支为下呼吸道。

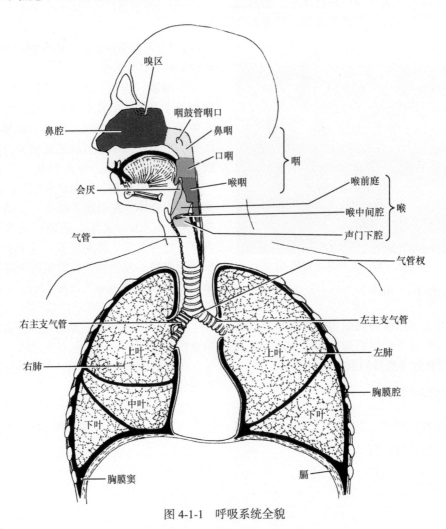

图 4-1-1　呼吸系统全貌

（一）鼻

鼻包括外鼻、鼻腔和鼻旁窦。

1.外鼻 用小镜子观察自身外鼻的形态：两眼之间称为鼻根，向前下延伸成鼻背，下端最为突出的部分称鼻尖，鼻尖向两侧隆起称鼻翼，呼吸困难时，可出现鼻翼扇动。鼻翼向外下方与口角之间的浅沟名鼻唇沟，正常人鼻唇沟的深浅度左右两侧基本对称。面神经瘫痪的患者，瘫痪侧鼻唇沟变浅或消失。

2.鼻腔 取头颈矢状切标本，见鼻腔（nasal cavity）被鼻中隔分隔成左右两腔，内衬黏膜，向前经鼻孔通外界，向后经鼻后孔通咽腔鼻部。每侧鼻腔以鼻阈为界分为前下份的鼻前庭（nasal vestibule）和后份的固有鼻腔（nasal cavity proper）（临床上简称鼻腔）。

鼻前庭较为宽大，由皮肤覆盖，生有鼻毛，可过滤、净化空气；固有鼻腔的形态与骨性鼻腔大致相同，因为标本是在骨的表面覆以黏膜，因此较为肥大。复习并观察上、中、下三鼻甲和上、中、下三鼻道。正常情况下，活体鼻黏膜呈淡红色，位于上鼻甲及其相对的鼻中隔以上部分的鼻黏膜，呈苍白或淡黄色，有嗅细胞分布，具有感受嗅觉刺激的功能，为嗅区（olfactory region）。其余部分黏膜为呼吸区，范围较大，活体呈粉红色。

3.鼻旁窦 鼻旁窦（paranasal sinuses）位于鼻腔周围，共4对，分别是上颌窦、额窦、蝶窦和筛窦。现在的标本是骨性鼻旁窦壁上衬以黏膜。在骨性鼻旁窦的基础上，对照标本，复习各鼻旁窦的名称、位置、形态特点和开口（图4-1-2）。

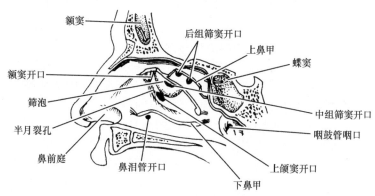

图 4-1-2　鼻旁窦开口

鼻旁窦的存在不仅能够减轻头部重量，还可协助调节吸入空气的温度、湿度，并对发音产生共鸣。由于鼻黏膜与鼻旁窦黏膜相延续，鼻腔黏膜发炎可引起鼻旁窦炎症。

（二）咽

见本书"第五部分消化系统结构功能与疾病"中的"实验一消化系统大体标本观察"部分。

（三）喉

位于颈前部，向上通咽，下接气管，两侧与颈部大血管和神经相邻，前方还有甲状腺。喉由软骨借韧带、关节等相互连接构成支架，有喉肌附着，内衬黏膜。

1.喉的软骨 取喉标本，先辨认喉的软骨（图4-1-3）。位于舌骨下方的是甲状软骨（thyroid cartilage），它由左右两个四边形软骨板构成。两板前缘约以直角（女性呈钝角）相连形成前角，前角上端向前突出而称喉结，可在体表摸到，成年男性特别突出。两板游离后缘上下各有一对突起，分别为上角和下角。下角的内侧面有关节面。在该软骨的下方是环状软骨（cricoid cartilage），形似指环，前部是低而窄的环状软骨弓，后部是高而宽阔的环状软骨板，两侧的小关节面与甲状软骨下角关节面形成环甲关节，环状软骨板上缘两侧有小关节面，与杓状软骨底形成环杓关节。位于环状软骨板上缘两侧的是略呈三棱锥形的杓状软骨（arytenoid cartilage），尖向上、底朝下，由底向前内伸出声带突，向外侧伸出肌突。会厌软骨（epiglottic cartilage）位于甲状软骨前角内面及舌骨体后方，上端游离，下端借韧带与甲状软骨前角内面相连，上宽下窄，呈叶片状。

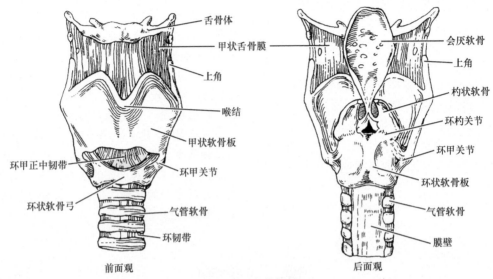

图 4-1-3　喉的软骨

2. 喉的连接　相邻软骨间主要借弹性圆锥、环杓关节以及环甲关节相连。先观察弹性圆锥（conus elasticus）（图 4-1-4）。它是由弹性纤维组成的膜状结构，附着于甲状软骨前角后面，向下向后至环状软骨上缘和杓状软骨声带突，其上缘游离，紧张于甲状软骨前角和杓状软骨之间，即声韧带（vocal ligament）。弹性圆锥的前份纤维增厚部分即是环甲正中韧带（median cricothyroid ligament），其位置表浅，可从体表触及，必要时可在此处切开建立紧急通气道。结合简图观察环甲关节（甲状软骨在冠状轴上作前倾和复位运动）和环杓关节（杓状软骨在矢状轴上做旋转运动）的构成，并体会其运动方向（图 4-1-5）。

在喉的标本上，观察甲状舌骨膜。该膜为一结缔组织膜，位于甲状软骨上缘与舌骨之间，其正中增厚部分称甲状舌骨正中韧带。环状软骨和气管软骨环，亦借结缔组织膜连接。

3. 喉腔　用喉切开标本观察喉腔（图 4-1-6）。喉腔（laryngeal cavity）上起喉口，下达环状软骨下缘。在喉的冠状切面上，可见两对自外侧壁突入腔内的黏膜皱襞：上面的一对为前庭襞（vestibular fold），左右前庭襞之间的裂隙为前庭裂；下面一对为声襞（vocal fold），活体颜色较白，较前庭襞更为突向喉腔，声襞及其覆盖的声带肌和声韧带

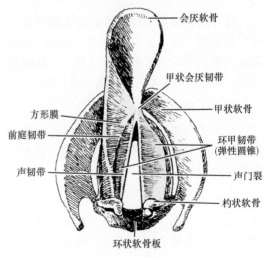

图 4-1-4　弹性圆锥

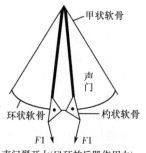

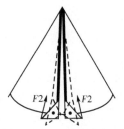

声门裂开大(F1环杓后肌作用力)　　　声门裂缩小(F2环杓侧肌作用力)

图 4-1-5　环杓关节运动模式

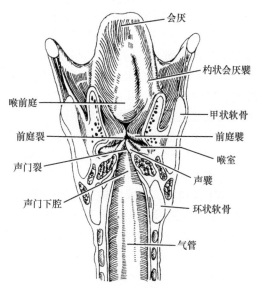

图 4-1-6　喉腔（冠状切面）

一起合称声带，理解体会声带（vocal cord）。位于两侧声襞和杓状软骨基底部之间的裂隙即声门裂（rima vestibule）。声门裂和声带合称声门。喉腔被前庭襞和声襞分为三部分：在前庭襞平面以上称喉前庭；声襞平面以下至环状软骨下缘的部分为声门下腔；在前庭襞平面和声襞平面之间的部分是喉中间腔，它向两侧延伸至前庭襞和声襞间的梭形凹陷称喉室，喉中间腔是喉腔三部分中容积最小的部分。

4. 喉肌　在喉肌标本和模型上，观察下列两组拮抗肌：环杓后肌（posterior cricoarytenoid muscle）和环杓侧肌（lateral cricoarytenoid muscle）；环甲肌（cricothyroid muscle）和甲杓肌（thyroarytenoid muscle）。上述几块肌肉的起止位置与它们各自的名称相对应（图 4-1-7）。由教师示教这两对拮抗肌，配合关节运动理解环甲肌收缩致声带紧张，甲杓肌收缩致声带松弛；环杓后肌收缩致声门裂开大，环杓侧肌收缩致声门裂缩小。

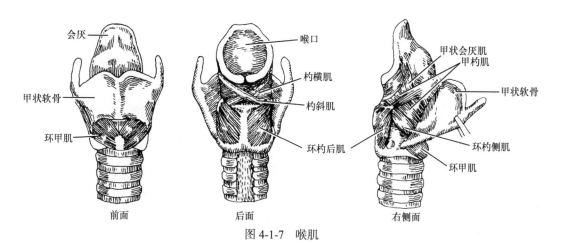

前面　　　　　　　后面　　　　　　　右侧面

图 4-1-7　喉肌

（四）气管、主支气管

取气管、主支气管标本。见气管由14～17个"C"形软骨环和环间韧带连接而成。"C"形软骨缺口向后，由含平滑肌的结缔组织膜封闭。气管后方为食管。在胸骨角平面气管分为左、右主支气管，分权处名气管权（bifurcation trachea）。在切开的标本上，观察气管权内面的气管隆嵴（carina of trachea）（图4-1-8），呈半月形纵嵴，向上凸出，略偏向左侧，临床上是支气管镜检查的定位标志。主支气管为气管权至左、右肺门的一段管道。左主支气管细长、斜行，与气管长轴成角较大，近似水平；右主支气管粗而短走行方向近似垂直，与气管轴成角较小。理解为何从气管进入的异物容易落入右主支气管。

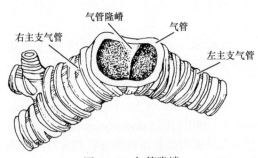

图 4-1-8　气管隆嵴

（五）肺

1.肺的位置、分叶和形态

（1）位置：从在体肺标本和气管、支气管标本上，见肺位于胸腔内、膈之上、纵隔两侧，左、右各一。

（2）分叶：标本可见右肺有斜裂及水平裂，并被其分为上、中、下三叶，左肺有一斜裂，将其分为上、下两叶。因膈下有肝，右肺略显宽短，左肺稍显狭长，由于心尖偏左，故左肺前缘下部形成一凹陷名心切迹（图4-1-9）。

（3）形态（图4-1-9）：肺表面因有胸膜脏层包被，光滑湿润而显光泽。肺的颜色随年龄和职业而有不同，小儿呈淡红色，成人由于不断吸入含有尘埃的空气，尘埃沉积肺内，呈现深灰色，并混有许多黑色斑点，老年人成蓝黑色。取肺标本观察，肺呈半圆锥形，辨认上部的肺尖，下部的肺底（又名膈面），外侧面为胸肋面，内侧面为纵隔面，及三个面交界形成的前、后、下三缘，可见前缘和下缘锐利，后缘圆钝。在肺的纵隔面中央处有一椭圆形凹陷即肺门，有主支气管、肺动脉、肺静脉、神经、淋巴管等出入，这些结构被结缔组织包裹并将肺连于纵隔，称为肺根。观察肺根内结构排列自前向后依次

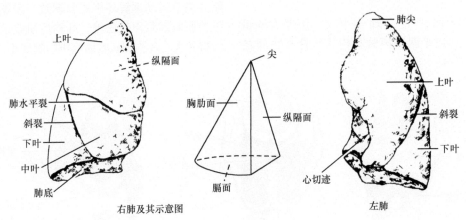

图 4-1-9　肺的外形

是：肺上静脉、肺动脉、支气管；自上而下左右略有不同：左肺根处——肺动脉、左主支气管、肺下静脉，右肺根处——上叶支气管、肺动脉、肺静脉。

2.肺段支气管和支气管肺段
一般左肺分为两叶，右肺分为三叶。左、右主支气管进入肺门，首先分为叶支气管，每一肺叶内各有一叶支气管。各叶支气管入肺后再分出

肺段支气管。每个肺段支气管的分支及其所属的肺组织及动脉、静脉、神经、淋巴管等共同构成一个支气管肺段，简称肺段。支气管肺段呈圆锥形，尖向肺门，底位于肺表面，支气管肺段间有少量结缔组织分隔。左、右肺通常分别有 10 个肺段（图 4-1-10）。气管以及各级支气管分支形成树枝状的支气管树。观察支气管肺段示教标本及支气管树标本与模型，理解体会肺段的结构相对独立性及临床意义。

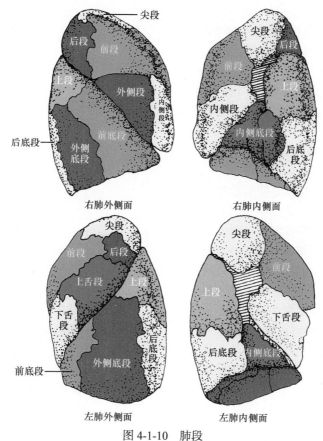

图 4-1-10　肺段

（六）胸膜和胸膜腔

在胸膜及胸膜腔示教标本上，观察辨认脏、壁胸膜及其壁胸膜的划分（图 4-1-11）。其中覆盖在肺表面的胸膜称脏胸膜（visceral

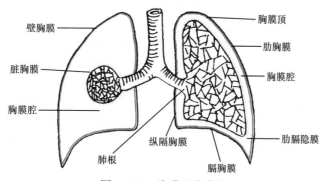

图 4-1-11　胸膜及胸膜腔

pleura），此浆膜与肺实质紧密结合，并伸入肺裂内；覆盖于胸壁内面、膈上面及纵隔的胸膜称壁胸膜（parietal pleura），脏、壁两层胸膜在肺根处互相移行延续，形成胸膜腔（pleural cavity），仅有少许浆液。理解胸膜腔的特点：密闭、负压和潜在性，体会胸膜腔的功能。

壁胸膜依其衬覆部位，可分为四个部分：胸膜顶，包被肺尖，突入颈根部，最高点高出锁骨内侧 1/3 段上方 2 ～ 3cm。肋胸膜衬贴在胸壁内面，是壁胸膜中最厚最广泛的部分，正常时易从胸壁上剥离。膈胸膜，覆盖于膈之上，二者紧密相贴，不易剥除。纵隔胸膜位于纵隔两侧面，居矢状位，下缘连接膈胸膜，前后缘连接肋胸膜。

观察胸膜隐窝，特别是肋膈隐窝。胸膜隐窝（pleural recesses）是指在相邻的壁胸膜相互折返移行处，即使在深吸气时，肺的边缘也不能伸入其中的那部分胸膜腔，包括肋膈隐窝、肋纵隔隐窝和膈纵隔隐窝。肋膈隐窝最大最重要，位于肋胸膜和膈胸膜返折处，呈半环形，是诸胸膜隐窝中位置最低、容量最大的部分，深度一般可达两个肋及肋间隙。结合肺下界和胸膜返折线下界体表投影（见本章"胸部解剖操作"部分）理解临床胸膜腔穿刺点的选择。

（七）纵隔

观察纵隔的位置、界限以及纵隔当中所包含的内容物，理解纵隔的分部。

1. 位置和境界 胸腔内两侧纵隔胸膜之间中位上的长条形结构即纵隔的位置，由于下部心脏的位置偏左，使得纵隔显著左移，且下部宽大；它包括了纵隔胸膜间所有器官和结缔组织。前界——胸骨，后界——脊柱胸段，两侧——纵隔胸膜，下界——膈，向上经胸廓上口通颈部。

2. 分部 为了学习和应用的方便，常将纵隔分为数部，解剖学常用四分法（图4-1-12）。以胸骨角至第4、5胸椎间的平面为界，将其分成上、下纵隔。下纵隔又以心包为界

被分成前、中、后三部分，胸骨与心包前壁之间为前纵隔，心包前、后壁之间相当于心包所在的位置为中纵隔，心包后壁与脊柱之间为后纵隔。纵隔各部内容物见本章"胸部解剖"部分。

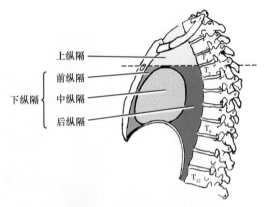

图 4-1-12　纵隔的位置和分部

【思考题】

（1）试问上颌窦的位置及特点，有何临床意义？

（2）吃饭时说话容易发生呛咳，为什么？

（3）异物落入气管后，容易进入哪一侧支气管？为什么？

（4）简述肺的形态和位置。

（5）何谓肋膈隐窝？有何临床意义？

（朱淑娟）

实验二　颈部解剖操作

【实验目的】

（1）掌握：颈部结构配布、颈部筋膜配布和筋膜间隙；颈动脉三角的位置、境界和内容物安排；颈侧区及颈根部围绕前斜角肌的结构安排；气管切开层次；喉上神经和喉返神经的来源、行程和分布区域；甲状腺的形态、位置、毗邻、被囊、血供、神经等。

（2）熟悉：副神经的行程和体表投影。

（3）了解：颈部的分区和层次。

【标本观察与解剖】

（一）颈部的境界与分区

1. 境界 上界为下颌骨下缘、乳突、上项线、枕外隆凸的连线，下界为胸骨颈静脉切迹、锁骨、肩胛骨肩峰至第七颈椎棘突的连线。

2. 分区 借颈椎横突做冠状切面，颈部被分为前方的固有颈部和后方的项部。固有颈部以胸锁乳突肌前、后缘分为颈前区、胸锁乳突肌区和颈外侧区，颈前区和颈外侧区又可再划分为若干"三角"（图4-2-1）。

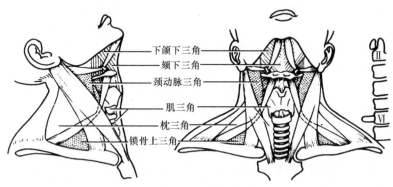

图 4-2-1　颈部的分区

（1）颈前区：内侧界是颈前正中线，外侧界是胸锁乳突肌前缘，上届是下颌骨下缘。颈前区包括以下几个三角，其中颏下三角是一个，其余均成对。颏下三角：位于两侧二腹肌前腹内侧缘和舌骨之间；下颌下三角：又名颌下三角，位于二腹肌前后腹之间；颈动脉三角：位于胸锁乳突肌前缘、二腹肌后腹和肩胛舌骨肌上腹之间；肌三角：又名肩胛舌骨肌气管三角，位于颈前正中线与肩胛舌骨肌上腹、胸锁乳突肌前缘之间。

（2）颈外侧区：又名颈后三角，位于胸锁乳突肌后缘、斜方肌前缘和锁骨中1/3上缘之间。肩胛舌骨肌将其分为上部的枕三角和下部的锁骨上大窝（又叫锁骨上三角）。

（3）胸锁乳突肌区：即该肌所覆盖区域。

（4）颈后区：又称项部，两侧斜方肌前缘与脊柱颈段之间的区域。

（二）颈部的结构特点

1. 颈部的结构安排（图4-2-2）

（1）支持性结构：为脊柱的颈段，居于中位。颈椎四周有肌肉附着，椎管内容纳脊髓颈段及其被膜。

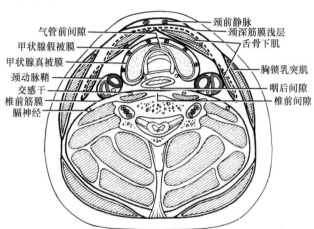

图 4-2-2　颈部的结构安排

（2）颈部的脏器：位于颈椎前方，由后向前依次是咽和食管、喉和气管、甲状腺等。

（3）颈部的大血管、神经和淋巴：皆位于颈部脏器的两侧。头部与胸部之间的大血管、神经和淋巴链等位于颈部脏器的两侧，如颈总动脉、颈内静脉和迷走神经等，呈纵行排列；而颈或胸与上肢间的大血管神经等多通过颈根，如锁骨下动、静脉及臂丛等，呈横位或斜位。

（4）颈部肌肉：数目众多，形态复杂，大小不一。按层次可归纳为：颈椎活动有关的肌肉位于颈椎周围，位置最深，如椎前肌，椎旁肌和椎枕肌群；与脏器活动有关的肌肉位于中层，如舌骨上、下肌群；最浅层的肌肉是胸锁乳突肌和斜方肌。

2. 颈部筋膜的配布和筋膜间隙 颈部的筋膜和筋膜间隙（图4-2-2，图4-2-3）特别发达，筋膜包裹上述这些结构形成鞘或囊。

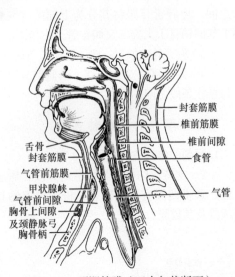

图 4-2-3 颈深筋膜（正中矢状断面）

（1）颈筋膜：关于颈筋膜的描述，说法不太一致，但一般可分为以下几层：

1）颈浅筋膜：为皮下的一层结缔组织，内含颈阔肌（皮肌）。

2）颈深筋膜：分层包绕颈部肌肉和脏器，有浅、中、深三层。浅层又名封套筋膜，包裹胸锁乳突肌和斜方肌形成二个肌鞘，在舌骨上部包裹颌下腺和腮腺形成两个腺囊，在

胸骨柄和锁骨上方，分层形成二个间隙。中层又名内脏筋膜，不仅包裹舌骨上、下肌群（即肌部），还包裹颈部脏器（即脏部），在两侧还包绕颈总动脉、颈内静脉和迷走神经（即血管部）形成颈动脉鞘。深层又名椎前筋膜（prevertebral fascia），覆盖在椎前肌和斜角肌的浅面。在其深面还有颈交感干和膈神经。在外下方，椎前筋膜包裹锁骨下动脉和臂丛，进入腋腔形成腋鞘（axillary sheath）。

（2）间隙

1）气管前间隙（pretrachealspace）：位于气管前筋膜与气管之间，除疏松结缔组织外，内含淋巴管和淋巴结。此间隙向下与前纵隔交通。其下份尚有甲状腺下静脉或甲状腺最下动脉通过。

2）咽后间隙（retropharyngeal space）：位于椎前筋膜和咽与食管之间，含少量疏松结缔组织及咽后淋巴结。向下通下纵隔。

3）椎前间隙（prevertebral space）：位于脊柱颈段和椎前筋膜之间。有脓肿可向外蔓延至腋鞘。

（三）骨性标志的观察

根据骨架和活体辨认胸锁乳突肌、舌骨、甲状软骨上缘、喉结、环状软骨、颈动脉结节、胸骨颈静脉切迹、胸骨上窝、锁骨、锁骨上大窝、肩峰、第七颈椎棘突等重要软组织和骨性标志。

（四）颈前区解剖操作

1. 皮肤 薄而柔软，移动性大，表面横纹明显。

（1）皮肤切口

1）自下颌骨颏部沿颈正中线向下至胸骨柄上缘中点作一纵切口。

2）从此切口的上端，沿下颌骨下缘、下颌支后缘到乳突根部做横切口。

3）从切口的下端、沿锁骨到肩峰做横切口。

（2）切皮要点：按上述切口由颈中线向两侧剥离皮肤至斜方肌前缘为止。注意颈部

皮肤较薄，不可切深，以免损伤浅筋膜内的浅血管及皮神经。

2.浅筋膜　较疏松，脂肪少，内含颈阔肌、浅静脉、皮神经和浅淋巴结（图 4-2-4）。

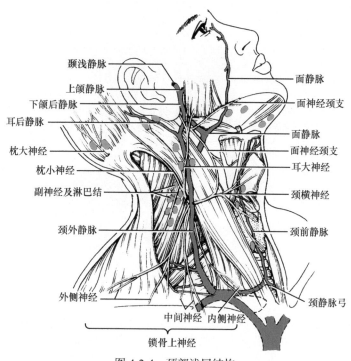

图 4-2-4　颈部浅层结构

清理颈阔肌表面的结缔组织，显露该肌。颈阔肌为薄片的长方形皮肌（图 4-2-5），起自三角肌和胸大肌筋膜，向上内越过锁骨，止于下颌下缘，口角和腮腺咬肌。收缩时紧张颈筋膜，促进颈部静脉回流，受面神经颈外分支——颈支支配。自下颌骨下缘切断颈阔肌，翻向下。可见其深面与颈深筋膜之间有颈前静脉，颈外静脉（图 4-2-6）和颈丛皮神经通过。分别清理并观察之。

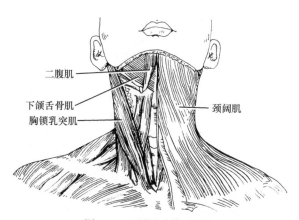

图 4-2-5　颈肌（前面观）

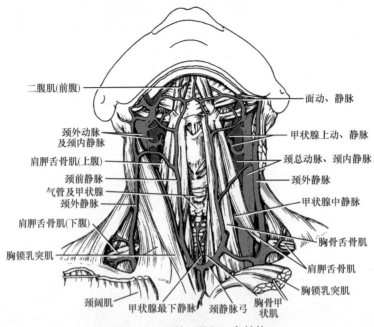

图 4-2-6　颈前区及肌三角结构

（1）颈前静脉：左右各一，大小不等，且不对称。起自颏下部，主干沿颈中线两侧或胸锁乳突肌前缘下份行向下外方，至胸骨柄上方约 3cm 处穿深筋膜进入胸骨上间隙，左右颈前静脉在该间隙内借一短的颈静脉弓相连。此处暂不解剖。

（2）颈外静脉：由耳后静脉和面后静脉汇合而成，起自下颌骨后方，较粗大，垂直下行于胸锁乳突肌表面，在锁骨中点上方 2cm 处穿入深筋膜注入锁骨下静脉，此静脉收集耳后及颈外侧区静脉血。

（3）颈浅淋巴结群：分颈前浅淋巴结和颈外侧浅淋巴结，分别沿颈前静脉和颈外静脉排列。可不追寻。

（4）颈丛皮神经：行于颈浅筋膜和颈深筋膜浅层之间（图 4-2-7）。以胸锁乳突肌后

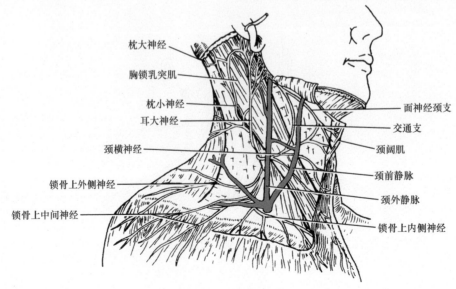

图 4-2-7　颈丛的皮支

缘中点为中心向周围追踪。枕小神经：沿胸锁乳突肌后缘向上，分布于枕部皮肤。耳大神经：与颈外静脉平行在胸锁乳突肌表面垂直向上至耳廓和腮腺区皮肤。颈横神经：向前横行于胸锁乳突肌表面，分为上支和下支，分布于颈前皮肤。锁骨上神经：向下行，可分为内侧、中间、外侧三组，分别分布于颈外侧、胸上部和肩部皮肤。

　　上述浅层结构经观察后，可将颈前静脉和颈丛皮神经各支游离（尽可能保留其根部以备复习），以便解剖深筋膜。

　　3. 颈深筋膜浅层和胸锁乳突肌　颈深筋膜浅层在中线上形成颈白线，沿此线切开该筋膜勿伤及深层结构，牵开并分离，可见此筋膜在胸骨柄上方分成两层，两层之间形成胸骨上间隙，此间隙容纳颈静脉弓及少量脂肪组织和淋巴结。间隙的后壁为包裹舌骨下肌群的筋膜所加强，剥离颈深筋膜浅层，将其翻向两侧，至胸锁乳突肌前缘可见它分层包裹胸锁乳突肌

（图 4-2-6，图 4-2-7）。形成该肌的肌鞘。

　　现剔除胸锁乳突肌表面的筋膜，观察该肌起自胸骨柄和锁骨内侧 1/3 的上缘，肌腹向后上，止于乳突外面和上项线外侧 1/3。切断胸锁乳突肌的胸骨和锁骨起点。将该肌及其深面的深筋膜浅层向后向上一起翻起。边翻边做钝性分离，直至暴露副神经为止。注意，在进行此步骤时，不要破坏胸锁乳突肌区和颈后三角的内容。将胸锁乳突肌下半翻起后，仍将其置于原位，再作下一步解剖。

　　4. 解剖舌骨上区（图 4-2-8）

　　（1）解剖颏下三角：清除颏下深筋膜浅层和颏下淋巴结，辨认颏下三角由左、右两侧二腹肌前腹与舌骨体围成。三角深面为下颌舌骨肌。

　　（2）解剖下颌下三角：又称颌下区。显露二腹肌前、后腹，确认下颌下三角的境界（由下颌骨下缘和二腹肌前、后腹围成，底由下颌舌骨肌、舌骨舌肌及咽上缩肌等构成），继

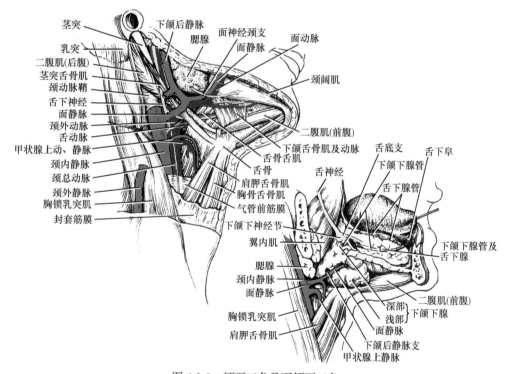

图 4-2-8　颏下三角及下颌下三角

而切开深筋膜浅层形成的下颌下腺鞘，观察并清除邻近的下颌下淋巴结，观察下颌下腺的位置及毗邻结构。

　　在该区颈阔肌深面的浅筋膜内，有面神经

下颌缘支及颈支通行。下颌缘支约有 1/5 出现于颌下区。其具体位置关系是：在咬肌前下角以后距下颌下缘约 1cm，但在咬肌前下角以前则多平下颌下缘并越过面前静脉及颌外动脉的

浅面（少数越过其深面）。颈深筋膜浅层向上分为浅、深两层，包绕下颌下腺形成颌下腺鞘，浅层附着于下颌骨下缘，深层附着于下颌舌骨线，其间含有下颌腺、颌下淋巴结和血管等。

1）解剖面动脉：在下颌下腺表面找出面静脉，在下颌下腺与下颌骨之间解剖出面动脉。追踪面动脉，可见其绕下颌骨下缘至面部。

2）观察下颌腺：为颌下三角的主要内容物，由颈深筋膜浅层包裹腺体形成腺鞘，腺体与腺鞘之间有蜂窝组织相连，易分离。该腺体呈"U"形，分浅、深两部。浅部上端与下颌体内侧面的颌下腺窝及翼内肌下部邻接；下端越过下颌骨下缘，居颌下腺鞘浅层的深面。深部与下颌舌骨肌、舌骨舌肌等相邻。腺体内侧有一延长部及下颌下腺导管。下颌下腺管起于该腺浅部，并与舌下腺大管汇合后开口于舌下阜。

3）观察下颌下淋巴结（submaxillary lymph nodes）：3～6个，主要位于下颌腺鞘内，下颌腺与下颌下缘之间。其中有一个淋巴结位于腺体前极；有两个分居颌外动脉之前后。此外，也有淋巴结潜居腺体内或腺鞘之浅面。观察并清除。

4）解剖下颌舌骨肌及神经：将下颌下腺翻向上，修洁二腹肌后腹和茎突舌骨肌，切断二腹肌前腹在下颌骨上的附着点，向上翻转后，修洁三角深面的下颌舌骨肌，注意该肌表面前行的同名神经。

5）解剖观察颌外动脉及面前静脉：颌外动脉在茎突舌骨肌及二腹肌后腹深面，穿入颌下腺鞘，经颌下腺的深面和上面（有时行于腺体内）的沟中走行，发出腺支营养颌下腺；出腺鞘后，在咬肌附着端的前缘，钩绕下颌骨下缘至面部。面前静脉在颌外动脉的稍后方与该动脉并列于咬肌附着端的前缘，越过下颌骨下缘，穿颌下腺鞘浅层，向后下方走行于颌下腺后部的浅面，经二腹肌后腹的浅面，进入颈动脉三角。

6）解剖舌骨舌肌浅面的结构，观察舌神经、颌下腺导管及舌下神经：切断下颌舌骨肌在舌骨上的附着部，将下颌舌骨肌翻向上，显露其深面的舌骨舌肌。三者均位于颌下腺的深面及舌骨舌肌浅面，自后向前经下颌舌骨肌的深面进入舌下区。在舌骨舌肌浅面，观察三者位置关系，自上而下依次排列为：舌神经、颌下腺导管及舌下神经。舌下神经位于二腹肌中间腱的上方，经二腹肌后腹深面进入颈动脉三角，弓形经过颈内、外动脉的表面，在舌骨大角上方经二腹肌后腹的深面进入颌下三角。沿舌下神经向后上追踪，并寻找颈袢上根。在舌骨大角上方与舌下神经之间，寻认舌动脉及其伴行的静脉。该动脉由舌骨舌肌后缘潜入其深面。舌神经先位于下颌下腺管后上方，然后向前经该管的外侧、勾绕该管的内侧、分布于舌。注意区别舌神经与颌下腺导管：舌神经较粗，均匀呈扁索状，韧性有光泽，下方连于颌下神经节；颌下腺导管较细，管径粗细不匀，薄而松软，直接发自颌下腺深部；另外，在舌骨舌肌表面，舌神经位于颌下腺导管的上方，若将下颌舌骨肌的后缘向前拉开，则见舌神经约呈"U"形自外上钩绕颌下腺导管（该管自后下行向前、上、内），经其下方转至其内侧和上方。

5. 解剖舌骨下肌群及筋膜 观察并理解此层筋膜在颈中线上参与形成颈白线。清除肌肉表面剩下的筋膜，观察辨认舌骨下肌群的名称、位置和起止点（肩胛舌骨肌肩胛起点暂不解剖）。

舌骨下肌群共四块：浅层为胸骨舌骨肌和肩胛舌骨肌，内外并行排列；深层为胸骨甲状肌和甲状舌骨肌，上下纵行排列。其中胸骨甲状肌直接覆盖在甲状腺表面。

6. 解剖颈动脉三角 此三角位置表浅，结构较多，大血管集中。

首先将胸锁乳突肌和舌骨下诸肌回归原位，确认颈动脉三角的境界（由胸锁乳突肌前缘上份，肩胛舌骨肌上腹和二腹肌后腹所围成）。然后解剖下列内容（图4-2-9）：

（1）颈动脉鞘及其内容：牵开胸锁乳突肌下半，可见颈总动脉、颈内静脉和迷走神经为筋膜鞘包裹，此即颈深筋膜中层所形成的颈动脉鞘（carotid sheath）。

先辨认并观察颈动脉鞘的特点。鞘的动脉侧较厚，静脉则较薄，有时不易辨认。鞘近中段处表面为肩胛舌骨肌上腹经过，由此向上即进入颈动脉三角范围。鞘下段位于胸锁乳突肌下半深面。

再察看鞘的表面是否有颈袢存在（图4-2-10）。颈袢（ansa cervicalis）由第1颈神

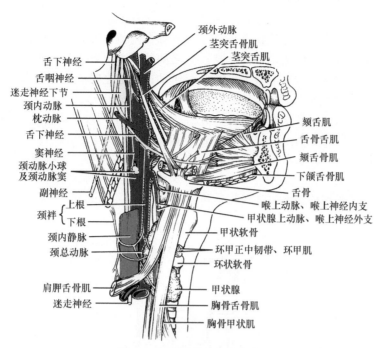

图 4-2-9　颈动脉三角的内容

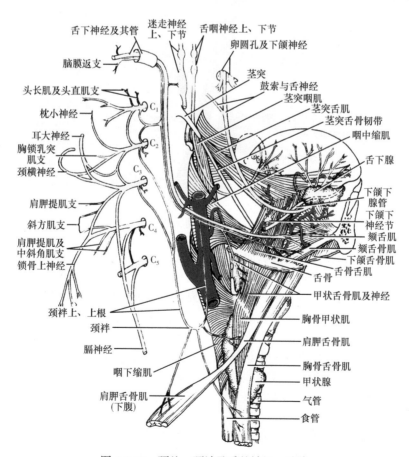

图 4-2-10　颈丛、颈袢及舌的神经、动脉

经前支的部分纤维（先随舌下神经走行在颈动脉三角内离开舌下神经，之后继续沿颈内动脉和颈总动脉的浅面下降，此即颈袢上根）与第 2、3 颈神经的前支（颈袢下根）在鞘的表面合并形成。该神经袢呈弧形或 V 形，位置高低不一，通常位于环状软骨水平的颈动脉鞘表面，有时也可位于鞘内，并由袢发出的神经支配舌骨下诸肌，注意观察神经进入各肌的部位。

用剪刀仔细剪开颈动脉鞘，查看颈总动

脉、颈内静脉和迷走神经三者在鞘内的关系：动脉在内侧，静脉在外侧，迷走神经在两者之间的后方（尸体解剖偶尔可见迷走神经位于动、静脉之间的前方，这种表浅位置手术时很易被损伤或切断）。

（2）清理颈总动脉及其分支、颈内静脉和迷走神经及其分支。

1）颈总动脉：观察辨认颈总动脉分支、颈动脉窦和颈动脉小球（图 4-2-11）。

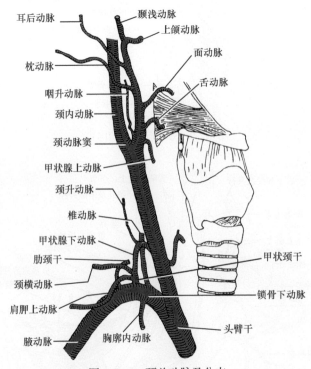

图 4-2-11　颈总动脉及分支

左右颈总动脉自胸锁关节后方斜向上行于喉和气管的两侧。至甲状软骨上缘或舌骨大角水平处，它分为两个大支：颈内动脉和颈外动脉。根据国人资料：分叉部位最高不超过下颌角平面，最低可达甲状软骨上缘平面，分叉部位多在舌骨大角平面和甲状软骨上缘平面之间，占 74%。若出现高位颈总脉分叉者，可见由颈总动脉发出甲状腺上动脉（占 19%）。

在颈总动脉分叉或颈内动脉起始处，可见动脉管壁膨大形成的颈动脉窦，这是血液

压力感受器所在部位。在颈总动脉分叉处的后内侧，有一约米粒大小，呈褐色的扁平体贴附在动脉管壁上，此即颈动脉体（球），这是血液化学感受器所在部位。

清理并观察颈内、外动脉。①颈内动脉（internal carotid artery）：在颈部无分支，易辨认。初在颈外动脉的后外，继续上行至其后内，沿咽侧壁上行经颅底的颈动脉管外口进入颅腔。颈内动脉的毗邻：在颈动脉三角内，浅面有枕动脉、舌下神经、舌静脉及面总静脉，后外侧邻近迷走神经，外侧有颈内静脉，

内侧为咽侧壁及喉上神经内外侧支。②颈外动脉（external carotid artery）：在颈内动脉的前内侧，较细，至下颌角处进入二腹肌后腹的深面。在此区域内颈外动脉起始部发出甲状腺上动脉，在舌骨下肌群的深面向前向下行至甲状腺上极。沿途发出分支至喉和邻近肌肉。此区只清理辨认甲状腺动脉起始处即可。颈外动脉的毗邻：在颈动脉三角内，颈外动脉的浅面自上而下有舌下神经、舌静脉和面总静脉越过；内侧为咽侧壁及喉上神经的内、外侧支；后有舌下神经降支及迷走神经。

2）颈内静脉（internal jugular vein）：位于颈内动脉和颈总动脉的外侧，接受面总静脉和舌静脉等属支。向下在胸锁关节的后面，与锁骨下静脉汇合成头臂静脉，汇合处即静脉角（venous angle）。颈内静脉周围排列有许多颈深淋巴结，其输出管为颈干，右侧汇入右淋巴导管，左侧汇入胸导管。

3）迷走神经：位于颈鞘内两大血管干的后方。迷走神经的喉上神经分支起自迷走神经的结状神经节。此起点位置较高，可不追踪。

在颈动脉三角内，舌骨大角和二腹肌后腹是两个重要标志。二腹肌后腹为颈动脉三角的上界，与颈动脉三角的血管神经关系密切；二腹肌后腹深面至该肌下缘，有一排重要血管、神经自后向前依次行经颈动脉三角，它们是：副神经、颈内静脉、舌下神经、颈内动脉、颈外动脉及面动脉。临床手术时需要注意二腹肌后腹附近及其深面上述重要血管神经位置关系，以免误伤。舌骨大角是寻找和辨认舌动脉的重要依据。

7. 解剖肌三角 此三角内的主要结构是甲状腺、气管及其相关的血管神经等。

先观察境界：下外侧界为胸锁乳突肌前缘下份，上外侧界为肩胛舌骨肌上腹，内侧界为颈正中线。接着在胸骨柄上缘水平切断胸骨舌骨肌和胸骨甲状肌。将断端向上翻起并分离至舌骨和甲状软骨起点，一方面观察二肌的起止点，一方面显露颈中线诸结构。由上而下依次为舌骨、甲状舌骨膜、甲状软骨、环甲膜（韧带）、环状软骨、甲状腺（峡部和侧叶）和气管等。

现重点解剖甲状腺。

（1）原位观察甲状腺的形态（图4-2-12）、位置和毗邻。

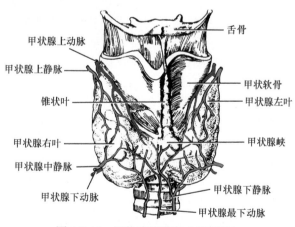

图 4-2-12 甲状腺的形态（前面观）

甲状腺上动脉
甲状腺上静脉
锥状叶
甲状腺右叶
甲状腺中静脉
甲状腺下动脉
舌骨
甲状软骨
甲状腺左叶
甲状腺峡
甲状腺下静脉
甲状腺最下动脉

1）形态和位置：呈"H"或"U"形，分两个侧叶和一个峡部，有时可无峡部；峡部上缘偶有一锥状叶，常偏于左侧，其尖向上藉一纤维束连于舌骨中部，是甲状舌管的遗迹（图4-2-13）；左右两个侧叶呈锥形，尖向上底向下，不一定对称。侧叶上端约在甲状软骨中点水平，下端至第六气管软骨环水平；峡部一般在第2～4气管软骨环的前方。

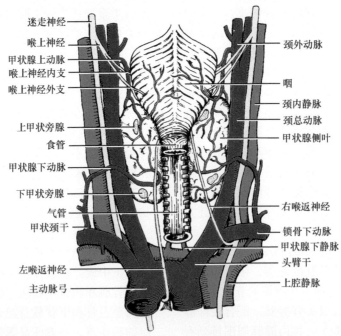

左侧标注（从上到下）：迷走神经、喉上神经、甲状腺上动脉、喉上神经内支、喉上神经外支、上甲状旁腺、食管、甲状腺下动脉、下甲状旁腺、气管、甲状颈干、左喉返神经、主动脉弓

右侧标注（从上到下）：颈外动脉、咽、颈内静脉、颈总动脉、甲状腺侧叶、右喉返神经、锁骨下动脉、甲状腺下静脉、头臂干、上腔静脉

图 4-2-13　上、下甲状旁腺及甲状腺区（后面观）

2）毗邻（图 4-2-2）

前面：为舌骨下肌群和胸锁乳突肌所覆盖。

内侧面：与两个管道（气管和食管），两条神经（喉上神经外支和喉返神经）和两块肌肉（咽下缩肌和环甲肌）相毗邻。

后面为甲状旁腺，颈总动脉和甲状腺下动脉的末段，以及颈交感干等结构。

（2）辨认甲状腺的被膜：甲状腺有真、假两层被囊。观察甲状腺假被囊（来自颈深筋膜中层脏部），囊的前壁薄而透明，与甲状腺腺体易分离。切开前壁可见甲状腺实质表面的真囊紧密包绕腺体，由结缔组织形成。切断甲状腺峡部，将腺体翻向两侧，在环状软骨、上位气管软骨环与甲状腺之间可见有增厚的致密结缔组织相连，此即甲状腺悬韧带。真、假被囊之间有少量疏松结缔组织填充，其间含有甲状旁腺和静脉干，进入甲状腺的动脉也须穿过二层被囊，随后在真被囊下分支。喉返神经一般位于假囊外。

（3）解剖甲状腺的血供：动脉有两对（图 4-2-13，图 4-2-14），即甲状腺上动脉（superior thyroid artery）和甲状腺下动脉（inferior

thyroid artery）；有时会有一条甲状腺最下动脉；除此之外，还有许多来自食管、气管动脉的小支分布到甲状腺。因此，甲状腺血供来源广泛且极为丰富，手术时应予彻底止血。静脉有甲状腺上、中、下静脉。清理甲状腺周围的结缔组织，注意勿损伤血管和神经，依次辨认：

1）甲状腺上动脉：起自颈外动脉起始处，为颈外动脉第一个分支，行向下内，在胸骨甲状肌止点的深面沿甲状腺侧叶上极进入腺体。仔细清理结缔组织，沿颈外动脉主干至甲状腺上动脉分支追踪至侧叶上极附近，此动脉在此一般分三支分别至腺体的前面、后面和峡部。注意在甲状腺侧叶上极的稍上方清理并辨认喉上神经的喉外支，该支进入环甲肌。

2）甲状腺下动脉：起自甲状颈干。先沿前斜角肌内缘上行，然后弯向内经颈动脉鞘的后方到达甲状腺后缘。现将甲状腺侧叶向内翻起，暴露其后缘剔除周围的结缔组织，找到甲状腺下动脉。它一般在甲状腺后缘附近分为上、下两支进入腺体，并与甲状腺上动脉分支互相吻合。甲状腺下动脉在分支前后与喉返神经有一交叉关系，在甲状腺外科上甚为重要，此处暂保留，详见后。

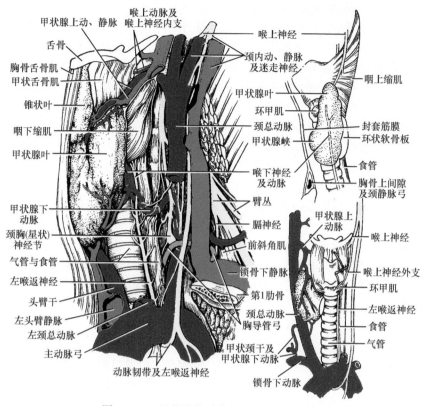

图 4-2-14　甲状腺的动脉的血管及喉的神经

3）甲状腺最下动脉：不成对，较细小，出现率为 13.8%，起自无名动脉或主动脉弓。如存在，一般位于气管前方，上行至甲状腺峡部下缘进入腺体。可在气管前方寻找此动脉。注意不要破坏甲状腺下静脉。

4）甲状腺静脉：真囊下形成静脉丛，然后汇成甲状腺上、中、下三对静脉穿真、假被囊出腺体，甲状腺静脉不完全与动脉伴行。追踪辨认并观察甲状腺上、中、下静脉。甲状腺上静脉与同名动脉伴行注入颈内静脉，可以肩胛舌骨肌外缘跨颈总动脉处为标志追寻；甲状腺中静脉，有时缺如，有时很粗，此血管常很短，多从腺侧叶的中下 1/3 交界处出腺体，经颈总动脉前方注入颈内静脉，解剖时可以肩胛舌骨肌内缘跨颈总动脉处为标志追寻；甲状腺下静脉，自腺的下缘出腺体向下注入头臂静脉。两侧甲状腺下静脉在气管前方有许多吻合支，在低位气管切开时是造成出血的主要原因。解剖时有时可发现第四甲状腺静脉，位于甲状腺中、下静脉之间。

（4）与甲状腺有关的神经（图 4-2-13，图 4-2-14）：分布到喉的喉上神经外支和喉返神经，行经甲状腺的周围，与供应甲状腺的动脉形成重要毗邻关系。此点在临床上极为重视。

1）喉上神经（superior laryngeal nerve）：为迷走神经的分支，起自结状神经节，在颈内动脉内侧下行，至舌骨大角处分为内外两支。

喉外支较细，分布至环甲肌。在甲状腺上动脉的后内侧，清理周围结缔组织，找出喉上神经外支，该神经远端贴近咽下缩肌最终进入环甲肌可作鉴别。通常该神经位于甲状腺假囊外面。在假囊内作钝性解剖可使之与血管分开。内支一般较粗大，与喉上动脉（甲状腺上动脉的分支）一起穿甲状舌骨膜入喉，容易识别。

注意其他情况：神经与血管粘得很紧约占 15%，另有 6% 神经穿过动脉分支之间，以致结扎血管时可能损伤喉的神经。因此，尽量靠近腺体结扎甲状腺上血管较为安全。

2）喉返神经（recurrent laryngeal nerve）：是迷走神经的另一重要分支，分布于喉的声门裂平面以下的喉黏膜和除环甲肌以外的所有喉肌。发出部位较低，左右喉返神经在颈部的行程略有差异。右喉返神经在右锁骨下动脉水平由右迷走神经发出，继而绕经该动脉第一段后方向上返行。左喉返神经在主动脉弓平面由左迷走神经发出，绕主动脉弓深面向上返行。喉返神经在颈部行经甲状腺侧叶后方，与甲状腺下动脉相互呈"+"字交叉，神经可位于动脉前面、后面或分支之间，继续向上则位于气管食管沟内。在助手协助下，暴露甲状腺侧叶后缘，清理气管食管沟附近的结缔组织寻找并辨认喉返神经，仔细查看该神经与甲状腺下动脉及其分支，甲状腺悬韧带和甲状腺后缘的关系。

喉返神经变异度较大，解剖时注意分辨并记录，解剖完毕后，结合解剖所见，验证和总结教材内容。

（5）观察甲状旁腺（图 4-2-15）：一般有上、下两对，但也可多或少于四个。成人似黄豆大小，色泽棕黄。上一对一般位于甲状腺侧叶后部上、中 1/3 交界处，下一对多位于侧叶后部下端甲状腺下动脉分支附近。偶有该腺埋藏于甲状腺实质内者称为迷走甲状旁腺。

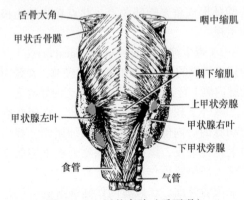

图 4-2-15　甲状旁腺（后面观）

8. 观察气管的位置和毗邻　起始于环状软骨水平，后方紧贴食管。喉返神经位于气管与食管沟内上行，两侧为颈总动脉。

气管颈段前方的结构有临床实践意义，这些结构有：甲状腺峡部（第 2、3、4 气管软骨环前方）、颈静脉弓（胸骨上间隙内）、

左头臂静脉、甲状腺下静脉、甲状腺最下动脉等。

注意：颈部结构的位置相对固定，头部运动时，可影响颈部器官及血管神经位置。头转向一侧时，喉和气管移向同侧，而食管则移向对侧；头后仰时，颈部器官向前凸出，较接近皮肤。因此气管切开时，头必须保持正中后仰位。

（五）颈侧区和颈根部解剖操作

1. 皮肤　继颈前区将皮肤向后剥离至显露斜方肌前缘为止。

2. 解剖浅层结构　见颈前区。

3. 颈部淋巴结（图 4-2-16，图 4-2-17）

（1）颈前淋巴结

1）下颌下淋巴结：位于颌下三角内，颌下腺的浅面和深面，有的甚至位于深筋膜前面，约 4～6 个。收纳面部、鼻、上下唇的外侧份，以及口腔内大部分的淋巴。其输出管汇入颈外侧上深淋巴结。

2）颈前深淋巴结：列于颈部器官周围，分 4 组（喉前淋巴结、气管旁淋巴结、气管前淋巴结和甲状腺淋巴结），分别收纳附近脏器的淋巴，其输出管最终汇入颈外侧下深淋巴结。

（2）颈外侧淋巴结

1）颈外侧浅淋巴结：沿颈外静脉排列，收纳腮腺附近的淋巴，其输出管终于颈深淋巴结。

2）颈外侧深淋巴结：沿颈内静脉和副神

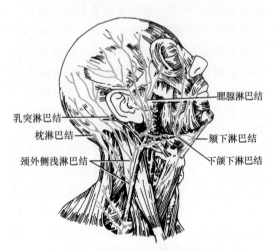

图 4-2-16　头颈部淋巴结

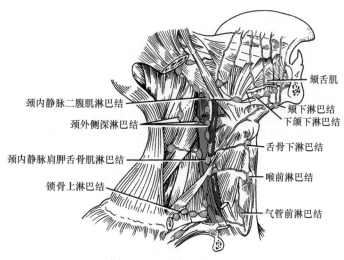

图 4-2-17 颈部深淋巴结

经排列的一群淋巴结。以肩胛舌骨肌与颈内静脉的交界处为界，分颈外侧上深淋巴结和颈外侧下深淋巴结。角淋巴结在临床上较为重要，位于二腹肌后腹与颈内静脉交角处的颈深上淋巴结，又称颈内静脉二腹肌淋巴结，该淋巴结收纳鼻咽部和腭扁桃体附近的淋巴，若这些部位的癌症转移，它们常被累及。锁骨上淋巴结常被视为腹部器官癌转移的重要标志之一，位于锁骨中部上方的颈深下淋巴结，其中邻近左侧静脉角的称魏尔啸淋巴结

（Virchow lymph nodes），常是胃癌或腹部其他内脏癌肿转移侵犯的淋巴结。

4. 解剖枕三角 剔除颈深筋膜浅层至显露斜方肌前缘为止。提起胸锁乳突肌断端继续向上分离至乳突。分离过程中，注意其中份深面有副神经通过并支配该肌，不要切断。完成此步骤后，将胸锁乳突肌回归原位，观察确认颈后三角的境界。继续寻找肩胛舌骨肌下腹，观察确认枕三角和锁骨上大窝的境界。现重点解剖枕三角的内容（图 4-2-18）：

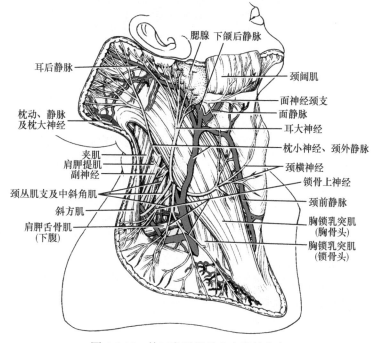

图 4-2-18 枕三角及锁骨上大窝的内容

（1）副神经：在颈后三角顶（颈深筋膜浅层）与底（椎前筋膜）之间的蜂窝组织中进行。解剖时可遵循副神经行径为标志追寻和辨认。副神经本干行径：从胸锁乳突肌后缘中点稍上方至斜方肌前缘，锁骨上二横指宽处，深入斜方肌。注意在斜方肌前缘、锁骨上二横指处须将副神经与其下方并来自 C_2 和 C_3 的神经支鉴别。

（2）颈丛：在副神经出胸锁乳突肌后缘中点的稍下方，找到颈丛皮神经的近端。清除神经周围的结缔组织，可见枕小、耳大和颈横三条神经，还有三条锁骨上神经。

（3）颈后三角的底：此处可只作分离，目的是辨认肌肉（图 4-2-19）。副神经斜跨颈后三角，把该三角大致分为上下两半。上半无重要血管神经通过，大胆剔除肌肉表面的筋膜及结缔组织。其下半接近颈根部，有较多重要结构，需按指导细心操作。辨认观察以下肌肉：

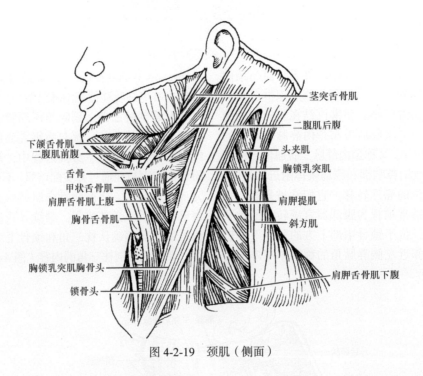

下颌舌骨肌
二腹肌前腹
舌骨
甲状舌骨肌
肩胛舌骨肌上腹
胸骨舌骨肌
胸锁乳突肌胸骨头
锁骨头

茎突舌骨肌
二腹肌后腹
头夹肌
胸锁乳突肌
肩胛提肌
斜方肌
肩胛舌骨肌下腹

图 4-2-19　颈肌（侧面）

1）前斜角肌：透过椎前筋膜可见其位于中、后斜角肌的下方，与中、后斜角肌之间构成前斜角肌间隙，其间通过锁骨下动脉和臂丛。

2）中、后斜角肌：主要位于该三角的下份；胸长神经的上两根穿过该肌。

3）肩胛舌骨肌下腹：跨过该三角，为颈深筋膜中层肩部所包裹。由前向后，行经锁骨中份上方 1～2 横指处，不构成颈后三角的底。

4）头半棘肌：需剔净表面的筋膜才能显露。位于颈后三角尖端，肌纤维垂直。

5）头夹肌：位于该三角的上份，肌纤维斜向下内。

6）肩胛提肌：位于该三角的中份，副神经位于其表面。

上述后三块肌肉位置较深，不易操作，如确有困难可不予解剖。

5. 解剖颈根部　指颈部与胸部之间的接壤区，由进出胸廓上口的众多结构占据（图 4-2-20）。包括胸锁乳突肌最下份，肩胛舌骨肌锁骨三角和前斜角肌间隙的内容。前斜角肌是颈根部的重要标志。

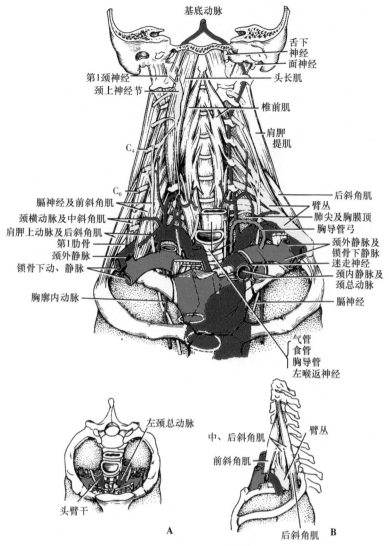

基底动脉

舌下神经
面神经

第1颈神经
颈上神经节

头长肌

椎前肌

肩胛提肌

C₄

C₆

膈神经及前斜角肌
颈横动脉及中斜角肌
肩胛上动脉及后斜角肌
第1肋骨
颈外静脉
锁骨下动、静脉

后斜角肌
臂丛
肺尖及胸膜顶
胸导管弓
颈外静脉及锁骨下静脉
迷走神经
颈内静脉及颈总动脉
膈神经

胸廓内动脉

气管
食管
胸导管
左喉返神经

左颈总动脉
中、后斜角肌
前斜角肌

臂丛

头臂干

后斜角肌

A
B

图 4-2-20　颈根部及椎前区
A. 出入胸廓上口的结构；B. 左侧斜角肌间隙

　　翻起胸锁乳突肌断端，暴露肩胛舌骨肌下腹和中间腱，见其深面有大量淋巴结包围大静脉。仔细剔除结缔组织和部分淋巴结，保留主要淋巴结和较大的淋巴导管。在其后方，透过椎前筋膜观察辨认前斜角肌。现由浅入深，逐个解剖以下结构：

　　（1）锁骨下静脉：解剖胸锁关节，将锁骨内侧端游离，并将其尽量推向下（注意保护其深面结构）。剔除锁骨下方的筋膜，显露锁骨下静脉。观察锁骨下静脉的行程（见其起始于第一肋外缘，横行于前斜角肌前方，向内至胸锁关节后方与颈内静脉汇合为头臂静脉）。

　　（2）锁骨上淋巴结，胸导管或右淋巴导管的解剖（图 4-2-21）：锁骨上淋巴结，位于锁骨上大窝内、肩胛舌骨肌下腹及其筋膜的深面，前已清理。现仔细清理两侧静脉角周围的结缔组织，确认并观察注入左静脉角的胸导管和注入右静脉角的右淋巴导管。左侧可见胸导管贴食管后外侧壁上行，至第七颈椎横突水平呈弓状弯向外，经颈动脉鞘后方汇入，汇入前一般还接受左颈干、左锁骨下干和左支管纵隔干。右侧可在右静脉角附近寻找右颈干、右锁骨下干和右支气管纵隔干，观察三者合并成右淋巴导管汇入右静脉角，亦可分别汇入右静脉角附近的大静脉。注意区别胸导管、淋巴导管或淋巴干与注入颈内静脉的静脉属支。

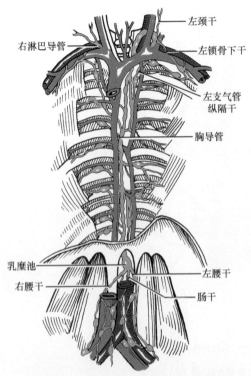

图 4-2-21 胸导管和右淋巴导管

（3）迷走神经和喉返神经（图 4-2-13，图 4-2-14）

1）右侧操作者，可在颈鞘内找出前已解剖出的右迷走神经，向下追踪至颈根部，见它经锁骨下动、静脉之间进入胸腔；在锁骨下动脉的前方向外牵拉神经干，见右迷走神经干上发出一条分支，绕右锁骨下动脉第一段的下面后面、返行向上，此即右喉返神经，并确认在颈前区肌三角部位已解剖出的喉返神经。

2）左侧操作者，迷走神经在左颈总动脉与左锁骨下动脉之间进入胸腔，左喉返神经发出位置较低。与右侧不同，左喉返神经始于主动脉弓下缘水平、绕动脉导管韧带和主动脉弓后方返行向上（待胸部解剖观察并确认），该神经在颈部行于气管与食管沟内（前已解剖）。

（4）膈神经（phrenic nerve）（图 4-2-22）：是颈丛的另一重要分支。向内侧牵开颈总动脉和颈内静脉，显露前斜角肌，可见膈神经几乎垂直下行于前斜角肌表面（椎前筋膜深面）、经锁骨下动静脉之间、迷走神经的外侧进入胸腔。

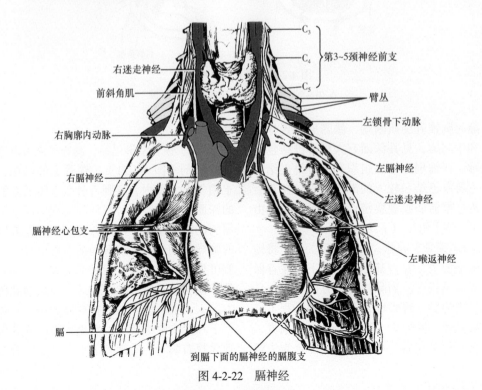

图 4-2-22 膈神经

（5）甲状颈干及其分支：将颈内静脉根部上方结扎，切断该静脉，并向上翻起，解剖其后方的甲状颈干。该干较短，见其沿前斜角肌内缘上行。清理后观察辨认其主要分支、行程和分布区域。甲状腺下动脉：由干分出后，垂直上行至第6颈椎横突水平，呈弓状弯向内，经颈动脉鞘后方至甲状腺后缘，分布于甲状腺，注意观察两侧甲状腺下动脉和喉返神经的位置交叉关系。颈横动脉：由干分出后，向外横过前斜角肌表面，跨颈后三角，潜入肩胛提肌深面。肩胛上动脉：自干分出，向外经前斜角肌表面，潜入锁骨后方至岗上窝（不追踪）。以上结构皆位于前斜角肌平面以前。

（6）锁骨下动脉：观察两侧起点虽不同，但在颈部皆位于胸锁关节后方，并由此向上、向外，经前斜角肌后方，呈弓状绕过胸膜顶。观察前斜角肌将锁骨下动脉分为三段。第一段位于前斜角肌内侧；第二段位于前斜角肌后方；第三段位于前斜角肌外侧。

清理锁骨下动脉第一段的分支，除甲状颈干外，在其内侧尚有椎动脉和胸廓内动脉。椎动脉：位置较深，可向上追踪至6颈椎横突孔。胸廓内动脉：起点与椎动脉相对应，向下行进入胸前壁（待胸部解剖）。观察锁骨下动脉第一段的毗邻：前方有迷走神经、膈神经和椎静脉；深面有胸膜顶和肺尖等结构；左侧有胸导管跨过其前方，右侧有右喉返神经勾绕。由下界的锁骨下动脉第一段、外侧界的前斜角肌和内侧界的颈长肌围成的三角即椎动脉三角（triangle of vertebral artery），内有椎动、静脉，甲状腺下动脉，交感干和颈胸神经节等；三角后有胸膜顶、第7颈椎横突、第8颈神经前支和第1肋颈；三角前有颈动脉鞘、膈神经、甲状腺下动脉和胸导管（左侧）。

锁骨下动脉第二段的分支为肋颈干。

在锁骨上大窝内清理出锁骨下动脉第三段，此段位置最表浅，通常无分支。偶尔会有肩胛背动脉（又叫颈横动脉深支），向后跨臂丛和中、后斜角肌进入肩胛提肌深面。观察锁骨下动脉第三段毗邻：前下为锁骨下静脉；下方为第1肋骨和胸膜顶；后方为臂丛等结构。

（7）臂丛：在已解剖的标本上辨认观察臂丛的支干形成过程：根、干、股，可延伸至腋腔确认臂丛的三个束（见图1-5-9和图1-5-10）。

（8）颈交感干（cervical part of sympathetic trunk）：将颈总动脉和颈内静脉牵向外侧，把颈部脏器推向内侧。于颈椎两侧，椎前筋膜深面，找出颈交感神经干。沿交感干向下跟踪，在第6颈椎横突水平，找到颈中神经节（上节较高，位于第2、3颈椎横突水平，可不解剖）。沿交感干再向下追踪，在椎动脉起点的深面可看到颈下神经节。此节可与第一胸交感神经节合并成星状神经节。此节暂不深入解剖，以免损坏胸部结构。

最后，将血管、神经和肌肉回归原位，观察、确认并总结颈根部众多结构的分布和位置关系。在众多的颈部结构中，前斜角肌处于关键位置。以前斜角肌为标志，将颈根部结构位置关系归纳如下：①前方：锁骨下静脉、颈内静脉及其静脉角；胸导管和右淋巴导管；膈神经。②内侧：锁骨下动脉第一段及其分支（椎动脉、甲状颈干和胸廓内动脉起始段）；交感干（颈段）和星状神经节；胸膜顶。③后方，即位于前斜角肌间隙的结构：胸膜顶；锁骨下动脉第二段；臂丛五个根。④外侧，即位于锁骨上大窝深面的结构：锁骨下动脉第三段；臂丛的三个干。

【思考题】

（1）试述气管切开经过的层次和间隙，以及在这个过程中可能遇到的血管。

（2）试述显露甲状腺时，经过的层次，以及可能遇到的血管和神经。

（3）从解剖学的角度，该如何鉴别颈部的淋巴结肿大和甲状腺瘤？

（4）试从解剖学的角度，归纳一下为何甲状腺手术的重要环节是止血和防止损伤喉上神经外支和喉返神经？

（5）左、右喉返神经的行径、毗邻有何不同？

（6）甲状腺肿大时可能会压迫哪些结构？

（7）根据相关解剖结构，临床做颈丛或臂丛麻醉时如何定位？

（8）试述颈部淋巴结的特点及各群的名称、位置及其收纳范围。

（9）颈部手术时如何区别颈内、外动脉？

（10）试述前斜角肌的毗邻情况。

（11）鼻咽癌、舌尖癌、胃癌可能首先分别转移到哪组淋巴结？为什么？

（朱淑娟）

实验三　胸　　部

【实验目的】

（1）掌握：胸壁的层次；肋间结构的安排及血管、神经的走形；胸膜的特点与分布，胸膜腔及胸膜窦的构成，壁胸膜返折线的体表投影，胸膜顶、胸膜前界和下界、心包三角的临床意义；纵隔的概念；纵隔左右侧面观以肺根为中心的结构安排。

（2）熟悉：纵隔各部内的主要内容。

（3）了解：肺段的分段方法。

【标本观察与解剖】

（一）重要的体表标志和标线

1.体表标志　根据活体和骨架辨认颈静脉切迹、胸骨角、剑突、肋弓、锁骨、肩胛骨下角。

2.标志线（图4-3-1）

（1）前正中线：沿胸骨正中的垂线。

（2）胸骨线：经胸骨最宽处外侧缘所做的垂直线。

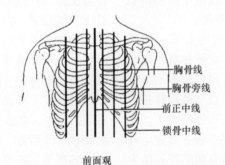

前面观

侧面观　　　　　　　后面观

图 4-3-1　胸壁的体表标志及标线

（3）锁骨中线：经锁骨中点的垂线。约与男性乳头线相当。

（4）胸骨旁线：经胸骨线与锁骨中线之间连线的中点所做的垂直线。

（5）腋前线：通过腋前襞与胸壁相交处的垂线。

（6）腋后线：通过腋后襞与胸壁相交处的垂线。

（7）腋中线：沿腋前后线之间的连线的中点所做的垂线。

（8）肩胛线：通过肩胛骨下角的垂线。

（9）后正中线：沿身体后面正中即沿各椎骨棘突尖所做的垂线。

（二）胸部的境界和组成

胸部位于颈、腹、上肢之间。在体表上，胸部的界线是：以颈静脉切迹向两侧——锁骨——肩峰——第7颈椎棘突与颈部交界；以剑突向两侧——肋缘——第11、12肋前端，12肋下缘——第12胸椎棘突与腹部分界；以三角肌的前、后缘与上肢相邻。

胸廓上口为胸骨颈静脉切迹——第1肋骨——第1胸椎所构成的骨环，气管、食管和大血管经此出入胸腔。可见胸廓上口与前述胸部上界并不一致。胸部下界相当于胸廓下口。

胸部由胸壁，胸腔和胸腔内脏器所组成（图4-3-2）。胸壁由骨性胸廓（包括胸骨、肋、胸椎和相应连接）、肋间结构和被覆在它们表面的软组织（分为浅、中、深层结构）所构成。胸腔是由胸廓和膈所围成的腔隙，内含两个胸膜腔、肺和位于纵隔胸膜之间的纵隔。由于膈向上膨隆，所以胸部的下份容纳着腹腔的脏器，故胸腔的实际范围较前述通过体表标志划定的胸部界限小。另外，胸壁下份外伤时，可能累及其深面的腹腔器官。

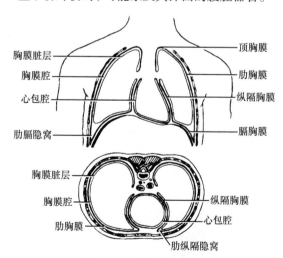

图4-3-2　胸膜和胸膜腔

（三）胸部的形状

正常胸部两侧基本对称，前后径小于左右径。其形状可因性别、年龄、体型和发育状况而有不同。幼儿的胸廓为圆桶形，肋的倾斜度较小；成年人肋的倾斜度增大，前后径较小呈截顶的圆锥形；老年人因肋的倾斜度更为加大，前后径更小；女性胸廓多为圆而短。

胸部的外形与骨骼、肌肉及内脏（包括腹腔内脏）的发育情况有关。劳动和体育锻炼对胸廓的发育有明显的影响，经常劳动或体育锻炼者，其肌肉发达，骨骼强大，胸廓随之增大，呼吸功能也随着提高。

胸廓大致可分为宽短型和狭长型。不同类型的胸廓在一定程度上影响到内部器官的形状及局部关系，如在狭长型胸廓，膈穹窿常较低，而心脏近于垂直位等等。病理状态下，胸部的外形有一定的改变。佝偻病患者，胸骨常前突，称为"鸡胸"；肺气肿患者为桶状胸；肺结核患者多是扁平胸。胸部外形的改变，可直接影响胸腔内部器官；反之，胸腔内部脏器的病变，亦可导致胸部外形的变化。

（四）胸部的结构特征

胸部的许多结构并非胸部所固有，从发生的过程来看，大部分的胸部浅层肌肉是从上肢转移而来，心脏是从颈部下降到胸腔的；而肋骨及肋间肌等则为胸部所固有，因此它们的血管和神经供应具有不同的来源，前两者的节段性已经消失，而后者的节段性很明显。胸部的胸壁、胸膜、肺和纵隔内脏器是互相联系的，在解剖生理方面它们是统一的整体，因此，在疾病的发展过程中常是互相影响的。例如，下五对肋间神经和一对肋下神经的病变会引起腹壁肌的反应；继发性的纵隔炎往往是食管、气管周围间隙炎性病变的延续。

（五）胸壁的层次

1. 皮肤

2. 浅筋膜　此层含有浅血管，浅淋巴管及皮神经。在女性，此层还有乳腺组织。

3. 深筋膜

4. 肌层

以上 4 层结构组成腋腔的前壁，已在上肢解剖操作时学习过。

5. 固有胸壁 包括骨性胸廓、肋间结构（肋间肌、肋间膜、肋间血管神经）及胸内筋膜。

（六）解剖胸壁

胸前外侧壁的浅层结构已在学习上肢时解剖过。现在所说的胸壁是固有胸壁，包括骨性胸廓肋间隙内的肋间肌，肋间膜，肋间血管，肋间神经及胸内筋膜。

1. 解剖肋间肌（图 4-3-3） 由胸骨角来定位第二肋，以此计数肋间隙，在腋前线处第 5 肋间隙进行解剖，观察肋间肌的起止

和纤维方向。肋间外肌（external intercostal muscles）在浅层，肌纤维由后上斜向前下，如手插入大衣袋内时手指指向，此肌起自肋结节向前至肋软骨为止，再向内侧，即在肋软骨之间为膜状，称肋间外膜，透过此膜可看到其深面的肋间内肌（internal intercostal muscles）。沿肋间隙上缘切开肋间外肌和肋间外膜并翻向下，观察其深面的肋间内肌。肋间内肌的纤维方向是从后下斜向前上方。肋间内肌自肋软骨前端开始，向后至肋角，更向后则为肋间内膜所代替（可暂不观察，待开胸取肺后再观察）。肋间最内肌（innermost intercostal muscles）位于胸侧份（肋角至腋前线）肋间内肌的深面，其纤维方向与肋间内肌相同。

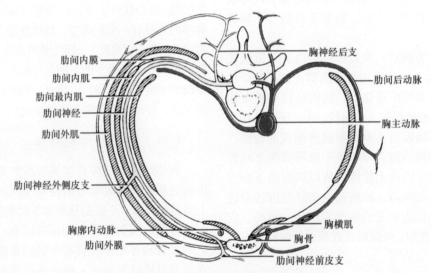

图 4-3-3　肋间后动脉和肋间神经

2. 开胸（注意不要损伤胸膜壁层）

（1）解脱胸锁关节：将锁骨与胸壁游离，切断锁骨下肌，于第 1 肋骨上缘切断胸廓内动静脉。

（2）剪断肋骨，保留壁胸膜：由腋前线逐渐移至腋中线，将 1～9 肋间隙的肋间肌剥除约 3～5cm 宽的范围，尽量不要损伤深面的壁胸膜，手指伸入到肋间隙，轻轻地将壁胸膜自胸壁推开分离，尽可能使壁胸膜保留完整。将骨剪插入肋骨和壁胸膜之间，剪断 1～10 肋和肋间结构。

（3）打开胸前壁：一手提起胸骨柄，同时另一手从颈静脉切迹插入胸骨后方并向下用力，把胸膜壁层从胸前壁内面尽量完整剥离。由于胸壁与胸膜壁层之间有胸内筋膜，所以胸膜壁层容易剥离。但在某些病理情况下，如胸膜感染引起壁胸膜与胸壁粘连，则不易剥离胸膜壁层。

3. 解剖与观察胸前壁内面的结构

（1）观察肋间血管和神经：肋间血管和神经本干在肋角以前至腋前线均为肋沟所保护，为便于观察宜从胸前壁内面来解剖观察

（图 4-3-3）。选定一个肋间隙，剥离掉胸内筋膜，可见肋间血管和神经伴行，位于肋间内肌和肋间最内肌之间。在肋角前方，肩胛线与腋后线之间，血管和神经分为上、下两支，分别沿肋上、下缘前行（图 4-3-4），肋间后动脉向前和胸廓内动脉分出的肋间前动脉

吻合，形成肋间动脉环。由于肋间后动脉下支较细小，且也不一定存在，故胸腔穿刺的部位，多在腋后线（或腋中线以后）上，第 7～9 肋间隙，沿下位肋的上缘进针较为安全。若在胸前壁、侧壁穿刺，则应选择在上、下肋之间进针，以免伤及肋间的血管神经（图 4-3-5）。

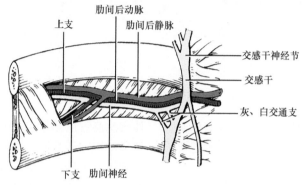

图 4-3-4　肋间后血管和肋间神经

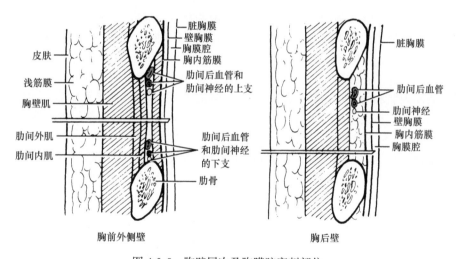

图 4-3-5　胸壁层次及胸膜腔穿刺部位

（2）胸内筋膜（endothoracic fascia）：即位于胸前壁内面的结缔组织膜。

（3）胸横肌（图 4-3-6）：透过胸内筋膜可见位于胸骨体下段内面和剑突内面的胸横肌，该肌起于剑突和胸骨体下部，呈扇形向上外斜行，至于 2～6 肋软骨和肋骨结合部的内面。

（4）胸廓内血管和胸骨旁淋巴结（图 4-3-6）：在胸前壁内面，肋软骨后方，距离胸骨外侧缘约 1.5 cm 处可见左、右胸廓内动脉及伴行的 1 或 2 支胸廓内静脉。在第 5、6

肋间隙水平找到胸廓内动脉的两大终末分支，即腹壁上动脉和肌膈动脉。寻找胸廓内动脉发出的肋间前动脉、穿支和心包膈动脉。自胸廓内动脉发出的肋间前动脉，常分两支，分别行于上位肋的下方和下位肋的上方，分布至肋间隙前部，并与肋间后动脉吻合。有时可见副胸廓内动脉，其位于胸廓内动脉的外侧，出现率为 8% 左右，有重要的临床意义。在胸骨两侧 1～6 肋间隙前端，可见 2～3 个胸骨旁淋巴结，较小，沿胸廓内动、静脉

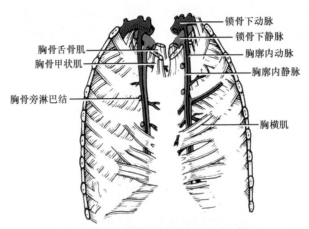

图 4-3-6　胸廓内血管和胸骨旁淋巴结

排列。主要引流附近胸前区、乳房内侧部、膈及肝上面的淋巴。乳癌扩大根治术需要清除这些淋巴结。

4. 解剖与观察肋间隙后份（图 4-3-4）待取肺后，撕去胸后壁的肋胸膜，在第 6、7 肋间隙清理肋间后血管和神经，在肋角处清理出肋间后动脉发出的上下支。注意观察在肋角内侧至脊柱旁，肋间血管神经位于肋间隙中间，无肋沟保护；在肋角处，肋间血管神经进入肋间内肌和肋间最内肌之间；自肋角外侧向前，血管神经本干（上支）行于肋沟内，其排列自上而下为静脉、动脉、神经。于胸后壁下部，可见此处的肋间最内肌可跨过一个以上的肋，此即为肋下肌，其作用同肋间内肌。

最后，简单观察一下膈，见其突向胸腔的高度为：右侧在锁骨中线可达第 5 肋水平，左侧的最高点低于右侧一肋。

（七）探查胸腔

1. 观察胸腔内容和分部　胸腔分为 3 部，包括纵隔和位于纵隔两侧容纳肺和胸膜腔的左右两部。

2. 探查胸膜和胸膜腔

（1）观察胸膜，探查胸膜腔：在肋胸膜上作一十字形切口（切口大小以能伸入一手为度），将手伸入胸膜腔内，依次探查胸膜壁层的各个部分——肋胸膜、膈胸膜、纵隔胸膜、胸膜顶和包裹在肺脏表面的脏胸膜，体会胸膜脏层和壁层在肺根处相互移行。肺凭借肺根连于纵隔，在肺根下方胸膜脏层返折至纵隔的胸膜皱襞，称肺韧带。探摸肋膈隐窝和肋纵隔隐窝，并体会它们的位置和深度。肋膈隐窝的位置低而深，为胸膜腔积血，积液和积脓的部位，故胸膜腔穿刺多在此处进行。

（2）探查胸膜顶：手伸向上探查胸膜顶，将已翻开的胸壁和锁骨复位，观察其前方高出于锁骨内侧 1/3 约 2～3cm。在胸膜顶的表面，覆盖一层筋膜即希氏筋膜（Sibson's fascia），又称胸膜上膜，此筋膜实为胸内筋膜的延续，因无胸廓保护，特别增厚，构成胸膜顶的被膜，有保护肺尖及胸膜顶之作用。锁骨下动脉绕过胸膜顶的前方，穿出斜角肌间隙。

（3）观察胸膜前界和下界（图 4-3-7）

1）胸膜前界：从胸膜顶开始用手向前下滑摸，核对胸膜前界的投影关系。两侧胸膜前界皆起自胸膜顶之最高点，斜向下内，至第二胸肋关节水平，左右均接近于正中平面，并垂直降达第 4 肋软骨平面。在此平面以下，两侧前界再次分开且不对称，右侧胸膜继续垂直向下至第 6 胸肋关节的后方，转折向外下而续为右胸膜下界；左侧在第 4 胸肋关节处转向外下方，沿胸骨的侧缘约 2～2.5cm 的距离向下行，于第 6 肋软骨后方与胸膜下界相移行。

检查左、右胸膜前界之间的上份（胸骨角以上）和下份（第 4 肋以下）的无胸膜覆盖区，上方叫上胸膜间区，为脂肪组织和胸

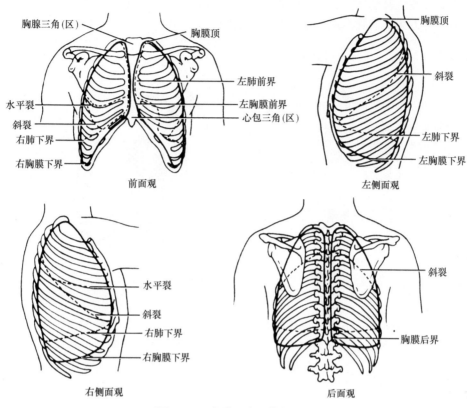

图 4-3-7　胸膜和肺的体表投影

腺所填，成人胸腺多为脂肪所代替；下方叫下胸膜间区或心包区（即心包三角）。在此，心包直接邻贴胸前壁，常为心包穿刺的部位。

2）胸膜下界：用手指探查肋胸膜和膈胸膜之间的下反折线，即胸膜下界。可见两侧由第 6 肋软骨开始，向外下行至锁骨中线跨过第 8 肋，腋中线交第 10 肋，更向后至肩胛线交第 11（12）肋，再经第 12 肋内侧端的下方达脊柱。但左侧胸膜下界在锁骨中线及腋中线的位置往往比右侧低 1 肋。

3. 肺和肺根的解剖

（1）观察肺的形态、分叶：将胸膜壁层切口扩大后，可见左肺被叶间裂分为上、下两叶。左肺前缘有凹形切迹，称心切迹；右肺由于多一横裂而分成上、中、下三叶。

（2）观察肺下缘的表面投影（图 4-3-7）：尸体的肺略有缩小，与活体不完全相符，仅供参考。右肺的下界，在锁骨中线上跨过第 6 肋，腋中线上越过第 8 肋，肩胛线上约与第 10 肋相交，最后终于第 10 胸椎棘突。左肺下界则在上述各条线上均略低。因此，肺的下界较胸膜壁层的下界约高出两位肋水平。

（3）观察肺前缘的表面投影（图 4-3-7）：左右肺尖一般都在第一肋水平以上（高出于锁骨内侧 1/3 段约 2～3cm），肺的前缘在第 4 肋软骨平面以上与胸膜的前界基本一致。由此向下，右肺前缘继续下降至第 6 肋软骨前端转向外与肺下缘连续。左肺前缘自第 4 肋软骨平面转向外侧，经第 5 肋软骨中、外 1/3 交界处降至 6 第肋软骨中点偏外，距正中线约 4cm 处再转向外与肺下缘连续。

（4）观察肺根的结构（图 4-3-8）：将肺的前缘翻向外，充分暴露肺根，用刀小心挑开肺根周围的胸膜，由浅入深地逐层解剖出肺根的结构并注意其位置关系。最浅的为上肺静脉，其后下方有下肺静脉，追踪至肺门（临床上称为第一肺门），可见静脉周围有若干个淋巴结，称肺门淋巴结。在肺上静脉的后上方，找到肺动脉，它的管壁较厚。肺动脉的后上方为支气管。最后在靠近纵隔处切断肺根和肺根下方的肺韧带，将肺取出胸腔，再逐一仔细观察肺根的结构排列关系。

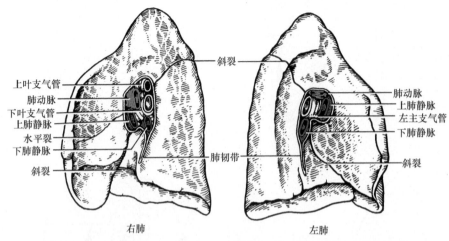

图 4-3-8　肺根的结构

（5）肺段（pulmonary segment）（图 4-3-9）：气管于胸骨角平面分为左、右主支气管，左、右主支气管为一级支气管，它们斜向下外在肺动、静脉的后方进入（第一）肺门，此后在肺内似树枝状反复分支直至终末，称支气管树。主支气管在肺门处分为叶

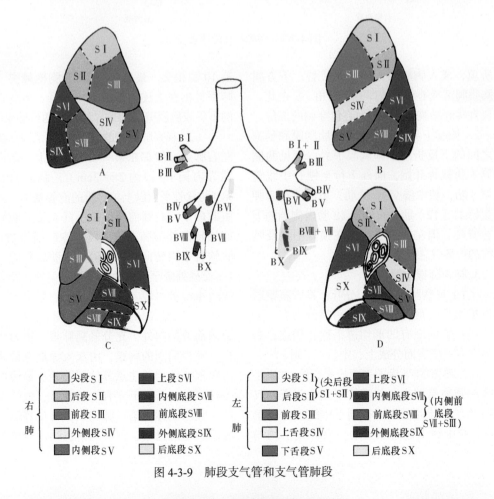

图 4-3-9　肺段支气管和支气管肺段

支气管：左肺有上、下两个叶支气管，分别进入左肺上、下叶的肺门（第二肺门，又称肺叶门）；右肺先分为上叶支气管和中间支气管，后者再分为中叶支气管和下叶支气管，经肺叶门进入右肺的三叶。叶支气管为二级支气管，由它分出的第三级支气管称段支气管。每一个段支气管和它所属的肺组织称为一个支气管肺段（简称肺段）。

常用的分段方法是：左、右两肺各分十个段支气管，但左肺因上叶的尖段支气管与后段支气管合并为尖后段支气管，以及下叶

的内基底段支气管与前基底段支气管合并为前内基底段支气管，故左肺实际共八个段支气管（图4-3-9）。

相应地，右肺共有十个支气管肺段，左肺共有八个支气管肺段。

肺段的整体形态呈圆锥形，尖朝向肺门，底在肺表面，相邻肺段之间以薄层结缔组织分隔（图4-3-10）。肺段动脉（肺动脉分支）与肺段支气管伴行，相邻肺段间的肺段动脉互不吻合。肺段静脉行于段间结缔组织内（固又名段间静脉），收纳相邻肺段的血液。

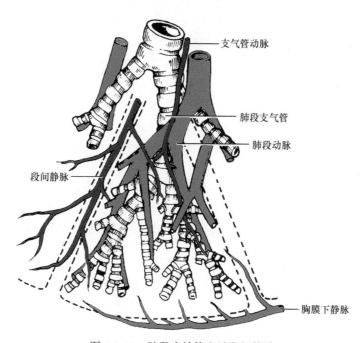

图4-3-10　肺段内结构和肺段间静脉

肺段在形态和功能上都有一定独立性。必要时，可施行肺段切除术。肺段静脉为外科学和影像学支气管肺段的分段依据。

4. 纵隔的观察

（1）纵隔（mediastinum）的整体观察：切除左、右两肺后，留在胸腔中间部的两侧纵隔胸膜之间的所有结构就是纵隔。纵隔的有些器官或器官的某些部分与胸膜紧密相接，有时在脊柱的前方，食管的后方，左、右纵隔胸膜非常接近，形成所谓的食管系膜。纵隔并非完全处于正中位置，其内的器官组织在纵隔的左、右面也不对称，因而在学习中

不能只了解一面，应从纵隔左、右观察，借以了解其左、右面结构的区别和各结构的毗邻关系。

（2）纵隔的右面观察（图4-3-11）：以肺根为中心，先观察肺根上方有奇静脉弓跨过，向前追至汇入上腔静脉处，再辨认肺根前方贴着上腔静脉、心包和沿下腔静脉下降的右膈神经及心包膈血管。肺根的后方紧邻奇静脉和右迷走神经、食管及由迷走神经附着于食管形成的食管丛。在奇静脉左侧稍加分离还可见胸导管。在肺根的下方查看心包及肺韧带。由此可见纵隔右侧面以静脉为主。

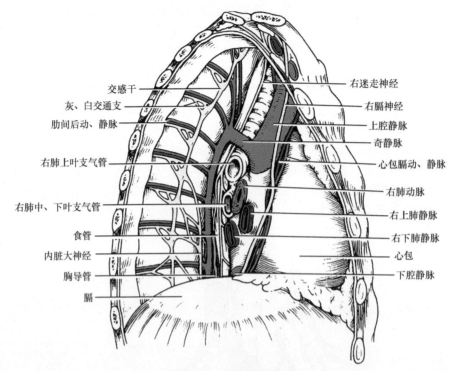

图 4-3-11　纵隔的右侧面观

（3）纵隔的左面观察（图 4-3-12）：同样以肺根为中心，左肺根前面有心包，左膈神经及心包膈血管和升主动脉。主动脉弓跨过左肺根的上方。后方可见主动脉续为胸主动脉，左迷走神经，食管，更后方可见胸导管。由此可见纵隔左侧面以动脉为主。

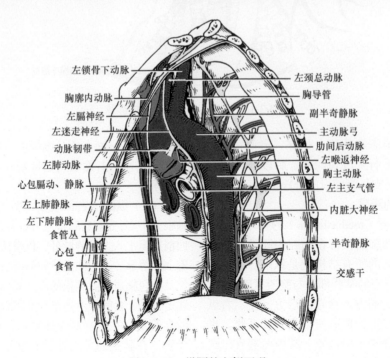

图 4-3-12　纵隔的左侧面观

结合提示内容，查看食管上、下三角的境界。再在主动脉弓的左前面，提起左迷走神经找到其发出的左喉返神经，钩绕主动脉弓的下方再转向后，经气管食管沟上行至颈部。

由于食管的位置上段和下段偏左，中段偏右，因此纵隔左侧面上，只能看到食管的上下两段，这两段分别位于周围结构所围成的食管上三角（superior esophageal triangle）和食管下三角（inferior esophageal triangle）内，为开胸后进行食管手术的标志。食管上三角境界是：前方为左锁骨下动脉、后方为脊柱

胸段、下方为主动脉弓上缘，内有食管和胸导管。食管下三角境界是：前方为心包、后方为胸主动脉、下方为膈围成，内有食管经过。

5. 纵隔的解剖

（1）上纵隔的解剖操作（图 4-3-13）：清理上纵隔的结缔组织，成人尸体可找到胸腺遗迹，童尸可找到胸腺。翻起胸腺或胸腺遗迹，清除胸腺后方的结缔组织，剖露左、右头臂静脉并追踪至它们的汇合处，此即上腔静脉的起始。找到从颈前部下行注入左、右头臂静脉的甲状腺下静脉，并在操作时观察沿血管排列的纵隔前淋巴结。

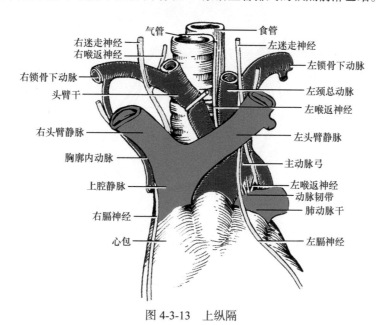

图 4-3-13 上纵隔

清除各静脉之间的结缔组织，在静脉深面寻认从主动脉弓发出的三大分支，从右向左为头臂干、左颈总动脉和左锁骨下动脉。在分离修洁各动脉时，注意毗邻细小的神经，它们是交感神经及迷走神经的心支，追踪至主动脉弓的前下方，见其构成心浅丛，留后观察。

在右头臂静脉和上腔静脉的右侧找出右膈神经；在左颈总动脉和左锁骨下动脉之间找寻左膈神经和左迷走神经，二者在主动脉弓的左前方交叉。追踪左、右膈神经经肺根前方，心包两侧下行至膈，并观察与其伴行的心包膈血管。在主动脉弓的下方清理肺动

脉干和左右肺动脉。

在主动脉弓的左前方，提起左迷走神经，观察由它发出并钩绕主动脉弓下缘，返折向上的左喉返神经。以左喉返神经为向导，寻认其右前方的一束结缔组织束，该束连于肺动脉分叉处稍左侧与主动脉弓下缘之间，此即动脉韧带。为一纤维结缔组织索，是胚胎时期动脉导管的遗迹。观察左膈神经、左迷走神经、左肺动脉围成的动脉导管三角（ductus arteriosus triangle），此三角作为寻找动脉导管的标志，该三角内除动脉韧带或动脉导管，还有左喉返神经、心浅丛。

在上纵隔范围内观察气管、食管及胸导

管。认清它们彼此之间的位置关系，寻认气管两侧的淋巴结。

（2）中纵隔的解剖操作（图4-3-14）：首先探查心包腔，观察心包的上端附于升主动脉上部，下端则与膈（主要是中心腱）融合。在心包前壁近膈处作一横行切口，自切口两端，沿左、右膈神经稍前方各作一向上的纵

行切口，将心包前壁向上翻转。在心包腔内，以右手示指自左侧伸入肺动脉干和升主动脉之后方，指尖可在右侧出现于升主动脉和上腔静脉之间。手指所通过的路径，称心包横窦。抬起心尖（左下分），以手指在心的后方，探向右上方，手指即伸入一隐窝，称为心包斜窦。

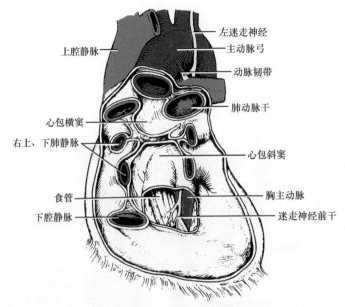

图4-3-14 心包和心包窦

在膈上面切断下腔静脉，将膈神经由心包两侧游离出来，然后自膈中心腱剥离心包，将心包和心一起翻向上。察看心包及心后方的毗邻结构：气管、主支气管、食管及位于它们前面及两侧的淋巴结。

辨认出入心的大血管，包括由左、右心室发出的主动脉及肺动脉，上、下腔静脉汇入右心房，左、右各两条肺静脉汇入左心房。

解剖肺动脉干及其分支附近的结构：清除大血管根部前面的心包，沿肺动脉干向上清理至主动脉弓下方，找到其分为左、右肺动脉处。在主动脉弓下方与肺动脉分支处之间，仔细清除结缔组织及脂肪，寻认纤细的神经纤维丛，即心浅丛。由该丛追踪神经纤维向上，即可发现该神经丛与颈部的交感神经和迷走神经的心支相连。心浅丛尚有纤维与主动脉弓后方气管杈前方的心深丛相连。

最后离断心脏：在上腔静脉注入心的上方1cm处切断上腔静脉；向前上方提起心尖，在胸骨角平面切断升主动脉；在肺动脉口上方切断肺动脉。切断心包横窦和斜窦之间的两层心包，移出心脏，进一步观察心的外形。但不要破坏心脏及其表面结构。

（3）后纵隔的解剖操作（图4-3-15）：后纵隔的内容与上纵隔深层结构相连续，故将此二部并在一起解剖。

观察清理迷走神经：沿已找出的迷走神经，向上清理至胸廓上口，向下追踪至左肺根后方，可见其分出数支，组成左肺丛，然后在食管前方下行并分散成食管前丛；至食管下端时又合为一干，即迷走神经前干；在右侧，情况与左侧类似，不同者在于其组成的神经丛名为右肺丛及食管后丛，至食管下端时再组成迷走神经后干。

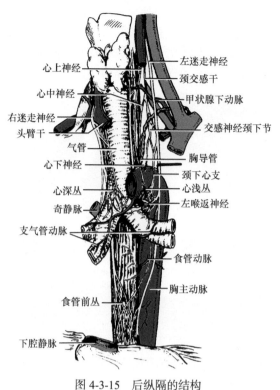

左迷走神经
颈交感干
甲状腺下动脉
交感神经颈下节
胸导管
颈下心支
心浅丛
左喉返神经
食管动脉
胸主动脉

心上神经
心中神经
右迷走神经
头臂干
气管
心下神经
心深丛
奇静脉
支气管动脉
食管前丛
下腔静脉

图 4-3-15 后纵隔的结构

解剖支气管、主支气管周围淋巴结：将头臂干及左颈总动脉向两侧牵开，寻认位于左、右主支气管杈周围的淋巴结，沿气管两侧向上，可寻见数目不等的气管旁淋巴结；它们的输出管分别汇成左、右支气管纵隔干。

解剖食管胸段、胸主动脉及分支：经前述解剖，食管业已初步显露，现应特别注意它与两侧纵隔胸膜的关系。从气管两侧稍加分离即可显露食管上段。除去心包后壁的斜窦部，显露食管下段及胸主动脉。清理食管及胸主动脉，寻认沿它们周围排列的淋巴结，即纵隔后淋巴结。食管上段行于中线偏左，至胸骨角水平有左主支气管跨越，以后又位于中线，并沿胸主动脉右侧下行，穿膈食管裂孔前，再次偏于左侧并位于胸主动脉前方。食管与胸主动脉的这种关系，在施行食管手术时应特别予以注意。

将食管和气管推向右侧，清理观察胸主动脉的分支，包括食管动脉，支气管动脉及肋间后动脉。

解剖胸后壁静脉及胸导管（图 4-3-16）：

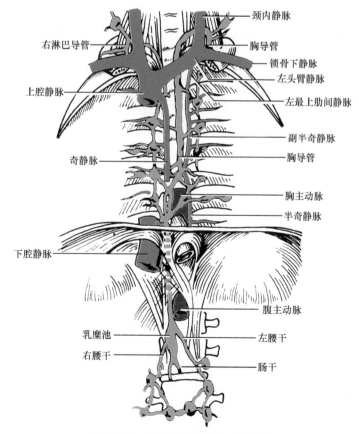

右淋巴导管
上腔静脉
奇静脉
下腔静脉
乳糜池
右腰干

颈内静脉
胸导管
锁骨下静脉
左头臂静脉
左最上肋间静脉
副半奇静脉
胸导管
胸主动脉
半奇静脉
腹主动脉
左腰干
肠干

图 4-3-16 奇静脉及其属支和胸导管

推食管向右侧，显露接受肋间后静脉的半奇、副半奇静脉，并分别向上、下追踪，找到它们在何处汇入奇静脉，并注意其注入的形式及收纳的范围。右侧肋间静脉多注入奇静脉。在食管后方，奇静脉与胸主动脉之间细心寻认壁薄、管径不均的胸导管。胸导管色较白，形如念珠状。向上追踪胸导管，可见它在主动脉弓的后方转向左侧，进入食管上三角，继续沿食管左侧向上追踪它至颈根部，见其注入左静脉角。

【思考题】

（1）胸腔及胸膜腔的区别，肋膈隐窝的位置及临床意义？

（2）肋间动脉环如何形成的？

（3）肋间血管神经的走行，与胸膜腔积液时在腋后线进行胸腔穿刺的关系？

（4）肺根组成及其毗邻有哪些？

（5）纵隔分部、各部主要结构及其毗邻关系有哪些？

（刘　茜）

实验四　呼吸系统的组织结构

【实验目的】

（1）掌握：肺的导气部、呼吸部各段的结构特点；气管的结构。

（2）了解：喉的结构特点。

【组织切片观察】

（一）喉（larynx）

标本取自人喉侧壁，纵切，HE 染色。

1. 肉眼观察　可见标本一侧较平整，另外一侧凹凸不平，平整侧为喉外膜面；另外一侧为黏膜面，黏膜向深部的凹陷为喉室；喉室上下各有一个凸起，分别为室襞和声襞。

2. 低倍镜观察　喉壁由黏膜、黏膜下层和外膜构成。室襞黏膜上皮为假复层纤毛柱状上皮，固有层细胞密集，纤维细密，与黏膜下层分界不清楚，其内含有丰富的混合性腺体和淋巴组织；外膜结缔组织中有透明软骨。

声襞即声带，分为膜部和软骨部，较薄的游离缘为膜部，基部为软骨部，膜部表面为复层扁平上皮，固有层较厚，内含有大量弹性纤维束（声韧带）；固有层深面是骨骼肌（声带肌）；软骨部结构类似室襞（图 4-4-1）。

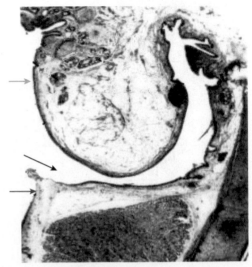

图 4-4-1　喉侧壁纵切（HE，低倍）
→ 声襞；→ 喉室；→ 室襞

（二）气管（trachea）

标本取自人气管，横切，HE 染色。

1. 肉眼观察　切片呈 "C" 字形，凹面为黏膜面，可见紫红色带状结构，其外可见灰蓝色带状结构，两层之间为淡红色浅染结构。

2. 低倍镜观察　气管管壁分三层结构，从内向外依次是黏膜、黏膜下层和外膜，三层之间并无明显的分界线（图 4-4-2）。

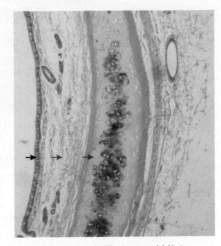

图 4-4-2　气管（HE，低倍）
→ 黏膜；→ 黏膜下层；→ 透明软骨

（1）黏膜：表面为假复层纤毛柱状上皮，基膜厚，为红色均质薄膜结构；固有层细胞密集，纤维细密，其内可见丰富弹性纤维断面、小血管、淋巴管以及淋巴组织和气管腺的导管，偶尔可见气管腺导管开口于黏膜上皮。

（2）黏膜下层：与黏膜的固有层和外膜分界不清楚，为疏松结缔组织，内含混合性腺，即气管腺。

（3）外膜：由"C"字形透明软骨环和疏松结缔组织组成。软骨环缺口处为气管后壁，为膜性部，其中含有弹性纤维组成的韧带、平滑肌束和腺体。

3. 高倍镜观察　黏膜上皮内包含纤毛细胞、梭形细胞、杯状细胞和基细胞，细胞高矮不一，细胞核位置高低不一，似复层。纤毛细胞和杯状细胞达到游离面，纤毛细胞核长椭圆形，表面有粗大整齐纤毛；杯状细胞呈空泡样，核呈倒三角形；梭形细胞夹在纤毛细胞间，核梭形；基细胞贴近基底膜，核圆。另外，上皮中可见侵入淋巴细胞。固有层含丰富的弹性纤维，断面红色点状，具有折光性。黏膜下层可见黏液性、浆液性和混合性腺泡组成的气管腺（图4-4-3）。

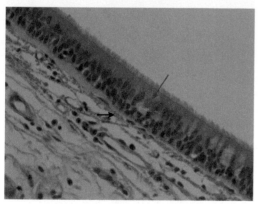

图 4-4-3　气管（HE，高倍）
→ 弹性纤维；→ 假复层纤毛柱状上皮

（三）肺（lung）

标本取自人肺，HE 染色。

1. 肉眼观察　标本成网状，密布大小不等的泡状腔隙和少量管道断面。

2. 低倍镜观察　标本一侧可见浆膜，表面覆盖有单层扁平上皮即间皮，间皮下方为薄层结缔组织。肺实质内含有大量呈空泡状的肺泡，其间散布有小支气管及各级分支和血管的断面。此外，肺间质即肺内结缔组织及其中的血管、淋巴管和神经。

（1）小支气管：管壁结构分黏膜、黏膜下层和外膜三层，三层分界不清楚，类似于气管管壁，但管壁更薄。黏膜上皮为假复层纤毛柱状上皮，杯状细胞较气管黏膜上皮减少，固有层较薄，与黏膜下层之间出现断续的平滑肌束；黏膜下层中有少量腺体；外膜中含有大小不等灰蓝色的透明软骨片（图4-4-4）。

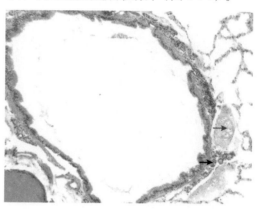

图 4-4-4　小支气管（HE，低倍）
→ 气管腺；→ 透明软骨片

（2）细支气管：横断面管腔较小支气管变细、管壁变薄、管壁分层不明显，上皮由假复层纤毛柱状上皮逐渐变为单层柱状纤毛上皮，含有少量杯状细胞；腺体和透明软骨片很少或者消失；管壁内环形平滑肌更明显，尚未形成连续完整的平滑肌层。

（3）终末细支气管：横断面管腔更细，管壁更薄，管腔常呈星形。黏膜上皮由一层完整的单层柱状上皮，上皮不含有杯状细胞，黏膜下层腺体消失，外膜中软骨片消失。上皮深面为薄层结缔组织和完整的环形平滑肌层（图4-4-5）。

（4）呼吸性细支气管：管壁不完整，有少量肺泡开口；管壁内衬单层立方上皮，上皮深面有少量结缔组织和平滑肌。在肺泡开口处，单层立方上皮移行为单层扁平上皮（图4-4-6）。

而圆。

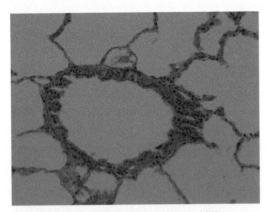

图 4-4-5　终末细支气管（HE，低倍）

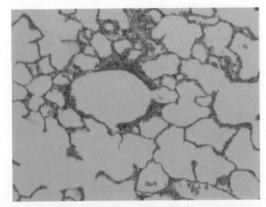

图 4-4-6　呼吸细支气管（HE，低倍）

（5）肺泡管：管壁有大量肺泡开口，导致管壁更不完整，只有在相邻肺泡开口处有结缔组织和平滑肌形成结节状膨大。膨大表面覆盖单层立方上皮或扁平上皮（图 4-4-7）。

（6）肺泡囊：多个肺泡共同开口所围成的空间为肺泡囊，相邻肺泡开口间无结节状膨大（图4-4-7）。

（7）肺泡：切片中密布的大小不等的空泡即为肺泡，彼此相连，由于切面关系，肺泡呈现多种多样，有封闭的环形，有半环形等。肺泡壁薄，肺泡间少量结缔组织为肺间质。（图4-4-7）

3. 高倍镜观察

（1）肺泡上皮：肺泡表面 I 型细胞胞质极薄，不容易分辨，可根据其突向肺泡腔的扁平细胞核来辨认。II 型细胞散在分布，主要分布在肺泡交界处，呈圆形或立方形，略突向肺泡腔；胞质呈泡沫状，染色浅；核大

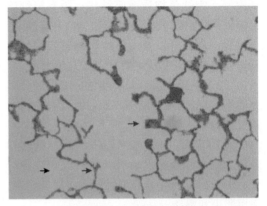

图 4-4-7　肺（HE，低倍）

→ 肺泡囊；→ 肺泡管；→ 肺泡

（2）肺泡隔：为肺泡间薄层结缔组织，其内含丰富的毛细血管等结构一般看不清；部分肺泡隔内可见到尘细胞。尘细胞较大，胞质内可见吞噬的尘粒成棕黑色，单个或成群存在；尘细胞也可见于肺内其他部位的结缔组织或肺泡腔内（图 4-4-8）。

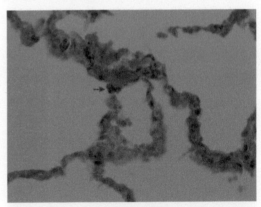

图 4-4-8　尘细胞（HE，高倍）

→ 尘细胞

（3）Clara 细胞：在细支气管和终末细支气管黏膜上皮中较多。细胞呈柱状，无纤毛，游离面呈圆顶状突向管腔；核卵圆形，位于细胞中部。

【电镜图片观察】

1. 肺泡上皮　肺泡 I 型细胞和 II 型细胞超微结构特点。

2. 气血屏障　I 型肺泡细胞胞体及基膜，

极少量结缔组织，连续毛细血管内皮及基膜，Ⅰ型肺泡细胞基膜和连续毛细血管基膜几乎直接相贴（图 4-4-9）。

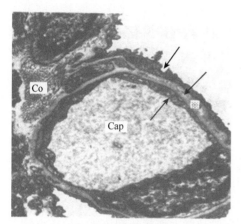

图 4-4-9 气血屏障

→Ⅰ型肺泡细胞；→连续毛细血管内皮；→基膜

【思考题】

（1）根据气管和肺导气部管壁结构特点，总结管壁结构变化规律有哪些？

（2）结合肺泡光电镜结构，叙述气血屏障组成有哪些？

（刘永刚）

实验五 不同因素对兔膈肌放电和呼吸运动影响的综合观察

【实验目的】

掌握：家兔膈肌放电及呼吸运动的记录方法；膈肌放电与呼吸运动的关系，观察一些因素对呼吸运动的影响及调节。

【实验原理】

呼吸节律（respiratory rhythm）起源于脑干的呼吸中枢，其冲动通过脊髓的膈神经及肋间神经下行传导到膈肌与肋间肌，从而产生节律性的呼吸运动。因此通过观察引导膈肌放电（discharge of diaphragm），可直接反映脑干呼吸中枢的活动。同时，膈肌放电活动的变化也能反映体内外各种刺激对呼吸运动的反射性影响。

【实验对象】

2～2.5kg 家兔，雌雄兼用。

【实验器材】

哺乳动物手术器械、兔解剖台、20% 氨基甲酸乙酯、20 ml 注射器、约 50cm 长内径 0.7cm 橡皮管一根、CO_2 气囊、监听器、引导电极、BL-420F 生物机能实验系统。

【实验方法】

（一）动物手术

1. 麻醉与固定动物 家兔称重后用 20% 氨基甲酸乙酯（乌拉坦）按 4～5 ml/kg 体重耳缘静脉注射（图 4-5-1），实验过程中视动物的情况可适量追加麻药。将麻醉好的动物采用五点法仰卧固定在兔手术台上。

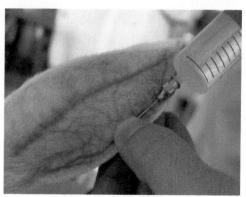

图 4-5-1 耳缘静脉注射

2. 气管插管 按《医学整合课程基础实验（人体概述分册）》第二部分"实验四动物实验的常用插管术"中气管插管术进行气管插管。

3. 分离双侧颈部迷走神经 用左手拇指和食指捏住一侧切口的皮肤和肌肉，其余三指从皮肤外面略向上顶，使颈部气管旁软组织外翻，便可暴露出与气管平行的颈动脉鞘（图 4-5-2），鞘内包括有靠前的颈总动脉和紧贴在后的迷走神经、交感神经和减压神经。用玻璃分针轻轻的纵行分离开鞘膜，并将颈总动脉稍移向一旁，就可见到三条平行排列的神经：迷走神经最粗、规整、明亮；交感神经较细，光泽较暗；减压神经最细，在颈中部水平多位于前两者之间并紧挨交感神经并行。用玻璃分针沿神经走行纵向分离双侧迷走神经，并于神经下各穿一线备用。

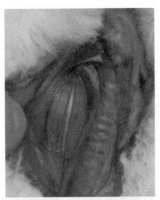

图 4-5-2　家兔颈动脉鞘

4. 记录呼吸运动　在胸部找到随呼吸运动起伏最明显的部位，用手术针在该处的皮肤上用丝线缝合一针，丝线的另一端与张力换能器相连。

5. 暴露膈肌并安置记录电极　在上腹部正中找到剑突所在部位，在剑突下方 3～4cm 的地方依次剪去皮肤，沿腹白线在剑突下剪 3～4cm 切口，打开腹腔，用止血钳夹持剑突尖部并向动物头端翻转剑突，在剑突内表面可见贴附的膈肌（图 4-5-3），将两根引导电极平行插入膈肌，恢复剑突至原位。

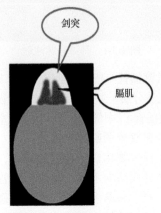

图 4-5-3　家兔膈肌示意图

（二）BL-410 操作

打开电脑，进入 BL-410 生物机能实验系统，膈肌放电信号连接 1 通道，呼吸运动信号连接 2 通道。1 通道选择肌电，2 通道选择张力。实验项目→呼吸系统实验→膈神经放电（或呼吸运动的调节），屏幕上即可观察到与吸气运动同步的膈肌周期性群集电位图形，同时，监听器发出与之同步的放电声音，并观察到动物同步的吸气运动。

【观察项目】

1. 记录并观察正常的膈肌放电及呼吸运动　正常的膈肌放电呈群集性放电活动，周期性有规律出现，放电与吸气活动一致。

2. 增加无效腔对膈肌放电的影响　于一侧气管插管上连接长橡皮管，待放电活动稳定后，堵住插管的另一侧开口约 1min，观察解剖无效腔明显增加时，膈肌放电及呼吸运动的变化。

3. 增加吸入气中 CO_2 浓度对膈肌放电的影响　通过气管插管向气管内缓慢注入 CO_2，观察吸入气中 CO_2 浓度增加时膈肌放电及呼吸运动的变化。

4. 肺牵张反射的分析

（1）在气管插管的两个管口各接一小段橡皮管，将预先已经抽取 20 ml 空气的注射器紧密连接在一侧橡皮管上，瞄准吸气末，在堵住插管另一侧橡皮管口的同时，迅速向气管内注入 20 ml 空气，维持这个姿势不动持续几秒钟，使肺处于扩张状态，观察膈肌放电及呼吸运动的变化。

（2）动物恢复平静呼吸后，瞄准呼气之末，重新堵住气管插管的一侧，另外一侧管口连接注射器迅速抽出 20 ml 空气，抽完后不拔出注射器持续几秒钟，使肺处于萎陷状态，观察膈肌放电及呼吸运动的变化。

5. 剪断迷走神经对膈肌放电的影响　先剪断一侧迷走神经，然后再切断另外一侧迷走神经，分别观察膈肌放电及呼吸运动的变化。

6. 重复上述 4 的内容，对比其结果有何不同。

【注意事项】

（1）分离神经时，尽量避免出血和牵拉神经。沿神经走行的方向轻轻游离，不要做垂直方向的牵拉。

（2）暴露膈肌的手术操作中，腹部的切口不要开得太大，以免腹腔脏器从破口处出来。另外，切口向头端延伸过程中注意不要剪破膈肌造成气胸。

（3）实验过程中，注意保持神经、肌肉的湿润和保温，气温低的天气应开空调。

（4）每次处理前后要有对照，应待动物呼吸平稳后才能开始做下一步实验项目，并且每做一个项目要有相应的实验标记。

【思考题】

（1）实验中动物吸入高浓度的二氧化碳后，可能引起呼吸运动产生怎样的改变？它产生的机制是什么？可能兴奋的化学感受器是哪一个？

（2）切断迷走神经后呼吸运动发生了什么变化？牵张反射消失的原因是什么？

（杨　戎）

实验六　急性呼吸衰竭

【实验目的】

（1）掌握：呼吸衰竭概念、发病机制及血气变化特点。

（2）熟悉：呼吸衰竭分类、呼吸衰竭时机体机能代谢变化。

（3）了解：呼吸衰竭防治原则。

【实验原理】

呼吸衰竭（respiratory failure）是由于外呼吸功能严重障碍，以致机体在海平面，静息状态下呼吸空气时，动脉血氧分压低于8kPa（60mmHg），伴有或不伴有动脉血二氧化碳分压高于6.67kPa（50mmHg）的病理生理过程。呼吸衰竭根据发病机制的不同可分为通气功能障碍和换气功能障碍。

本实验通过夹闭家兔气管造成气道狭窄，复制阻塞性通气不足所致的急性呼吸衰竭；并通过造成家兔开放性气胸，复制限制性通气不足所致的急性呼吸衰竭。

【实验对象】

健康家兔，体重大于2kg。

【实验材料】

家兔手术器械，兔手术台，动脉插管，气管插管（两侧套有橡皮管），BL-420生物信号采集与处理系统，注射器（2ml、5ml、10ml），12号针头，头皮针。

20% 乌拉坦溶液，1% 盐酸普鲁卡因注射液，1% 肝素生理盐水溶液。

【实验方法】

（一）制备急性呼吸衰竭动物模型

1. 麻醉和固定　家兔称重后，从耳缘静脉缓慢注入25% 乌拉坦溶液（5 ml/kg）。家兔自然倒下，牵拉后肢无阻力时，表示麻醉药量已足，仰卧位固定。

2. 气管插管　颈部剪毛，自颌下至胸骨上缘正中切口（长5～7cm），逐层钝性分离颈部肌肉、气管及一侧颈总动脉。游离气管约2～3cm，在其下方穿一根粗结扎线备用。在气管上剪一"⊥"形切口，横切口约为气管圆周的1/3，纵切口约为0.5～0.7cm（约两个气管软骨环）。插入气管插管并结扎固定。

3. 颈总动脉插管　游离一侧颈总动脉约2～3cm，在其下方穿两根丝线备用。结扎颈总动脉远心端，近心端用动脉夹夹闭。用眼科剪在靠近动脉远心端剪一约占1/3～1/2周径的斜口，插入充满0.1%肝素的动脉插管并予以固定。

4. 全身肝素化　耳缘静脉注射0.7%肝素溶液2ml/kg。

（二）BL-420生物机能实验系统的操作

将压力换能器连于1通道。打开BL-

420，在"输入信号"菜单中选择相应通道，一通道选择"压力"信号，松开动脉夹，观察血压、心率。

【实验观察】

1. 病理模型复制前指标的测定 观察家兔皮肤、黏膜颜色并记录一段正常时呼吸、血压曲线。打开颈总动脉的动脉夹，缓慢打开三通开关，弃去最先流出的2、3滴血液后，用注射器取血0.4～0.5ml，迅速套上带有软木塞的针头做血气分析。

2. 气道狭窄对呼吸、血压、心率和血气的影响 用止血钳将气管插管的橡皮管夹闭2/3～3/4，使家兔处于气道狭窄状态。并观察呼吸、血压和心率的变化。待呼吸出现明显改变和口唇黏膜发绀后，取血样进行血气分析。松开止血钳，等待约20min，使家兔呼吸恢复正常。

3. 气胸对呼吸、血压、心率和血气的影响 于家兔右胸第4～5肋间隙与腋前线交界处，插入16号针头（垂直刺入1～1.5cm左右），有明显落空感（也可将该部位皮肤切开后进针）后可确定针头已插入胸膜腔。刺入胸膜腔后，胸膜腔与外界大气通过针头相通造成开放性气胸。持续约10～15min，同时观察呼吸、血压和心率的变化。待呼吸出现明显改变和口唇黏膜发绀后，取血样进行血气分析。

4. 将实验结果填入表4-6-1中

表4-6-1　急性呼吸衰竭实验结果

	病理模型复制前	气道狭窄处理后	气胸处理后
呼吸（次/分）			
呼吸幅度			
血压（mmHg）			
心率（次/分）			
血气指标			

【注意事项】

（1）取血时要迅速，切忌与空气接触，否则影响血气分析结果。

（2）如针管内有小气泡要及时排除。

【思考题】

（1）气道狭窄和气胸分别引起了哪一型呼吸衰竭？其血气变化特点是什么？

（2）呼吸衰竭对机体的影响主要有哪些？

（黄佳祎）

实验七　呼吸系统疾病

【实验目的】

掌握：大、小叶性肺炎的病变特点、临床病理联系；慢性支气管炎、肺气肿、慢性肺源性心脏病、肺硅沉着症的病变特点；肺癌的病变特点；结核病的基本病变和转化规律；原发性肺结核和继发性肺结核常见类型的病变特点；肺结核病血源播散所致病变的特点。

【巨体标本观察】

（一）大叶性肺炎（lobar pneumonia）

1. 病变肺叶体积增大，质地变实，被膜紧张，边缘变钝。

2. 切面灰白质实，颗粒状。

3. 病变肺叶胸膜增厚，失去光泽（图4-7-1）。

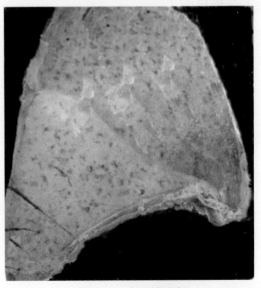

图4-7-1　大叶性肺炎

（二）小叶性肺炎（lobular pneumonia）

1. 两肺表面及切面散在分布黄色或灰白色实变病灶。

2. 病灶大小不等，直径 0.5 ～ 1cm，形状不规则，部分病灶相互融合。（图 4-7-2）

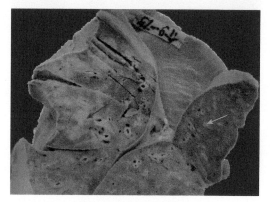

图 4-7-2　小叶性肺炎

➡ 融合病灶；▶ 病灶

（三）硅肺（silicosis）

1. 肺组织由于大量碳末沉积而呈黑褐色。

2. 肺内有散在针头或粟粒大小灰白色小结节，为硅结节。

3. 肺组织有不同程度的肺气肿改变（图4-7-3）。

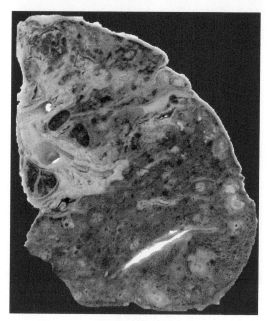

图 4-7-3　硅肺

➡ 病灶

（四）支气管扩张症（bronchiectasis）

1. 肺冠状切面见较多圆柱状或囊状扩张的支气管，有的已达到肺边缘。

2. 扩张的支气管壁增厚，部分管腔内可见炎性渗出物（图 4-7-4）。

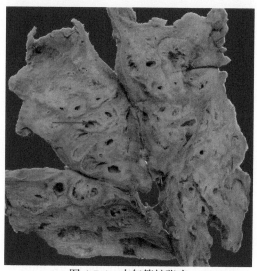

图 4-7-4　支气管扩张症

➡ 扩张的支气管

（五）肺气肿（pulmonary emphysema）

1. 肺体积增大，被膜紧张，边缘变钝。

2. 肺切面可见组织疏松，部分呈蜂窝状（图 4-7-5）。

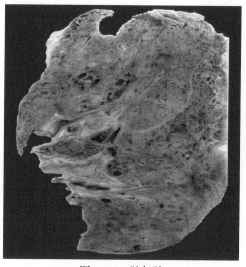

图 4-7-5　肺气肿

（六）慢性肺源性心脏病（chronic-cor pulmonale）

1. 心脏体积增大，重量增加。

2. 右心室明显扩张，心室壁厚度增加，约为 0.6cm（图 4-7-6）。

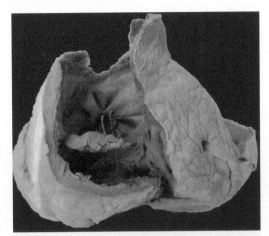

图 4-7-6　慢性肺源性心脏病

（七）肺癌（carcinoma of the lung）

1. 中央型肺癌　肿瘤位于主支气管及其周围肺组织，靠近肺门处，灰白色，无包膜，边界不清，浸润生长（图 4-7-7）。

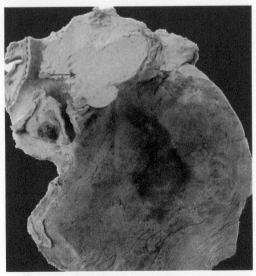

图 4-7-7　中央型肺癌

→癌组织呈灰白色

2. 周围型肺癌　肿瘤位于肺组织周边，近胸膜处，灰白，质地干燥，边界较清（图 4-7-8）。

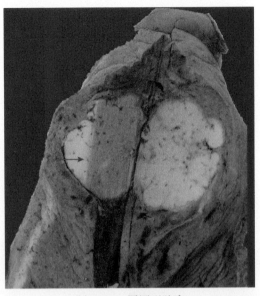

图 4-7-8　周围型肺癌

→癌组织呈灰白色

3. 弥漫型肺癌　癌组织在肺内弥漫浸润生长，大部分区域为灰白色、质实的癌组织，无明显的肿块形成，形状边界不清（图 4-7-9）。

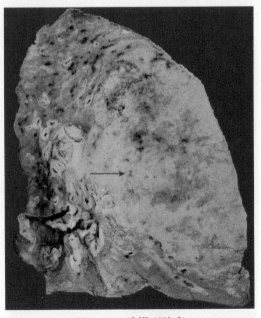

图 4-7-9　弥漫型肺癌

→癌组织呈灰白色

（八）原发性肺结核（primary pulmonary tuberculosis）

原发性肺结核主要表现为原发综合征（primary complex），由肺的原发病灶、淋巴管炎和肺门淋巴结结核所构成。

1.病灶位于一侧肺上叶的下部近胸膜处，直径约 1cm 的灰白灰黄实性结节，质地细腻，境界清楚。

2.肺门淋巴结肿大，干酪样坏死，切面灰白灰黄，质地细腻（图 4-7-10）。

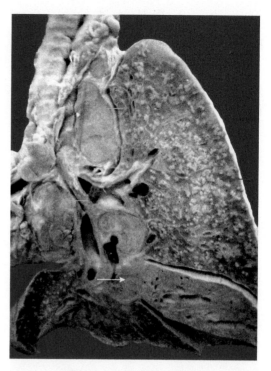

图 4-7-11　粟粒性肺结核
➡️粟粒样结节；➡️肺门淋巴结结核；➡️左肺中叶肺不张

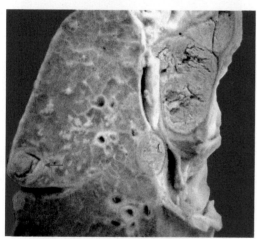

图 4-7-10　肺原发综合征
➡️肺原发病灶；➡️肺门淋巴结结核

（九）粟粒性肺结核（miliary pulmonary tuberculosis）

1.肺表面和切面见弥漫分布、大小一致、灰白灰黄、粟粒大小的结节，境界清楚，略向表面突起。

2.肺门和支气管淋巴结肿大、干酪样坏死。肿大淋巴结压迫支气管，导致肺中叶肺不张（图 4-7-11）。

（十）干酪样肺炎（caseous pneumonia）

1.肺切面可见大片干酪样坏死，坏死区灰白灰黄色，质地细腻，部分区域形成急性空洞。

2.肺门淋巴结肿大，切面干酪样坏死（图 4-7-12）。

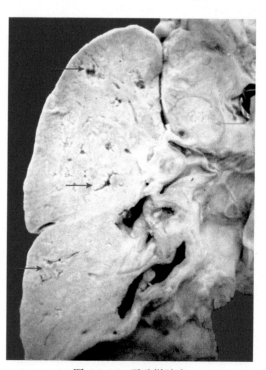

图 4-7-12　干酪样肺炎
➡️干酪样坏死和急性空洞；➡️肺门淋巴结结核

（十一）局灶性肺结核（focal pulmonary tuberculosis）

1. 肺尖部见一个或多个灰黄色结节状病灶，境界清楚，直径 0.5 ～ 1cm，中央为干酪样坏死，周围纤维组织包裹。部分病例已钙化，呈现灰白质实干燥外观，形似石灰。

2. 局部胸膜增厚、粗糙（结核性胸膜炎）（图 4-7-13）。

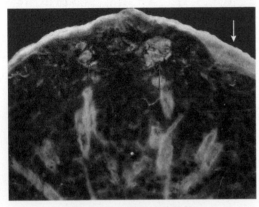

图 4-7-13　局灶性肺结核

➡️肺尖病灶；　局部胸膜增厚

（十二）慢性纤维空洞型肺结核（chornic fibrocavitative pulmonary tuberculosis）

1. 肺叶上部可见厚壁空洞形成，洞壁内侧大量干酪样坏死物，周围纤维组织增生包绕。有的标本空洞内可见血栓形成伴机化。

2. 空洞下方肺组织内可见由支气管播散引起的散在分布、新旧不一、大小不等的结核病灶，部位愈往下，病变愈新鲜。

3. 胸膜增厚，纤维增生（图 4-7-14）。

（十三）肺结核球（tuberculoma）

肺上叶可见一孤立的、有纤维包裹的、境界清楚的球形干酪样坏死灶，切面黄白色，直径 2 ～ 5cm（图 4-7-15）。

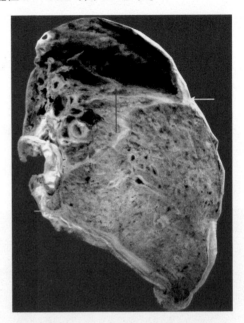

图 4-7-14　慢性纤维空洞型肺结核

➡️肺部上部厚壁空洞；　局部肺膜增厚；➡️散在新旧不一结核病灶

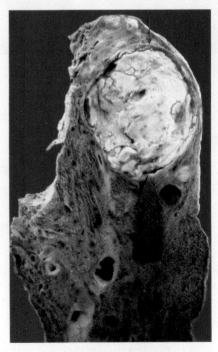

图 4-7-15　肺结核球

➡️肺上叶球形干酪样坏死灶

（十四）结核性胸膜炎（tuberculous pleuritis）

1.胸膜脏壁两层弥漫增厚、纤维化、玻璃样变，部分粘连，胸膜腔变窄或闭塞。

2.肺组织活动受限，萎陷；肺内可见黄白色结核病灶（图4-7-16）。

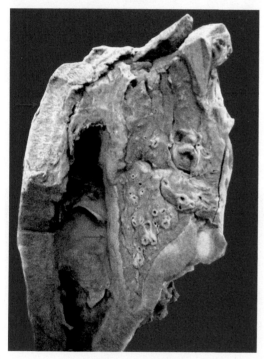

图 4-7-16　结核性胸膜炎
➡ 胸膜弥漫性增厚

【组织切片观察】

（一）慢性支气管炎

1.低倍镜观察　支气管上皮部分坏死、脱落，部分病例可见鳞状上皮化生。黏膜下腺体增生肥大、部分浆液腺发生黏液腺化生。支气管壁各层慢性炎症细胞浸润（图4-7-17）。

2.高倍镜观察　支气管黏膜上皮纤毛黏连、倒伏、脱落，上皮细胞变性坏死（图4-7-18）。

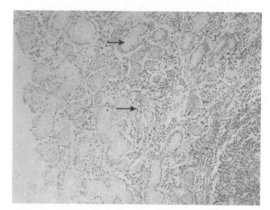

图 4-7-17　慢性支气管炎（HE，低倍）
➡ 增生的腺体；➡ 血管扩张充血；➡ 慢性炎症细胞浸润

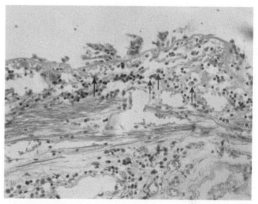

图 4-7-18　慢性支气管炎（HE，高倍）
➡ 慢性炎症细胞；➡ 血管扩张充血；➡ 上皮坏死、脱落

（二）肺气肿

1.低倍镜观察　肺泡腔扩大，肺泡壁变薄，部分肺泡壁断裂融合。肺部毛细血管床明显减少。

2.高倍镜观察　肺泡壁毛细血管无明显扩张充血，肺泡壁及肺泡内未见明显炎症细胞浸润，部分病例可见肺内小动脉血管壁增厚（图4-7-19）。

（三）大叶性肺炎

1.低倍镜观察　病变肺叶的肺组织实变。

2.高倍镜观察　肺泡腔内大量的纤维蛋白交织成网伴中性粒细胞浸润，可见单核

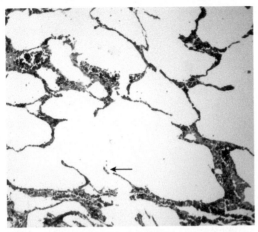

图 4-7-19　肺气肿
→ 扩张的肺泡及断裂的肺泡壁

细胞；肺泡壁毛细血管扩张充血不明显（图4-7-20）。

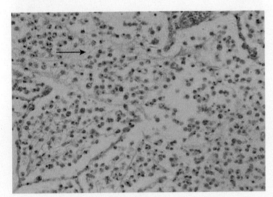

图 4-7-20　大叶性肺炎（HE，高倍）
→ 纤维蛋白

（四）小叶性肺炎

1. 低倍镜观察　肺组织内可见散在分布的多灶小实变区，实变区周边肺组织炎症不明显，肺组织结构正常。

2. 高倍镜观察　实变区中央为细支气管，细支气管壁充血水肿，部分上皮坏死脱落，支气管腔内及周围肺泡腔内可见大量脓性渗出物（图4-7-21）。

（五）硅肺

1. 低倍镜观察　肺组织明显纤维化，硅结节形成，部分区域为致密结缔组织伴玻璃样变性，周围肺泡不同程度扩张。

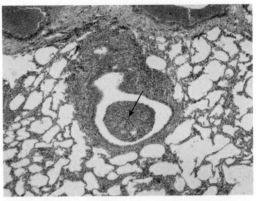

图 4-7-21　小叶性肺炎（HE，低倍）
→ 细支气管腔内脓性渗出物

2. 高倍镜观察　肺纤维组织增生，硅结节形成，硅结节由红染玻变的胶原纤维构成，同心圆排列。结节中央可见厚壁小血管，边缘可见成纤维细胞（图4-7-22）。

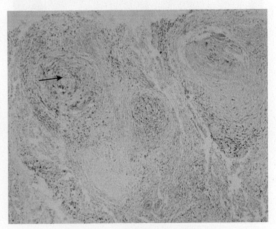

图 4-7-22　硅肺（HE，低倍）
→ 硅结节

（六）肺鳞状细胞癌

1. 低倍镜观察　癌组织呈巢团状浸润性生长，可见角化珠。

2. 高倍镜观察　癌细胞大小不等，多边形，核大深染，核仁明显，核分裂象常见，并见部分坏死灶（图4-7-23）。

（七）肺腺癌

1. 低倍镜观察　癌细胞排列成腺腔样结构，部分成实体或筛状，浸润性生长，间质较多淋巴细胞浸润（图4-7-24）。

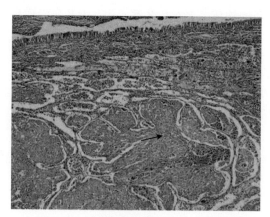

图 4-7-23　肺鳞状细胞癌（HE，低倍）
→ 癌巢

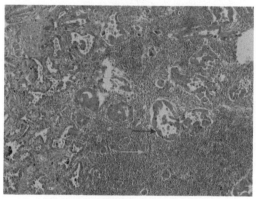

图 4-7-24　肺腺癌（HE，低倍）
→ 腺癌；⇒ 淋巴细胞

2. 高倍镜观察　癌细胞呈柱状或立方状，异型性明显，核空泡状或深染，核分裂象易见（图 4-7-25）。

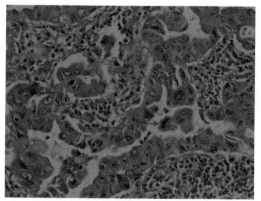

图 4-7-25　肺腺癌（HE，高倍）
→ 病理性核分裂象

（八）肺小细胞癌

1. 低倍镜观察　癌细胞弥漫成片分布，

癌细胞小，圆形或卵圆形，呈淋巴细胞样；有时受挤压，癌细胞呈短梭形一段稍尖，似燕麦。

2. 高倍镜观察　癌细胞染色深，胞质少，形似裸核，核分裂象常见，有时围绕血管形成假菊形团样结构（图 4-7-26）。

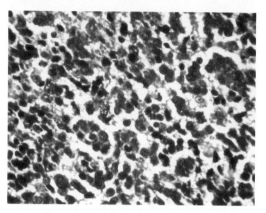

图 4-7-26　肺小细胞癌（HE，高倍）

（九）结核结节

1. 低倍镜观察　正常组织结构被破坏，代之以结核结节。结节中央为干酪样坏死，即红染无结构的颗粒状区域，周围环绕上皮样细胞及 langhans 巨细胞，外侧可见淋巴细胞、巨噬细胞、成纤维细胞（图 4-7-27）。

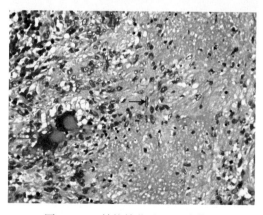

图 4-7-27　结核结节（HE，中倍）
→ Langhans 巨细胞；⇒ 干酪样坏死；→ 上皮样细胞

2. 高倍镜观察　上皮样细胞呈梭形或多边形，细胞界限不清，胞质淡染，可含空泡，核圆形或卵圆形。Langhans 巨细胞体积大，胞质丰富，核数量多，呈花环状或马蹄形排列于细胞一侧，有时细胞核也可以排列不规则，杂乱无章（图4-7-28）。

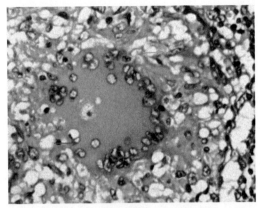

图4-7-28 结核结节（HE，高倍）

→ Langhans巨细胞；→ 上皮样细胞

（十）粟粒性肺结核

1.低倍镜观察 肺组织中散在分布多灶实性病变，由一个至数个结核结节构成。病灶周围肺泡间隔充血，肺泡扩张（图4-7-29）。

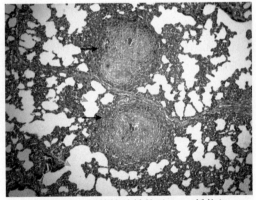

图4-7-29 粟粒性肺结核（HE，低倍）

→ 结核结节；→ 代偿性肺气肿

2.高倍镜观察 结核结节由上皮样细胞和langhans巨细胞构成，结节中央可见小灶干酪样坏死，结节外围有少量淋巴细胞浸润。

【病例分析】

1.患者，男性，70岁，反复咳嗽咳痰24年，气促8年，加重伴双下肢水肿一周入院。24年前，患者开始出现咳嗽、咳痰，主要为白色泡沫痰，多在秋冬季发作，近几年发作较为频繁。8年前，病发时出现气促；1周前病情加重，咳嗽、咳痰、气促伴低热，痰为浓痰。体格检查：患者神清合作，体温37.5℃，心率128次/分，呼吸46次/分。桶状胸，叩诊高清音，双肺闻及干、湿啰音。肝肋下3cm，质软，轻压痛，肝颈静脉回流征阳性，双下肢凹陷性水肿。辅助检查：胸片示双肺透光度增加，肺纹理增多，心脏体积增大，肺动脉度突出，增粗。

【讨论】

（1）病理诊断及诊断依据。

（2）疾病发生发展的过程及规律。

2.患者，女性，60岁，咳嗽、咳痰、消瘦2年，症状加重2个月入院。2年前患者无明显诱因出现咳嗽、咳痰，反复发作，不断加重，伴有食欲减退、体重减轻及盗汗症状。近期反复出现畏寒、发热、胸痛，咯血3次，咯血量约几十至几百毫升。咯血后症状加重，精神萎靡。时常腹胀、腹痛，腹泻便秘交替。2个月前，出现声音嘶哑，咽喉疼痛，吞咽困难，下肢浮肿。既往体弱，易患感冒。入院查体：体温38℃，心率110次/分，呼吸36次/分，慢性病容，贫血貌，消瘦，双肺闻及湿罗音，腹部压痛，肝肋下3cm，下肢凹陷性水肿。实验室检查：RBC $2.8×10^{12}$/L，WBC $8×10^9$/L；影像学检查：双肺上部大小不一透亮区及斑片状阴影，多个厚壁空洞，肺下叶散在斑片状阴影；双肺纹理增多增粗，胸膜增厚，部分与胸壁粘连；肺动脉圆锥膨隆；痰抗酸杆菌检查阳性。喉部黏膜水肿，粗糙，可见粟粒大小灰白结节，活检示结核结节形成。

【讨论】

（1）病理诊断及诊断依据有哪些？

（2）以病理改变解释临床表现有哪些？

（3）各器官主要病变以及相互之间的关系有哪些？

（李　娴）

第五部分　消化系统结构功能与疾病

实验一　消化系统概述及标本观察

【实验目的】

（1）掌握：腹部的境界及分区；口腔的境界，腭的形态、咽峡的构成，舌的形态和黏膜特征；咽的位置、分部及各部的形态结构和交通；食管的形态、位置及狭窄部位；胃的形态、位置；小肠、大肠的形态特征、分布和位置；大唾液腺、肝、胰的位置、形态和腺管的开口部位；胆汁、胰液的产生及排出途径。

（2）熟悉：肝段的划分。

（3）了解：消化系统的组成和功能。

【标本观察】

消化系统（alimentary system）包括消化管和消化腺两部分（图 5-1-1）。消化管是从口腔到肛门的管道，依次分为口腔、咽、食管、胃、小肠（十二指肠、空肠和回肠）和大肠（盲肠、阑尾、结肠、直肠和肛管）。在临床工作中，通常把从口腔到十二指肠的这部分称为上消化道；空肠及以下的部分称为下消化道。消化腺的形态、大小差别甚大，大消化腺有大唾液腺、肝、胰等，均位于消化管之外，借导管将分泌物排入消化管腔内；小消化腺散在于口腔至肛门的整个消化管壁内。

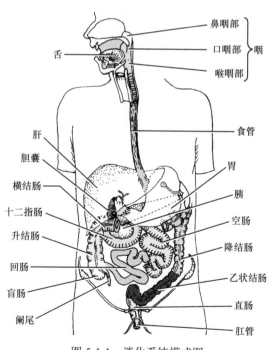

图 5-1-1　消化系统模式图

（一）腹部的境界

消化系统的器官广泛分布于头部、颈部、胸部、腹部及盆部，但大部分消化器官位于腹部。

腹部位于胸部和盆部之间，上界是胸廓

的下口，即由剑突或剑胸结合处、肋弓、第11肋前端、第12肋下缘、第12胸椎棘突的连线围成；下界是耻骨联合上缘、耻骨嵴、耻骨结节、腹股沟襞、髂前上棘、髂嵴至第5腰椎棘突的连线。腹壁两侧以腋后线为界，分为腹前外侧壁、腹后壁。

（二）腹壁和腹腔

腹部分为腹壁和腹腔两部分。腹腔是腹壁、膈和盆膈共同围成的腔，上方随膈穹窿高达第四（右侧）和第五（左侧）肋间隙水平；下方低入小骨盆腔至盆膈，其前方、侧方和后方分别为腹前外侧壁和腹后壁。因此，腹腔的实际范围比表面境界所划定的腹部大。在胸下部贯通伤时，除胸部器官外，腹上部的器官也可能同时被损伤；反之，腹上部损伤时也有合并胸下部器官损伤的可能。

腹腔以小骨盆入口分为上、下两部分，上份称固有腹腔，下份称盆腔。通常所说的腹腔，指的是固有腹腔，不包括盆腔。

（三）腹部的体表标志及分区

腹壁有剑突、肋缘、髂前上棘、耻骨结节及耻骨联合等骨或软骨性标志。也有一些软组织标志，如：

腹股沟襞：是髂前上棘至耻骨结节间的皮肤浅沟，其深面有腹股沟韧带，是腹前外侧壁与股前部在体表的分界线。

前正中线：位于腹部前面正中的隐约可见的浅沟，自剑突至耻骨联合，深部有腹白线。

半月线：呈弧形，自耻骨结节向上，约经脐与髂前上棘连线中点，与第九肋软骨肋缘端相交，此线相当于腹直肌外侧缘。

脐：位于腹部前正中线上，约相当于第3、4腰椎之间平面。

为便于描述腹腔内脏器的位置，叙述临床症状、体征、病变和损伤的部位，临床上需要将腹部分区（图5-1-2）。通常用"九分法"，即以经左、右侧腹股沟韧带中点的垂线（或腹直肌的外侧缘）和两条水平线将腹部分为九个区。上水平线通过两侧肋缘的最低点（相当于第10肋）；下水平线通过两侧髂结节的连线。腹部被分为：上方的腹上区与左、右季肋区；中间的脐区与左、右腰区；下方的腹下区及左、右腹股沟区。

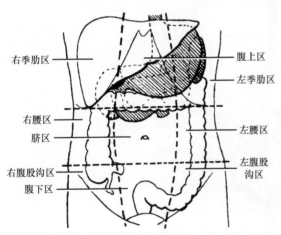
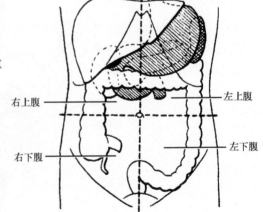

图 5-1-2　腹部分区

此外还有"四分法"，即用通过脐的纵、横线，将腹部分为左、右上腹部及左、右下腹部共四个区。

腹腔器官在各区的体表投影是相对的，

体型、体位、年龄、胃肠道充盈状况以及腹肌的紧张度等因素，都能影响器官的位置。成人腹腔内主要器官在腹前外侧壁的体表投影如表5-1-1：

表 5-1-1　成人主要腹腔器官在腹前壁的投影

右季肋区	腹上区	左季肋区
①右半肝大部	①右半肝小部、左半肝大部	①左半肝小部
②胆囊	②胆囊	②部分胃
③结肠右曲	③十二指肠、胰大部	③胰、脾
④部分右肾	④肾、肾上腺及部分胃	④结肠左曲、部分左肾
右腰区	脐区	左腰区
①升结肠、回肠袢	①横结肠、十二指肠、空回肠	①降结肠、空肠袢
②右肾下部	②大网膜、输尿管	②左肾下部
右腹股沟区	腹下区	左腹股沟区
①盲肠	①回肠袢	①乙状结肠
②阑尾	②充盈的膀胱、妊娠子宫	②空、回肠
③回肠末端	③乙状结肠、输尿管	

（四）口腔

口腔（oral cavity）是消化系统的起始部，以头颈正中矢状切标本、结合活体，辨认口腔各壁的结构：入口是上、下唇围成的口裂；前壁和外侧壁为唇和颊；上壁为腭；下壁为封闭口腔底的软组织和舌；后方为咽峡，口腔经此向后与咽部相通。口腔借上、下牙弓及牙槽突分为前部的口腔前庭和后部的固有口腔。当上、下牙列咬合时，两者之间借第3磨牙后方的间隙相通。

口腔的结构包括唇、颊、腭、舌、牙等器官，并有三对大唾液腺导管的开口。

1. 口唇和颊　在活体上相互观察，上、下唇之间的裂隙为口裂。上唇表面正中线处有一条纵行的结构，为人中。上、下唇的游离面皮肤和黏膜移行处，其内含丰富毛细血管，活体上呈鲜红色，称为唇红。

颊是位于颧骨和下颌骨之间的软组织，构成口腔的外侧壁。在面部，颊部与上唇之间有鼻唇沟。在口腔内面，平上颌第2磨牙牙冠的颊黏膜处有腮腺管乳头，是腮腺导管的开口部位。

2. 腭　在头颈正中矢状切标本上见腭（palate）构成口腔顶壁。前2/3为硬腭（hard palate），呈穹窿状，有牙弓围绕。在标本上可见其有上颌骨和腭骨的断面；硬腭向后延续为软腭（soft palate），其前份水平，后份斜向后下称为腭帆（palatine velum）。腭帆后缘游离，中央有一乳头状突起名腭垂（uvula），自腭帆向两侧分出前、后两条皱襞，前方一条向下至舌根，称为腭舌弓（palatoglossal arch），后方一条移行于咽侧壁称腭咽弓（palatopharyngeal arch）。腭舌弓和腭咽弓之间的凹陷称扁桃体窝，窝内可见扁卵圆形的腭扁桃体，表面凹凸不平。以上结构可在活体上进行相互观察。由腭帆后缘、两侧腭舌弓、腭咽弓及舌根所围成的狭窄部称为咽峡（isthmus of fauces），口腔由此向后通咽部（图 5-1-3）。

3. 舌　舌（tongue）是由黏膜和肌肉构成的器官。取游离舌标本，结合活体观察。舌的上面圆隆为舌背，舌背后份有"Λ"形向前开放的界沟，其尖端处凹陷名舌盲孔，界沟将舌分为前2/3的舌体和舌后1/3的舌根，舌体前端狭窄称舌尖（图 5-1-3）。舌体背面数量最多、体积最小呈白色的是丝状乳头；形体稍大，数量较少，呈红色钝圆形的是菌状乳头；排列于界沟前方，有7～11个体积最大的即轮廓乳头；在舌体两侧缘后部，可见数个叶片状的叶状乳头；后三者含有味觉感受器。在活体上观察，可见到颜色较红的是菌状乳头，呈苍白色的是丝状乳头。舌根表面的小结节状的淋巴组织名舌扁桃体。

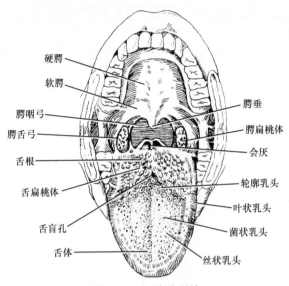

图 5-1-3　口腔及咽峡

将舌尖卷向上，见舌下面正中处有舌系带连至口腔底，在舌系带根部两侧的小黏膜隆起，即舌下阜，舌下阜向后外侧延伸的黏膜皱襞叫舌下襞（图5-1-4）。

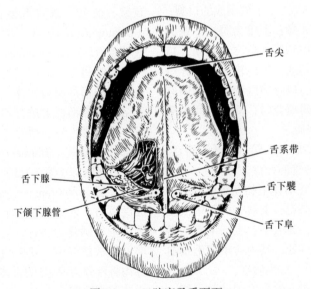

图 5-1-4　口腔底及舌下面

舌肌由舌内肌和舌外肌组成。在一侧舌矢状切的标本上观察。舌内肌的起、止点均位于舌内，可分为舌横肌、舌纵肌和舌垂直肌，收缩时可改变舌的形状，如舌头卷曲、变厚和变薄。舌外肌起于舌外结构，止于舌内，收缩时可改变舌的位置。包括颏舌肌、舌骨舌肌和茎突舌肌。在标本上观察颏舌肌，位于下颌体中部后面的颏棘和舌底中线两侧，呈扇形。两侧颏舌肌同时收缩，拉舌向前下，单侧收缩时，舌尖伸向对侧。

4. 大唾液腺　大唾液腺有 3 对，分别为腮腺、下颌下腺和舌下腺（图5-1-4，图5-1-5）。在显露腮腺的颌面、颈部标本和模型上观察三大唾液腺的位置、形态及毗邻关系。

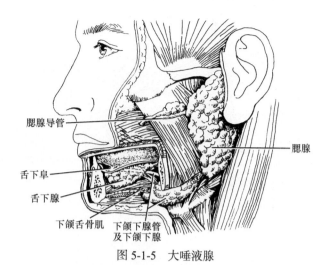

图 5-1-5 大唾液腺

腮腺（parotid gland）为最大的唾液腺，左右各一，位于外耳道的前下方，颧弓下方。形似倒置的锥体形，分为浅、深两部。腮腺表面有腮腺鞘，与腺体紧密结合并深入腺实质内，将腮腺分成众多腮腺小叶。在颧弓下方约 1.5cm 处，腮腺浅部发出腮腺导管，向前可追踪至咬肌前缘向内穿经颊肌，开口于上颌第 2 磨牙相对的颊黏膜处。穿经腮腺的血管和神经较多，横行的有上颌血管、面横血管和面神经，纵行的有颈外动脉、颞浅血管、下颌后静脉和耳颞神经。

下颌下腺（submandibular gland）呈扁椭圆形，位于下颌骨以下的下颌下三角内。浅部较大，位于下颌舌骨肌下方，深部较小，位于下颌舌骨肌后缘。下颌下腺导管从后外方斜向前内侧，斜行越过舌下腺的内侧面，在舌系带的外侧开口于舌下阜，向后追踪此导管可达下颌下腺深部。

舌下腺（sublingual gland）位于舌下区，舌下襞的深面，呈扁平状。前端与对侧舌下腺相接，后端与下颌下腺深部相邻，外侧为下颌骨的舌下腺窝。大导管开口于舌下阜，小导管开口于舌下襞。舌下腺导管细小，在标本上不易寻找。腺体被蜂窝状疏松结缔组织鞘包绕，在舌下腺上缘与舌下襞之间仔细地进行钝性分离，并找出细而短的舌下腺导管。

5. 牙 牙（teeth）嵌于上、下颌骨的牙槽内，分别排列成上牙弓（upper dental arch）和下牙弓（inferior dental arch）。在头部标本、牙模型和活体上观察，每个牙均可分为露于口腔、牙龈之外的牙冠，嵌入牙槽内的牙根和牙冠与牙根之间缩窄的牙颈。牙冠和牙颈内的腔隙称牙冠腔，牙根内的细管为牙根管。牙冠腔和牙根管合称牙腔，活体牙腔内含有牙髓。牙组织由牙釉质、牙本质、牙骨质和牙髓组成。牙周组织包括牙周膜、牙槽骨和牙龈。

在人的一生中，有两组牙发生，第一组牙称为乳牙（deciduous teeth），一般在生后 6 个月开始萌出，3 岁左右出全，共 20 个，可分为乳切牙、乳尖牙、乳磨牙。乳牙从 6 岁左右开始脱落逐渐更换成恒牙（permanent teeth），约至 14 岁出全，恒牙共 32 个，可分为切牙、尖牙、前磨牙、磨牙。有的个体第 3 磨牙要迟至 28 岁或更晚方可萌出，故又称为迟牙或智齿（wisdom tooth），也可终生不萌出。

（五）咽

取头颈部正中矢状切和切开咽壁的标本，可见咽（pharynx）为上宽下窄的漏斗形肌性管道，上端附于颅底，下端于第 6 颈椎下缘（环状软骨）水平连于食管。咽的两侧壁和后壁自上而下连续、完整，咽前壁则不完整，向前经鼻后孔、咽峡和喉口分别通鼻腔、口腔、喉腔。咽以腭帆游离缘与会厌上缘为界分为鼻咽部、口咽部和喉咽部（图 5-1-6）。

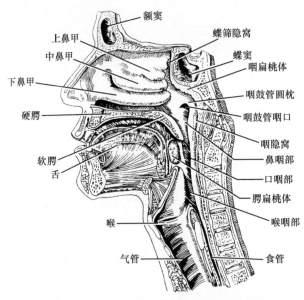

图 5-1-6　鼻腔、口腔、咽和喉的正中矢状切面

1. 鼻咽部　鼻咽部位于软腭的后上方，为鼻腔向后方的直接延续。在鼻咽部的侧壁上，相当于下鼻甲的后方 1 cm 处，左、右各有一个漏斗形的开口，此即为咽鼓管咽口（pharyngeal opening of auditory tube）。可用探针或导管伸入其内进行探查。咽鼓管咽口前、上、后方的弧形黏膜隆起名咽鼓管圆枕（tubal torus），圆枕后方与咽后壁之间有纵行的深窝为咽隐窝（pharyngeal recess）。鼻咽的淋巴组织较为发达，在其后上壁有积聚成堆的淋巴组织称咽扁桃体，在咽鼓管咽口附近的黏膜内有咽鼓管扁桃体。

2. 口咽部　口咽部是口腔向后的延续部，位于腭帆游离缘和会厌上缘之间。向上通鼻咽部，向前经咽峡通口腔，向下通喉咽部。口咽侧壁在腭舌弓和腭咽弓之间有一个三角形的凹窝，即扁桃体窝（tonsillar fossa），窝内容纳腭扁桃体（palatine tonsil）。

3. 喉咽部　喉咽部是咽的最下部，较为狭窄，上起自会厌上缘，下端在第 6 颈椎下缘处接食管。喉咽部向前正对喉及喉口。在喉口的两侧各有一深窝称梨状隐窝（piriform recess），为异物易于嵌顿的地方（图 5-1-7）。

（六）食管

1. 食管的位置和分部　在胸、腹腔剖开标本上，可见食管（esophagus）连接咽与胃之间，呈前、后扁窄的管状器官，长约 25 cm。依其行程可分为颈部、胸部和腹部三段（图 5-1-8）。颈段上端始于环状软骨水平，下端至胸骨颈静脉切迹平面，长约 5 ～ 8 cm。胸段在脊柱前面下行，经胸腔后纵隔，至穿膈肌的食管裂孔处，长约 20 cm。食管胸段与肺、心脏、气管、支气管等重要结构相毗邻。腹段最短，长约 1 ～ 2 cm，自膈的食管裂孔进入腹腔，其末端在第 11 胸椎水平与胃的贲门相连。

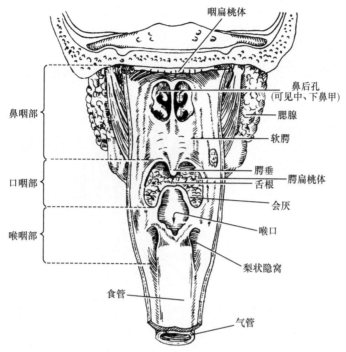

图 5-1-7 喉腔（后壁切开）

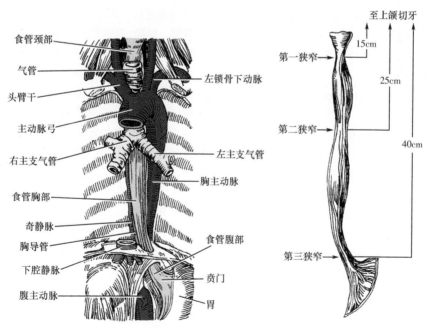

图 5-1-8 食管位置及三个狭窄

2. 食管的狭窄部 食管全长有三处狭窄。第一个狭窄为食管起始处，在咽与食管相接的部位，正对第6颈椎下缘水平，距中切牙约15 cm；第二个狭窄在左主支气管后方与其交叉处，相当于胸骨角平面或第4、5胸椎之间的平面，距中切牙约25 cm；第三个狭窄在食管穿膈肌食管裂孔处，约平第10胸椎平面，距中切牙约40 cm。

（七）胃

观察显露腹腔内容物的标本，可见胃（stomach）是消化管中最膨大的部分。上端续于食管腹段，下端与十二指肠相接（图5-1-9）。胃大部分位于左季肋区，小部分位于腹上区。它的位置、大小、形态可随其充盈、空虚和体位改变而发生变化。

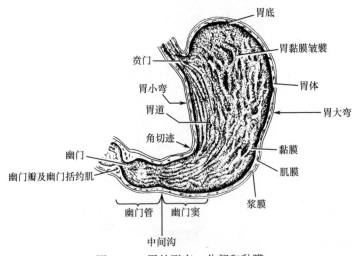

图 5-1-9　胃的形态、分部和黏膜

1. 胃的形态和分部　取游离胃标本观察：胃是一个呈囊袋状的器官，可分为两口、两壁，两弯和四部。胃与食管腹段连接处的入口，为贲门（cardia），胃的远端连接十二指肠处的出口称为幽门（pylorus）。幽门表面有一条浅的环形沟，为幽门括约肌所在之处。胃前壁朝向前上方、后壁朝向后下方。上缘凹且短，称胃小弯（lesser curvature of stomach），连于贲门和幽门之间，凹向右上方，其最低点明显弯曲成角状，名角切迹（angular incisure）。下缘凸而长，称胃大弯（greater curvature of stomach），凸向左下方。

胃可分为四部：近贲门的部分为贲门部（cardiac part），与周围结构无明显界限；自贲门向左上方膨出的部分为胃底（fundus of stomach），胃的中部为胃体（body of stomach）；从角切迹右侧至幽门的部分称幽门部（pyloric part）。幽门部可以胃大弯侧的中间沟再分为左、右两部，左部为幽门窦（pyloric antrum），右部为幽门管（pyloric canal）。

2. 胃的结构　在胃的切开标本上，观察胃壁结构：自内向外依次为黏膜层、黏膜下层、肌层和浆膜层。最内面为黏膜层，可见4～5条皱襞。黏膜与浆膜之间的是肌层，有内斜、中环和外纵三层平滑肌。在幽门处环形肌较厚形成幽门括约肌（pyloric sphincter），触摸标本此处可感觉较硬。幽门括约肌表面为黏膜增厚形成的幽门瓣。浆膜层位于胃表面。临床上常将胃壁的4层一起称为全层，肌层和浆膜层合称为浆肌层。

（八）小肠

在腹腔剖开标本上观察小肠、它盘曲于腹腔中，是消化管中最长的部分，长约5～7m。上起自幽门，下止于盲肠，分为十二指肠、空肠、回肠三部分。

1. 十二指肠　十二指肠（duodenum）贴近腹后壁，位于幽门和空肠之间。全长呈"C"形，包绕胰头，长约25 cm，可分为上部、降部、水平部和升部四部（图5-1-10）。①上部（superior part）长约5 cm，起自胃的幽门，水平行向右后方，至肝门下面胆囊颈附近急转向下即为降部。上部左侧与幽门相连的一段称十二指肠球（duodenal bulb），取游离标本可见其管腔大，肠壁较薄，黏膜光滑无皱襞，是溃疡的好发部位。上部与降部的移行处所形成的弯曲，叫十二指肠上曲。②降部（descending part）长约 7～8 cm，位于第 1～3 腰椎的右侧，与胰头紧密相邻。剖开十二指肠降部，可见黏膜环状皱襞发达，在其后内侧壁上有一纵行皱襞称十二指肠纵襞，此襞下端有十二指肠大乳头，是胆总管、胰管共同开口之处，用手指可探查其为指状的突起。

由降部急转向左弯曲成十二指肠下曲，移行于水平部。③水平部（horizontal part）长约 10 cm，起自十二指肠下曲，自右向左横过腹主动脉前方，移行为升部。④升部（ascending part）长约 2～3 cm，向左上方至第 2 腰椎左侧，再向前下方形成十二指肠空肠曲续于空肠。降部和水平部贴于腹后壁，位置较深，表面被腹膜覆盖，因此在标本上不易观察。

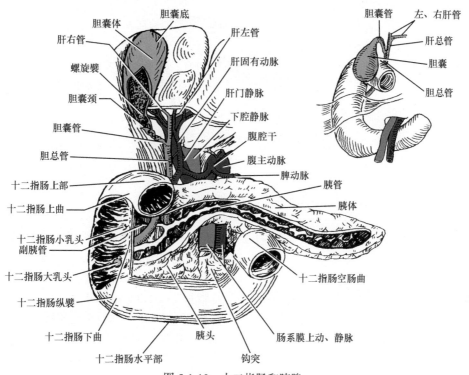

图 5-1-10　十二指肠和胰腺

　　十二指肠空肠曲的上后壁被一束由肌纤维和结缔组织构成的十二指肠悬肌固定于右膈脚上。十二指肠悬肌和包绕于其下段表面的腹膜皱襞共同构成十二指肠悬韧带（suspensory ligament of duodenum）也称 Treitz 韧带，它是手术中确定空肠起始的重要标志。在标本十二指肠空肠曲上后壁和腹后壁之间，用手指可以触摸两者间柔软的肌性结构，此为十二指肠悬韧带。

　　2. 空肠和回肠　空肠（jejunum）和回肠（ileum）上接十二指肠，下接盲肠（图 5-1-11）。观察标本，可见空、回肠迂曲盘旋形成肠袢，被肠系膜包裹并连于腹后壁，因此肠管移动性较大。顺肠袢向上追踪，见空肠以十二指肠空肠曲与十二指肠末端相连，顺肠袢追踪向下，见回肠末端通入盲肠。自上而下探查，可发现肠管逐渐变细，管壁逐渐变薄。取切开的空、回肠标本对比观察，空肠管腔内黏膜皱襞明显，高而密集；回肠管腔内黏膜皱襞不明显，低而稀疏（图 5-1-11）。

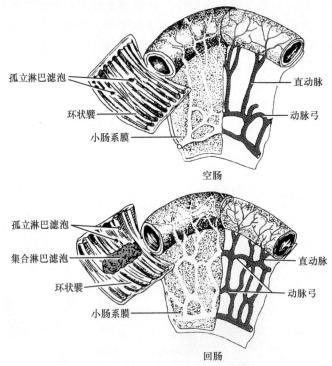

孤立淋巴滤泡
环状襞
小肠系膜
直动脉
动脉弓
空肠

孤立淋巴滤泡
集合淋巴滤泡
环状襞
小肠系膜
直动脉
动脉弓
回肠

图 5-1-11　空肠和回肠的比较

空、回肠二者无明显界线，可根据表 5-1-2 所述特征鉴别。

表 5-1-2　空肠与回肠的区别

	空肠	回肠
位置	腹腔左上方	腹腔右下方
肠壁	较厚	较薄
管径	较大	较小
活体色泽	较红	较暗
系膜内脂肪	脂肪少	脂肪多
黏膜皱襞	高而密集	低而稀疏
淋巴滤泡	孤立淋巴滤泡	孤立、集合淋巴滤泡

（九）大肠

在胸、腹腔剖开标本上观察，大肠（large intestine）续于小肠，分为盲肠、阑尾、结肠、直肠、肛管 5 部，在腹腔内围成 "冂" 型，全长约 1.5 m。

盲肠与结肠共同的形态特点是：肠管表面有纵行平滑肌聚集成三条结肠带（colic band）；各结肠带间，由横沟分隔形成向外膨处的囊状结肠袋（haustra of colon）；此外还有内含脂肪，外包浆膜，沿结肠带排列的肠脂垂（epiploic appendices）。以上结构是手术时区别小肠和大肠的重要标志。

1. 盲肠　盲肠（cecum）长约 6 cm，直径 7 cm，为大肠的起始端，位于右髂窝内，有时可在肝下面或下降至盆腔内，是大肠中最短的一段。盲肠大部分被腹膜包被，略可移动（图 5-1-12）。取一回盲交界切开标本，见回肠末端开口于盲肠，在两者相接处有增厚的环形肌和覆盖的黏膜，折成上、下两个半月形皱襞，为回盲瓣（ileocecal valve）。在回盲瓣下方，有阑尾的开口。

2. 阑尾　阑尾（vermiform appendix）一般长 6～8 cm，直径约 0.5～1 cm，根部附于盲肠后内壁。近端（根部）位于 3 条结肠带的汇合之处，以阑尾口开口于盲肠；远端（尖端）游离，为盲端。阑尾属于腹膜内位器官。将阑尾向上提拉，即可见到与阑尾相连的阑

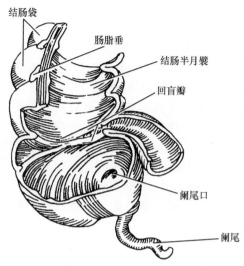

图 5-1-12　盲肠和阑尾

尾系膜，沿系膜的游离缘可以寻找到阑尾动脉和静脉。

3. 结肠　结肠（colon）位于盲肠和直肠之间，分为升结肠、横结肠、降结肠和乙状结肠四部。在整体腹腔切开标本上查看结肠的位置及分部。

升结肠（ascending colon）：长约 15 cm，从盲肠上端开始沿右侧腹后壁及右肾前

方至肝右叶下方，移行为横结肠。移行处为结肠右曲。此段活动度小。

横结肠（transverse colon）：长约 50 cm，自结肠右曲先向左下前方，再向左上后方到达脾的下端，向前下弯曲形成结肠左曲而续于降结肠。横结肠全部被腹膜包被，上方有胃结肠韧带与胃相连，下方与大网膜相连，后方有横结肠系膜连于腹后壁。此段活动度大。

降结肠（descending colon）：长约 25 cm，自结肠左曲下行，至左髂嵴处移行为乙状结肠。此段为腹膜间位器官，活动度小。

乙状结肠（sigmoid colon）：长约 40 cm，起自左髂嵴水平，呈"乙"或"M"形弯曲，下端平第三骶椎平面续于直肠。乙状结肠为腹膜内位器官，被乙状结肠系膜固定于盆腔左后壁，活动度大。

4. 直肠　取盆腔矢状切标本、直肠（rectum）标本和模型，观察直肠的形态与结构。直肠位于盆腔内，在第三骶椎水平接乙状结肠，两者间无明显分界，向下沿骶骨和尾骨前面下行，穿过盆膈移行为肛管，全长约 10～14 cm（图 5-1-13）。

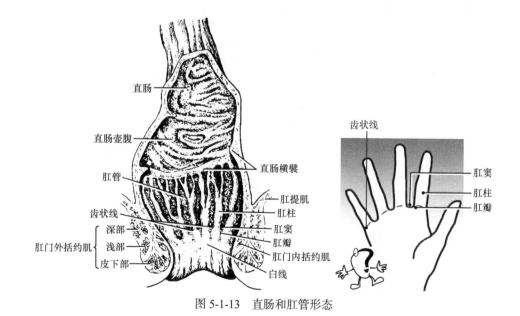

图 5-1-13　直肠和肛管形态

在矢状面上可见直肠并不直，有两个弯曲，其上部的弯曲与骶骨前面相一致，凸向后，名骶曲（sacral flexure of rectum）；下部绕尾骨尖，凸向前，称会阴曲 [（perineal flexure of rectum）图 5-1-14]。在冠状面上，直肠也具有三个侧方弯曲，但不明显。直肠下段肠腔显著扩大，称直肠壶腹（ampulla of rectum）。直肠内面有 2 ～ 3 个直肠横襞，由黏膜及环行肌构成。

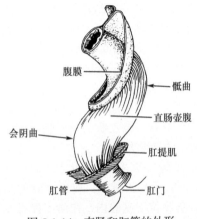

图 5-1-14　直肠和肛管的外形

5. 肛管　肛管（anal canal）长约 3 ～ 4 cm，上端在盆膈平面接直肠，下端终于肛门（图 5-1-13）。在肛管内面有由黏膜形成的 6 ～ 10 条纵行黏膜皱襞称肛柱（anal column），各柱下端之间借半月形的黏膜皱襞相连，这些皱襞叫肛瓣（anal valve）。肛瓣与相邻肛柱下端之间围成一开口向上，底

在下的小陷窝名肛窦（anal sinus）。用探针在肛管标本上可探查肛窦的位置及开口。肛瓣的边缘和肛柱下端共同形成锯齿状的环形线叫齿状线（dentate line），为黏膜与皮肤相互交界的界线。齿状线以下约 1 cm 的环状光滑区域称肛梳。肛管的环形平滑肌在肛管处特别增厚，形成肛门内括约肌（internal sphincter muscle of anus），围绕在肛门内括约肌周围的是肛门外括约肌（external sphincter muscle of anus），属骨骼肌，专司排便机能，为括约肛门的随意肌。

（十）肝

肝（liver）是人体内最大的消化腺。肝的功能极为复杂，除分泌胆汁外，还参与蛋白质、脂类、糖类和维生素等物质的合成、转化和分解。

1. 肝的外形　取肝脏游离标本或模型，见肝的上面隆凸，因与膈穹窿相贴，又称膈面（diaphragmatic surface）（图 5-1-15）。肝膈面被呈矢状位的镰状韧带（falciform ligament）分为左、右两叶。肝右叶（right lobe）大而厚，肝左叶（left lobe）小而薄。镰状韧带下部游离缘含条索状的肝圆韧带（ligamentum teres hepatis）。从肝的上面观察，找到下腔静脉，并见其腔内有大、小不等的开口，它们是肝静脉汇入下腔静脉的开口。

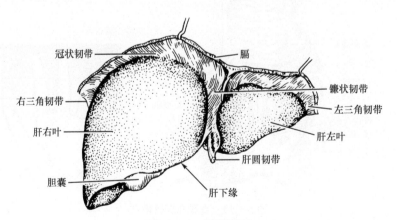

图 5-1-15　肝的膈面

肝的下面凹凸不平，邻接腹腔脏器，称脏面（visceral surface）（图 5-1-16）。此面有略呈"H"形的 3 条沟即左、右侧纵沟和横沟。左侧纵沟窄而深，其前部有肝圆韧带，此韧带为胎儿时期脐静脉闭锁而成，后部容纳静脉韧带（ligamentum venosum），它是胎儿时期静脉导管的遗迹。右侧纵沟宽而浅，其前部呈窝状，容纳胆囊名胆囊窝（fossa for gallbladder），后部有下腔静脉经过称腔静脉沟（sulcus of vena cava）。在腔静脉沟的上端，有肝左、中、右静脉出肝后立即注入下腔静脉，临床上常称此处为第 2 肝门（secondary porta of liver）。连接左、右侧纵沟中份的横沟即肝门（porta hepatis），有居于右前方的肝左、右管，左前方的肝固有动脉左、右支，以及两者后方粗大的肝门静脉左、右支，还有神经、淋巴管等由此出入。这些结构由结缔组织包绕，共同构成肝蒂（hepatic pedicle）。

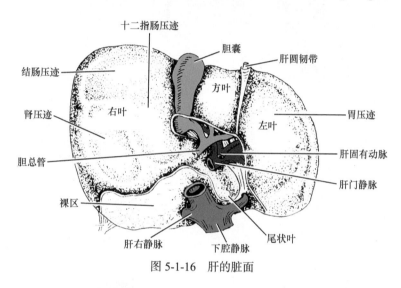

图 5-1-16　肝的脏面

肝的脏面可借"H"形沟分为四叶，左侧纵沟左侧为左叶；右侧纵沟右侧为右叶；两沟之间在肝门前方的是方叶（quadrate lobe）；肝门后方为尾状叶（caudate lobe）。肝脏有前、后、左、右四缘。肝膈面与脏面在前下方的交界处为薄而锐利的肝前缘，也称肝下界。右缘圆钝，左缘窄薄，前缘锐利，后缘钝圆。

2. 肝的分叶和分段　肝脏表面的分区不能真实反映肝内管道系统的具体分布范围，也不适应现代外科的发展需要。肝内管道可分为肝静脉系统和 Glisson 系统两部分。肝静脉系统包括肝左、中、右静脉、肝右后静脉和尾状叶静脉。Glisson 系统由血管周围纤维囊（Glisson 囊）包绕肝门静脉、肝动脉和肝管形成，三者在肝内的分支与分布基本一致（图 5-1-17）。肝段就是根据肝内管道结构的生理功能和解剖分布特点，以肝门静脉、肝固有动脉和肝管三者伴行的 Glisson 系统为依据，结合肝静脉三大支主干及主要属支位于肝门静脉分支之间这种形态学上的分布特点划分的。Glisson 系统分布于肝段内，肝静脉走行于肝段间。目前，国际上多采用 Couinaud 肝段划分法依顺时针方向，将肝分为：左、右两半肝，五个肝叶，八个肝段（图 5-1-18）。

3. 肝裂　在肝的叶间和段间存在缺少 Glisson 系统分布的裂隙，这些裂隙称为肝裂，是肝叶与肝叶之间和肝段与肝段之间的分界线。按以下提示，用彩笔画出各肝裂在肝表面的标志线。

（1）正中裂（median fissure）：又称主门裂或 Cantlie 线，内有肝中静脉走行，分肝为左、右半肝，直接分开相邻的左内叶（段Ⅳ）与右前叶（段Ⅴ和段Ⅷ）。正中裂在肝膈面为下腔静脉左壁至胆囊切迹中点的连线；在肝脏面，经胆囊窝中份，越横沟入腔静脉沟。

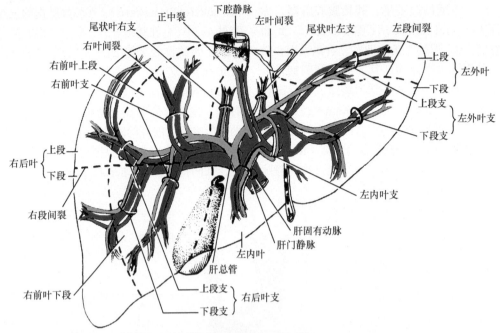

图 5-1-17　Glisson 系统

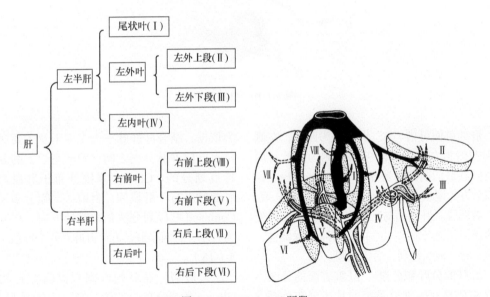

图 5-1-18　Couinaud 肝段

（2）背裂（dorsal fissure）：位于尾状叶前方，将尾状叶与左内叶和右前叶分开。它上起肝左、中、右静脉出肝处（第二肝门），下至第一肝门，在肝上极形成一弧形线。

（3）左叶间裂（left interlobar fissure）：又称脐裂，内有左叶间静脉和肝门静脉左矢状部走行，分开左内叶（段Ⅳ）和左外叶（段Ⅱ和段Ⅲ）。左叶间裂在肝膈面为肝镰状韧带附着线左侧 1cm 范围内与下腔静脉左壁的连线；于脏面，为肝圆韧带裂和静脉韧带裂。

（4）左段间裂（left intersegmental fissure）：又称左门裂，内有肝左静脉走行，分左外叶为左外上段（段Ⅱ）和左外下段（段Ⅲ）。段Ⅱ较小，段Ⅲ较大，二者呈后上与前下重叠关系。左段间裂在肝膈面为下腔静脉左壁至肝左缘上、中 1/3 交点的连线，转至脏面止于左纵沟中点稍后上方处。

（5）右叶间裂（right interlobar fissure）：又称右门裂，内有肝右静脉走行，分开右前叶与右后叶。右叶间裂在肝膈面为下腔静脉右壁至胆囊切迹中点右侧的肝下缘外、中 1/3 交点的连线，转至脏面，连于肝门右端。

（6）右段间裂（right intersegmental fissure）：又称横裂，在脏面为肝门右端至肝右缘中点的连线，转至膈面，连于正中裂。此裂相当于肝门静脉右支主干平面，既分开右前上段（段Ⅷ）和右前下段（段Ⅴ），又分开右后上段（段Ⅶ）和右后下段（段Ⅵ）。

4. 肝外胆道系统　胆囊和输胆管道（肝左管、肝右管、肝总管及胆总管）共同构成肝外胆道系统。

观察胆囊（gallbladder），它呈梨形，借疏松的结缔组织连于肝下面的胆囊窝内，有贮存、浓缩胆汁以及调节胆道内压力作用。胆囊可分为四部（图 5-1-19）：其突向前下的盲端为胆囊底（fundus of gallbladder），可在肝下缘突出，其体表投影点在右锁骨中线与右肋弓交点处附近，胆囊病变时该处可出现压痛点；构成胆囊的主体部分是胆囊体（body of gallbladder）；胆囊体向后在肝门处的缩细部分为胆囊颈（neck of gallbladder）；继而向左下弯转续于胆囊管（cystic duct），长约 3 ～ 4 cm，在肝十二指肠韧带内与左侧的肝总管（common hepatic duct）汇合成胆总管（common bile duct）。

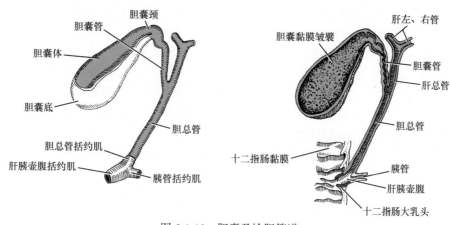

图 5-1-19　胆囊及输胆管道

取肝、胰、十二指肠标本，观察输胆管道。先在肝门处辨认肝左管和肝右管，以及两管汇合成的肝总管。由于肝左、右管及其汇合处位置较高，标本上不易观察。肝总管与胆囊管汇合成胆总管，它走行于肝固有动脉右侧、肝门静脉前方，向下经十二指肠上部后方，至胰头与十二指肠降部间进入十二指肠降部的左后壁，在此与胰管汇合，汇合处往往膨大成为肝胰壶腹（hepatopancreatic ampulla），或称 vater 壶腹，开口于十二指肠大乳头。在肝胰壶腹周围有环形平滑肌包绕，称为肝胰壶腹括约肌（sphincter of hepatopancreatic ampulla）或者 Oddi 括约肌。

（十一）胰

胰（pancreas）呈三棱柱形，居于胃的后方，横置于腹后壁，平对第 1 ～ 2 腰椎椎体。从右向左可分为胰头、胰颈、胰体、胰尾四部（图 5-1-10）。胰头被十二指肠的"C"形凹槽所包绕，其下份有向左侧的突起名钩突（uncinate process）。胰颈较窄，仅长约 2 cm。胰体位于胰颈和胰尾之间，较长，占据胰腺的大部分。胰尾较细，向左上方抵达脾门。在胰腺的实质内有与腺体长轴相平行的胰管，其末端与胆总管汇合，开口于十二指肠大乳头。胰腺外分泌部所分泌的胰液，经胰管排入十二指肠降部，胰腺内分泌部分即胰岛。

胆总管的胰腺段行经胰头的右后方，故当胰头出现肿瘤时可压迫胆总管，影响胆汁排出，从而出现阻塞性的黄疸。

【思考题】

（1）咽峡由哪些结构围成？

（2）请描述三对唾液腺的名称、位置、形态及导管开口位置。

（3）在标本上分辨咽的分部及重要结构。

（4）在标本上寻找食管三处狭窄的位置。

（5）试述胃的位置、形态及分部。

（6）试述十二指肠的分段，各段形态特点。

（7）如何在标本上区分大、小肠和空、回肠？

（8）试述肛管的形态特点。

（9）试述肝的位置及形态结构特点。

（10）在标本上试述胆汁的产生部位及排出途经。

（陆蔚天）

实验二　颌面部解剖

【实验目的】

（1）掌握：上颌骨、下颌骨的位置、形态结构及与临床有关的解剖标志；颞下颌关节的组成、运动及功能特点；表情肌、咀嚼肌的位置、形态特点及作用；颌面部动脉及主要分支、分布及静脉的回流；三叉神经、面神经的起止行程、分支分布范围；大唾液腺的位置、形态及导管的走行和开口部位。

（2）熟悉：颞下颌关节的毗邻关系和临床意义；面部神经和血管的位置关系。

【标本观察】

（一）颌面部相关颅骨

口腔颌面部系口腔与颌面部的统称，为颜面部的组成部分。颜面部为上起发际，下至下颌骨下缘或颏下点，两侧至下颌支后缘或颞骨乳突间的部位，颜面部上1/3为颅面部，是以脑颅骨（额骨）为主要骨性支撑所在的表面区域。口腔颌面部位于颜面部的中1/3和下1/3，是以颌骨为主要骨性支撑所在的区域，其中眼、鼻位于面中1/3，口腔位于面下1/3。

观察整体颅标本，可见颅由23块颅骨组成。除下颌骨和舌骨外，各颅骨借缝及软骨连结成一个整体，对脑和感觉器官起保护和支持作用。以眶上缘和外耳门上缘的连线为界，把颅骨分为后上部的脑颅和前下部的面颅。脑颅骨8块，包括不成对的额骨、蝶骨、筛骨和枕骨；成对的顶骨和颞骨。面颅骨15块，包括不成对的下颌骨、犁骨和舌骨；成对的上颌骨、腭骨、鼻骨、颧骨、下鼻甲和泪骨。对照图，在标本上确认各颅骨所在的位置及大体形态。

1.上颌骨　上颌骨（maxilla）形态不规则，左右各一，位于颜面中部，可分为一体和四突起（图5-2-1）。

上颌体呈锥体形，内含上颌窦，分前面、颞下面、眶面和鼻面。眶面中部有眶下沟，向前下可通入眶下管，管内有眶下血管、神经通过；前面也称脸面，有眶下管的出口称眶下孔，孔下方有尖牙窝，易于在体表触及；颞下面又称后面，参与组成颞下窝和翼腭窝前壁；鼻面构成鼻腔外侧壁，后份有上颌窦裂孔开口于中鼻道。

上颌体向内水平发出腭突，与对侧腭突汇合形成腭中缝，参与构成硬腭的前3/4；向下发出牙槽突，其内容纳上颌牙根；向外上与颧骨相接的为颧突；向内上方发出的为额突。

2.下颌骨　先在整体颅骨标本和体表上观察、触摸下颌骨（mandible）的位置，然后取游离下颌骨观察其具体结构。下颌骨位于面部下方，呈马蹄形，可分为中间水平的下颌体和两侧的下颌支，二者相交处为下颌角（angle of mandible）（图5-2-2）。

（1）下颌体：下缘称下颌底，上缘为牙槽弓，容纳下牙根。两侧体部在中线处向前突出称颏隆凸。前外侧面有一对颏孔（mental foramen），位于下颌第2磨牙下方，有颏神经和血管经过。下颌体部内面正中有颏棘，其两侧有舌下腺窝。内面后下部另有一个三角形浅窝，称下颌下腺凹。

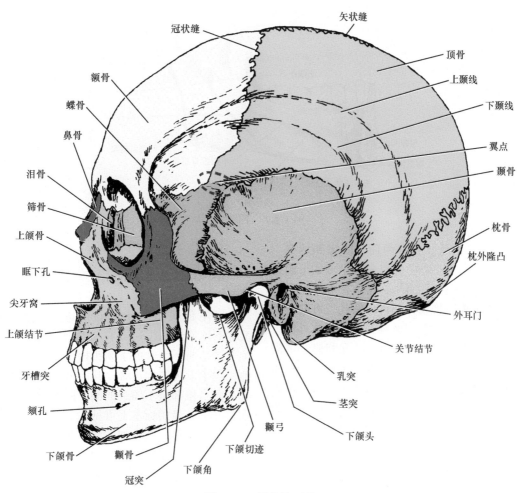

图 5-2-1　颅的前面观

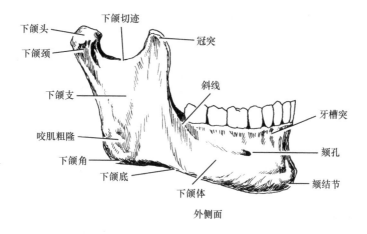

外侧面

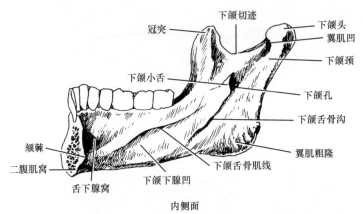

内侧面

图 5-2-2　下颌骨

（2）下颌支：有两面、四缘和两突。下颌支内面中央有一开口向后上方的下颌孔（mandibular foramen），此孔有下牙槽血管和神经出入。将探针伸入下颌孔，可向前下方通入下颌管，最后经颏孔出下颌体外面。下颌支外面上有咬肌附着的咬肌粗隆。下颌体下缘与下颌支后缘相交处有下颌角，在体表易于触及。下颌支向上有两个突起，前方尖锐称冠突，后方宽大称髁突。髁突又分为上端膨大的下颌头（head of mandible）及其下缩细的下颌颈（neck of mandible）。冠突与髁突之间有开口朝上的下颌切迹，有咬肌神经、血管经过。

（二）颞下颌关节

结合整体颅骨、游离上颌骨及颞下颌关节标本观察。

颞下颌关节（temporomandibular joint）又称下颌关节（图 5-2-3），由颞骨的下颌窝、关节结节与下颌骨的下颌头构成。关节囊松弛，包于上述结构边缘，其前部松薄，外侧有从颧弓根部至下颌颈的颞下颌韧带加强。在打开关节囊的标本上可见关节囊内有关节盘，呈椭圆形，上面如鞍状，前凹后凸，与关节结节和下颌窝的形状相对应。关节盘周缘附于关节囊上，将关节腔分成上、下两部。

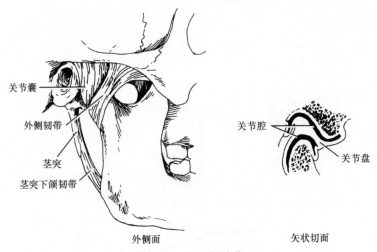

外侧面　　　　　　　　　　矢状切面

图 5-2-3　颞下颌关节

（三）面肌

取面部肌标本或模型观察。除颊肌外，面肌（facial muscle）均位于浅筋膜内，肌束薄而细。面肌主要分布于眼裂、鼻、口裂周围。呈环行或辐射状排列，前者具有括约肌的作用，后者具有开大肌的作用（图 5-2-4）。

1. 颅顶肌 覆盖颅顶，在额部有额肌，枕部有枕肌，两者之间有帽状腱膜相连。作用：额肌提起眉毛，能使额部形成横纹，枕肌可向后牵引帽状腱膜。

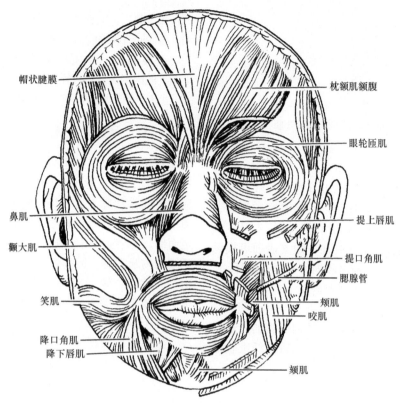

图 5-2-4 表情肌

2. 眼周肌 眼轮匝肌（orbicularis oculi）在眼眶和上、下眼睑的表面，环绕眼裂，可分为眶部、睑部和泪囊部。作用：睑部使睑闭合，眶部使眶周围形成皱纹，紧闭眼睑。

3. 口周围肌 口轮匝肌（orbicularis oris）为环绕口裂的环形肌。上唇方肌和颧肌位于上唇的上方，可上提上唇并使口角向上外方，并加深鼻唇沟。笑肌位于口角外侧，肌纤维横行，可拉口角向外。降口角肌和下唇方肌位于下唇的下方，可拉下唇，并使口角向下外方。颊肌位于口角两侧，面颊深部，构成口腔的侧壁，为一长方形扁肌。此肌收缩使颊内陷，与口轮匝肌同时收缩可促使食物吸入固有口腔。

（四）咀嚼肌

取咀嚼肌标本观察，可见该肌群都止于下颌骨（图 5-2-5，图 5-2-6）。

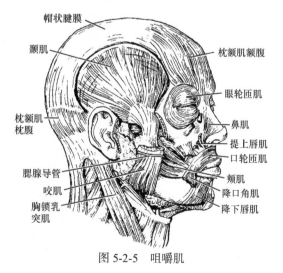

图 5-2-5 咀嚼肌

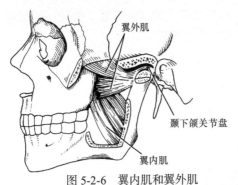

图 5-2-6　翼内肌和翼外肌

1. 咬肌　咬肌（masseter）呈长方形，起自颧弓，肌纤维向后下斜行，止于下颌支外侧面的咬肌粗隆。其后上部为腮腺浅部所覆盖，表面覆有咬肌筋膜，浅面有腮腺导管、面横动脉、面横静脉、面神经的颊支及下颌缘支横过。当咬紧牙时在下颌支表面可摸到坚硬隆起的肌腹。咬肌收缩可上提下颌骨。

2. 颞肌　略呈扇形的颞肌（temporalis），起自颞窝，向下经颧弓深面止于下颌骨冠突。当牙咬紧时在颞骨表面可摸到肌腹的隆起。前部纤维收缩可上提下颌骨，后部纤维收缩则向后拉下颌骨。

3. 翼外肌　翼外肌（lateral pterygoid）位于下颌支的内侧面，上头起于蝶骨大翼，下头起于翼突外侧板，两头斜向后外方，止于下颌骨翼肌凹及关节囊。一侧翼外肌收缩使下颌骨向对侧移动，两侧同时收缩前引下颌骨，作张口运动。

4. 翼内肌　翼内肌（medial pterygoid）位于下颌支的内侧面，起自翼突窝，肌纤维斜向外下方，止于下颌骨翼肌粗隆。收缩时可上提下颌骨。

（五）面部的动脉

1. 面动脉　在显示口腔颌面部血管的标本上观察，面动脉（facial artery）起自颈外动脉，在舌动脉上方发出，行向前上，经下颌下腺深面，在咬肌前缘处绕过下颌骨下缘至面部，然后经口角外侧斜行至内眦或鼻背，延续为内眦动脉（图 5-2-7）。面动脉沿途发出腭升动脉、颏下动脉、下唇动脉、上唇动脉等分支至下颌下腺、腭扁桃体和面部。面动脉在下颌骨下缘与咬肌前缘交点处位置表浅，活体可扪及搏动，是面部出血时的压迫止血部位。

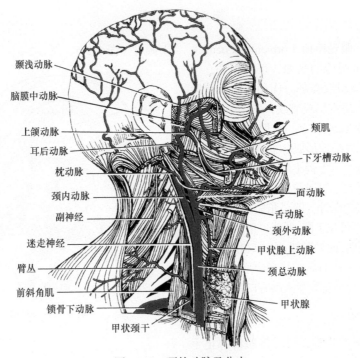

图 5-2-7　颈外动脉及分支

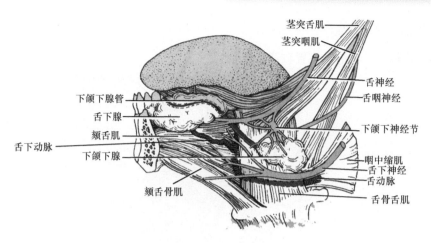

图 5-2-8　下颌下三角内容

2. 舌动脉　舌动脉（lingual artery）平舌骨大角处起自颈外动脉，全程以舌骨舌肌为界分成 3 段（图 5-2-8）。第 1 段从起点至舌骨舌肌后缘之间，位于颈动脉三角内。此段位置表浅，呈略向上的弓形。第 2 段位于舌骨舌肌的深面，位置较深。此段发出供应舌根部肌肉和黏膜的舌背动脉。第 3 段自舌骨舌肌前缘至舌尖部，发出两个分支。其中舌下动脉供应舌下腺、口腔底黏膜和舌肌。舌深动脉供应舌尖。

3. 上颌动脉　上颌动脉（maxillary artery）是颈外动脉的终末支之一，位于面侧深区。起于髁突颈部，途经颞下窝、翼外肌，后经翼上颌裂进入翼腭窝。全程以翼外肌分为 3 段（图 5-2-9）。第 1 段，也称下颌段，从起始处至翼外肌之间。发出脑膜中动脉，穿棘孔入颅中窝，营养硬脑膜。另发出下牙槽动脉，经翼内肌表面，穿下颌孔后进入下颌管，分支供应下颌骨、下颌牙、下唇及周围结构。第 2 段，也称翼肌段，经过翼外肌下头浅面向上，行颞肌深面，经翼外肌上、下头间至翼上颌裂。此段分支供应咀嚼肌、颊肌和颞下颌关节。第 3 段为翼腭段，穿翼外肌两头之间，经翼上颌裂入翼腭窝。此段发出上牙槽后动脉、眶下动脉、腭降动脉和蝶腭动脉，分支营养上颌骨、上颌牙、上颌窦、腭部等部位。

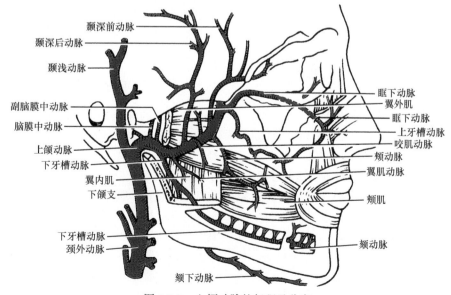

图 5-2-9　上颌动脉的行程及分支

（六）面部的静脉

1. 面部浅静脉 浅静脉位置较浅，接收 口腔颌面部浅层组织的静脉血，回流至深静脉（图 5-2-10）。

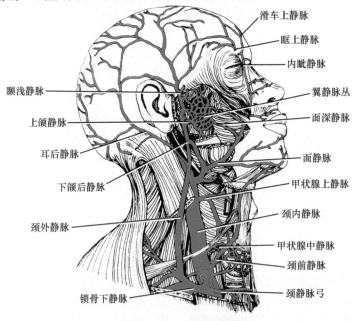

图 5-2-10 头颈部的静脉

（1）面静脉（facial vein）：也称面前静脉，起于内眦静脉，于面动脉的后方下行，行程较面动脉为直。在下颌角下方与下颌后静脉前支汇合，至舌骨大角高度，越过颈内、外动脉后注入颈内静脉。在内眦处，面静脉借眼静脉与颅内海绵窦相交通。面静脉自上而下收集内眦、鼻背、唇部及颏下部的静脉血。

（2）颞浅静脉（superficial temporal vein）：起于头皮静脉网，于颞浅动脉后方行向下，穿腮腺，沿途收集腮腺、耳廓和颞下颌关节的静脉血，在髁突后方与上颌静脉汇合成下颌后静脉。

2. 面部深静脉 位置较深，主要有翼静脉丛、上颌静脉、下颌静脉等。

（1）翼静脉丛（pterygoid venous plexus）：也称翼丛，位于颞下窝，在翼内、外肌之间。由与上颌动脉分支伴行的同名静脉参与构成，最后向后汇集形成上颌静脉。翼丛主要收集眼部及颌面部的静脉血。翼静脉丛与面部浅层及颅内静脉之间有联系，通过面深静脉与面静脉相连。

（2）上颌静脉（maxillary vein）：也称颌内静脉，位于颞下窝。由翼丛后端发出，在下颌支后缘注入下颌后静脉。

（3）下颌后静脉（retromandibular vein）：又称面后静脉，由颞浅静脉和上颌后静脉在腮腺内汇合而成，向下分为前、后支。前支与面静脉合成面总静脉；后支与耳后静脉合成颈外静脉。

（4）面总静脉（common facial vein）：位于颈动脉三角内，由面静脉和下颌后静脉前支汇合形成的一粗而短的静脉。于胸锁乳突肌深面注入颈内静脉。

（七）面部的神经

颌面部的神经主要来自脑神经，包括三叉神经（trigeminal nerve）、面神经、舌咽神经、迷走神经、副神经和舌下神经等，分布至头面部皮肤、黏膜、肌肉和腺体，支配相应部位的感觉、肌肉运动和腺体分泌等。

1. 三叉神经 三叉神经是混合性脑神经，其运动纤维支配咀嚼肌的活动，感觉纤维除了接受面部皮肤的感觉外，眼神经还管理角膜、结膜、鼻黏膜等处的感觉；上、下颌神经还管理口腔黏膜、牙龈和牙齿的感觉。

在显露头面部和颈部神经的标本上观察、寻找三叉神经（图 5-2-11）及其分支。首先在颅中窝，颞骨岩部尖端的三叉神经压迹处找到呈新月形的三叉神经节（trigeminal ganglion），由其凸面发出三大分支：眼神经、上颌神经、下颌神经。

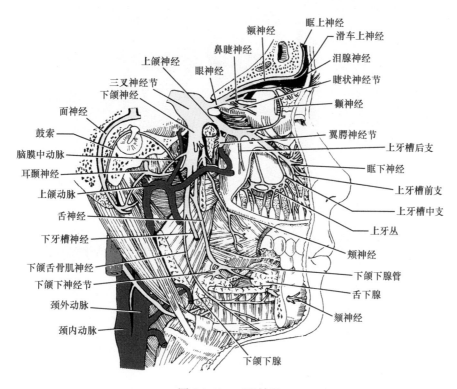

图 5-2-11 三叉神经

（1）眼 神 经（ophthalmic nerve）（图 5-2-12，图 5-2-13，图 5-2-14）：向前经眶上裂入眶，发出泪腺神经、额神经和鼻睫神经。在眶上缘中、内 1/3 可找到穿出眶上切迹（或眶上孔）的眶上神经及伴行血管。眼神经分布于眶壁、泪器、眼球、结膜、硬脑膜、部分鼻和鼻旁窦黏膜、额顶部及上睑和鼻背部的皮肤。

（2）上颌神经（maxillary nerve）（图 5-2-11，图 5-2-14）：向前经圆孔出颅至翼腭窝上部，前行经眶下裂入眶，延续为眶下神经，继续向前经眶下沟、眶下管，最后出眶下孔达面部。全程可分为 4 段。第 1 段位于颅中窝，发出脑膜中神经至硬脑膜。第 2 段行经翼腭窝，发出颧神经至颧部和颞部皮肤，翼腭神经分布至鼻甲、鼻中隔黏膜、口腔顶、腭垂、软腭及扁桃体，上牙槽后神经分布至上颌磨牙、牙槽骨和上颌窦。第 3 段为眶内段，进入眶下裂后延续为眶下神经。此段发出上牙槽中、前神经分布至上颌前磨牙、磨牙、切牙、

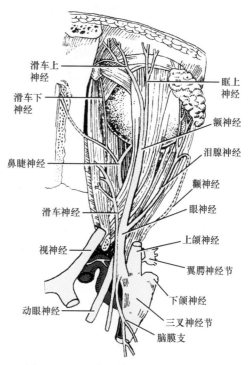

图 5-2-12 眶内的神经（右侧上面观）

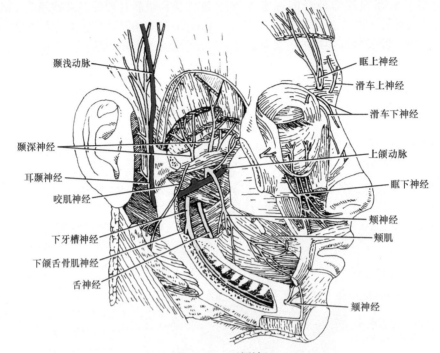

图 5-2-13　下颌神经

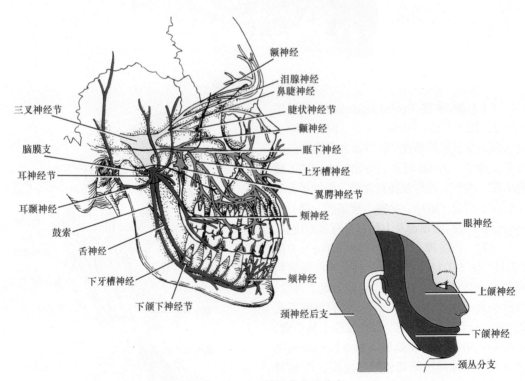

图 5-2-14　三叉神经分支及分布

尖牙、牙龈和上颌窦。第 4 段为面段，至眶　　黏膜。
下孔处发出分支至睑部、鼻部、上唇皮肤及　　　（3）下颌神经（mandibular nerve）（图

5-2-11，图 5-2-13，图 5-2-14）：是三叉神经最粗大的分支，经卵圆孔出颅达颞下窝，先发出分支至硬脑膜和翼内肌，之后分为较细的前干和较粗的后干。前干行于翼外肌深面，发出肌支支配颞肌、咬肌和翼外肌，感觉纤维经颊神经分布于颊侧牙龈、黏膜和皮肤。后干有 3 个分支：①耳颞神经：在腮腺上端紧靠耳廓前方，其包绕脑膜中动脉，越过颧弓至颞区，由腮腺上缘穿出，分部至腮腺和颞区皮肤。②舌神经：从翼内肌和下颌支之间下行，绕过下颌下腺导管，前行至舌前 2/3，分布至舌尖和舌体黏膜、口底黏膜、舌下腺和下颌下腺。舌神经在走行过程中，有面神经的鼓索和副交感纤维导入，分别传导舌前 2/3 的味觉信息，支配舌下腺和下颌下腺的分泌。③下牙槽神经：位于舌神经的后方，伴下牙槽血管穿下颌孔进入下颌管，在管内分支组成下牙丛，终末支穿颏孔延续为颏神经。在下颌体下缘中点外侧约 2 cm 切断降口角肌，即可发现穿出颏孔的颏神经和血管。下颌神经沿途发出分支支配下颌牙、牙龈和牙槽骨、下唇及颏部黏膜及皮肤。

2. 面神经 在显露颌面、颈部神经的标本和模型上观察。面神经（facial nerve）为支配面肌的运动神经，按行程可分为穿行颞骨内的面神经管段和穿出面神经管后的颅外段（图 5-2-15）。在面神经管内，面神经发出镫骨肌神经支配镫骨肌；发出岩大神经穿破裂孔至颅底，前行至翼腭窝换神经元后，加入三叉神经的颧神经和泪腺神经，控制泪腺分泌；此外面神经在管内还发出鼓索，穿经鼓室后，向前下方加入舌神经（图 5-2-16）。感觉纤维分布于舌前 2/3 的味蕾，传导味觉；副交感纤维经下颌下神经节换神经元后分布于下颌下腺和舌下腺，支配腺体分泌。

从茎乳孔出颅底后，面神经穿腮腺实质，至腮腺的前缘，发出 5 支呈扇形展开分布于面部肌肉，即颞支、颧支、颊支、下颌缘支和颈支，支配面部表情肌和颈阔肌（图 5-2-17）。

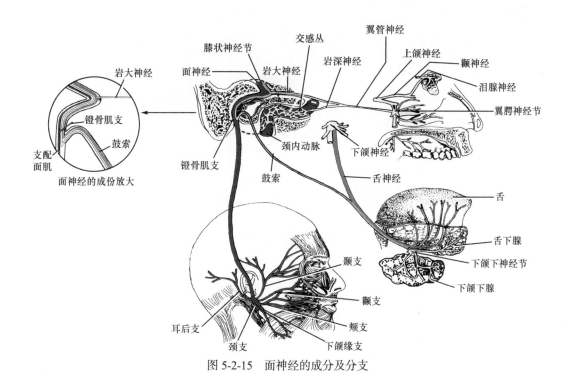

图 5-2-15 面神经的成分及分支

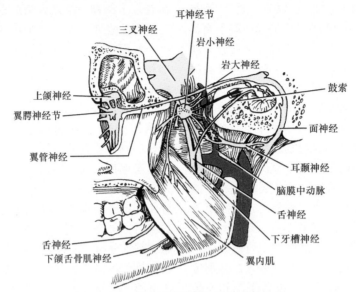

图 5-2-16　鼓索、翼腭神经节与耳神经节

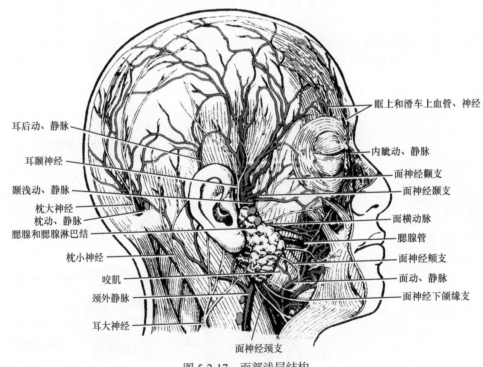

图 5-2-17　面部浅层结构

（八）唾液腺

详见本部分实验一。

【思考题】

（1）简述运动颞下颌关节的肌肉有哪些？各有什么作用？

（2）简述颌面部的动脉主干和分支。

（3）简述三叉神经及面神经的分支及其分布范围有哪些？

（陆蔚天）

实验三　腹前外侧壁解剖

【实验目的】

（1）掌握：腹前外侧壁的层次结构、血供和神经；腹股沟区的层次结构特点；腹股沟管的构成及通过的内容物；腹股沟疝形成的结构基础及腹股沟斜疝和直疝的区别；腹前外侧壁常用手术切口的层次结构及可能遇到的血管神经。

（2）熟悉：腹壁浅层 Camper 筋膜和 Scarpa 筋膜的位置及结构特点；Scarpa 筋膜与尿道球部损伤所致的尿液外渗的关系。

（3）了解：腹前外侧壁的淋巴回流；脐的层次结构。

【标本观察与解剖】

（一）皮肤切口

尸体仰卧，作以下切口：自剑突至耻骨联合上缘沿正中线切开皮肤，达脐时绕脐作环形切口；自剑突向两侧沿肋弓切至腋后线；自耻骨联合上缘沿腹股沟襞向外上方作切口至髂前上棘，并继续沿髂嵴切至腋后线的延长线。自正中线分别向外侧翻开皮片至腋后线的延长线。

（二）观察浅筋膜

翻开皮片后，可见由脂肪组织和疏松结缔组织构成的浅筋膜。

1. 观察腹前外侧壁的浅血管　在下腹部浅筋膜的浅、深两层之间寻找腹壁的浅血管。在髂前上棘与耻骨结节连线中点下方1.5cm 附近，找出由股动脉发出的旋髂浅动脉和腹壁浅动脉。旋髂浅动脉沿腹股沟韧带行向外上方分布于髂前上棘附近，腹壁浅动脉越过腹股沟韧带中、内 1/3 交界处垂直上行至脐平面。上述浅动脉外侧均有同名浅静脉伴行于浅筋膜浅层，它们都回流到大隐静脉。在脐周可见脐周静脉网，向上汇合成胸腹壁静脉，注入腋静脉，向下与腹壁浅静脉连接，回流到大隐静脉（图 5-3-1）。

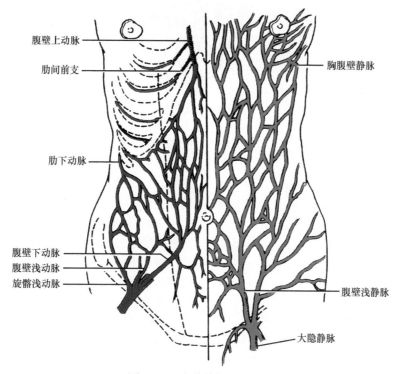

图 5-3-1　腹前外侧壁的血管

2. 辨认 Camper 筋膜和 Scarpa 筋膜 自髂前上棘向正中线作横切口，切开浅筋膜，切口不宜过深，以免损伤腹外斜肌腱膜。观察其断面，见两层结构，浅层较厚，富含脂肪，此为 Camper 筋膜；深层致密较薄，为 Scarpa 筋膜（图 5-3-2）。用手指在 Scarpa 筋膜与深筋膜之间向下探查 Scarpa 筋膜的附着点。手指向内侧推进至腹白线附近，证明其内侧附着于腹白线。手指向下可跨过腹股沟韧带，在韧带下方约一横指宽处受阻，证实膜性层越过腹股沟韧带附着于股部阔筋膜。在男性尸体，手指向下推进至阴囊肉膜的深面，表明此处 Scarpa 筋膜与阴囊肉膜及会阴浅筋膜相延续（图 5-3-3）。当尿道球部破裂时，外渗的尿液不仅充满会阴浅隙，还可到达同侧腹前外侧壁 Scarpa 筋膜的深面，但不会到达股部，也不会到达对侧腹前外侧壁。

3. 寻找肋间神经和肋间后血管的前支和外侧皮支

（1）前皮支：自剑突向两侧沿肋弓切开浅筋膜至腋后线，再沿腹前正中线切开浅筋膜，从正中线向两侧翻开浅筋膜全层，在前正中线两旁腹直肌鞘前面的浅筋膜内可见细小的神经伴随小血管自腹直肌鞘前层穿出，此为肋间神经和肋间后血管的前皮支（图 5-3-4），可边观察边切断，不予保留。注意暂时保留髂腹下神经和髂腹股沟神经的前皮支。髂腹下神经的皮支于腹股沟管皮下环上方约 2.5 cm 处穿出腹外斜肌腱膜至皮下，分布于耻骨联合上方一横掌区域的皮肤。髂腹股沟神经的皮支经皮下环穿出至皮下，分布于男性阴囊（女性大阴唇）及股前内侧上部皮肤。注意此支可能缺如，而被髂腹下神经的分支替代。

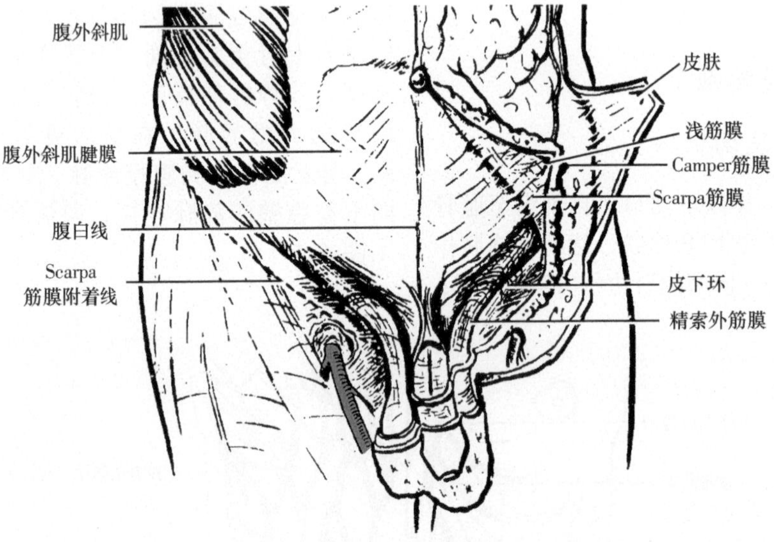

图 5-3-2 浅筋膜

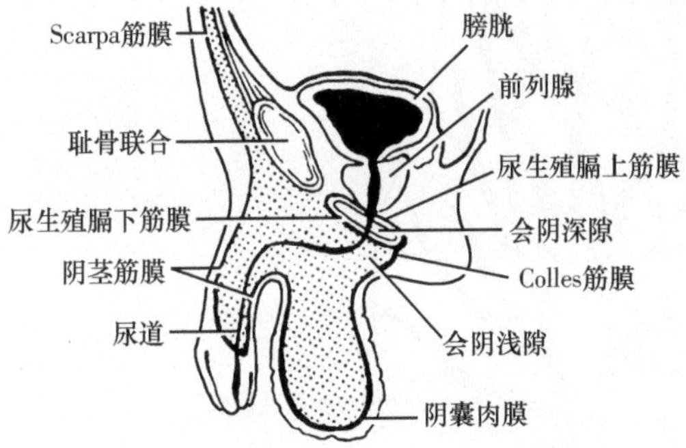

图 5-3-3 Scarpa 筋膜与会阴浅筋膜

（2）外侧皮支：继续向外侧翻开浅筋膜至腋中线延长线附近，寻找下 5 对肋间神经、肋下神经和第 1 腰神经前支的外侧皮支以及肋间后血管的外侧皮支（图 5-3-4）。上述皮支沿腹外斜肌起始部的锯齿缘，相当于腋中线延长线附近穿出腹外斜肌至浅筋膜，分为前、后支，呈节段性排列，分布于腹壁侧面的皮肤。

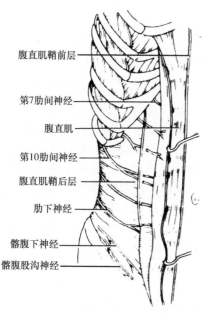

腹直肌鞘前层

第7肋间神经

腹直肌

第10肋间神经

腹直肌鞘后层

肋下神经

髂腹下神经

髂腹股沟神经

图 5-3-4　腹前外侧壁的神经

（三）观察腹外斜肌及其腱膜

1. 腹外斜肌起自下位 8 肋的外面，起始部呈锯齿状，肌纤维由外上斜向内下方，在半月线附近以及脐与髂前上棘连线附近均移行为腱膜（图 5-3-5）。腹外斜肌腱膜的纤维走行方向与腹外斜肌一致，并与深筋膜紧密相连，向内侧行于腹直肌表面，参与构成腹直肌鞘前壁，在正中线上止于腹白线。腹外斜肌腱膜下缘的纤维附着于髂前上棘与耻骨结节之间，并向后方卷曲返折增厚，形成腹股沟韧带（inguinal ligament）（图 5-3-6）。腹股沟韧带内侧份的小部分纤维向后外侧转折，附着于耻骨梳，转折处的纤维形成腔隙韧带（lacunar ligament），附于耻骨梳的纤维称耻骨梳韧带（pectineal ligament）。

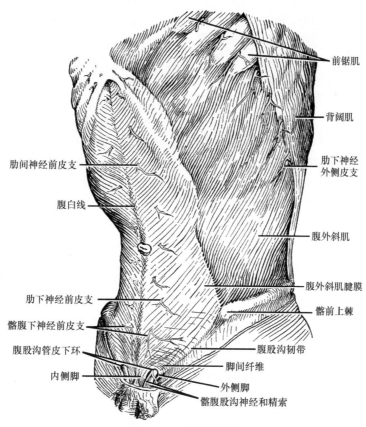

前锯肌

背阔肌

肋下神经外侧皮支

肋间神经前皮支

腹白线

腹外斜肌

腹外斜肌腱膜

髂前上棘

肋下神经前皮支

髂腹下神经前皮支

腹股沟韧带

腹股沟管皮下环

脚间纤维

内侧脚

外侧脚

髂腹股沟神经和精索

图 5-3-5　腹壁肌浅层

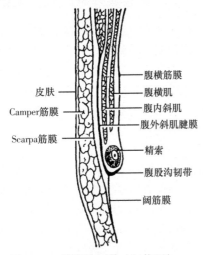

图 5-3-6　腹股沟韧带（矢状面）

2. 在耻骨结节外上方，腹外斜肌腱腹形成三角形裂隙，此即腹股沟管浅环（superficial inguinal ring），又称腹股沟管皮下环或外环。环内上方的纤维束称内侧脚（medial crus），附着于耻骨联合，外下方的纤维束称外侧脚（lateral crus），附着于耻骨结节。在环的外上方尖部，有时可见到弧形的脚间纤维（intercrural fibers）（图 5-3-7）。外侧脚的部分纤维斜向内上方，经精索和内侧脚的深面向内上方反转，移行于腹直肌鞘前层，称反转韧带（reflected ligament）。腹股沟管浅环有精索（男性）或子宫圆韧带（女性）及其被膜通过。腹外斜肌腱膜在腹股沟管浅环处延续向下，覆于精索的表面，形成精索外

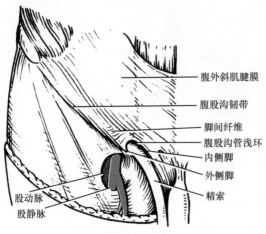

图 5-3-7　腹外斜肌腱膜与皮下环

筋膜（external spermatic fascia），腹壁深筋膜也参与形成精索外筋膜。

（四）观察腹内斜肌及其腱膜

1. 沿半月线纵行切开腹外斜肌，切口下部注意应偏向皮下环的内侧，以保留皮下环。再由髂前上棘向腹直肌外侧缘作斜切口，切口内侧端高于皮下环 1～2 cm，切开腹外斜肌腱膜，至与上述纵行切口相遇。分别翻开腹外斜肌的肌部和腱膜部，暴露深面的腹内斜肌。在翻腱膜片时，注意保护行经腹内斜肌表面的髂腹下神经和髂腹股沟神经，两者在髂前上棘内侧约 2.5 cm 处穿出腹内斜肌，走行于腹外斜肌腱膜深面。

2. 观察腹内斜肌的纤维走行，见腹内斜肌起自腹股沟韧带外侧 2/3、髂嵴及胸腰筋膜，肌纤维呈扇形，中份纤维斜向上内，在腹股沟区则行向下内方。腹内斜肌也在半月线附近移行为腱膜，并分前、后两层，包裹腹直肌，参与构成腹直肌鞘前、后壁，最后在正中线上止于腹白线（图 5-3-8）。

3. 观察腹内斜肌的弓状下缘，见其起端在精索及其被膜外侧份的前方，纤维呈弓状跨过精索与被膜，在其后方止于耻骨梳。弓状下缘与腹股沟韧带之间的空隙称腹股沟间隙，精索及其被膜经此间隙通过。在腹股沟间隙可见来源于腹内斜肌的菲薄肌纤维束包裹精索内筋膜并随之向下，此为提睾肌。

（五）观察腹横肌及其腱膜

1. 沿半月线及上述斜切口切开腹内斜肌，由于它和深面的腹横肌粘连甚紧，且在腹股沟区两者纤维方向相同，不易分开，不宜强行分离。当找到走行于这两层肌肉之间的血管、神经，即可沿血管、神经所在平面将它们分开。

2. 腹横肌起于下 6 位肋软骨的内面、胸腰筋膜、髂嵴及腹股沟韧带的外侧 1/3。腹横肌的肌纤维由后向前横行，在半月线附近移行为腱膜，走在腹直肌的后方，与腹内斜肌

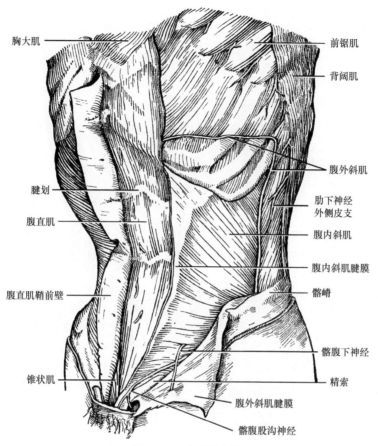

图 5-3-8 腹壁肌中层

腱膜后层愈着一起形成腹直肌鞘后层，在中线止于腹白线。腹横肌下缘起点也呈弓状跨过精索及其被膜，形成弓状下缘，比腹内斜肌的弓状下缘稍高，并与腹内斜肌一同行向内侧方，合并形成腹股沟镰（inguinal falx）或联合腱（conjoined tendon）止于耻骨梳韧带（图 5-3-9）。腹横肌下缘也发出部分肌纤维束包裹精索内筋膜，与腹内斜肌发出的肌纤维束共同构成提睾肌。在弓状下缘下方，可见到显露的部分腹横筋膜。

（六）观察腹直肌鞘及其内容

1. 解剖腹直肌鞘前层 沿腹直肌鞘前层的中线纵行切开腹直肌鞘前层，自剑突至脐之间，腹直肌有 3～4 条腱划与鞘的前层紧密愈着，需用刀尖作锐性剥离，方能将鞘前层与腹直肌完全分离。把鞘前壁向两侧翻开，显露腹直肌。

2. 解剖腹直肌 观察腹直肌的起止点和肌纤维走行，可见腹直肌位于中线两旁，下起耻骨嵴，肌纤维纵行，向上止于第 5～7 肋软骨和剑突的前面。在脐上方，左、右腹直肌内侧缘之间有相当距离间隔，在脐以下，左、右腹直肌非常接近。用刀柄或手指游离腹直肌内、外侧缘。提起腹直肌的外侧缘，可见一系列肋间血管、神经穿过鞘壁进入腹直肌鞘，自腹直肌后面进入腹直肌内。提起腹直肌的内侧缘，以手指在肌后方向上、下滑动，可见肌与鞘的后壁并无愈着，易于分离。

3. 解剖腹壁上、下血管 在脐稍下方横断腹直肌，将肌分别翻向上、下方，观察其深面的血管。自上而下走行的是腹壁上动脉及伴行静脉，它们是胸廓内血管的延续；在脐以下，找出腹壁下动脉及伴行静脉，可见它们经弓状线浅面进入腹直肌鞘（图 5-3-10），

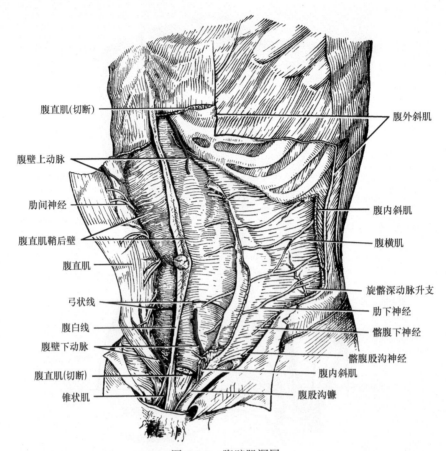

图 5-3-9　腹壁肌深层

左侧标注（从上到下）：腹直肌(切断)、腹壁上动脉、肋间神经、腹直肌鞘后壁、腹直肌、弓状线、腹白线、腹壁下动脉、腹直肌(切断)、锥状肌

右侧标注（从上到下）：腹外斜肌、腹内斜肌、腹横肌、旋髂深动脉升支、肋下神经、髂腹下神经、髂腹股沟神经、腹内斜肌、腹股沟镰

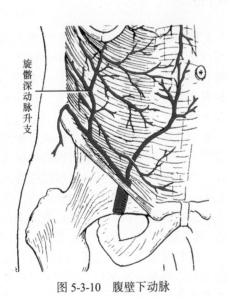

图 5-3-10　腹壁下动脉

左侧标注：旋髂深动脉升支

上行于肌的后面。两者常逐渐潜入腹直肌内，于肌内吻合，但有时在肌后面直接吻合。

4. 观察腹直肌鞘后层　约在脐以下 4 ～ 5cm 处，腹直肌鞘后层缺如，后层呈现一弓

状游离下缘，称弓状线（arcuate line），此线以下，腹直肌后面直接与腹横筋膜相贴。

5. 于半月线处观察腹直肌鞘的组成　轻轻提起构成腹直肌鞘前层的腹外斜肌腱膜片，见它与腹内斜肌腱膜前层的融合线常在半月线内侧；腹下区的这一情形更为明显，两腱膜片几乎没有融合。轻提腹内斜肌腱膜后层，在它的后方见到腹横肌腱膜片，两者的融合线也常在半月线的内侧。因此，三层扁肌的腱膜并非在半月线融合，而是在半月线的内侧。

以镊子尖一前一后分别插入三层扁肌腱膜两两之间的融合线处，将手指从腹直肌鞘内向两镊尖之间方向轻推，手指将嵌入两镊尖之间，由此理解腹内斜肌腱膜分前、后层（图 5-3-11）。

（七）观察腹横筋膜

沿半月线及上述斜切口切断并翻开腹横肌，显露腹横筋膜，见它在腹股沟区较厚。

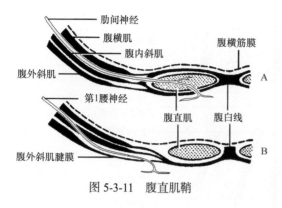

图 5-3-11 腹直肌鞘

（八）观察腹膜外脂肪

作与上述相同之切口，尽可能翻开腹横筋膜，显露腹膜外脂肪，腹膜外脂肪在下腹部较多。找到由髂外动脉发出的腹壁下动脉，此血管在腹膜外脂肪层内行向上内方，在弓状线附近穿腹横筋膜，越过弓状线浅面，进入腹直肌鞘。腹壁下动脉与腹直肌外侧缘和腹股沟韧带围成的三角形区域，称腹股沟三角（inguinal triangle），也称 Hesselbach 三角或直疝三角（图 5-3-12）。观察腹壁下动脉起始端内侧有无较粗大的血管分支发出，如有，则为异位闭孔动脉，暂予保留，容后观察。

（九）观察前腹膜壁层的皱襞与隐窝

1. 作环脐切口使脐与腹白线断开，作与横断腹直肌相同之横切口离断腹直肌鞘后壁，将腹直肌鞘与前腹膜壁层分离。

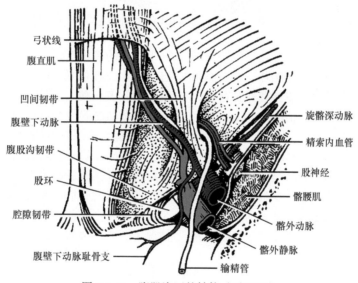

图 5-3-12 腹股沟区的结构（后面观）

2. 作中线左侧约 1 cm 之纵切口和脐下横切口，将前腹膜壁层分成四片。

3. 翻开右上片，见脐、肝和前腹膜壁层之间有镰刀形的镰状韧带。扪摸镰状韧带的游离缘，探知其内的肝圆韧带。

4. 翻开右下片，辨认位于下腹部前腹膜壁层腹腔面的 5 条皱襞和 3 对隐窝。位于正中线上，由膀胱尖连至脐的是脐正中襞（median umbilical fold），覆盖脐正中韧带，为胚胎期脐尿管的遗迹；由膀胱侧缘延向脐的是左、右脐内侧襞（medial umbilical fold），覆盖脐内侧韧带，为胚胎期脐动脉的遗迹；以及更居外侧方，覆盖腹壁下动脉的左、右脐外侧襞（lateral umbilical fold）也称腹壁下动脉襞。这 5 条皱襞的下段之间，自中线向外，依次为膀胱上窝、腹股沟内侧窝和腹股沟外侧窝（图 5-3-13）。通常，腹股沟外侧窝与腹环前后对应，腹股沟内侧窝与皮下环前后对应。于腹股沟内侧窝的下方，可看到腹膜覆盖股环形成股小凹。

（十）观察腹股沟管、股环

1. 观察腹股沟管环口及精索的被膜 将斜切口以下腹股沟区腹壁从腹外斜肌腱膜层

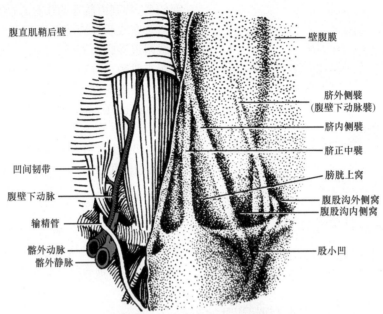

图 5-3-13　腹前外侧壁（后面观）

至腹横筋膜层分别牵开，可看到腹横筋膜围绕精索形成的环口即腹股沟深环。腹横筋膜由环口向精索表面延伸形成指套样长盲囊，即精索内筋膜（internal spermatic fascia）。精索在腹股沟管内向内下方走行，并在途经腹横肌及腹内斜肌的弓状下缘下方时获得提睾肌层，出皮下环时获得精索外筋膜。

2. 观察腹股沟管四壁　观察由腹环至皮下环的一段精索及其被膜，见其前方为膜外斜肌腱膜，其外侧 1/3 段前方，有自腹股沟韧带起始的腹内斜肌下份纤维（即腹内斜肌起始部）；此段精索及其被膜的后方是腹横筋膜，其内侧 1/3 段后方，有腹内斜肌腱膜和腹横肌腱膜会合形成的腹股沟镰（联合腱）；其上方是腹内斜肌和腹横肌的弓状下缘；在腹外斜肌腱膜与腹内斜肌（腱膜）之间将精索及其被膜轻轻上提，见其下方为卷曲呈凹槽状的腹股沟韧带，内侧端的下方则是腔隙韧带。由此理解腹股沟管四壁之组成情况（图 5-3-14）。

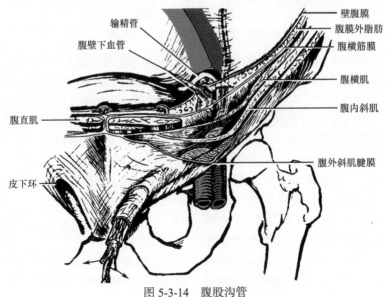

图 5-3-14　腹股沟管

3. 将腹膜外脂肪层及前腹膜壁层推向后方，在腹横筋膜层深面向耻骨结节方向分离，见到覆盖股环的股环隔（脂肪结缔组织）。清除股环隔，见下续股管。股管上口为股环，辨认股环边界：前界为腹股沟韧带；内侧界为腔隙韧带；后界为耻骨梳韧带；外侧界为股静脉内侧的纤维隔。若前面见到腹壁下动脉有较粗大异常分支，则为异位闭孔动脉，可见其从腔隙韧带的腹腔面通过，行股疝修补术时，注意避免损伤此血管而造成大出血。

4. 将示指尖伸至腹股沟内侧窝内，轻推向前，见其前方对应皮下环，两者间有腹股沟镰和腹横筋膜为主要屏障，示指尖运动方向则通过直疝三角；若腹腔脏器经由这一途径突出者，即为直疝。将小指置于股小凹内，向下轻推，小指可顶入股管；腹腔脏器经由这一途径突出的疝，即为股疝。再将示指尖置入腹股沟外侧窝内，向前轻推，见其前方对应腹环，腹环的前方有腹内斜肌及腹外斜肌腱膜成为屏障；因此腹腔脏器经腹股沟外侧窝突出后，可进入腹环，伴随精索穿过腹股沟管，甚至出皮下环进入阴囊，此即斜疝。

（十一）解剖阴囊

1. 切开皮肤和肉膜 自腹股沟浅环向下，沿阴囊前外侧作纵行切口至阴囊底部，切开皮肤和肉膜，证实皮肤与肉膜紧密连接，不易分离。将皮肤和肉膜翻向切口两侧，沿肉膜的深面向正中线探查其发出的阴囊中隔。

2. 解剖精索及被膜 依相同切口由浅入深依次切开精索外筋膜、提睾肌和精索内筋膜，可见提睾肌纤维束纤细，呈织网状。剖开提睾肌层，见到深面的微白色精索内筋膜层。此三层精索被膜粘连较紧，需锐性分离（图5-3-15）。复习精索被膜与腹前壁的层次关系。分离辨认精索的组成结构：输精管、蔓状静脉丛、睾丸动脉和神经等。触摸有绳索感的输精管，感知其坚实的质地。

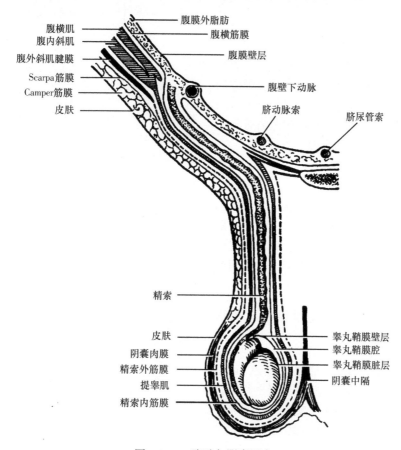

图 5-3-15 腹壁与阴囊层次

3. 剖查睾丸鞘膜腔　纵行切开鞘膜的壁层，观察鞘膜的壁层和脏层，以及两层间的鞘膜腔，用手指探查证实脏、壁两层在睾丸后缘相互移行。

4. 观察睾丸和附睾的位置及形态　见图 5-3-15。

【思考题】

（1）将腹前外侧壁的一侧，依半月线和髂前上棘水平线划分成外上、外下、内上、内下共四个区，各区的层次结构特点如何？

（2）试述麦氏切口、腹壁正中切口和腹壁旁正中切口的层次结构。

（3）腹股沟直疝、斜疝和股疝的解剖基础是什么？临床检查和手术时鉴别三者的解剖结构各是什么？

（骆世芳）

实验四　腹膜与腹膜腔探查

【实验目的】

（1）掌握：腹膜和腹膜腔的概念；腹膜与腹腔脏器的关系；腹膜形成物和腹膜腔的分区。

（2）熟悉：腹膜间隙以及间隙的通向。

（3）了解：腹膜的生理功能。

【标本观察与解剖】

腹部脏器的位置依其生理状况、年龄与体型等条件而有较大变化，而且，活体脏器位置的变异范围通常比尸体大，脏器位置也较尸体低。因此，解剖尸体观察结果与理论内容不可能完全相符。

（一）观察腹膜、腹膜腔及原位腹腔脏器的位置

翻开已切开成四片的前腹膜壁层，可见腹膜壁层与脏器表面的腹膜脏层紧密相贴，脏器之间只留有一些间隙，实际也是紧邻关系，理解腹膜腔为一潜在性间隙（图 5-4-1）。

打开腹膜腔，首先看到的是肝左叶、胃前壁及大网膜。正常大小的肝为肋弓掩盖，仅在腹上区左、右肋缘之间露出一小部分。在肝

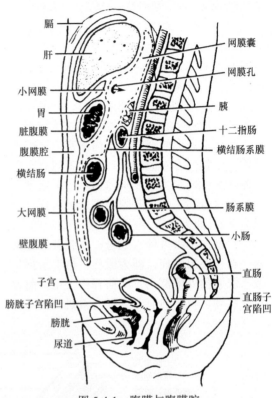

图 5-4-1　腹膜与腹膜腔

与左肋缘之间可以见到一部分胃。胆囊底常超出肝下缘，并投影于胆囊点，因此也可见到。提起肋弓，将手置于肝和膈之间，向上探摸达膈穹隆，此为腹膜腔的上界。提起大网膜，见其后方主要为小肠袢。将小肠袢轻轻翻至上方，可见小骨盆上口，此为腹膜腔的下界。观察完毕，将各脏器复位。

（二）观察网膜

1. 观察小网膜　推肝下缘向上，牵胃向下，观察连于肝门与胃小弯和十二指肠上部之间的双层腹膜结构，此即小网膜（lesser omentum）（图 5-4-2）。自肝门及左纵沟后半连至胃小弯的为肝胃韧带（hepatogastric ligament），自肝门右侧端连于十二指肠上部的为肝十二指肠韧带（hepatoduodenal ligament）。

2. 观察大网膜　构成小网膜的两层腹膜自胃小弯开始分别覆盖胃前壁和胃后壁，至胃大弯处再次贴拢向下延伸至脐平面稍下方，然后再返折向上，并覆盖横结肠，之后形成横结肠系膜连于腹后壁。由此可见，大网膜（greater omentum）是由四层腹膜构成，前两层和后两层常粘连愈着（图 5-4-2）。大网膜前两层上部通常直接将胃大弯连至横结肠，形成胃结肠韧带（gastrocolic ligament）。

（三）观察韧带

1. 肝的韧带　向上提起右肋弓，可见肝与前腹膜壁层之间有呈矢状位的镰状韧带（falciform ligament）相连接，该韧带位于中线稍右侧。在镰状韧带游离下缘摸到具条索感的肝圆韧带（ligamentum teres hepatis）。肝圆韧带自脐连至肝脏的左纵沟，由腹膜包裹胚胎期的脐静脉构成。镰状韧带向上向两侧分开，向右续为冠状韧带（coronary ligament）上层，终于右三角韧带；镰状韧带向左延续为左三角韧带（triangular ligament）前层。小网膜的后层向后上续为冠状韧带下层，最后止于右三角韧带；小网膜前层向后上续为左三角韧带后层（图 5-4-3）。

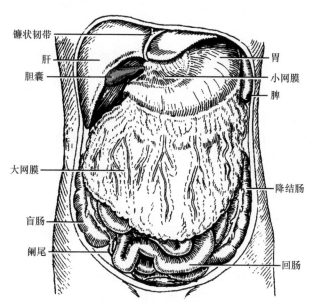

图 5-4-2　大网膜与小网膜

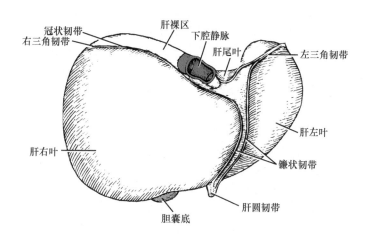

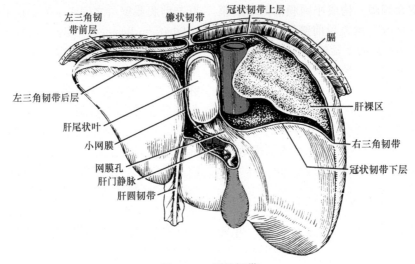

图 5-4-3　肝的韧带

站在尸体右侧，以右手示指沿左三角韧带前层向左滑至游离缘，弯曲示指，从后方勾住游离缘，此即左三角韧带，而示指末节指腹触到的是左三角韧带后层。再以左手示指沿冠状韧带上层滑向右侧并转而向后，可以摸到右三角韧带及冠状韧带下层。冠状韧带下层向右肾表面返折形成肝肾韧带（hepatorenal ligament）后，延续为后腹膜壁层。试比较左三角韧带前、后层与冠状韧带上、下层之间的距离，可发现后者较前者为大，说明冠状韧带上、下层之间有相当部分的肝脏表面无腹膜覆盖，直接与膈接触，这部分肝脏区域称"肝裸区"（bare area of liver），裸区与膈肌之间的间隙，为肝上腹膜外间隙。

2. 胃与脾的韧带　将胃轻推向中线，见胃前、后壁的腹膜由胃底处贴合成胃脾韧带（gastrosplenic ligament）连至脾门，再返折覆盖脾。伸右手入脾与膈之间，即拇指沿脾表面向前滑动，经脾前缘停留于胃脾韧带表面，同时将示指向后滑过脾后缘，插向脾与左肾之间，至示指受阻于韧带为止。由此体会，包裹脾的腹膜由脾门连至左肾表面，形成脾肾韧带（splenorenal ligament），然后移行为后腹膜壁层。将拇指与示指紧贴脾门捏紧，控制在两指之间的便是脾蒂、胃脾韧带和脾肾韧带。肝胃韧带、肝十二指肠韧带

及胃结肠韧带的观察见网膜部分。

（四）观察系膜

1. 肠系膜（mesentery）　将横结肠提向前，观察横结肠系膜移行为腹膜壁层以后，返折向下覆盖于胰腺表面，然后形成肠系膜，自腹后壁连至空、回肠。将小肠推向一侧，展开肠系膜，观察肠系膜呈扇形，是将空肠和回肠固定于腹后壁的双层腹膜结构。扪摸肠系膜根，可见其起自第 2 腰椎左侧，斜向右下方跨过脊柱，止于右骶髂关节的前方，长约 15 cm。从腹腔中任意牵出一小段空、回肠，如肠系膜并无扭转，则依肠系膜根的方向可判断取出肠段的口端或肛门端；若有扭转，应纠正扭转后确定其两端。

2. 阑尾系膜（mesoappendix）　将回肠末端推向左侧，找到阑尾，将其轻轻拉直，可见三角形的阑尾系膜将阑尾连至回肠末段的肠系膜后面。阑尾系膜的游离缘内包有阑尾动脉，此时暂不解剖。

3. 横结肠系膜（transverse mesocolon）提起横结肠，观察横结肠系膜为大网膜后两层包绕横结肠后贴合而成的双层腹膜结构。横结肠两端系膜较短，位置较固定，中间部分系膜较长，活动度大。扪摸横结肠系膜根，可见其根部连于腹后壁，自结肠右曲起始，向左依次跨过右肾中部、十二指肠降部、胰

腺前面达左肾中部，止于结肠左曲。

4. 乙状结肠系膜（sigmoid mesocolon）提起乙状结肠，观察乙状结肠系膜为将乙状结肠连于腹后壁的双层腹膜结构，其系膜根部附着于左髂窝和骨盆左后壁，系膜根呈"∧"形，其夹角的深面有左输尿管下行，可切开腹膜加以证实。

（五）观察皱襞、隐窝和陷凹

1. 十二指肠空肠曲皱襞　用左手握住大网膜及横结肠，将其提向前方，并使之保持紧张。以右手中指、示指贴横结肠系膜向后摸到脊柱，再沿脊柱向左侧滑动摸向小肠系膜的起始部，以示指勾住十二指肠空肠曲与横结肠系膜根之间的略斜向下方的腹膜皱襞，此即十二指肠空肠曲皱襞。十二指肠空肠曲皱襞为辨认小肠起点的重要标志（如由下端开始确定小肠，则以回盲交界作为起点）。

2. 十二指肠旁皱襞　在十二指肠空肠曲左侧，可见到一纵行皱襞，由腹膜覆盖肠系膜下静脉上段所形成，称十二指肠旁皱襞。此皱襞与后腹膜壁层之间，为十二指肠旁隐窝。

3. 胃胰襞和肝胰襞　观察胃左动脉从腹后壁走向胃小弯时腹膜覆盖其表面所形成的皱襞，此即胃胰襞（gastropancreatic fold）；肝总动脉或肝固有动脉从腹后壁向前进入小网膜时，腹膜覆盖其表面所形成的皱襞，称肝胰襞（hepatopancreatic fold）。

4. 腹前壁下份的腹膜皱襞和隐窝　前已述及，此处不再赘述。

5. 陷凹　在男性尸体上探查位于膀胱和直肠之间的直肠膀胱陷凹（rectovesical pouch），此为男性站立或坐位时腹膜腔的最低位；在女性尸体上探查位于膀胱和子宫之间的膀胱子宫陷凹（vesicouterine pouch）以及位于直肠和子宫之间的直肠子宫陷凹（rectouterine pouch），直肠子宫陷凹为女性站立或坐位时腹膜腔的最低位。

（六）观察腹膜间隙

腹膜腔被横结肠及其系膜分为结肠上区和结肠下区。结肠上区位于膈下方，又称为膈下间隙（subphrenic space）（图5-4-4）。

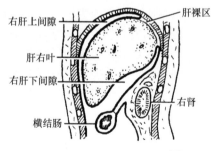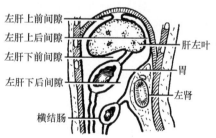

图5-4-4　结肠上区

1. 膈下间隙

（1）左肝上前间隙（anterior left suprahepatic space）：将膈拉向上，牵肝脏向下，将右手（手掌向后）自镰状韧带左侧插入肝脏与膈之间，滑行向上，受阻于左三角韧带前层时，右手即位于左肝上前间隙中（图5-4-5）。

（2）左肝上后间隙（posterior left suprahepatic space）：紧接前一步骤，以右手示指沿左三角韧带前层向左滑至游离缘，弯曲示指，从后方勾住游离缘，此时手指即位于左肝上后间隙中（图5-4-5）。

（3）左肝下前间隙（anterior left subhepatic space）：将位于左肝上前间隙的右手沿肝脏前面下滑，越过肝脏前下缘向后受阻于小网膜前面时，右手即位于左肝下前间隙中（图5-4-5）。

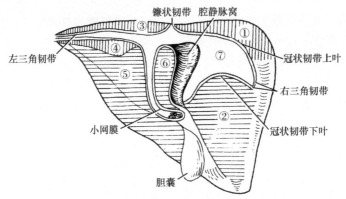

图 5-4-5　肝的韧带与腹膜间隙

①右肝上间隙；②右肝下间际（肝肾隐窝）；③左肝上前间隙；④左肝上后间隙；⑤左肝下前间隙；⑥左肝下后间隙；⑦肝裸区

（4）右肝上间隙（right suprahepatic space）：用右手（手掌向后），自镰状韧带右侧插入肝脏与膈之间，滑行向上至受阻于冠状韧带上层时，右手即位于右肝上间隙中（图5-4-5）。

（5）右肝下间隙（right subhepatic space）：右肝下间隙位于肝右叶脏面的下方。用左手将肝前下缘尽量推向上，用右手（手掌向前）插入肝与右肾之间，此即右肝下间隙（图5-4-5），又称肝肾隐窝（hepatorenal recess）。仰卧位时，肝肾隐窝为腹膜腔最低处，当腹膜腔积液时，液体易积于此处（图5-4-6）。查看网膜孔是否在肝肾隐窝的前方，由此理解网膜囊与肝肾隐窝的感染可经网膜孔相互蔓延。

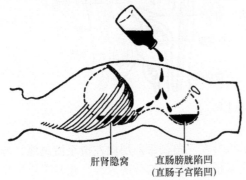

图 5-4-6　仰卧位时腹膜腔的最低处

（6）网膜囊：在胃大弯下方一横指处沿胃大弯弧形切开胃结肠韧带（注意避开沿胃大弯走行的胃网膜左、右血管），切口长度以刚能容纳手掌伸入为宜。将右手伸入切口（手掌向前）由上而下可以摸到小网膜及胃后壁，它们共同构成网膜囊的前壁。向上触摸，可能触及肝尾叶，尾叶的上方即为膈，它们共同构成网膜囊的上壁。将手指紧贴胃后壁滑向左，再以左手指插入胃底与脾之间，两手手指间为胃脾韧带；再将左手手指沿脾后缘滑行至脾与左肾之间，此时两手手指间为脾肾韧带；胃脾韧带与脾肾韧带共同构成网膜囊的左侧壁（图5-4-4、图5-4-5、图5-4-7）。以左手示指插入肝十二指肠韧带后方，使与右手示指直接相遇，左手示指所在处为网膜孔，证明网膜囊借网膜孔与囊外的腹膜腔相通。探查网膜孔的边界，上为肝尾状叶，下为十二指肠上部，前为肝十二指肠韧带，后为下腔静脉表面的腹膜。翻转右手使手指掌面向后伸入切口，可摸到后腹膜壁层及其深面参与构成胃床的胰腺、左肾上腺及左肾等腹膜后器官。由此可知，手术时经此途径可到达这些器官。

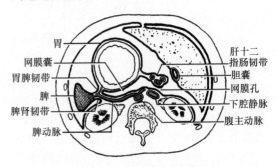

图 5-4-7　网膜囊与网膜孔

上述间隙发生的脓肿，统称为膈下脓肿，其中以右肝下间隙脓肿最为多见，右肝上间隙脓肿次之。

2.结肠下区

（1）观察左、右肠系膜窦：请助手将小肠袢轻轻提起后，以左、右两手掌夹持肠系膜，分别滑向后腹膜壁层，使手掌停留于肠系膜根与升、降结肠之间，此时两手即分别位于左、右肠系膜窦（mesenteric sinus）中。查看一下左、右肠系膜窦的通向，左肠系膜窦向下经小骨盆上口通向盆腔，右肠系膜窦下方由于回肠末端阻隔，不与盆腔相通（图5-4-8）。

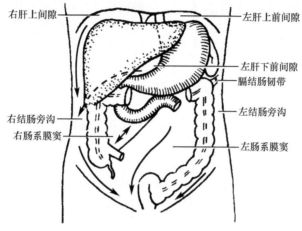

图 5-4-8 腹膜间隙的交通

（2）观察左、右结肠旁沟：将左手手指插入升结肠与腹外侧壁之间，右手手指插入降结肠与腹外侧壁之间，向上、下方滑动，手指滑动的范围即左、右结肠旁沟（paracolic sulcus）。左手继续向上滑动，手指可滑入肝肾隐窝，说明右结肠旁沟向上通入肝肾隐窝；右手手指向上则受阻于连在结肠脾曲与膈之间的膈结肠韧带，但越过该韧带后，右手手指仍可进入结肠上区。膈结肠韧带具有从下方承托脾脏的作用，所以脾大时，只能突向前下方。再沿左、右结肠旁沟向下滑动手指，两手均可越盆缘进入盆腔，说明左、右结肠旁沟下通盆腔（图5-4-8）。

【思考题】

（1）腹腔内哪些器官手术中可以被移动？哪些器官不能被移动？为什么？有什么临床意义？

（2）腹膜腔内有哪些系膜？有什么临床意义？

（3）为什么阑尾炎穿孔可引起膈下脓肿？可采取什么措施予以预防？

（4）简述网膜囊及网膜孔的境界。

（骆世芳）

实验五 上腹部脏器解剖

【实验目的】

（1）掌握：肝的形态、位置和毗邻；肝外胆道的组成、形态；胃的形态、位置和毗邻；胃的血供、神经支配；腹腔干的分支及分布范围。

（2）熟悉：肝的管道系统和分叶分段。

（3）了解：肝的神经支配及淋巴回流；胃的淋巴回流。

【标本观察与解剖】

（一）肝的位置与体表投影

1.查看肝的位置 可见肝脏占据几乎全部右季肋区、大部分腹上区和小部分左季肋区；仅胸骨下角范围与腹前壁直接相贴（图5-5-1）。

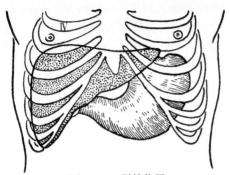

图 5-5-1　肝的位置

2. 探查肝的体表投影　进行下述操时应该注意勿让镊尖伤及肝脏。

（1）肝脏上界的体表投影：利用镊尖在下述四点（或邻近处）逐一穿过固有胸壁，以确认肝脏上界的体表投影，右腋中线与第 7 肋交点；右锁骨中线与第 5 肋交点；前正中线与剑胸结合交点；左锁骨中线与第 5 肋间隙交点内侧 1cm 处。这四点的连线即肝的上界。

（2）查看肝脏下缘与右肋缘和剑突尖的关系：正常成年人肝的下缘与右肋缘大体一致，前正中线上可低于剑突下 3～5 cm。

（3）观察尸体肝脏的上、下界是否与上述描述相符？

（二）肝的形态

膈面、脏面的形态和相关韧带的观察已在腹膜腔探查时完成，不再赘述。

查看肝脏的前缘，见肝前缘为脏面与膈面前部的交界缘，自左至右有 3 个切迹：首先于肝膈面找到镰状韧带，顺镰状韧带向下可见肝前缘与镰状韧带附着线交界处有一明显的凹陷，即肝圆韧带切迹（notch for ligamentum teres hepatis），或称脐切迹。轻轻将肝下缘抬起，可见脐切迹与左纵沟前端一致，有肝圆韧带通过；在脐切迹右侧、右锁骨中线与右肋弓交界处找到胆囊底，可见胆囊底上方肝下缘的胆囊切迹，不难理解胆囊切迹与右纵沟前端一致，为胆囊底所在处，投影于胆囊点；胆囊切迹与肝右下角中、右 1/3 交界处寻找右下缘切迹，多数个体该切迹并不明显。

（三）肝的毗邻

1. 膈面　膈面可大致分为前部、上部、后部和右侧部，后部毗邻暂不观察。

（1）前部：以右手掌伸入右肝上间隙（掌面向前），右手手掌直接接触膈（隔壁腹膜）；请助手向前轻轻扒开固有胸壁，抬指尖，见固有胸壁与膈之间隔有胸膜腔和肺底；由此理解在肋弓以上，肝脏借膈与左右胸膜腔、左右肺底和胸廓下部相邻。将已翻向外侧的腹前壁软组织复原，见肝于肋弓之间直接与腹前壁相邻。

（2）上部：以右手掌伸入右肝上间隙（掌面向前），请助手向前轻轻扒开固有胸壁，向上轻推膈，见肝借膈与两侧胸膜腔、肺底、心包和心毗邻。

（3）右侧部：以胸骨角为标志，找出右侧第 8 肋、第 10 肋，并在该两肋上标出与腋中线的交界点。将右手插入膈面右侧部（掌面向右），于右腋中线上第 8～10 肋任一肋间隙，左手轻轻插入镊尖，至右手指感觉到镊尖的动作为止。请助手轻轻扒开固有胸壁，见镊尖由外向内穿过了肋间结构、肋膈窦并隔膈与右手指相对；借此理解右腋中线上第 8 肋至第 10 肋之间，肝脏由内向外依次毗邻膈、右肋膈窦和胸廓右下部。以同样办法查看肝脏膈面右侧部在第 8 肋以上、第 10 肋以下的毗邻，理解临床肝脏穿刺常用部位应在何处？

2. 脏面　外观上被"H"型沟分为左叶、右叶、方叶和尾状叶，为不致破坏尚未解剖的结构，部分毗邻目前暂不观察，按图 5-1-16 所示，分别查看、扪摸下述毗邻。

（1）右叶：自前向后，依次与结肠右曲、十二指肠降部上端、右肾及右肾上腺相邻（右肾及右肾上腺位置较深，暂不解剖）。

（2）左叶：与食管腹段和胃前壁相邻。

（3）方叶：与胃幽门部及十二指肠球部相邻。

（4）尾状叶：构成网膜孔的上界。

（四）解剖胃的血管、神经

1. 移去固有胸壁　移去固有胸壁（勿用暴力），并请助手尽量将肝脏翻向上方以显露小网膜。

2. 解剖胃小弯动脉弓　沿胃小弯中份向左、右侧剖开小网膜，细心清理脂肪后，即可找到胃左动脉（left gastric artery）、胃右动脉（right gastric artery）及小弯动脉弓，同时也解剖出伴　行的胃左（冠状）静脉、胃右静脉（图 5-5-2）。

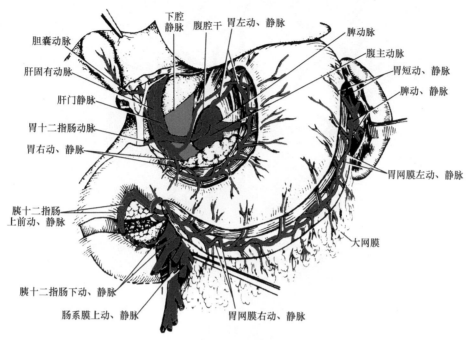

图 5-5-2　腹腔干

3. 追踪胃左动、静脉　继续沿胃小弯往左上方追踪胃左动、静脉至贲门，在贲门平面寻找胃左动脉发出的食管支，注意沿胃左动脉分布的胃左淋巴结和贲门淋巴结（图 5-5-3）。

4. 追踪胃右动、静脉　在小网膜内向右追踪胃右动、静脉及沿两者排列的胃右淋巴结，注意胃幽门处的幽门上淋巴结。

胃右动脉于小网膜游离缘（即肝十二指肠韧带）内发自肝固有动脉（图 5-5-2、图 5-5-4）；在幽门处找到胃右静脉的属支幽门前静脉（prepyloric vein），该静脉是幽门部和十二指肠上部的分界标志，追踪胃右静脉注入肝门静脉之处。

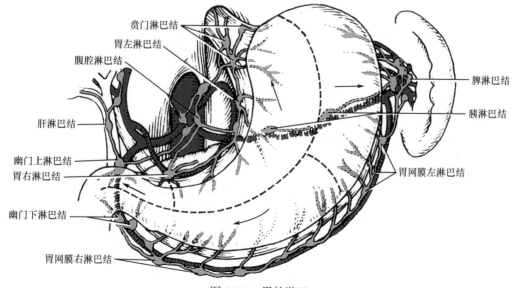

图 5-5-3　胃的淋巴

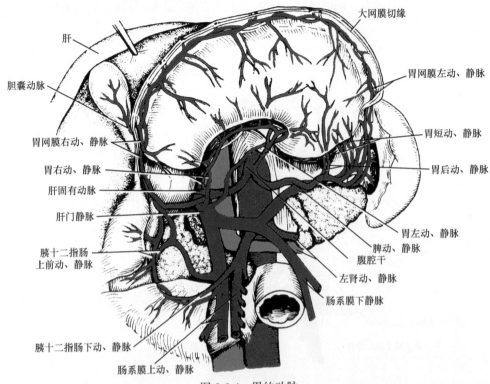

肝

大网膜切缘

胆囊动脉

胃网膜左动、静脉

胃网膜右动、静脉

胃短动、静脉

胃右动、静脉

胃后动、静脉

肝固有动脉

肝门静脉

胃左动、静脉

脾动、静脉

腹腔干

胰十二指肠
上前动、静脉

左肾动、静脉

肠系膜下静脉

胰十二指肠下动、静脉

肠系膜上动、静脉

图 5-5-4　胃的动脉

5. 解剖迷走神经前干 辨认胃前神经，见其与胃左动脉前支伴行，在小网膜内距胃小弯约 1 cm 处右行，沿途发出 4～6 条胃支分布于胃前壁，本干于角切迹附近以"鸦爪"形分支分布于幽门部前壁。循胃前支向上至食管腹部右前方，找到迷走神经前干（anterior vagal trunk），并在贲门平面附近寻找自前干发出的 1～3 条肝支，沿肝支行向右切开小网膜前层，追踪肝支至肝门（图 5-5-5）。

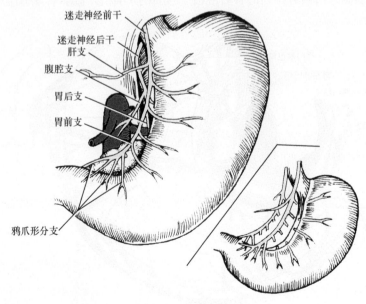

迷走神经前干

迷走神经后干

肝支

腹腔支

胃后支

胃前支

鸦爪形分支

图 5-5-5　胃的神经

6. 解剖胃左动脉升段　切开小网膜后层，以便深入网膜囊的后壁。尽量将胃小弯拉向下，自贲门继续解剖胃左动脉的升段至网膜囊后壁，切开后腹膜壁层（覆盖升段的胃胰襞），见其起自腹腔干，其周围有腹腔淋巴结分布。与此同时，小心追踪胃左静脉至腹腔干前方为止。解剖中，注意有无迷走左肝动脉。

7. 解剖胃左静脉和肝总动脉　在腹腔干前方继续向右下方追踪胃左静脉，见它与肝总动脉伴行。自腹腔干（celiac trunk）清理肝总动脉（common hepatic artery），见它经网膜孔下方进入肝十二指肠韧带。纵行剖开肝十二指肠韧带，显露胃左静脉，直至其汇入肝门静脉为止，胃左静脉有时行经胰的后方汇入肝门静脉，如遇这种情况，暂时追踪胃左静脉至胰的上缘为止。

8. 解剖胃大弯动脉弓　在距胃大弯中份下方约 1 cm 处，弧行切开胃结肠韧带，寻认胃网膜左动脉（left gastroepiploic artery）、胃网膜右动脉（right gastroepiploic artery）吻合形成的胃大弯动脉弓及与其伴行的静脉，寻找自动脉弓向上发出的胃支和向下发出的网膜支。向右清理胃网膜右动脉至幽门下方，证实其发自胃十二指肠动脉（gastroduodenal artery）；向左清理胃网膜左动脉至其发自脾动脉处。在脾门处解剖胃脾韧带，寻认由脾动脉发出的 2～4 支胃短动脉行向胃底。

观察大弯动脉弓向上发出的分支是否交替分布于大弯侧的胃前、后壁，及分支间距。试找出胃网膜左、右动脉的吻合点，观察此区的动脉分支间距是否相对较大（"表面乏血管区"）；观察胃短动脉与胃网膜左动脉第一胃支的间距是否相对较大，由此理解胃的"表面无血管区"。在清理大弯动脉弓时，沿途注意其伴行静脉和胃网膜左、右淋巴结及近幽门处的幽门下淋巴结。

9. 解剖胃十二指肠动脉　将胃大弯下方已横行切开的胃结肠韧带连同胃拉向上，暴露网膜囊后壁。找到肝总动脉，解剖并见到它分为肝固有动脉（proper hepatic artery）和胃十二指肠动脉。追踪胃十二指肠动脉，找到它在十二指肠上部后方，胆总管的左侧下行，分为胃网膜右动脉和胰十二指肠上动脉（superior pancreaticoduodenal artery），后者分为前、后两支，分别走行于胰头和十二指肠降部之间前、后方的沟内，观察其沿沟向两侧发分支供应胰头和十二指肠。

10. 解剖迷走神经后干　将胃翻起，可见腹腔干及已经解剖的胃左动脉及肝总动脉。迷走神经后干贴食管右后方下行，至胃贲门处分成腹腔支和胃后支。先根据胃左动脉升段寻认迷走神经后干的腹腔支，见其与胃左动脉升段伴行于胃胰襞内，向下参加腹腔干周围的腹腔神经丛。胃后支自贲门平面开始，于胃左动脉后方，沿胃小弯向右行，沿途分支至胃底、胃体的后壁，本干也以"鸦爪"形分支分布于幽门部后壁（图 5-5-5）。

（五）解剖胰、十二指肠和脾的血管

1. 解剖脾动脉　由肝总动脉找到腹腔干，再向左侧沿胰腺上缘切开后腹膜壁层，并将胰腺上缘稍向下拉，然后清理脾动脉（splenic artery），见它沿胰腺上缘左行，沿途发出胰支营养胰腺。沿脾动脉的行径解剖出大多由脾动脉中 1/3 段发出并走行向上的胃后动脉（在胃膈韧带内，有同名静脉伴行），同时，注意观察胰尾及脾门处的淋巴结。脾动脉经脾肾韧带入脾门；在入脾门以前，发出几支胃短动脉，向右上方经胃脾韧带上部分布于胃底；此外，还发出胃网膜左动脉沿胃大弯行向右下方。

2. 复查腹腔干　沿脾动脉向右追踪至其发自腹腔干处，复查、总结腹腔干的各分支及其分布（图 5-5-2）。

3. 解剖脾静脉　脾静脉位于胰腺的后面，脾动脉的下方。切断脾动脉的胰支后，将胰腺上缘拉向下，即可见到脾静脉。稍加清理，向右追踪至胰颈后方见其与肠系膜上静脉汇合成肝门静脉（hepatic portal vein）。如果胃左静脉不是汇入肝门静脉，则清理脾静脉时注意其是否汇入脾静脉。与此同时，注意保护自下而上汇入脾静脉的肠系膜下静脉。肠系膜下静脉有时汇入肠系膜上静脉或肝门静

脉起始部（图 5-5-6）。胃左静脉和肠系膜上　　　静脉常见汇入部位及分型如图 5-5-7，图 5-5-8。

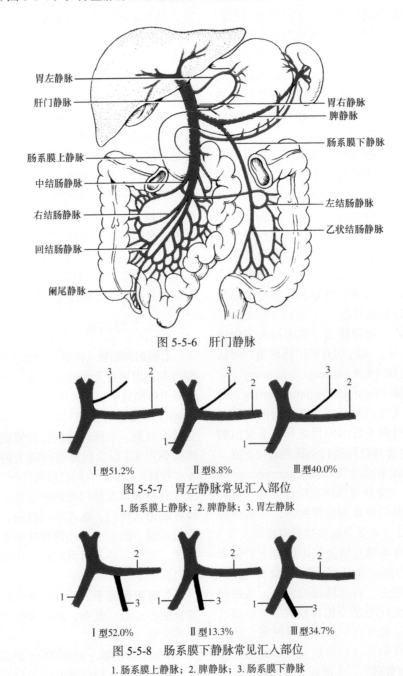

图 5-5-6　肝门静脉

I 型51.2%　　　　II 型8.8%　　　　III 型40.0%

图 5-5-7　胃左静脉常见汇入部位

1. 肠系膜上静脉；2. 脾静脉；3. 胃左静脉

I 型52.0%　　　　II 型13.3%　　　　III 型34.7%

图 5-5-8　肠系膜下静脉常见汇入部位

1. 肠系膜上静脉；2. 脾静脉；3. 肠系膜下静脉

4. 解剖胰十二指肠前动脉弓　沿十二指肠降部左缘纵行切开腹膜后，稍将十二指肠降部与胰头分开，在两者之间可以找到胰十二指肠上前动脉，并可见与发自肠系膜上动脉的胰十二指肠下前动脉吻合成胰十二指肠前动脉弓（图 5-6-10）。再清理一下胃网膜右动脉的起始部。

5. 解剖胰十二指肠后动脉弓　沿十二指肠降部外侧缘切开腹膜，将十二指肠连同胰头翻向左侧，在降部与胰头之间的沟内找到胆总管。清理胆总管，注意绕胆总管下行的胰十二指肠上后动脉，见它起自胃十二指肠动脉，下行中先由前方斜跨胆总管至其右侧，接着又由胆总管后方越至其左侧，与胰十二指肠下后动脉吻合形成胰十二指肠后动脉弓（图 5-6-10）。

（六）解剖肝外管道

1. 解剖肝十二指肠韧带　在已切开的肝十二指肠韧带内，辨认下列结构：①肝固有动脉，位于左前方；②胆总管，并列于肝固有动脉的右侧；③肝门静脉，位于前两者的后方（图 5-5-9）。

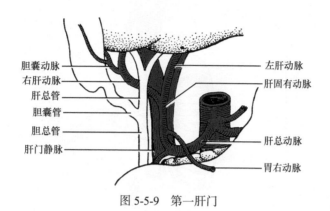

图 5-5-9　第一肝门

2. 解剖肝固有动脉、胆囊管、肝总管及肝门静脉　向上追踪肝固有动脉，见其分为左、右肝动脉进入肝门。注意肝固有动脉的起源及分支是否有变异。试在肝右动脉上寻找胆囊动脉（图 5-5-10），看看它的起始部是否在胆囊三角（Calot 三角）内？有无变异？追踪胆囊动脉，观察它在何处进入胆囊？与此同时，解剖出胆囊管和肝总管，观察两者以何种形式汇合？切开胆囊管观察螺旋瓣。

向上清理肝总管至肝门，证实它是由左、右肝管合并而成的（图 5-5-11）

注意寻找有无发自肝（多发自肝右叶）的副肝管并入肝管或肝总管。仔细清理肝门静脉，观察其属支，并向上追踪至肝门处，证实其分左、右两支进入肝门。

3. 观察第一肝门　观察肝左、右管，肝固有动脉左、右支和肝门静脉左、右支的位置关系。并进一步观察肝左、右管的汇合点，肝固有动脉的分叉点和肝门静脉分叉点的位置关系（图 5-5-9）。

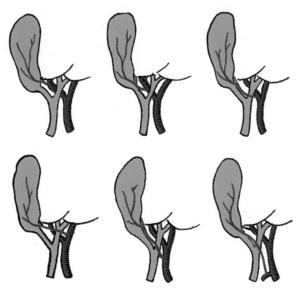

图 5-5-10　胆囊动脉的变异

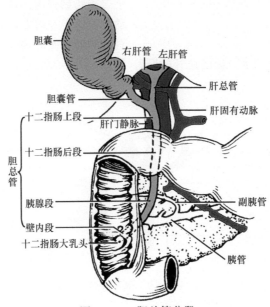

图 5-5-11　胆总管分段

4. 追踪胆总管　向下追踪胆总管至其进入十二指肠降部，随时注意并剖出胰管，观察胆总管与胰管的汇合形式（必要时可切开十二指肠降部）（图 5-5-11）。

5. 观察胆总管　胆总管可分为 4 段：十二指肠上段、十二指肠后段、胰腺段及十二指肠壁段。根据以下描述观察胆总管各段特点及毗邻（图 5-5-11）。

（1）十二指肠上段：位于肝十二指肠韧带内右侧，自胆总管起始部至十二指肠上部上缘。

（2）十二指肠后段：位于十二指肠上部后方，向下内方行于下腔静脉的前方，肝门静脉的右侧。可将右手的示指插入网膜孔，拇指放在十二指肠前，两指合拢时，示指前方即是胆总管。

（3）胰腺段：弯向外下方，此段上部多由胰头后方经过；下部表面有一层较薄的胰腺组织覆盖，位于胆总管沟内。

（4）十二指肠壁段：斜穿十二指肠降部中份的后内侧壁，与胰管汇合后略呈膨大，形成肝胰壶腹，壶腹与其周围的括约肌一并向肠腔突出，使十二指肠黏膜隆起形成十二指肠大乳头。

6. 复查肝总动脉及其分支　在腹腔干起始处确认肝总动脉，向右追踪可见肝总动脉于十二指肠上部处分为肝固有动脉和胃十二指肠动脉。胃右动脉发出的部位变化较多，多数发自肝固有动脉，也可发自胃十二指肠动脉或肝总动脉等。肝固有动脉向上行于肝十二指肠韧带内，靠近肝门处分为左、右两支，胆囊动脉通常由肝右动脉发出。胃十二指肠动脉于十二指肠上部后方下行，至幽门下缘分为胃网膜右动脉和胰十二指肠上动脉前、后支（图 5-5-2，图 5-5-4）。

（七）观察胃的位置和毗邻

1. 复原上腹部脏器和固有胸壁　将已翻开的所有上腹部脏器恢复原位，并尽可能按原位复原固有胸壁。

2. 查看胃的位置　见胃大部位于左季肋区，小部分居于腹上区。

3. 观察胃的毗邻（图 5-5-12）

（1）前面：可见右侧份毗邻左半肝；左侧份于肋缘以上毗邻膈、肋膈窦、左肺底、左胸廓下部，肋缘以下则紧贴腹前壁，称游离面。

（2）后面：确定胃小弯、胃大弯的位置，翻胃向上，可见与胃后壁毗邻之结构（统称为胃床），查看组成胃床的结构。注意胃后

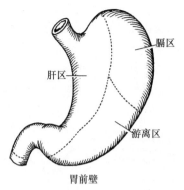

图 5-5-12 胃的毗邻

壁与胃床并未直接毗邻，观察两者间都有什么结构分隔？

【思考题】

（1）简述胃的血液供应特点及其临床意义。供应胃的血管都位于哪些腹膜形成物中？

（2）胃的迷走神经支配与迷走神经切断术。

（3）胃前、后壁穿孔时，胃内容物易入何处？

（4）手术中，胃与十二指肠的分界如何确定？

（5）简述肝外胆道的组成及结构特点。

（6）试述胆囊三角的组成、内容及临床意义。胆囊手术出血严重时，如何暂时中止出血？

（7）试述肝脏穿刺的常用部位及其穿经的结构。

（8）试述腹腔干的分支、分布及主要侧支循环。

（9）肝的上、下界标本所见与临床叩诊是否一致？为什么？

（龚　霞）

实验六　中下腹部脏器的解剖

【实验目的】

（1）掌握：空、回肠和结肠的形态结构特点及其主要鉴别特征；十二指肠的分部及其毗邻；胰腺的位置、形态和毗邻；空、回肠和结肠的血液供应、淋巴回流；肝门静脉的形成及其属支。

（2）熟悉：回盲部的形态结构特点及其临床意义。

（3）了解：十二指肠和胰腺的血液供应、淋巴回流；Meckel 憩室。

【标本观察与解剖】

（一）观察原位大、小肠的位置及形态

1. 显露空、回肠　将大网膜、横结肠及其系膜翻向上方，如大网膜与腹腔脏器粘连严重，可仔细将其清除（仅保留附于胃大弯的一段）。

2. 观察空、回肠　由上述操作可知空肠、回肠大部为大网膜覆盖，盲肠及结肠围绕在空、回肠周围。在尸体上（原位）查看居左上腹的近侧 2/5 段肠管（常被归于空肠）和居右下腹及盆腔的远侧 3/5 段肠管（常被归于回肠）（图 5-6-1）。

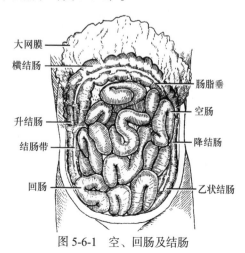

图 5-6-1　空、回肠及结肠

在回肠末端试寻找卵黄囊未完全闭锁而形成的 Meckel 憩室。

3. 观察肠系膜 轻轻提起任一段空、回肠，见其均有由双层腹膜形成的肠系膜相连，有系膜附着的边缘为该段肠管的系膜缘，其相对缘称对系膜缘。肠系膜内可隐约看到（暂不解剖）供应系膜小肠的血管、淋巴结和脂肪（图 5-6-2）；追踪肠系膜可见它与腹后壁的后腹膜壁层互相移行，移行处即肠系膜根，借系膜根将空、回肠固定于腹后壁。

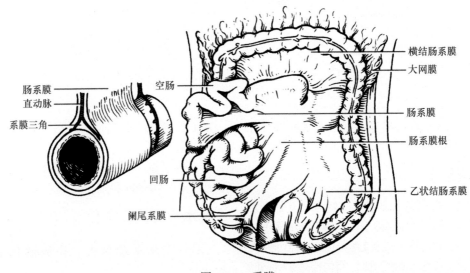

图 5-6-2　系膜

空、回肠均属腹膜内位器官，是腹腔内移动性最大的脏器。

4. 观察回盲部 于右下腹回肠与盲肠的连接处找到回肠末端 10cm、盲肠、阑尾，此即回盲部（ileocecal junction）（图 5-6-3）。

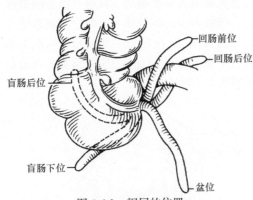

图 5-6-3　阑尾的位置

（1）观察盲肠：在右髂窝找到盲肠，见其属腹膜内位器官（5% 个体为间位器官），其后方与腹后壁间为盲肠后隐窝，检查它的后壁以证实其并无系膜。

（2）观察阑尾：在盲肠前面寻找前结肠带，顺其向下追踪即可找到阑尾根部，根部续为扭曲的体部，体部有阑尾系膜相连。阑尾系膜近似三角形，上缘附于肠系膜下部，游离缘有阑尾血管、神经走行，下缘附于阑尾。阑尾的位置常因系膜的活动度与盲肠的位置等影响变化较大，可出现的位置有盆位、盲肠后位、盲肠下位、回肠前位和回肠后位等。结合图 5-6-3 查看本组尸体阑尾呈何种位置？复原腹前壁，比拟阑尾根部的体表投影。随阑尾的位置不同，可与不同的结构毗邻，因而阑尾炎时症状、体征多样。查看本组尸体阑尾的毗邻。

（3）回盲口：在盲肠后内侧、回肠开口处称回盲口。有回肠的环形肌突出于盲肠黏膜下形成上、下两个皱襞，称回盲瓣。

5. 观察结肠

（1）寻认各段结肠：沿盲肠向上追踪，找到后续的升结肠、横结肠、降结肠和乙状结肠。

（2）探查横结肠系膜：请助手将横结肠向前提起，以两手手掌置于横结肠系膜的上、下面并向腹后壁滑动，证实横结肠系膜根近似水平位（图 5-6-2，图 5-6-4）。

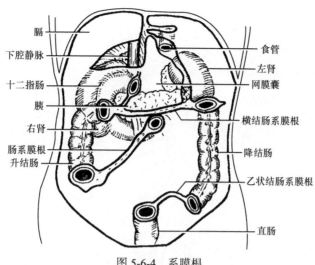

膈
下腔静脉
十二指肠
胰
右肾
肠系膜根
升结肠

食管
左肾
网膜囊
横结肠系膜根
降结肠
乙状结肠系膜根
直肠

图 5-6-4　系膜根

（3）解剖乙状结肠系膜：向前提起乙状结肠即可见到乙状结肠系膜，乙状结肠系膜与后腹膜壁层的移行处即乙状结肠系膜根，根附着处呈"∧"形，其尖端夹角处，有开口向下的乙状结肠间隐窝，深约 1 cm，剖开乙状结肠系膜可见后壁深面有左输尿管通过（图 5-6-2、图 5-6-4）。

（4）观察结肠肝曲、脾曲的毗邻：在标本上分别找到升结肠与横结肠移行处的结肠肝曲（结肠右曲）和横结肠与降结肠移行处的结肠脾曲（结肠左曲），试比较两者位置高低、交接肠管的夹角、距体壁的距离。根据以下描述查看结肠肝曲、脾曲的毗邻：

肝曲：后面贴邻右肾及腰方肌，内上方与十二指肠相邻，前上方有肝右叶与胆囊。

脾曲：外侧借膈结肠韧带附于膈下；后方贴靠胰尾与左肾；前邻胃大弯并为肋弓所掩盖。

（二）消化管道的鉴别

1. 大、小肠的鉴别　比较任意一段结肠与小肠，可见结肠独具结肠带、结肠袋和肠脂垂（图 5-6-1），借此区别大肠和小肠。

2. 空、回肠的鉴别　通过空肠和回肠的位置、管径大小、管壁厚薄和血管弓级数的多少等结构特点来区别二者（表 5-1-2）。较有临床意义的是肠系膜脂肪和系膜内血管分布规律，如标本脂肪较少可透过肠系膜查看，

否则留待稍后解剖。

3. 横结肠、乙状结肠的鉴别　横结肠和乙状结肠除了在腹腔内的位置不同外，还可根据两者附着的系膜进行辨别，横结肠两侧有系膜（一侧为大网膜，另一侧为横结肠系膜），而乙状结肠只一侧有系膜。横结肠的肠脂垂一般扁平、较小；乙状结肠的肠脂垂较长而有蒂，多呈分叶状（图 5-6-4）。

（三）解剖肠系膜上动、静脉

以下操作中，解剖血管时只需剥离系膜前层，以稍事清除系膜脂肪后能辨认血管为度，勿过多扰动或撕断血管（图 5-6-5）。

1. 解剖肠系膜上血管主干　将整个小肠推向左侧，显露肠系膜根。从胰下缘开始，小心切开肠系膜右侧的腹膜，解剖出系膜内的肠系膜上动脉（superior mesenteric artery）。向上追踪肠系膜上动脉，见其越过十二指肠水平部、胰腺钩突前方，经过胰腺及脾静脉的后方起自腹主动脉，起点在腹腔干起点下方约 1cm 处。注意观察围绕肠系膜上动脉起始部之致密的肠系膜上神经丛。将胰下缘翻向上，于胰颈后方找到肝门静脉，向下清理出肠系膜上静脉，确认其位于肠系膜上动脉的右侧。肠系膜上动脉各分支都有同名静脉伴行，最后汇成肠系膜上静脉。

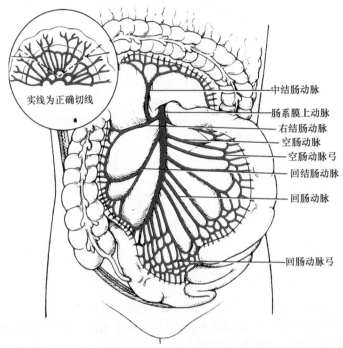

实线为正确切线

中结肠动脉
肠系膜上动脉
右结肠动脉
空肠动脉
空肠动脉弓
回结肠动脉
回肠动脉

回肠动脉弓

图 5-6-5　肠系膜上动脉

2. 解剖胰十二指肠下动脉　于十二指肠水平部与胰下缘间之沟内，找出自肠系膜上动脉发出的胰十二指肠下动脉。此动脉行向右侧，分胰十二指肠下前与下后动脉，在胰头前、后方，分别与胰十二指肠上前、上后动脉吻合，形成胰十二指肠前、后动脉弓（图 5-6-10）。

3. 解剖空、回肠动脉　在空肠近侧段和回肠远侧段处，从肠系膜上动脉左缘解剖出若干条空肠动脉（jejunal arteries）和回肠动脉（ileal arteries）直至小肠壁。注意观察淋巴结和神经丛与血管的关系。比较空、回肠动脉弓的级数，直血管的长短，直血管间系膜脂肪的多少（系膜窗的透光度）。

4. 解剖结肠动脉　自肠系膜根向右侧剥离腹膜至升结肠的左缘，切勿损伤腹膜后方的任何结构。自肠系膜上动脉的右缘由上而下地解剖出中结肠动脉、右结肠动脉及回结肠动脉。它们分别分布于横结肠、升结肠和回盲部。

（1）清理中结肠动脉：见它进入横结肠系膜，行程偏向右侧，剖出中结肠动脉（middle colic artery）的左、右支；可见中结肠动脉干左侧的大片横结肠系膜区为"无血管区"。

然而，肠系膜上动脉或中结肠动脉有时可分出副中结肠动脉，此支行向结肠脾曲，因而常横过"无血管区"。

（2）解剖右结肠动脉：常与中结肠动脉或回结肠动脉共干发出，可依供血区辨认这两支血管；清理右结肠动脉（right colic artery）的升、降支。

（3）清理回结肠动脉：向右下方追踪回结肠动脉（ileocolic artery），剖出其结肠支、盲肠支、回肠支。然后，试从阑尾系膜游离缘找到阑尾动脉（appendicular artery），向上追踪，见它起自回结肠动脉（部分个体阑尾动脉也可起自回肠支或盲肠支）（图 5-6-6）。

（四）解剖肠系膜下动、静脉

1. 解剖肠系膜下静脉　在十二指肠空肠曲左侧，找到纵行的十二指肠旁皱襞，切开构成皱襞的腹膜，显露肠系膜下静脉（inferior mesenteric vein），分别往上、下追踪该静脉，它引流降结肠及乙状结肠之静脉血。肠系膜下静脉最后通常汇入脾静脉，但有时汇入肠系膜上静脉或脾静脉与肠系膜上静脉的夹角处。

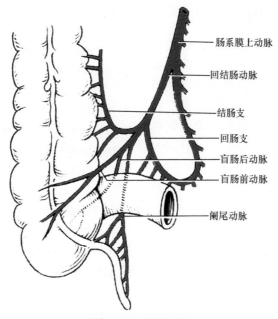

图 5-6-6　阑尾动脉

肠系膜上动脉
回结肠动脉
结肠支
回肠支
盲肠后动脉
盲肠前动脉
阑尾动脉

2. 解剖肠系膜下动脉

（1）从肠系膜下静脉处的腹膜切口开始，分别往左、右两侧剥离肠系膜根左侧的腹膜，切勿损伤腹膜深面的结构。

（2）在肠系膜下静脉右侧找到肠系膜下动脉（inferior mesenteric artery），向上追踪，见它在十二指肠水平部的后方起自腹主动脉；注意在其起点附近有一些淋巴结，即腰淋巴结。从肠系膜下动脉左缘解剖出左结肠动脉（left colic artery）的上、下两支，乙状结肠动脉（sigmoid artery）和直肠上动脉（superior rectal artery），观察这些动脉之间以及与中结肠动脉之间的吻合（图5-6-7）。

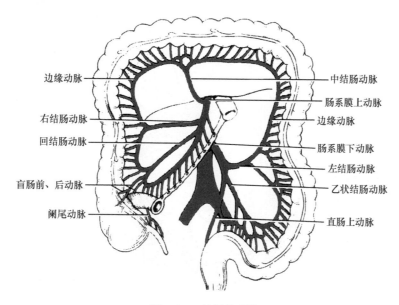

边缘动脉
右结肠动脉
回结肠动脉
盲肠前、后动脉
阑尾动脉
中结肠动脉
肠系膜上动脉
边缘动脉
肠系膜下动脉
左结肠动脉
乙状结肠动脉
直肠上动脉

图 5-6-7　结肠的动脉

（五）查看边缘动脉

1. 查看边缘动脉的组成 清理已解剖的全部结肠动脉，查看它们相互之间的吻合情况。可见分别起自肠系膜上动脉和肠系膜下动脉的结肠动脉，从回盲部至乙状结肠与直肠移行处，在结肠的内侧缘彼此吻合成一动脉弓，称为边缘动脉（marginal artery）（图 5-6-7）。

2. 解剖直动脉 试在边缘动脉上找出其发出的终末支直动脉（straight artery）及其分出的长、短支，并找出由长支发出供应肠脂垂的动脉（图 5-6-8）。

（六）观察十二指肠

十二指肠始于胃的幽门，下端至十二指肠空肠曲接续空肠。整个十二指肠呈 "C" 形包绕胰头。除始、末两端外，均在腹膜外隙，紧贴腹后壁第 1 ～ 3 腰椎的右前方。据其走向可分为上部、降部、水平部和升部。

1. 十二指肠的分部及毗邻 根据以下描述观察十二指肠的特征和毗邻（图 5-6-9 ～图 5-6-11）。

（1）上部：长 4 ～ 5 cm，起始处属于腹膜内位，余部在腹膜外。前上方与肝方叶、胆囊相邻，近幽门处小网膜右侧缘深部为网膜孔；下方紧邻胰头和胰颈；后邻胆总管、胃十二指肠动脉、门静脉及下腔静脉。上部近侧与幽门相接约 2.5cm 的肠管为十二指肠球。

（2）降部：长 7 ～ 8 cm，为腹膜外位。前方有横结肠及其系膜跨过，与肝右前叶及小肠襻相邻；后邻右肾门、右肾血管及右输尿管；内侧紧邻胰头、胰管及胆总管；外侧有结肠右曲。

（3）水平部：长 10 ～ 12 cm，为腹膜外位。上邻胰头及其钩突；后方有右输尿管、下腔静脉和腹主动脉经过；前方右侧份与小肠襻相邻，左侧份有肠系膜根和其中的肠系膜上动、静脉跨过。

（4）升部：长 2 ～ 3 cm，右侧为肠系膜上动脉及肠系膜上静脉；左侧稍外方有纵行的十二指肠旁皱襞（有肠系膜下静脉通行）。升部凭借十二指肠空肠曲皱襞上方深部的十二指肠悬韧带（Treitz 韧带）连腹后壁，此皱襞在横结肠系膜根的下方。

2. 观察十二指肠大乳头 纵行切开十二指肠降部的外侧壁，观察十二指肠黏膜结构特点及十二指肠纵襞，观察十二指肠大乳头或十二指肠小乳头的位置与胰头的关系。

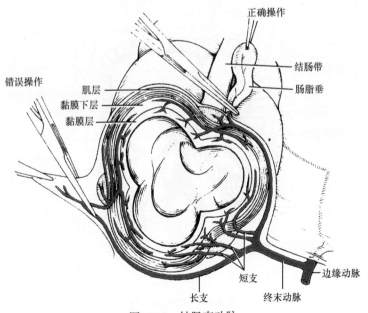

图 5-6-8 结肠直动脉

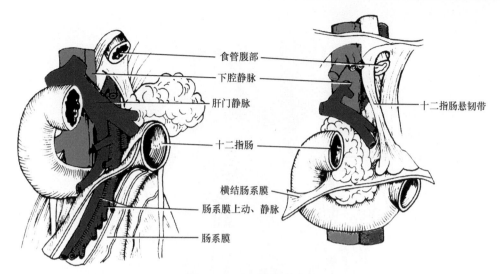

图 5-6-9　十二指肠的毗邻

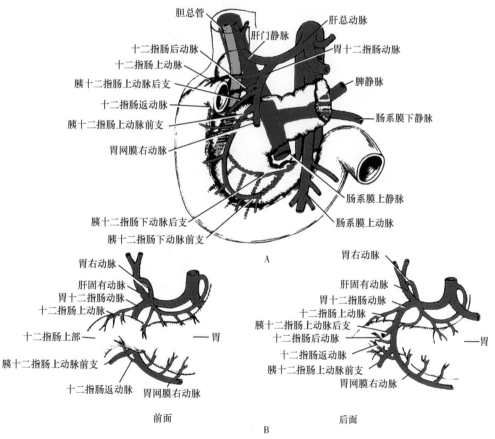

图 5-6-10　十二指肠的动脉

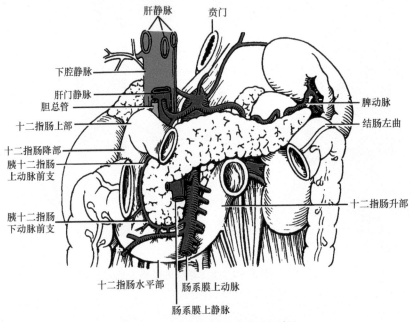

图 5-6-11　十二指肠及胰腺的毗邻

（七）观察胰腺

1. 查看胰腺的位置　将胃和横结肠拉向上、空肠袢推向下以显露胰腺，可见胰位于

腹上区和左季肋区，除胰尾外均属腹膜外位。其右侧端较低，被十二指肠环绕，左侧端较高，抵近脾门（图 5-6-11、图 5-6-12）。

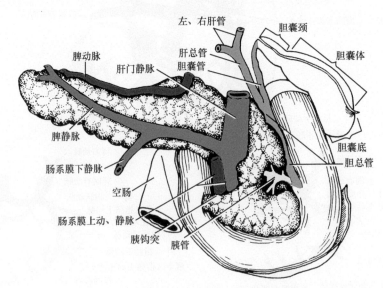

图 5-6-12　胰腺和毗邻血管的关系（后面观）

2. 胰的分部　在胰腺的上、下缘分别找到肝门静脉和肠系膜上静脉，两者右侧缘连线以右是胰头，左侧缘连线以左是胰体，左、右侧连线之间是胰颈，胰体与胰尾则没有明确分界标志（图 5-6-11、图 5-6-12）。

3. 胰腺的毗邻　根据以下描述查看胰腺各部的毗邻（图 5-6-11、图 5-6-12）。

（1）胰头：位于第 2 腰椎的右侧，被十二指肠呈"C"形环绕。胰头下部向左突出而绕至肠系膜上动、静脉后方的部分称钩突。

胰头前面有横结肠系膜根越过，并与空肠毗邻；后面有下腔静脉、右肾静脉及胆总管下行；上方右侧份与胃幽门和十二指肠上部紧邻，左侧份由前向后依次与肝固有动脉、肝门静脉和网膜孔相毗邻。

（2）胰颈：胰头与胰体之间的缩细部分，后面有肠系膜上静脉通过，并与脾静脉在胰颈后面汇合成肝门静脉。

（3）胰体：位于第1腰椎平面，上缘与腹腔干、腹腔丛相邻，脾动脉在其上缘向左走行。胰体前面隔网膜囊与胃后壁毗邻，后面借疏松结缔组织和脂肪附着于腹后壁，毗邻腹主动脉、左肾上腺、左肾及脾静脉。

（4）胰尾：是胰左端的狭细部分，行于脾肾韧带的两层腹膜内，末端达脾门，具有一定的活动度。

（八）观察肝门静脉及其属支

肝门静脉的主要属支有7支：肠系膜上静脉、脾静脉、肠系膜下静脉、胃右静脉、胃左静脉、附脐静脉和胆囊静脉（图5-6-7）。肝门静脉通常在胰颈的后方合成，其合成的形式可有3种类型（图5-6-8）：①由肠系膜上静脉和脾静脉合成，肠系膜下静脉注入脾静脉；②由肠系膜上静脉、肠系膜下静脉和脾静脉共同合成；③由肠系膜上静脉、脾静脉合成，肠系膜下静脉注入肠系膜上静脉。

将十二指肠降部及胰头、胰颈提起翻向左侧，复查已解剖出的肝门静脉、肠系膜上静脉、脾静脉及肠系膜下静脉之间的流注关系。继续向上方追踪肝门静脉，寻认其余属支。

【思考题】

（1）切开腹壁后，哪些肠管可经切口牵至体外？如何鉴别其口端和肛门端？

（2）阑尾体和尖位置变化很大，手术时，应如何寻找阑尾？试分析不同位置的阑尾炎时其体征有何区别？临床意义如何？

（3）十二指肠及胰腺有何重要毗邻关系？胰腺的位置对胰腺癌的诊断有何影响？胰头癌时何以会产生阻塞性黄疸？

（4）为什么切开胃结肠韧带时，要注意保护中结肠动脉？

（5）试述盲肠和阑尾的结构特点及其临床意义。

（6）试述肝门静脉的组成、特点、属支，并逐一列举其侧支循环途径、有何临床意义？

（龚 霞）

实验七 腹膜后隙解剖

【实验目的】

（1）掌握：腹膜后隙的概念；腹主动脉的行程和分支；下腔静脉的行程及其属支。

（2）熟悉：腹部主要的内脏神经节和神经丛。

（3）了解：腰交感干。

【标本观察与解剖】

（一）暴露腹膜后隙

于十二指肠空肠曲之肠系膜上穿一小洞，穿入两根线，相距1 cm双重结扎空肠，并在两结扎部位之间切断肠管。用同样的办法在距回盲交界10 cm处结扎并切断回肠。然后沿肠系膜根切断肠系膜及空、回肠动脉，将空、回肠连同系膜、血管整块取出。再将十二指肠和胰腺翻向上，暴露腹膜后隙（retroperitoneal space）以利操作（图5-7-1）。

（二）解剖腹主动脉

1. 剖露腹主动脉主干 从肠系膜下动脉起始处向上同时清理腹主动脉（abdominal aorta）和下腔静脉（inferior vena cava）（图5-7-2）至肠系膜上动脉起点处的下方，可见左肾静脉横越腹主动脉的前方。小心清理腹腔干、肠系膜上动脉、肠系膜下动脉根部的淋巴结、结缔组织，即可看到被神经丛所围绕的腹主动脉。它位于脊柱左前方、下腔静脉左侧，始于膈的主动脉裂孔。向下追踪，见腹主动脉在平第4、5腰椎间盘处分为左、右髂总动脉。

2. 解剖肾动脉 于肠系膜上动脉起点稍下方，可见起于腹主动脉左缘的左肾动脉，它向左行进入左肾。在左肾动脉起点水平，于腹主动脉和下腔静脉之间作钝性分离，稍

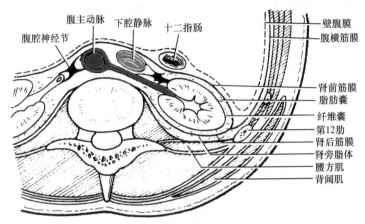

图 5-7-1　腹膜后隙

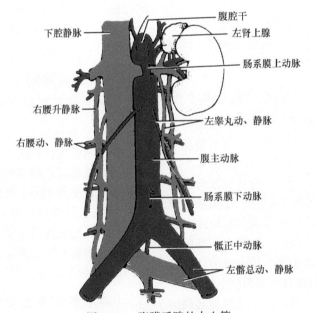

图 5-7-2　腹膜后隙的大血管

加清理结缔组织及淋巴结后，即可看到右肾动脉起于腹主动脉右缘，经下腔静脉和右肾静脉的后方到达右肾。注意有无副肾动脉。清理左、右肾动脉，在两侧肾动脉上方，寻找其发出的左、右肾上腺下动脉。

3. 解剖肾上腺中动脉　平第 1 腰椎，在腹主动脉的两侧缘寻找其发出的肾上腺中动脉。

4. 解剖睾丸（卵巢）动脉　于腰大肌下份前面，找出细小的睾丸动脉（女性为卵巢动脉），向上追踪，见其起自腹主动脉的前壁（多位于肠系膜上、下动脉起点之间）。

5. 解剖膈下动脉　在腹腔干上外侧寻认发自腹主动脉的一对膈下动脉，追踪并修洁其分支，寻找其发出的肾上腺上动脉，左膈下动脉也可发 1～2 支分布于胃底上部和贲门。

6. 腰动脉　在左肾动脉的下方，牵起腹主动脉，清理两侧结缔组织，可见起于腹主动脉后壁的左、右第二、三、四腰动脉。

7. 复查腹主动脉及其分支　参考表 5-7-1 复查腹主动脉的各级分支。

（三）观察下腔静脉及其属支

下腔静脉（表 5-7-2）比腹主动脉长，由左、右髂总静脉在右髂总动脉的后方汇合而成，上行经肝后面的腔静脉沟，穿过膈的腔静脉孔进入胸腔。参考表 5-7-2 查看下腔静脉沿途收集的左、右腰静脉，右睾丸(或卵巢)静脉(左侧者汇入左肾静脉)，左、右肾静脉，右肾上腺静脉和膈下静脉。

（四）剖露乳糜池

在膈的主动脉裂孔右侧，将主动脉向左侧、右膈脚向右侧分别拉开，于两者之间找出囊状的乳糜池，向下仔细追踪汇入乳糜池

的左、右腰淋巴干和肠干。注意有部分人其乳糜池并不明显膨大，会给寻找造成困难。

（五）解剖腰交感神经干和腹腔神经节

1. 解剖腰交感神经干 于两侧腰动脉的前方，稍事清理腰大肌的内侧缘，可见纵行于脊柱侧缘的腰交感神经干（lumbar sympathetic trunk）。干上有数个梭形膨大，即交感神经节。腰交感神经干向下经髂总血管的后方入盆腔（图 5-7-3）。

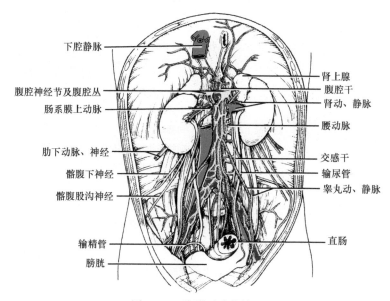

图 5-7-3 腹膜后隙的神经

2. 解剖腹腔丛及腹腔神经节 找出已解剖过的腹腔干，在该动脉周围解剖出腹腔神经丛。该丛是腹腔内最大的内脏神经丛，丛的两侧各有一块状的神经节，称为腹腔神经节。稍下方，在肠系膜上动脉、肾动脉起始处还可找到肠系膜上神经节和主动脉肾神经节（图 5-7-3）。腹腔丛在腹主动脉表面向下延续为腹主动脉（神经）丛，由此丛分出肠系膜下丛，接受来自骶副交感节前纤维和第 1～2 交感神经节的纤维，沿同名动脉分支至结肠左曲以下到直肠上部的肠管。腹主动脉丛向下延至盆部成为上腹下丛，由此丛发出左、右腹下神经于第 3 骶椎高度，与同侧的盆内脏神经和骶神经节的节后纤维共同组成左、右下腹下丛，又称盆丛，其纤维随髂内动脉分布到盆内脏器。

（六）观察穿过膈的主要结构

于肝脏膈面切断冠状韧带和左、右三角韧带，于肝裸区处沿肝上面切断下腔静脉，再在肝门区切断肝蒂及其后方的下腔静脉，将整肝取出。从腹腔面观察膈，检查它的主要裂孔及贯穿各裂孔的结构：主动脉裂孔（平第 12 胸椎）有腹主动脉和胸导管；食管裂孔（平第 10 胸椎）有食管和迷走神经；腔静脉孔（平第 8 胸椎）有下腔静脉和右膈神经。

【思考题】

（1）简述腹主动脉和下腔静脉的走行与毗邻。

（2）简述膈的裂孔及通行结构。

【附】

腹主动脉和下腔静脉见表 5-7-1 和表 5-7-2。

表 5-7-1　腹主动脉的分支

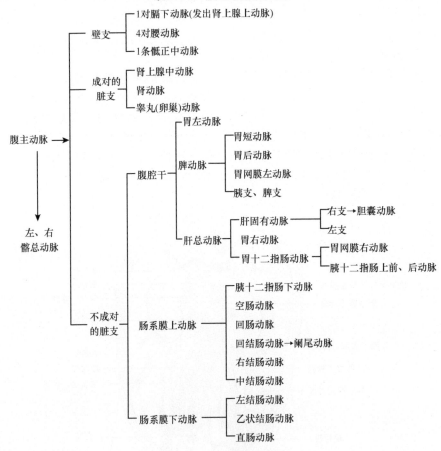

表 5-7-2　下腔静脉的属支

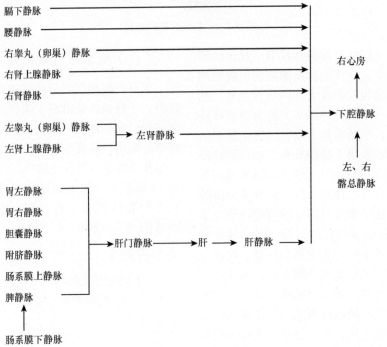

（龚　霞）

实验八 消化管的组织结构

【实验目的】

（1）掌握：消化管壁的一般结构。

（2）掌握：食道、胃、小肠、大肠、阑尾的结构特点。

【组织切片观察】

（一）牙齿（tooth）

标本取自人牙齿，纵切，磨片（或牙片），HE染色。

1. 肉眼观察 分清牙冠、牙根及牙颈三部分。较宽的一端，乳白色的部分是牙冠，占牙大部且较尖细的部分为牙根，前二者交界处为牙颈。牙中央的空白区为牙髓腔。

2. 低倍镜观察 牙冠表面为牙釉质，呈棕黄色，将光调暗，可见釉柱，为从釉质与牙本质交界处向牙表面呈放射状排列的褐色条纹结构。如磨片较厚则不清楚。往下看牙本质，是包围牙髓腔、构成牙的主体部分，可见斜行的黑色条纹状的牙本质小管。牙根部的牙本质外被覆有数层牙骨质（在HE染色的切片上则可见结缔组织性的牙髓，靠近牙本质处有一层排列整齐的成牙本质细胞）。

（二）食管（esophagus）

标本取自人食管，横切，HE染色。

1. 肉眼观察 管状结构，管腔不规则，可见几个纵行皱襞的断面，腔面覆盖有紫红色的黏膜。

2. 低倍镜观察 先由腔面向外依次分清四层结构，然后逐层仔细观察（图5-8-1）。

（1）黏膜层：表面为复层扁平上皮。上皮下方是细密结缔组织的固有层，其中可见小血管及食管腺导管的断面，固有层外方，是一层纵行的黏膜肌，其平滑肌被横切成分散的细束，黏膜肌层是黏膜与黏膜下层的分界。

（2）黏膜下层：为结缔组织，内含食管腺、血管等，食管腺为黏液腺，腺泡染色较浅。旁边还可见食管腺的导管，其管壁由单层立

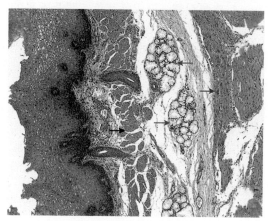

图5-8-1 食管（HE，低倍）

↓黏膜肌；↓食管腺；↓肌层

方形细胞组成，细胞小，染色深，如为穿过黏膜开口于食管腔的大导管，其管壁可渐变为复层扁平上皮。食管腺周围常有较密集的淋巴细胞，甚至淋巴小结。

（3）肌层：分内环、外纵两层。肌层之间有少量结缔组织，其间可见肌间神经丛。

（4）外膜：为纤维膜，属疏松结缔组织，含血管、神经等断面。

3. 高倍镜观察 注意观察肌间神经丛，可根据神经元胞体的形态特点来辨别，如体积大，胞质染成紫红色，核大、色浅、核仁明显等；神经元周围的神经纤维染色浅淡，在普通染色切片上不易分辨（图5-8-2）。

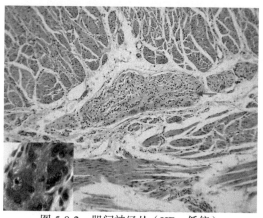

图5-8-2 肌间神经丛（HE，低倍）

↓肌间神经丛；左下图为肌间神经丛（HE，高倍）

（三）胃（stomach）

标本取自人胃底，横切，HE染色。

1. 肉眼观察 染成紫蓝色，凹凸不平的一面是黏膜面，可见数个皱襞。红色部分为肌层，两者之间浅淡的部分为黏膜下层。

2. 低倍镜观察

（1）黏膜层：上皮为分泌型单层柱状上皮，上皮细胞顶端染色浅淡而透明，是因所含的黏原颗粒在制片时被溶解之故。上皮向下凹陷形成许多胃小凹，胃小凹开口于黏膜表面，其末端与胃底腺相连。固有层中充满大量胃底腺，管状的胃底腺被切成各种切面，密集排列，腺腔很小，注意主细胞与壁细胞的分布。黏膜肌较薄，为内环外纵两层平滑肌（图 5-8-3）。

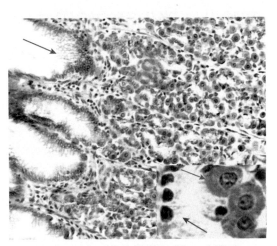

图 5-8-4　胃小凹，胃底腺（HE，低倍）

↓胃小凹；右下图为胃底腺（HE，高倍）；↓壁细胞；

↓主细胞

（四）空肠（Jejunum）

标本取自人空肠，纵切，HE 染色。

1. 肉眼观察 标本的一侧凹凸不平，为肠腔面，可见几个粗大的隆起为环行皱襞。皱襞表面有许多细小的突起即为肠绒毛。

2. 低倍镜观察 先找到黏膜肌，作为标志来观察皱襞。皱襞由黏膜与部分黏膜下层一起突出形成。然后逐层观察（图 5-8-5）。

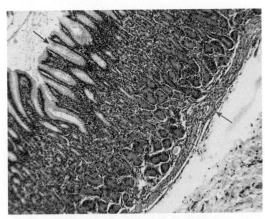

图 5-8-3　胃黏膜（HE，低倍）

↓胃小凹；↓黏膜肌

（2）黏膜下层：为疏松结缔组织，含血管、淋巴管及神经丛。

（3）肌层：较厚，为平滑肌，大致可分为内斜、中环和外纵三层（有时因切片的关系致纤维走行方向紊乱，不易区分）。

（4）外膜：为浆膜，即在疏松结缔组织表面覆有一层间皮。

3. 高倍镜观察 在黏膜处选择胃底腺的切面，仔细观察（图 5-8-4）。主细胞呈柱状，核圆形，位于细胞基部，胞质染成紫蓝色，其顶部所含酶原颗粒在制片时被溶解，故染色较浅。壁细胞体积较大，圆形或三角形，胞质嗜酸性染成红色，核圆形，位于细胞中央，少数细胞有双核。

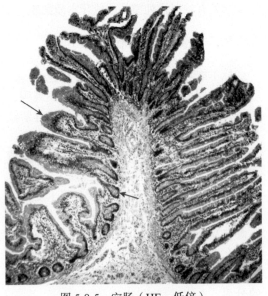

图 5-8-5　空肠（HE，低倍）

显示小肠的环形皱襞及绒毛

↓绒毛；↓小肠腺

（1）黏膜层：在分清上皮、固有层和黏膜肌之后，重点观察肠绒毛和肠腺，找一个完整的纵切面的肠绒毛，可见其表面覆以吸收型单层柱状上皮，中轴为固有层。肠绒毛基部的上皮陷入固有层内，形成管状的肠腺。

（2）黏膜下层：为结缔组织。如果是十二指肠，含有十二指肠腺，为黏液腺，是十二指肠的特征性结构。

（3）肌层：为内环外纵两层平滑肌，肌层之间可见到肌间神经丛。

（4）外膜：多为浆膜。

3. 高倍镜观察 肠绒毛上皮中的柱状细胞游离面可见纹状缘，为染成红色的线状结构。柱状细胞之间夹有少量杯状细胞。绒毛中轴固有层结缔组织中有时可见到中央乳糜管和毛细血管，二者结构相似，但前者管腔略大且管壁更薄，内皮细胞核染色浅淡，管腔中常见染成红色的乳糜液；后者腔内可有血细胞。绒毛中轴内还可见较多的淋巴细胞和浆细胞，以及散在的平滑肌纤维（图5-8-6）。固有层中的肠腺由单层柱状上皮围成，柱状细胞和杯状细胞与绒毛上皮的相同，Paneth细胞常成群位于腺底部，细胞呈锥体形，核位于细胞基底部，细胞顶部的颗粒没有染色显示（图5-8-6）。

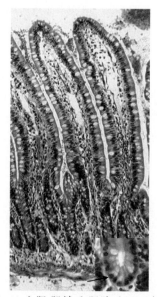

图 5-8-6 空肠 肠绒毛 肠腺（HE，低倍）

↓中央乳糜管；右下图↓Paneth细胞，（HE，高倍）

（五）结肠（colon）

标本取自人结肠横或纵切面，HE染色。

1. 肉眼观察 黏膜呈紫色，腔面较规则，纵切时可见皱襞。

2. 低倍镜观察 与小肠比较，了解结肠的结构特点。结肠有半环形皱襞无绒毛。结肠上皮中杯状细胞特别多。肠腺发达，腺体长而密，其内杯状细胞丰富。结肠纵肌集中形成三条结肠带，但切片中不甚明显，各带之间有很薄的纵肌（图5-8-7）。外膜为浆膜或纤维膜。

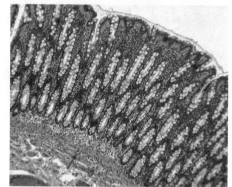

图 5-8-7 结肠黏膜（HE，低倍）

↓大肠腺；↓黏膜肌层

（六）阑尾（appendix）

标本取自人阑尾，横切，HE染色。

1. 肉眼观察 染成蓝色，凹凸不平的一面是黏膜面，可见数个皱襞。粉红色的部分为肌层，两者之间浅淡的部分为黏膜下层。

2. 低倍镜观察 阑尾腔小壁厚，其结构与大肠相似。注意其特点：肠腺稀少；固有层及黏膜下层充满弥散淋巴组织和淋巴小结；黏膜肌不完整；肌层较薄，为内环外纵（图5-8-8）。

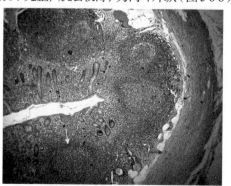

图 5-8-8 阑尾（HE，低倍）

↓大肠腺；↓淋巴组织；↓肌层

【电镜图片观察】

（1）主细胞：细胞呈柱状，核圆，位于细胞基部。核周胞质内有大量的粗面内质网，核上方有发达的高尔基复合体及许多圆形的酶原颗粒（图5-8-9）。

（2）壁细胞：细胞呈圆锥形，核圆，位于细胞中央。游离面胞膜向胞质内深陷，形成迂曲分支的小管，称细胞内分泌小管，小管腔内有许多微绒毛。此外，胞质内还有大量线粒体，其他细胞器则较少（图5-8-9）。

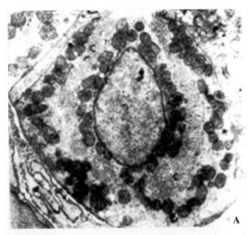

图5-8-9 壁细胞（A）与主细胞（B）电镜图

【思考题】

（1）主、壁细胞的光电镜结构和功能有哪些？

（2）小肠的三级放大结构有哪些？

（彭 彦）

实验九 消化腺的组织结构

【实验目的】

（1）掌握：浆液性腺泡、黏液性腺泡和混合性腺泡的结构特点；胰、肝的结构特点和功能。

（2）了解：三对大唾液腺的结构特点。

【组织切片观察】

（一）下颌下腺（submandibular gland）

标本取自人下颌下腺，HE染色。

1. 肉眼观察 下颌下腺是以浆液性腺泡为主的混合腺。被结缔组织分隔成小叶。

2. 低倍镜观察 腺实质中较明亮的为黏液性腺泡，染色较深的为浆液性腺泡以及两种皆有的混合性腺泡（图5-9-1）。

3. 高倍镜观察 黏液性腺泡由黏液性腺细胞组成，胞质染色浅淡，核扁圆位于细胞基部。浆液性腺泡由浆液性腺细胞组成，细胞锥体形，核圆形位于基底侧；细胞基部胞质强嗜碱性呈紫蓝色，顶部胞质含有酶原颗粒。混合性腺泡常见在黏液性腺泡的一侧附有几个浆液性腺细胞，后者的切面常排列呈半月形，称"半月"（图5-9-2）。

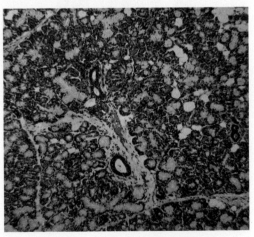

图5-9-1 下颌下腺（HE，低倍）

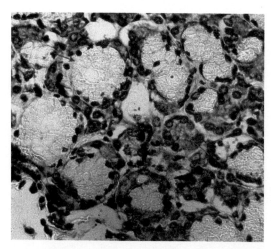

图 5-9-2　下颌下腺（HE，高倍）
↓黏液性腺泡；↓浆液性腺泡；↓混合性腺泡

（二）胰（pancreas）

标本取自胰腺，HE 染色。

1. 肉眼观察　可见腺实质被结缔组织分隔成一些大小不等的小叶。

2. 低倍镜观察　腺实质主要由大量胰腺腺泡组成，腺泡为纯浆液性，染色较红。移动切片寻找散在于腺泡（外分泌部）之间的胰岛（内分泌部），为染成浅粉色的实心细胞团（图 5-9-3）。

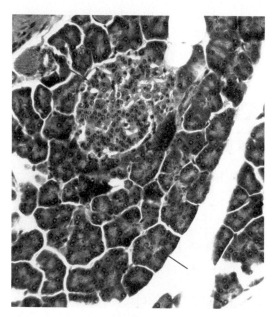

图 5-9-3　胰腺（HE，低倍）
↓胰岛；↓胰腺腺泡；↓闰管

3. 高倍镜观察　胰腺腺泡细胞呈锥体形，核圆，靠近细胞基部，核下区胞质嗜碱，染成紫色，核上区胞质嗜酸性，可见染成红色的分泌颗粒。腺泡腔小，其内可见一至几个染色较淡的泡心细胞。胰岛细胞染色浅，细胞排列不规则，呈索团状，HE 染色切片中不能区分几种细胞类型。细胞间有丰富的毛细血管。切片中还可见由立方上皮组成的闰管和小叶内导管；小叶间结缔组织内的小叶间导管由单层柱状上皮组成（图 5-9-4）。

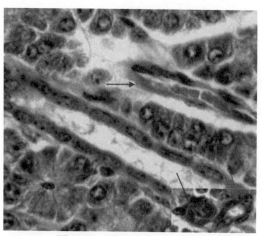

图 5-9-4　胰腺（HE，高倍）
右下图为闰管和小血管横切面（HE，高倍）
↓泡心细胞；↓闰管；↓小血管

（三）肝（liver）

标本取自人肝，HE 染色。

1. 低倍镜观察　人的肝脏由于肝小叶之间结缔组织很少而小叶分界不清楚。肝小叶为菱柱体，在横截面上观察，肝小叶主要由以下四个部分组成（图 5-9-5）：

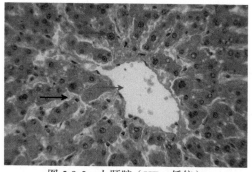

图 5-9-5　人肝脏（HE，低倍）
↓中央静脉；↓肝细胞；↓肝血窦

（1）中央静脉：位于肝小叶的中央，血管壁可见内皮细胞和少许结缔组织。由于肝血窦开口于中央静脉，故中央静脉管壁常不完整。

（2）肝索：肝细胞排列成条索状，又称肝细胞索或肝板，其以中央静脉为中轴呈放射状排列。

（3）肝血窦：为肝细胞索之间的毛细血管。切片上为肝细胞索之间的空隙，其窦腔大小不等，形状不规则。

（4）胆小管：由相邻肝细胞膜凹陷形成，HE染色光镜下不能分辨。

（5）门管区：肝小叶之间可见到较多结缔组织的区域，其中含有三种管道：小叶间动脉，腔小壁厚；小叶间静脉，腔大壁薄；小叶间胆管，由单层立方或柱状上皮组成，细胞核圆，串珠状排列。除门管区外，小叶之间还可见到单独走行的小叶下静脉，其管腔较大，管壁较厚，走行方向与中央静脉相垂直，切片呈"T"字形开口（图5-9-6）。

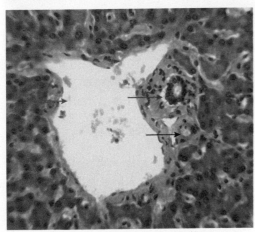

图 5-9-6　门管区（HE，高倍）
↓小叶间静脉；↓小叶间胆管；↓小叶间动脉

2. 高倍镜观察　肝小叶的中央静脉壁很薄，仅由一层内皮和极少量结缔组织构成，而且有肝血窦的开口。肝细胞体积大，呈多边形，胞质染成红色，核圆位于细胞中央，有的肝细胞可见双核或大而深染的核。肝血窦壁的内皮细胞与肝细胞相贴，其核为梭形，小而深染。血窦内可见枯否氏细胞，细胞较大，形状不规则或有突起，核圆或椭圆形，胞质嗜酸性。

（四）胆小管（bile canaliculi）

标本取自人肝脏，硝酸银浸染。

低倍镜观察　标本染成浅黄色，细胞核未染色。主要观察沿中央静脉呈放射状排列的胆小管，染成黑色，较细，彼此相连成网（图5-9-7）。

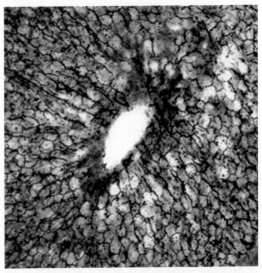

图 5-9-7　胆小管（硝酸银染色，高倍）
↓中央静脉

【思考题】

（1）胰岛的组成和功能有哪些？
（2）肝小叶的光电镜结构和功能有哪些？

（彭　彦）

实验十　消化系统的胚胎发生

【实验目的】

（1）掌握：消化系统发生过程。
（2）了解：原始消化管的形成和分化；肝、胆、胰的发生。

【模型观察】

（一）原始消化管的发生

第四周人胚原始消化管模型（图5-10-1）。此模型已剥离外胚层和中胚层，只显示原始消化管。内胚层已形成前肠和后肠，中肠的腹面开口于卵黄囊蒂。前肠的头端膨大成原始咽，前肠头端两侧隆起为咽囊。自第四对咽囊水平以下，咽尾部突向腹侧的盲管为喉气管憩室。食管下膨大部为胃。胃下端为十二指肠，前肠腹壁与卵黄囊移行处可见内胚层发生的几个隆起，分别是肝憩室、背胰芽和腹胰芽。后肠尾端腹侧壁与外胚层相贴形成泄殖腔膜，泄殖腔膜的尾侧部分原肠叫尾肠。后肠腹侧壁发出一管状突起进入体蒂中即为尿囊。

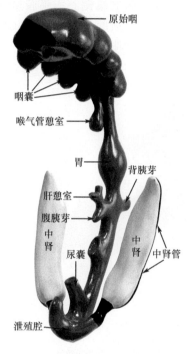

图 5-10-1　第 4 周人胚原始消化管

（二）咽囊的演变

1. 咽囊模型　原始咽为前肠头端的一个膨大部，呈左右宽、头端粗、尾端细状。在其侧壁上有 5 对囊状突起，称咽囊。原始咽腹面正中有一小囊状隆起即甲状腺始基。原始咽尾部突向腹侧的盲管为喉气管憩室（图 5-10-2）。

2. 人胚第 5 周原始咽模型（图 5-10-3）原始咽侧壁上有 5 对囊状突起，称咽囊，分别与其外侧的 5 对鳃沟相对。随着胚胎的发育，各对咽囊也先后发生重要的分化和演变。第 3 对咽囊的腹侧份上皮及与其相对的鳃沟外胚层上皮增生，形成左右两条细胞索。细胞索向胚体尾端伸长，其末端抵达胚体胸腔

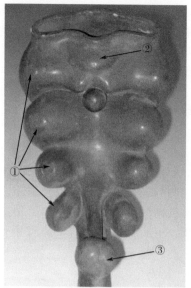

图 5-10-2　咽囊模型
① 咽囊；② 甲状腺始基；③ 喉气管憩室

并增生变大。左右两个膨大的细胞团相互愈合，形成胸腺原基。

第 3 对咽囊背侧份的上皮增生，并随胸腺原基下移至甲状腺原基的背侧，分化为下一对甲状旁腺。

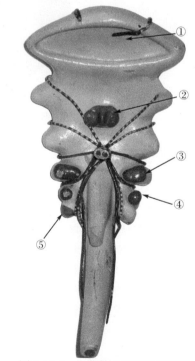

图 5-10-3　人胚第 5 周原始咽模型
①口咽膜（已破）；②甲状腺原基；③腹侧份为胸腺原基，背侧份为下一对甲状旁腺原基；④上一对甲状旁腺原基；⑤后鳃体

第4对咽囊的腹侧份退化，背侧份细胞增生并迁至甲状腺原基的背侧，分化为上一对甲状旁腺。

第5对咽囊很小，形成一细胞团，称后鳃体。后鳃体的部分细胞迁入甲状腺原基，分化为甲状腺内的滤泡旁细胞。

（三）原始消化管的分化

1. 人胚第3～4周模型（图5-10-4）模型左侧外胚层和中胚层以被取下。由于胚盘继续向腹侧卷褶，内胚层已形成前肠和后肠，中肠的腹面开口于卵黄囊蒂。前肠头端与原始口腔底的外胚层相贴称口咽膜。前肠头端两侧隆起为第一咽囊，其腹壁有一小囊状隆起（绿色）即甲状腺始基，前肠腹壁与卵黄囊移行处可见肝憩室，突入原始横隔（粉红色）中，后肠尾端腹侧壁与外胚层相贴形成泄殖腔膜，泄殖腔膜的尾侧部分原肠叫尾肠（以后消失）。后肠腹侧壁发出一管状突起进入体蒂中即为尿囊。可见体腔已开始分化，头端的心包腔已转到前肠的腹侧。胸膜腔呈管状开口于心包腔。腹膜腔开始向腹侧转位，此时与胚外体腔相通。

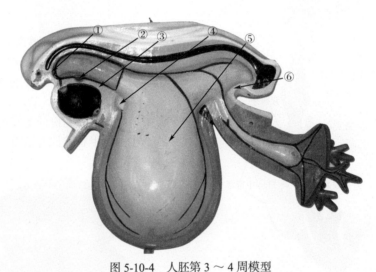

图 5-10-4　人胚第 3 ～ 4 周模型

①口咽膜；②甲状腺始基；③心包腔；④肝憩室；⑤卵黄囊；⑥泄殖腔膜

2. 人胚第4～5周模型（图5-10-5）　圆柱形的胚体已弯曲呈"C"字形，头端大，颜面及鳃弓开始发生，心包扩大。左半外胚层与中胚层已经取下，可见原肠（黄色）已分化。前肠头端扁平而膨大为原始咽。口咽膜破裂，咽的侧壁可见四对咽囊，咽囊的外侧与鳃沟底的外胚层相对。咽底壁上的甲状腺始基（绿色）明显。咽尾端的前肠腹侧壁已发生喉气管憩室。背侧以后成为食道。未来食道的尾端稍膨大将来分化成胃。前肠尾段腹侧壁紧贴原始横隔（粉红色）。肝憩室已突入原始横隔中，中肠腹侧开口于卵黄囊蒂，后肠末端膨大为泄殖腔，其腹壁与外胚层相贴共同形成泄殖腔膜，此膜上方连尿囊。心包腔中包有正在发育的心脏，胸膜腔此时位于心包腔的背外侧，仍为管状。它与心包腔的表面分界处为总主静脉。腹膜腔已到中后肠的两侧，与胚外体腔的交通口转到腹侧。

3. 人胚第6周模型（图5-10-6）　为6周"C"字形胚体，头颈部尤其弯曲。颜面进一步发育，眼泡与鼻凹明显，肢芽长出。左侧外胚层和中胚层已经取下，可见扁的、呈三角形的原始咽，两侧壁已发生五对咽囊。咽腹壁甲状腺始基（绿色）进一步发育。第三、第四对咽囊腹面分化出胸腺（土褐色）始基。第三与第四对咽囊的背面分化出甲状旁腺（浅蓝色）始基。第五对咽囊产生鳃后体（绿色）。

咽尾端腹面的喉气管憩室已分化出气管、支气管的始基。食道增长，胃扩大且出现胃大弯和胃小弯。胃小弯此时接原始横隔，以后在胃小弯与原始横隔间形成腹系膜（小网膜）。在胃背系膜中，从左侧观察可见一部分系膜隆起，从右侧看则呈一凹陷，为网膜囊始基。在网膜上还可见脾脏的始基。前肠末段和中肠首段形成十二指肠，此时十二指肠已弯曲成马蹄形。

4. 中肠和后肠的演变（图 5-10-7）　十二指肠的背腹壁分别发生背胰和腹胰（绿色）。中肠发育很快，第 6 周形成"U"形肠袢，突入脐腔，头支转到右侧，尾支转到左侧。第 10 周中肠袢退回腹腔。头支先退回，转到腹腔左侧；尾支后退回到腹腔右侧。肠袢头支以后发育成十二指肠的远部、空肠和一部分回肠。肠袢尾支以后发育成回肠下段、盲肠、阑尾、升结肠和横结肠的近 2/3。肠袢的顶连卵黄囊蒂。肠袢尾支上有一囊状突起是盲肠突。

5. 肝、胆、胰的发生（图 5-10-8）　胚胎发育至第 4 周初，前肠末端腹侧壁的上皮增生，形成肝憩室，是肝与胆的始基。肝憩室迅速增大，很快长入原始横隔，其末端膨大，并分为头支和尾支。头支较大且生长迅速，其上皮细胞增殖、形成许多细胞索并分支吻合，是为肝索。肝索上下叠加，形成肝板。肝板围绕中央静脉呈放射状排列，形成肝小叶。肝板最初由 2-3 层肝细胞组成，胎儿后期逐渐变为单层肝细胞。胚胎第 2 个月，肝细胞之间形成胆小管，内胚层上皮也相继形成肝内胆管。

肝憩室的尾支发育为胆囊和胆囊管，肝憩室的根部则发育为胆总管。由于上皮的过度增生，胆囊管和胆总管的管腔曾一度消失。随着腔内上皮细胞的退化吸收，管腔重新出现。最初，胆总管开口于十二指肠的腹侧壁，随着十二指肠的转位及右侧壁的发育快于左侧壁，致使胆总管的开口逐渐移至十二指肠的背内侧，并与胰腺导管合并共同开口于十二指肠。

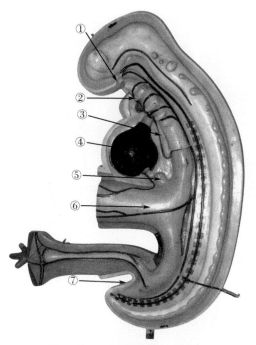

图 5-10-5　人胚第 4～5 周模型

①口咽膜处；②第二咽囊；③喉气管憩室；④心包腔；⑤肝憩室；⑥卵黄囊；⑦泄殖腔膜

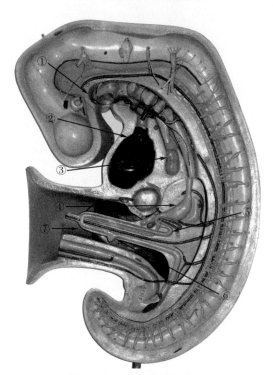

图 5-10-6　人胚第 6 周模型

①口咽膜处；②心包腔；③肺芽；④胃；⑤十二指肠；⑥中肠袢；⑦脐腔

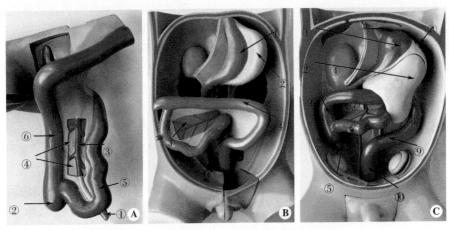

图 5-10-7　中肠和后肠的演变

A. 小肠袢旋转：① 卵黄蒂；② 盲肠突；③ 肠系膜上动脉；④ 肠袢系膜；⑤ 头支；⑥ 尾支；B. 肠袢退回肠腔：① 胃；② 网膜囊；③ 肠系膜；④ 尾支已向右侧转位；C.① 胃；② 网膜囊；③ 脾；④ 肾；⑤ 阑尾；⑥ 升结肠；⑦ 横结肠；⑧ 降结肠；⑨ 乙状结肠；⑩ 直肠

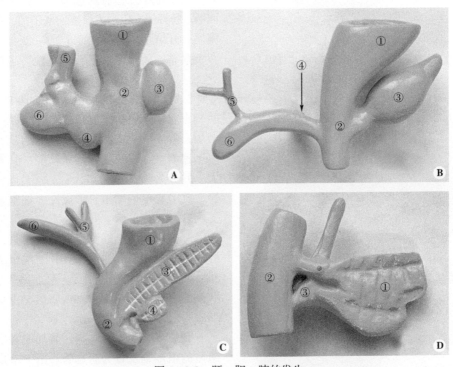

图 5-10-8　肝、胆、胰的发生

A.① 胃；② 十二指肠；③ 背胰；④ 腹胰；⑤ 肝憩室头支；⑥ 肝憩室尾支；B.① 胃；② 十二指肠；③ 背胰；④ 腹胰；⑤ 肝憩室头支；⑥ 肝憩室尾支；C.① 胃；② 十二指肠；③ 背胰；④ 腹胰；⑤ 肝憩室头支；⑥ 肝憩室尾支；D.① 背、腹胰已合并；② 十二指肠；③ 腹胰管

　　胚胎第 4 周末，在前肠末端腹侧靠近肝憩室的尾缘，内胚层上皮增生，形成腹胰芽。背胰芽由腹胰芽对侧的上皮增生而成，位置稍高，体积略大。背、腹两个胰芽的上皮细胞不断增生并反复分支，其末端形成腺泡，与腺泡相连的各级分支形成各级导管，于是由背、腹两个胰芽分化成了背胰和腹胰，在背胰和腹胰的中轴线上均有一条贯穿腺

体全长的总导管，分别称背胰管和腹胰管。由于胃和十二指肠方位的变化和肠壁的不均等生长，致使腹胰和腹胰管的开口转至背侧，并与背胰融合，形成一个的胰腺。腹胰构成胰头的下份，背胰构成胰头上份、胰体和胰尾。

【思考题】

（1）生理性脐疝形成原因有哪些？

（2）中肠袢演变过程中发生了哪些重大位置变化？

（彭 彦）

实验十一 离体小肠平滑肌生理特性及其影响因素的观察

【实验目的】

（1）掌握：记录离体小肠平滑肌运动的实验方法以及不同影响因素对离体家兔小肠平滑肌的作用。

（2）了解：不同影响因素对小肠平滑肌作用的原理。

【实验原理】

胃肠道平滑肌除具有肌肉的共性，如兴奋性、传导性和收缩性之外，还有自己的特性，主要表现为紧张性和自动节律性收缩，且具有较大的延展性，对化学物质、温度和牵张刺激等较为敏感。如果将动物的小肠平滑肌离体，放置在各种化学成分、渗透压、pH、温度以及气体供应等因素接近机体的内环境的溶液中时，可保持离体小肠段长时间存活，并可以观察到小肠平滑肌的自动节律性、紧张性收缩、伸展性等特性，以及它对温度刺激、化学刺激等因素十分敏感的特性。通常用台式液做灌流液，将小肠的一端固定，另一端连张力

换能器，即可通过自动记录装置记录下小肠肌的收缩舒张曲线。

【实验对象】

家兔，体重 2 ~ 2.5kg，雌雄不拘。

【实验药品和器材】

台氏液，0.01%盐酸肾上腺素溶液，0.01%乙酰胆碱溶液，0.01%硫酸阿托品溶液，0.1%酚妥拉明溶液，1%氯化钙溶液，1mol/L盐酸溶液，1mol/L氢氧化钠溶液。恒温平滑肌槽，张力换能器，小烧杯，温度计，计算机生物信号采集处理系统等。

【实验方法】

（一）平滑肌标本的制备

经耳缘静脉注入20ml空气，动物因空气栓塞死亡后，迅速剖开腹部，找到胃幽门和十二指肠连接处，以此为起点取长 20 ~ 30cm 的肠管。用温热台氏液灌洗肠管，洗净内容物，对每一个实验组剪取3cm左右长的肠管，置于 4 ~ 6℃台氏液中备用。

（二）恒温浴槽的准备

实验前，水浴槽内加入纯净水，打开控温开关保持在38℃。然后在标本管和预备液管内加入新鲜配制的台氏液，再打开空气开关，向标本管内注入空气，调节微调旋钮使得气泡连续出现，速度控制在每秒1 ~ 3 个。

（三）仪器连接和设置

将取得的肠管标本两端以对角线方式用丝线结扎肠壁，勿封闭肠腔，确保肠腔通畅。一端系于通气管的挂钩上，另一端系于张力换能器上，换能器与生物信号记录系统的输入通道相连。如图 5-11-1 所示。

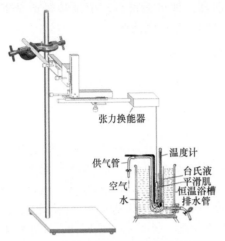

图 5-11-1　离体小肠平滑肌浴槽连接示意图

（四）BL-420 的操作

打开 BL-420，选择实验项目→消化实验→消化道平滑肌生理特性实验。根据需要调节放大倍数，开始记录小肠运动。

【实验观察】

1. 自动节律性收缩　描记一段离体小肠平滑肌的收缩曲线，观察其自动节律性（autorhymicity）收缩和张力水平。此时不给予任何刺激，观察曲线的节律、波形、幅度。注意：收缩曲线的基线升高，表示小肠平滑肌的紧张性升高；反之，表示紧张性降低。

2. 温度对小肠平滑肌的影响　将标本管内的台氏液更换为 25℃的台氏液，观察曲线的变化情况。持续一段时间后，更换为 38℃的台氏液。

3. 胆碱能受体激动剂和阻断剂对小肠平滑肌的影响

（1）乙酰胆碱的作用：在标本管内加入 0.01% 乙酰胆碱溶液 1～2 滴，观察曲线变化情况，待出现明显变化之后，快速放掉管内台氏液，加入预备液管内的新鲜台氏液，反复洗三遍。待肠段节律性活动恢复正常对照水平后，进行下一步实验。注意在 3～5 项实验中，当观察完药物作用后，均反复洗三遍，待肠段节律性活动恢复正常对照水平后，进行下一步实验。

（2）阿托品的作用：在标本管内加入 0.01% 硫酸阿托品溶液 2～4 滴，约 1 分钟后，再加入 0.01% 乙酰胆碱溶液 1～2 滴，观察曲线变化情况，并与（1）的结果进行比较。

4. 肾上腺素能受体激动剂和阻断剂对小肠平滑肌的影响

（1）肾上腺素的作用：在标本管内加入 0.01% 肾上腺素溶液 1～2 滴，观察曲线变化情况。

（2）酚妥拉明的作用：在标本管内加入 0.1% 酚妥拉明溶液 2～4 滴，约 1 分钟后，再加入 0.01% 肾上腺素溶液 1～2 滴，观察曲线变化情况，并和刚才做的（1）结果进行比较。

5. 钙离子的小肠平滑肌的影响　在标本管内加入 1% 氯化钙溶液 1～2 滴，观察曲线变化情况。

6. 酸碱度对小肠平滑肌的影响　在标本管内加入 1mol/L 盐酸溶液 3～4 滴，观察曲线变化情况，待出现明显改变后，立即加入 1mol/L 氢氧化钠溶液同样的滴数，再观察曲线变化情况。

【注意事项】

（1）实验前，应配制新鲜台氏液，且温度维持在 38℃，不能过高过低。

（2）肠段勿过分牵拉，勿与浴槽管壁接触，避免摩擦；丝线勿将肠段封闭结扎，需保持肠腔贯通，方便供氧；气体供应不可太快，避免严重冲击肠段。

（3）浴槽内液面高度以高过肠段为准，保持液面高度一致。

（4）加入试剂的量仅供参考，可以根据平滑肌实际反应而改变加入的量，但一次切勿过多，避免出现不可逆损害。

（5）每次实验效果明显后，需立即放掉含试剂的台氏液，并至少洗三遍，待肠段运动稳定后，再进行下一步实验。

【思考题】

（1）哺乳类动物离体器官组织在灌流液中保持良好状态应具备哪些基本条件？

（2）对各项实验结果进行分析并解释原因。

（3）钙离子在平滑肌运动中起什么作用?

（冯　敏）

实验十二　氨在肝性脑病发病中的作用

【实验目的】

（1）掌握：氨中毒动物模型的复制，血氨升高在肝性脑病发病机制中的作用。

（2）熟悉：氨中毒时动物的神经精神症状。

（3）了解：血氨检测的方法。

【实验原理】

肝性脑病（hepatic encephalopathy）是在排除其他已知脑病的前提下，继发于肝功能障碍的一系列严重的神经精神综合征。氨中毒（ammonia intoxication）学说是阐释肝性脑病发病机制的经典理论。

本实验通过结扎动物门脉血管，阻断绝大部分肝叶血流后，再从十二指肠注入复方氯化铵溶液，复制氨中毒动物模型，以验证血氨升高在肝性脑病发病机制中的作用。

【实验对象】

健康家兔，体重大于2kg。

【实验材料】

兔手术台，婴儿磅秤，手术器械，分光光度计，离心机，水浴箱，注射器2支，注射针头（5号、7号各1），试管4支，5ml吸管3支，0.5ml吸管2支，巴氏吸管，粗棉线1根。1%普鲁卡因溶液，1%肝素溶液，2.5%复方氯化铵溶液，2.5%复方氯化钠溶液，酚试剂，次氯酸钠试剂，蒸馏水，生理盐水。

【实验方法】

（一）实验分组

甲组：手术操作，结扎门脉血管，十二指肠注入2.5%复方氯化铵溶液。

乙组：手术操作，结扎门脉血管，十二指肠注入2.5%复方氯化钠溶液。

丙组：手术操作，不结扎门脉血管，十二指肠注入2.5%复方氯化铵溶液。

丁组：手术操作，不结扎门脉血管，十二指肠注入2.5%复方氯化钠溶液。

（二）复制氨中毒的动物模型

（1）常规称重、固定、股三角区剪毛、普鲁卡因局部麻醉。切开股三角区，逐层钝性分离股动脉，动脉下穿两根线备用。

（2）腹部正中剪毛，自剑突下沿腹正中线6cm区域以普鲁卡因行局部麻醉，行上腹部正中切口，沿腹白线正中打开腹腔。

（3）耳缘静脉注射1%肝素（1ml/kg），结扎股动脉远端，近端以动脉夹阻断血流，股动脉插管、固定。

（4）轻轻按压肝脏膈面，剪断肝脏与横膈之间的镰状韧带，再将肝叶上翻，剥离肝胃韧带，使肝叶完全游离。以右手食、中指夹持粗棉线沿肝左外叶、右中叶、方叶之根部环绕一周（右外叶及尾状叶门脉血管为独立分支，不会同时被结扎而得以保留），结扎肝门脉血管。

【实验观察】

1. 观察并记录家兔的呼吸频率及幅度，角膜反射，抽搐出现时间

甲组：向十二指肠内注入复方氯化铵溶液6～8 ml，20分钟后从股动脉插管放血2ml，并观察记录兔子呼吸、角膜反射、肌张力等指标（若兔子未至20分钟便开始抽搐，应立即从股动脉插管放血）。必要时，追加注入复方氯化铵溶液并观察记录，直至兔子死亡。

乙组：手术操作及取血同甲组。不同之处在于：用2.5%复方氯化钠溶液代替2.5%复方氯化铵溶液注入十二指肠。

丙组：手术操作及取血同甲组。不同之处在于：不结扎门脉血管。

丁组：手术操作及取血同甲组。不同之处在于：肝门脉血管绕棉线后不结扎门脉血管，十二指肠注入2.5%复方氯化钠溶液。

2. 血浆氨的测定

原理：血浆中氨在亚硝基铁氰化钠（硝普钠）及碱性条件下与酚化钠、次氯酸钠作用，生成蓝色解离型靛酚，可通过分光光度计检测氨水平的变化。

方法：从股动脉插管放血2ml，离心取血浆。依次按表5-12-1在试管中加入离心后的血浆0.25 ml，蒸馏水2.75 ml，酚化钠试剂1 ml，亚硝基铁氰化钠1 ml，次氯酸钠1ml，充分混匀，置试管于37℃水浴箱15～30分钟，取出后冷却，用635nm波长比色，以空白管调零，读取各管光密度值。

表 5-12-1　血氨测定步骤

	空白管	测定管
蒸馏水（ml）	3.00	2.75
血浆（ml）	—	0.25
酚化钠试剂（ml）	1	1
亚硝基铁氰化钠（ml）	1	1
次氯酸钠（ml）	1	1

【注意事项】

（1）动物体重应相近。

（2）剪断镰状韧带时注意不要损伤膈肌和肝脏。

（3）棉线要绕在肝脏根部，结扎要紧。

（4）血氨测定时，需按顺序加入试剂。加入酚化钠试剂后应立即摇匀。加入亚硝基铁氰化钠后必须立即加入次氯酸钠，充分混匀。

【思考题】

（1）血氨升高的机制是什么？

（2）血氨升高引起肝性脑病的机制是什么？

（李龙江）

实验十三　消化系统疾病

【实验目的】

（1）掌握：消化性溃疡病变特点和并发症；病毒性肝炎的基本病理变化、各种类型肝炎的病变特点及转归；肝硬化的病因、病理变化和临床病理联系；食管癌、胃癌、大肠癌、原发性肝癌病理类型及病变特点；肠结核、细菌性痢疾和伤寒病的肠道病变特点及临床病理联系；血吸虫病的基本病理变化，肝和肠的病理变化及后果。

（2）熟悉：慢性胃炎的类型及病变特点；肝吸虫病的病变特点及临床病理联系。

（3）了解：慢性胆囊炎病变特点；肠阿米巴病的病变特点。

【巨体标本观察】

（一）食道癌（carcinoma of esophagus）

1. 食道壁明显增厚、变硬，管腔狭窄。

2. 切面食道壁内可见浸润性生长肿瘤组织，呈灰白色，质地较硬，肿瘤浸至肌层（图5-13-1）。

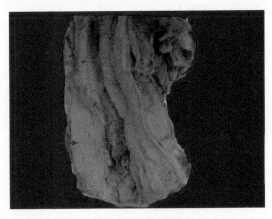

图 5-13-1　食道癌

（二）胃溃疡（peptic ulcer of stomach）

1. 溃疡单发，位于胃小弯近幽门部。

2. 溃疡呈圆形，直径约为1cm，溃疡边缘整齐，状如刀切，底部平坦干净，深达肌层。

3. 溃疡周围黏膜皱襞呈放射状向溃疡集中，似车辐状（图5-13-2）。

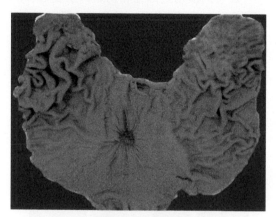

图 5-13-2　胃溃疡

→ 溃疡周围黏膜皱襞呈放射状向溃疡集中

（三）胃癌（溃疡型）（gastric carcinoma，ulcerative type）

1. 胃小弯幽门部见类圆形、溃疡型肿块。

2. 溃疡边缘隆起，呈火山口状，底部凹凸不平。

3. 肿瘤切面灰白色，质脆，向胃壁肌层呈浸润生长（图5-13-3）。

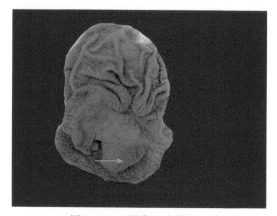

图 5-13-3　胃癌（溃疡型）

→ 溃疡边缘隆起呈火山口状

（四）肠伤寒（typhoid fever of small intestine）

1. 回肠下段淋巴组织明显肿胀，部分肿胀的集合淋巴小结表面凹凸不平，形如脑回。肿胀处边界清楚，质地软（图5-13-4）。

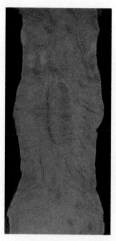

图 5-13-4　肠伤寒的髓样肿胀期

2. 黏膜逐渐坏死脱落后形成溃疡，溃疡较深，圆形或椭圆形，大小与淋巴小结相当，其长轴与肠管的肠轴平行（图5-13-5）。

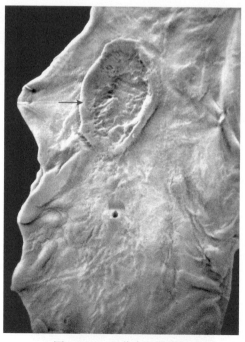

图 5-13-5　肠伤寒的溃疡期

→ 溃疡与肠管长轴平行

（五）细菌性痢疾（bacillary dysentery）

1. 大肠黏膜充血水肿、肠壁增厚，黏膜皱襞消失。

2. 黏膜表面见灰白色假膜，糠皮样，假膜脱落后可形成大小不等，边缘不规则的地图状浅溃疡（图5-13-6）。

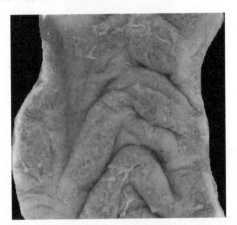

图5-13-6　细菌性痢疾

（六）血吸虫病肠（intestinal schistosomiasis）

1. 早期病变标本，显示结肠黏膜皱襞之突起部有许多针头帽大或粟粒大的溃疡，溃疡很浅，且底部有时可见黄色颗粒（即虫卵堆积处）。

2. 晚期病变标本，显示肠壁增厚、变硬，黏膜面可见密集及散在的息肉形成，肠腔狭窄（图5-13-7）。

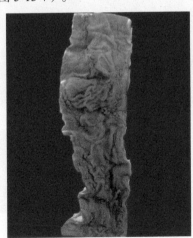

图5-13-7　血吸虫病肠
➡ 示肠息肉

（七）肠阿米巴病（intestinal amoebiasis）

1. 结肠黏膜见多灶性溃疡，呈口小底大的烧瓶状，溃疡边缘不规则、肿胀，其下方呈潜行性。

2. 有的溃疡底部互相沟通，呈隧道状，底部有破絮状坏死物质，溃疡深达肌层。

3. 溃疡之间黏膜正常或仅表现轻度卡他性炎症（图5-13-8）。

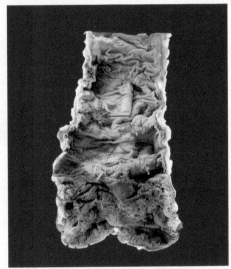

图5-13-8　肠阿米巴病
➡ 溃疡

（八）肠结核病（intestinal tuberculosis）

1. 回肠或盲肠部黏膜面出现多发性腰带状溃疡，溃疡长径与肠道长轴垂直；溃疡边缘不整齐，底部凹凸不平。

2. 肠管黏膜面可见纤维性增厚，有时还见灰白色粟粒大小的结核病灶（结核性腹膜炎）（图5-13-9）。

（九）阿米巴肝脓肿（amoebic liver abscess）

肝脏切面见较大的囊腔，其中充满阿米巴溶解组织所致的液体性坏死物质和陈旧性血液混合而成的果酱样物质，部分已流失。囊腔边缘粗糙不平，残留破絮状物。周围有较

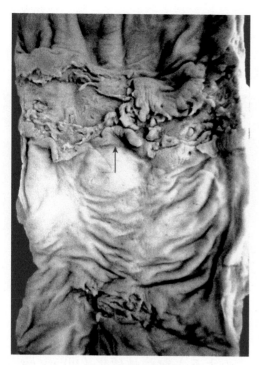

图 5-13-9　肠结核病

→ 腰带状溃疡

厚的纤维组织包绕（图 5-13-10）。

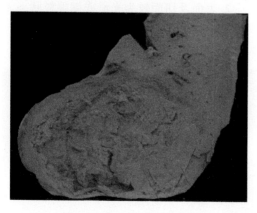

图 5-13-10　阿米巴肝脓肿

（十）血吸虫病肝硬化（schistosom-iasic hepatocirrhosis）

1. 肝体积缩小，变硬，变轻，变形，表面见粗大隆起结节。

2. 切面上见门静脉分支周围纤维组织增生呈树枝状分布（图 5-13-11）。

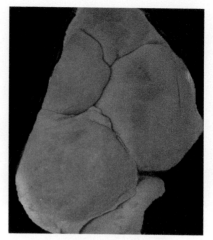

图 5-13-11　血吸虫病肝硬化

（十一）急性重型肝炎（acute fulminating hepatitis）

1. 肝脏体积显著缩小，重量减轻。

2. 肝脏被膜皱缩，边缘变锐。

3. 切面呈黄色或红褐色（图 5-13-12）。

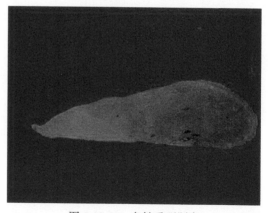

图 5-13-12　急性重型肝炎

（十二）亚急性重型肝炎（subacute fulminating hepatitis）

1. 肝脏体积缩小，被膜皱缩，质地略硬。

2. 表面及切面可见散在分布大小不等的结节。

3. 切面可见坏死区呈灰黄色（图 5-13-13）。

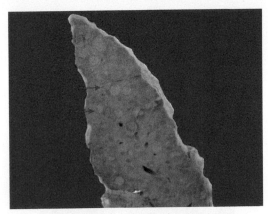

图 5-13-13　亚急性重型肝炎
→ 散在分布大小不等的结节

（十三）门脉性肝硬化（portal cirrhosis）

1. 肝脏体积明显缩小、重量减轻，边缘变锐，质地变硬。

2. 表面及切面见弥漫分布的结节。结节较小，大小一致，直径多为 0.15 ~ 0.5cm，呈黄褐色或黄绿色。

3. 结节之间为纤细的纤维组织条索分隔（图 5-13-14）。

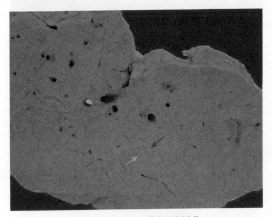

图 5-13-14　门脉性肝硬化
→ 结节；→ 纤维分隔

（十四）坏死后性肝硬化（postnecrotic cirrhosis）

1. 肝脏体积缩小，重量减轻，质地变硬。

2. 表面及切面见弥漫分布的结节。结

节直径相对较大，大小不一致，直径多为 0.5 ~ 1cm，呈黄褐色或黄绿色。

3. 结节间可见较宽且宽窄不一的纤维分隔（图 5-13-15）。

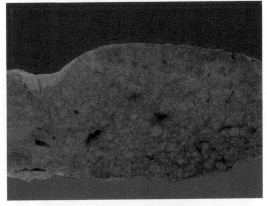

图 5-13-15　坏死后性肝硬化
→ 结节大小不一

（十五）胆汁性硬化（biliary cirrhosis）

1. 肝脏体积缩小，质地中等。

2. 表面及切面较为光滑或细颗粒状，无明显结节。

3. 颜色呈深绿色（图 5-13-16）。

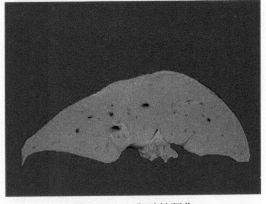

图 5-13-16　胆汁性硬化

（十六）慢性脾淤血（chronic spleen congestion）

1. 脾脏体积显著增大。

2. 包膜可增厚。

3. 切面颜色呈暗红色（图 5-13-17）。

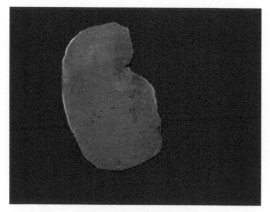

图 5-13-17　慢性脾淤血

（十七）食管下段静脉曲张（extensive esophageal varices）

食管下段黏膜下可见明显扩张的静脉，形如蚯蚓状。部分标本胃底也可见静脉曲张（图 5-13-18）。

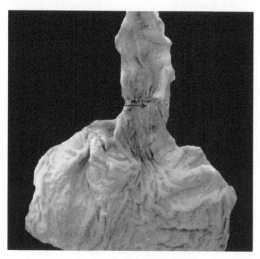

图 5-13-18　食管下段静脉曲张
→ 扩张弯曲的静脉

（十八）慢性胆囊炎（chronic cho-lecystitis）

胆囊壁增厚，黏膜皱襞变平坦（图 5-13-19）。

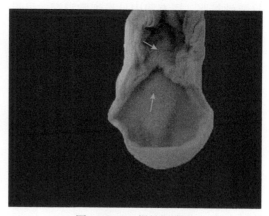

图 5-13-19　慢性胆囊炎
→ 胆囊壁增厚，黏膜皱襞变平

（十九）原发性肝癌（primary carcin-oma of the liver）

1. 肝脏体积明显增大，肝右叶见一圆形巨大肿块。

2. 肿块切面灰白色，质地较软，伴出血坏死（图 5-13-20）。

3. 部分标本肿瘤周围肝组织呈肝硬化改变。

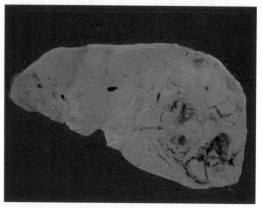

图 5-13-20　原发性肝癌
→ 灰白色肿块伴出血

【组织切片观察】

（一）慢性萎缩性胃炎（chronic atro-phic gastritis）

1. 低倍镜观察　胃黏膜萎缩变薄，腺体数目明显减少，部分腺体变小，局部腺体可呈囊性扩张。固有膜内见炎细胞浸润，可形成淋巴滤泡。

2.高倍镜观察 黏膜上皮有不同程度的肠上皮化生（出现杯状细胞、潘氏细胞等）。炎细胞主要为淋巴细胞，浆细胞（图5-13-21）。

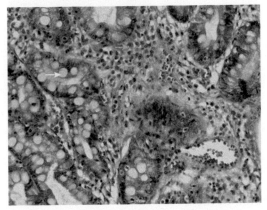

图 5-13-21 慢性萎缩性胃炎（HE，中倍）
⟶慢性炎细胞；⟶潘氏细胞；　杯状细胞

（二）胃溃疡（gastric ulcer）

1.低倍镜观察 胃壁缺损处即溃疡，深达肌层。

2.高倍镜观察 溃疡底部由里向外分为4层：①渗出层：有中粒细胞和渗出的纤维素构成；②坏死层：为大量红染无结构的坏死组织；③肉芽组织层：为大量新生毛细血管及成纤维细胞，并见大量炎细胞；④瘢痕层：为玻变之纤维结缔组织。溃疡底部可见增生性小动脉内膜炎及神经纤维变性（图5-13-22）。

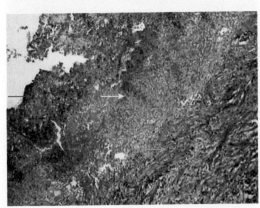

图 5-13-22 胃溃疡（HE，低倍）
⟶肉芽组织层；　坏死层；⟶渗出层

（三）胃癌（adenocarcinoma of the stomach）

1.低倍镜观察 癌细胞排列成腺管状结构，腺体数目明显增多，排列拥挤，其大小、形状和排列很不规则，并浸润至胃壁肌层。

2.高倍镜观察 癌细胞呈明显异型性，可见较多病理性核分裂（图5-13-23）。

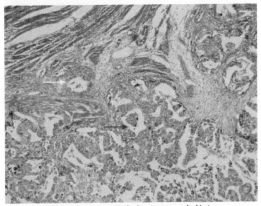

图 5-13-23 胃腺癌（HE，中倍）
⟶癌细胞排列成腺管状；　癌组织浸润至肌层

（四）胃印戒细胞癌（signet-ring cell carcinoma of the stomach）

1.低倍镜观察 癌细胞成片状分布，在胃壁中浸润生长。间质内可见大量黏液形成黏液湖。

2.高倍镜观察 癌细胞胞质内充满黏液、将核挤向一侧，使细胞呈印戒状。印戒细胞也可漂浮于黏液湖中（图5-13-24）。

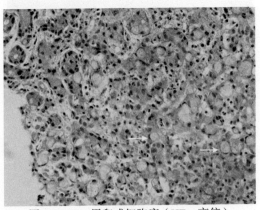

图 5-13-24 胃印戒细胞癌（HE，高倍）
⟶癌细胞呈印戒状

（五）细菌性痢疾（bacillary dysentery）

1. 低倍镜观察　黏膜浅层组织坏死，表面覆盖粉红色假膜（图 5-13-25）。

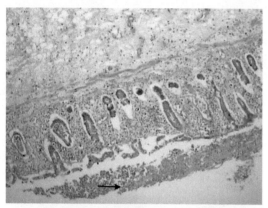

图 5-13-25　细菌性痢疾（HE，低倍）
➡ 假膜

2. 高倍镜观察　黏膜固有层血管充血，间质中见中性粒细胞浸润。黏膜浅层组织坏死。坏死组织、渗出的纤维素、炎细胞和细菌共同形成假膜覆盖于肠黏膜表面（图 5-13-26）。

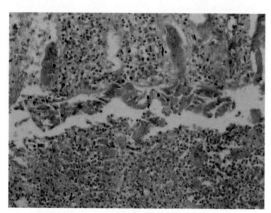

图 5-13-26　细菌性痢疾（HE，高倍）

（六）肠伤寒（typhoid fever of small intestine）

1. 低倍镜观察　回肠固有层中淋巴组织扩大，大量巨噬细胞增生后形成界限不清的结节状病灶（伤寒小体），结节中心出现坏死（图 5-13-27）。

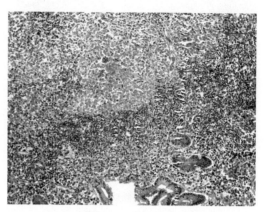

图 5-13-27　肠伤寒（HE，低倍）
➡ 伤寒小体；➡ 坏死灶

2. 高倍镜观察　伤寒小体由伤寒细胞组成。伤寒细胞体积较大，圆形或椭圆形，细胞质红染，可见吞噬有红细胞、淋巴细胞或坏死组织碎片。伤寒细胞周围见淋巴细胞等浸润（图 5-13-28）。

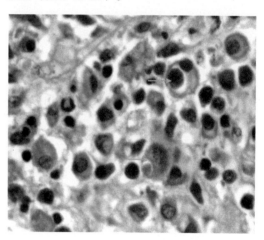

图 5-13-28　肠伤寒（HE，高倍）
➡ 吞噬红细胞／淋巴细胞的伤寒细胞

（七）血吸虫病肠（intestinal schistosomiasis）

1. 低倍镜观察　肠黏膜及黏膜下层组织内见大量血吸虫卵堆积，部分虫卵钙化（呈蓝紫色）。虫卵沉积处纤维组织增生（图 5-13-29）。

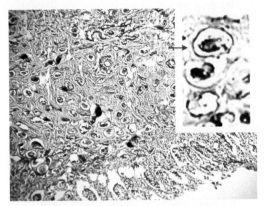

图 5-13-29　血吸虫肠病（HE，低倍）
➡ 虫卵（插图 HE，高倍）

2. 高倍镜观察　部分虫卵上可见伊红染色火焰状物质。周围有大量嗜酸性粒细胞聚集并伴坏死，形成典型的嗜酸性脓肿。坏死钙化虫卵周围有上皮样细胞及多核巨细胞围绕，形成不规则的假结核结节（图5-13-30）。

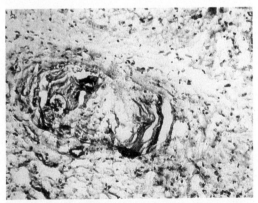

图 5-13-30　血吸虫病肠（虫卵结节）（HE，高倍）

（八）阿米巴肠病（intestinal amoebiasis）

1. 低倍镜观察　黏膜缺损处呈烧瓶状。在溃疡坏死组织和正常组织交界处或小血管内可见阿米巴大滋养体。

2. 高倍镜观察　阿米巴大滋养体大致呈圆形，体积为红细胞的6-7倍，核小，胞质嗜碱，可见小空泡和红细胞，其周常有一空晕（图5-13-31，图5-13-32）。

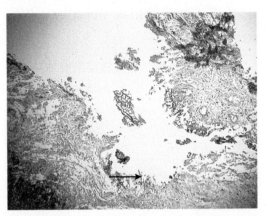

图 5-13-31　阿米巴病肠（HE，低倍）
➡ 溃疡底

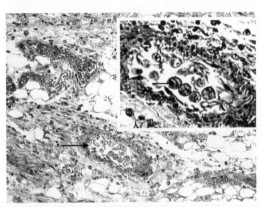

图 5-13-32　阿米巴肠病（HE，高倍）
➡ 溶组织阿米巴滋养体

（九）血吸虫病肝（schistosomiasis liver）

1. 低倍镜观察　早期病变标本中，见汇管区及肝小叶中有散在的病灶。

2. 高倍镜观察　有的病灶主要由嗜酸性粒细胞构成，病灶中常见血吸虫卵；有的病灶主要由上皮样细胞及多核巨细胞构成，其中亦常有坏死钙化的血吸虫卵，形成假结核结节。病灶附近肝细胞变性，汇管区纤维组织增生（图5-13-33，图5-13-34）。

（十）阿米巴病肝（amoebic liver）

1. 低倍镜观察　脓肿壁上可见坏死组织和渗出。慢性者脓肿壁肉芽组织和纤维组织

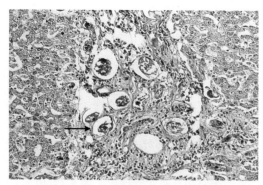

图 5-13-33 血吸虫病肝（HE，低倍）
→ 虫卵

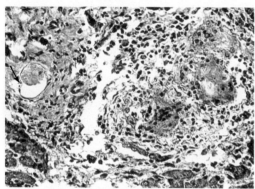

图 5-13-34 血吸虫病肝（HE，高倍）
→ 虫卵

增生（图 5-13-35）。

2. 高倍镜观察 坏死组织和正常组织交界处可查见阿米巴大滋养体。

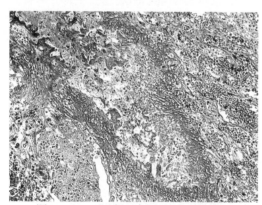

图 5-13-35 阿米巴病肝（HE，低倍）

（十一）急性普通型肝炎（acute hepatitis）

1. 低倍镜观察 肝细胞广泛变性，以胞质疏松化和气球样变多见。

2. 高倍镜观察 肝细胞体积增大，胞质疏

松半透明呈网状，部分肝细胞肿大呈圆形，胞质几乎完全透明，呈气球样变。肝小叶内散在点状坏死，坏死区内可见炎细胞浸润（图 5-13-36）。

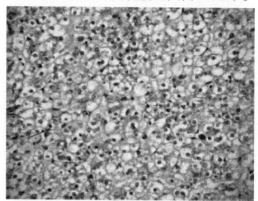

图 5-13-36 急性普通型肝炎（HE，中倍）
→ 肝细胞体积增大，胞质疏松；→ 点状坏死区见炎细胞浸润

（十二）重度慢性肝炎（severe chronic hepatitis）

1. 低倍镜观察 肝细胞广泛性坏死，可见碎片状及桥接坏死。

2. 高倍镜观察 坏死区肝细胞溶解，炎细胞浸润。肝细胞坏死、崩解。坏死区出现肝细胞不规则再生，纤维间隔分隔到假小叶结构。

（十三）急性重型肝炎

1. 低倍镜观察 肝细胞坏死广泛而严重，呈大块或亚大块坏死，累及肝小叶大部甚至整个肝小叶，导致肝小叶结构破坏。

2. 高倍镜观察 肝血窦扩张充血、出血，肝细胞溶解，肝索解离，小叶周边残存少量变性的肝细胞。汇管区及肝小叶内见淋巴细胞和单核细胞为主的炎细胞浸润（图 5-13-37）。

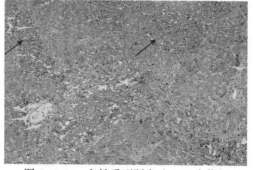

图 5-13-37 急性重型肝炎（HE，中倍）
→ 肝细胞坏死、崩解，肝索解离；　残留肝细胞

（十四）亚急性重型肝炎

1. 低倍镜观察 既有大片的肝细胞坏死，又有肝细胞结节状再生。

2. 高倍镜观察 肝细胞大片坏死，纤维组织增生。再生的肝细胞呈不规则的结节状，肝小叶失去原有结构。汇管区及小叶内可见明显的炎细胞浸润。小叶周边小胆管增生（图 5-13-38）。

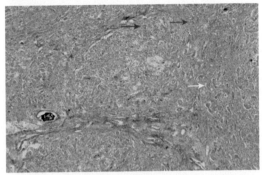

图 5-13-38　亚急性重型肝炎（HE，中倍）

➡ 肝细胞坏死；➡ 再生肝细胞；　增生小胆管；➡ 增生的纤维组织

（十五）门脉性肝硬化（portal cirrhosis）

1. 低倍镜观察 肝脏正常肝小叶结构消失，有增生的纤维组织重新分割包绕肝细胞形成假小叶。假小叶大小相对一致，呈圆形或椭圆形，周边为纤维间隔。

2. 高倍镜观察 假小叶内肝细胞排列紊乱，可有不同程度的变性、坏死及肝细胞再生。中央静脉缺如、偏位或有 2 个以上。假小叶间的纤维间隔较窄且宽窄较为一致，可有少量慢性炎细胞浸润。汇管区小胆管增生，并见无管腔的假胆管（图 5-13-39）。

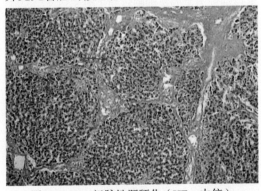

图 5-13-39　门脉性肝硬化（HE，中倍）

➡ 假小叶；➡ 假小叶间的纤维间隔

（十六）坏死后性肝硬化（postne-crotic cirrhosis）

1. 低倍镜观察 肝脏正常肝小叶结构消失，由增生的纤维组织重新分隔包绕肝细胞形成假小叶。假小叶大小悬殊，形态各异。

2. 高倍镜观察 假小叶内的肝细胞可有不同程度的变性坏死。假小叶周围的纤维组织间隔较宽且宽窄不均，间隔内有较多的慢性炎细胞浸润及小胆管增生（图 5-13-40）。

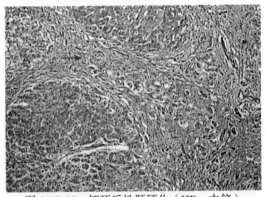

图 5-13-40　坏死后性肝硬化（HE，中倍）

➡ 假小叶周围的纤维间隔；　假小叶内的肝细胞；➡ 增生的胆小管

（十七）慢性胆囊炎（chronic cholecystitis）

1. 低倍镜观察 胆囊黏膜变薄，腺体萎缩、数量减少，纤维组织增生，胆囊壁各层均见炎细胞浸润，部分区域可见罗 - 阿（Rokitansky Aschoff）窦（由黏膜腺体伸入肌层而成）。

2. 高倍镜观察 胆囊各层浸润的炎细胞主要为淋巴细胞、浆细胞、单核细胞（图 5-13-41）。

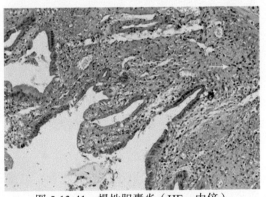

图 5-13-41　慢性胆囊炎（HE，中倍）

➡ 黏膜腺体减少；　炎细胞浸润

（十八）肝细胞肝癌（hepatocellular carcinoma）

1. 低倍镜观察　癌组织与正常肝组织分界不清。癌细胞排列成索条状或小梁状，偶呈腺管状。癌细胞条索间为血窦。

2. 高倍镜观察　分化好的癌细胞类似正常肝细胞，呈多边形，胞质丰富，核大而深染，可分泌胆汁。分化差的癌细胞异型性明显，病理性核分裂多见，可见巨核及多核瘤巨细胞（图 5-13-42）。

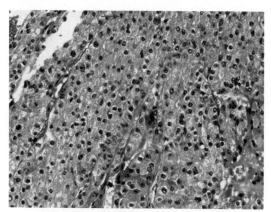

图 5-13-42　肝细胞肝癌（HE，高倍）
➡ 血窦；➡ 病理性核分裂

（十九）胰腺癌（carcinoma of pancreas）

1. 低倍镜观察　癌细胞排列呈腺样结构，腺体数量明显增多，排列拥挤，腺体形状不规则，呈浸润性生长。部分癌细胞分泌黏液（图 5-13-43）

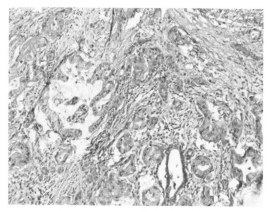

图 5-13-43　胰腺癌（HE，低倍）

2. 高倍镜观察　癌细胞异型性大，病理性核分裂多见。

【思考题】

（1）能形成溃疡的胃部疾病有哪些？各有哪些临床病理特点？
（2）病毒性肝炎可能进展为哪些疾病？分别有哪些临床病理学表现？
（3）门脉高压症的临床表现有哪些？

【病例分析】

1. 患者，男性，65 岁。因上腹饱胀不适、纳差、乏力 5 个月，突发呕血 1 小时入院。患者 2 年前于体检时发现乙型肝炎，间断服药治疗。近 5 个月感到上腹饱胀不适，食欲减退伴恶心，自服治疗胃炎药物多次后未见明显好转，乏力明显，体重较患病前明显减轻，并且牙龈时有出血。1 小时前患者进食晚餐后出现恶心，呕出鲜红色血液，量约 200ml 伴头晕、心悸。入院后又呕鲜血约 300ml，次日凌晨解柏油样便 1 次，约 200g。体格检查：体温 37.1℃，脉搏 90 次／分，呼吸 21 次／分，血压 95/60mmHg，慢性病容，巩膜黄染，左颈见蜘蛛痣，有肝掌，腹部膨隆，肝肋下未扣及，脾肋下 4cm，腹部移动性浊音阳性。实验室检查：总蛋白 49.1g/L，白蛋白 26.6 g/L，球蛋白 22.5g/L，总胆红素 29.9μmol/L，直接胆红素 9.5μmol/L，谷丙转氨酶 130U/L，尿素氮 8.25mmol/L，肌酐 118μmol/L，葡萄糖 6.45mmol/L；HBsAg 阳性、HBcAg 阳性、抗 HBc 阳性；腹水为漏出液，未见癌细胞。胃镜检查：食管中下段静脉明显曲张。住院后因再次大出血抢救无效死亡。

讨论：
（1）病理诊断及诊断依据有哪些？
（2）解释患者临床表现。
（3）分析死亡原因。

2. 患者，女性，53 岁，农民。因咳嗽、咳痰、消瘦一年，症状加剧 2 个月，声嘶及下肢水肿半个月入院。1 年前开始咳嗽咳痰，并不断加剧，反复出现畏寒、发热、胸痛、曾咯血数次，最多者达几百毫升，咯血后症状加重。以后精神萎靡不振，体质更弱，并有腹痛，腹泻或便秘交替出现。2个月前，上述表现加重，半月前出现声音嘶哑，咽喉疼痛、吞咽困难，下肢水肿。过去身体较弱，易患感冒。家族中有一女儿，体质弱，患结核性脑膜炎死亡，生前一直由患者护理。入院检查：体温38℃，慢性重病容，消瘦，贫血外貌，两肺满布小湿罗音，腹部有压痛。实验室检查：红细胞 2.8×10^{12}/L，白细胞 8×10^9/L；X线透视右肺上部大小不一的透亮区及斑片状阴影；痰抗酸杆菌检查阳性。

尸体解剖 全身消瘦，两下肢凹陷性水肿。两侧胸腔脏层与壁层广泛纤维性粘连，两侧胸腔积液、腹腔积液各600ml，呈淡黄色稍浑浊。

心脏外模皱缩，脂肪组织减少，血管迂曲。心肌褐色，左心室壁厚0.7cm，心内膜及瓣膜无病变。显微镜检查：见心肌细胞胞质内脂褐素沉积。

喉及气管黏膜水肿粗糙，有粟粒大小结节数枚，灰白色，显微镜检查：见干酪样坏死及结核结节。

两肺膜粗糙，有纤维组织连于肺膜，肺膜厚薄不一；右上肺有一厚壁空洞，其下方各肺叶可见纤维化和散在分布的大小不一的黄白色实变病灶，部分实变病灶中可见较小的薄壁空洞。上述病变以肺上部较明显。显微镜检查：见厚壁空洞壁内层为干酪样坏死物，中层为结核性肉芽组织，外层为纤维组织，周围肺组织纤维化。散在的黄白色实变灶镜下为大片红染无结构的干酪样坏死物，其周围肺组织有纤维素样物及炎细胞渗出。抗酸染色见红染的杆菌。

小肠中下段见十余个圆形或腰带状溃疡，其边缘不整齐呈鼠咬状，溃疡相应的黏膜面见粟粒大小灰白色结节，显微镜检查：黏膜下层干酪样坏死脱落，底部见结核结节。

其余脏器重量减轻。

讨论：

（1）病理诊断是什么？

（2）各器官主要病变及其相互之间的关系是什么？

（3）以病理改变解释临床表现。

（4）患者死亡原因是什么？

（杨雅莹　李庆姝）

第六部分　泌尿生殖系统结构功能与疾病

实验一　泌尿男性生殖系统的标本观察

一、泌尿系统

【实验目的】

(1) 掌握：泌尿系统的组成和功能；肾的位置，形态结构和被膜；输尿管的分部，各部的位置和生理性狭窄；膀胱的形态，位置和膀胱三角。

(2) 了解：男、女性尿道的区别。

泌尿系统 (urinary system) 由肾，输尿管，膀胱及尿道四部分组成 (图6-1-1)，其主要功能是排出机体中溶于水的代谢产物。机体在新陈代谢过程中产生的尿素，尿酸等废物和多余的水以及某些盐类等，由循环系统送至肾，在肾内形成尿液，再经排尿管道排出体外。由肾脏以尿的形式排泄，这是最重要的排泄途径，不仅数量大，种类多，而且肾脏还可根据机体情况调节尿的质和量，参与维持机体内环境的平衡。

【标本观察】

（一）肾

在附着有肾脏的腹后壁标本上，可见成年人的肾位于腹腔的后上部，脊柱两旁，肾的长轴上端倾向脊柱，下端倾向下外方（图6-1-2）。可分为上、下两端，内、外两缘，前、后两面。见右肾比左肾低，左肾上端平第11胸椎下缘，下端平第2腰椎下缘；右肾上端平对第12胸椎，下端平第3腰椎（图6-1-3）。扪摸左、右第12肋，见它们分别斜过左肾后

面的中部，右肾后面的上部。肾脏内侧缘中部凹陷，为肾血管、肾盂、神经和淋巴管等出入的部位，称肾门。这些出入肾门的结构被结缔组织所包裹合称肾蒂。

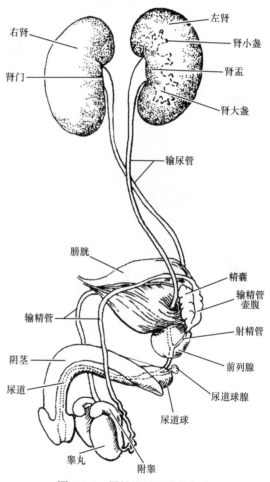

图 6-1-1　男性泌尿系统的组成

在肾的冠状剖面标本上（图6-1-4），有一与肾门相续的大腔，称为肾窦 (renal sinus)，它由肾的实质围成，窦内容纳有肾大、小盏，肾盂，肾血管和脂肪组织等。在同一标本上，观察可见肾实质分为皮质和髓质两部。肾皮质 (renal cortex) 位于表层，富

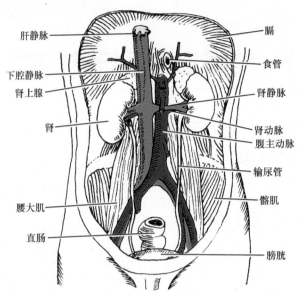

图 6-1-2　肾和输尿管

肝静脉

下腔静脉

肾上腺

肾

腰大肌

直肠

膈

食管

肾静脉

肾动脉

腹主动脉

输尿管

髂肌

膀胱

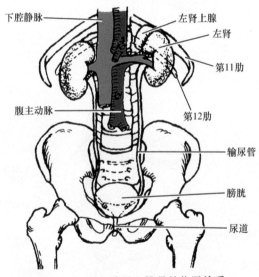

下腔静脉

腹主动脉

左肾上腺

左肾

第11肋

第12肋

输尿管

膀胱

尿道

图 6-1-3　肾与肋骨和椎骨的位置关系

含血管，新鲜时呈红褐色，有密布的细小颗粒。肾髓质（renal medulla），位于肾皮质的深面，由 15～20 个肾锥体（renal pyramids）组成。肾锥体呈三角形，尖指向肾窦，称肾乳头，其顶端有乳头孔（肉眼不能见到），底朝向皮质。肾在相邻两肾锥体间还有皮质突入，称为肾柱（renal columns）。在肾乳头周围有漏斗样的肾小盏（minor renal calices）包绕，肾小盏收集由肾乳头体滴入的尿液，2～3 个肾小盏合成一个肾大盏（major renal calices），2～3 个肾大盏汇成漏斗形的肾盂（renal pelvis）。肾盂出肾门，末端变窄，移行为输尿管。

　　于在体肾标本上观察，可见肾的被膜由内向外可有三层（图 6-1-5）。被覆肾表面的是薄而坚韧的结缔组织膜，称为纤维囊（fibrous capsule）。正常时，易从肾实质上剥离，在肾手术中，可供缝合。纤维囊外为含有较多脂肪的部分，即脂肪囊（adipose capsule）。最外层为肾筋膜（renal fascia），可分为前、后两层，包绕肾和肾上腺，两层向上、向外相互融合，向内与邻近结构的结缔组织及对侧筋膜相延续，向下两层分开。肾的被膜参与肾的固定，若肾的固定装置不健全时，肾可向下移位，致肾下垂。

（二）输尿管

　　在标本上观察可见输尿管（ureter）起于肾盂，下通膀胱，是一细长肌性器官，左右各一，成人长约 25～30cm（图 6-1-2）。输尿管根据其行程分为腹段、盆段和壁内段三部分。腹段沿腰大肌前面下行，经小骨盆入口进入盆腔。在此，左侧输尿管跨过左髂总动脉末端的前方，右侧输尿管越过右髂外动脉起始部前方。盆段，输尿管沿盆侧壁先向后下，后转向前内侧面而达膀胱底。在男性，未达

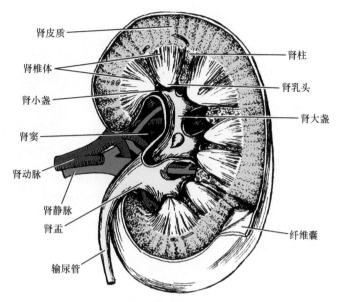

图 6-1-4 肾的结构

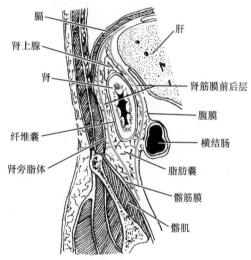

经右肾矢状切面

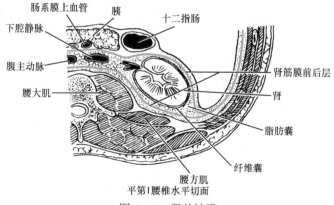

平第1腰椎水平切面

图 6-1-5 肾的被膜

到膀胱底前，与输精管末端有一交叉。在女性，输尿管从子宫动脉的后下方绕过，与子宫动脉相交叉。壁内段长约 1.5～2cm，为输尿管斜穿膀胱壁的一段，开口于膀胱内面的输尿管口。

输尿管全长有三个狭窄。第一处在与肾盂连接处；第二处在骨盆入口平面；第三处在输尿管壁内段。这些狭窄常是结石滞留的部位。

（三）膀胱

观察膀胱为一肌性储尿器官，其大小，形态和位置因尿液存储程度而异。以空虚膀胱为例，其呈三棱锥体形，可分为尖、底、体、颈四部。尖朝向上方称膀胱尖；底呈三角形，朝向后下方称膀胱底；尖底之间的部分称膀胱体；其膀胱的下部，即尿道内口与尿道相接触的部分称膀胱颈（图 6-1-6）。在成人，膀胱空虚时，其尖不超过耻骨联合上缘，膀胱充盈时可高出耻骨联合上缘。

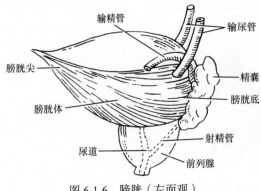

图 6-1-6　膀胱（左面观）

取膀胱切开标本，观察膀胱内面，可见许多黏膜皱襞，当膀胱充盈时黏膜皱襞可消失，但在膀胱底内面，无论在膀胱充盈或空虚状态下都保持平滑，此区呈一尖朝下的三角区，称为膀胱三角（trigone of bladder）。三角底边的两点为输尿管口；两口之间的横行皱襞，称输尿管间襞（interureteric fold）。输尿管间襞可作为膀胱镜检时，寻找输尿管口的标志，三角尖是尿道内口（图 6-1-7）。此三角为肿瘤和膀胱结核的好发部位。

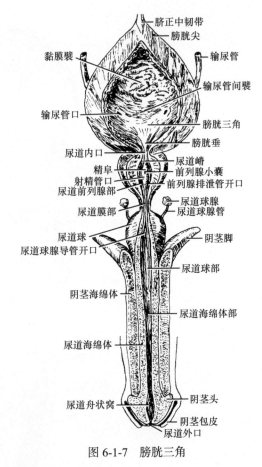

图 6-1-7　膀胱三角

（四）尿道

取女性盆腔矢状切标本观察女性尿道，与男性尿道相比其特征是短，宽而直，以尿道外口开入阴道前庭（图6-1-8）。而男性尿道，除有排尿功能外，还有排精功能，其形态特征见男性生殖系统中的尿道部分。

【思考题】

（1）肾的形态结构，被膜，位置及与第12肋的关系。

（2）输尿管的起始，走行和狭窄。

（3）何谓膀胱三角？

二、男性生殖系统

【实验目的】

（1）掌握：男性生殖系统的组成和功能；

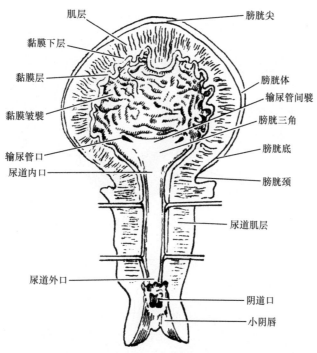

图 6-1-8　女性膀胱与尿道冠状切面（前面观）

睾丸、附睾的形态和位置；输精管的结构特征、分部和行径；前列腺、精囊腺的形态和位置；男性尿道的形态结构,狭窄和弯曲及临床意义。

（2）了解：精索的组成及位置；外生殖器形态、结构,海绵体的构造。

生殖系统的功能是产生生殖细胞、分泌性激素、繁殖新个体和绵延种族。人类的生殖通过两性生殖器官的活动而实现。

生殖系统就部位而言,可分为内生殖器和外生殖器。按其功能分为主性器官和附性器官两部分。主性器官即生殖腺,在男性是睾丸,女性为卵巢,它们除产生生殖细胞外,还兼有内分泌机能,所以也称性腺。附性器官是完成生殖过程所必需的器官,它们由输送管道（男性是附睾、输精管、射精管、男性尿道,在女性是输卵管、子宫、阴道）和附属腺体（男性是前列腺、精囊腺、尿道球腺,女性是前庭大腺）等组成。

【标本观察】

（一）内生殖器

1. 睾丸（testis）　产生精子和分泌男性激素。左右各一,借精索悬吊于阴囊内。在男性生殖器标本上（图 6-1-9）,睾丸是微扁的椭圆体,表面光滑,可分为内、外两面,上、下两端,前、后两缘,前缘游离,后缘附有系膜,并与附睾和输精管下段相接触。

取睾丸剖开标本,见睾丸表面有一层厚的纤维膜,此即白膜,该膜在睾丸后缘增厚,并突向睾丸内形成睾丸纵隔。从睾丸纵隔上发出许多结缔组织小隔伸入睾丸内,将睾丸实质分成许多睾丸小叶。睾丸小叶由精曲小管盘曲而成,它是精子产生的部位,精曲小管互相结合成精直小管,进入睾丸纵隔内互相吻合成睾丸网（图 6-1-10）,从睾丸网发出 12～15 条睾丸输出小管穿出睾丸,连于附睾头部。紧贴白膜表面,见除睾丸后缘外,均有一层光滑的浆膜,此为睾丸鞘膜的脏层,此浆膜移行至睾丸后缘再返折成壁层,在鞘膜脏、壁两层之间的腔隙即鞘膜腔,内含少量浆液。

2. 附睾（epididymis）　呈新月形,紧贴睾丸的上端和后缘。上端膨大称附睾头,中部为附睾体,下端狭细为附睾尾,尾部急转向上,移行为输精管（图 6-1-9,图 6-1-10）。

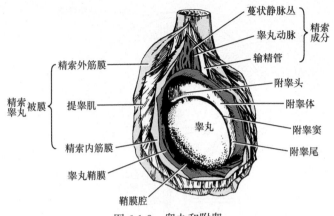

图 6-1-9　睾丸和附睾

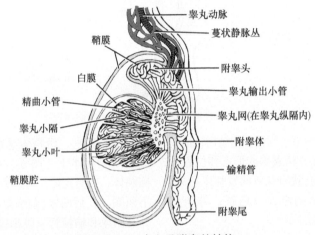

图 6-1-10　睾丸及附睾的结构

在附睾体与睾丸外侧面之间，有由鞘膜向内突入形成的腔隙称附睾窦。

3. 输精管和射精管　在男性生殖器标本和前列腺切开显示射精管的标本上，见输精管（ductus deferens）起于附睾尾端，长约50cm，为一管壁较厚的肌性管道，活体触摸时呈圆索状，有一定坚实度。其行程沿睾丸后缘上行进入精索，在精索内，它位于其他结构的后内侧，后经腹股沟管进入腹腔，立即弯向内下方，在小骨盆腔内输精管跨过输尿管末端的前上方转至膀胱底的后面，在此，两侧输精管逐渐靠近，并膨大成输精管壶腹。输精管壶腹的下端变细，并与精囊腺的排泄管汇合，形成射精管，斜穿前列腺实质，开口于尿道前列腺部。

精索（spermatic cord）是从睾丸上端延至腹股沟管腹环的一对圆索状结构。其主要成分是输精管、睾丸血管、蔓状静脉丛，此外还有输精管血管、神经、淋巴管等，这些结构的外面还包有三层被膜。

4. 精囊腺（seminal vesicle）、**前列腺**（prostate）、**尿道球腺**（bulbourethral gland）　在男性生殖器标本上，辨认位于膀胱底之后，输精管壶腹外侧，呈长椭圆形的囊状结构，这就是精囊腺，它的排泄管与输精管末端汇合成射精管，开口于尿道前列腺部（图6-1-11）。在膀胱下方的实质性器官即为前列腺，呈前后稍扁栗子形，上端宽大称前列腺底，下端尖细称前列腺尖，两者之间是前列腺体，体的后面在正中线上有一纵行浅沟为前列腺沟。该腺体的后面贴近直肠，活体上可经直肠触及前列腺后面的前列腺沟，经直肠也可触及其上方的精囊腺和输精管壶腹。在示教标本上寻找穿过腺体实质的尿道，该腺的排泄管开口于此段尿道。最后，在男性盆腔矢状切模型上观察尿道球腺，它包埋于尿生殖膈内，其腺管开口于尿道球部。

上述三种腺体都分泌略带碱性的乳白色液体，与精子混合成为精液。

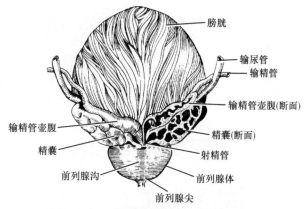

图 6-1-11　前列腺、精囊的位置及毗邻

（二）外生殖器

1. 阴茎（penis）　先在在体标本上，分辨后端的阴茎根，中部呈圆柱形的为阴茎体，前端膨大部分为阴茎头，头的尖端有呈矢状位的尿道外口和头后缩细处的阴茎颈（图 6-1-12）。

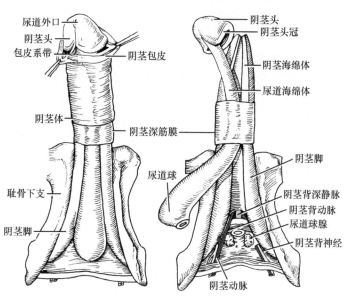

图 6-1-12　阴茎的结构

取阴茎标本，见阴茎由三条长柱状的海绵体组成，两条并列在背侧称阴茎海绵体，另一条位于腹侧，因有尿道通过，故称尿道海绵体。该海绵体前端膨大成阴茎头，后端膨大称尿道球。

取阴茎横断面标本，寻找尿道海绵体内的尿道。观察三个海绵体内均呈现海绵状，其腔隙实际上是与血管相通的窦隙。当这些腔隙充血时，阴茎即变粗变硬而勃起。三个海绵体外面共同包有阴茎筋膜和皮肤。

在体标本上观察包裹阴茎头的双层环形皮肤皱襞，此即阴茎包皮。在阴茎头腹侧有从包皮连至尿道外口的皮肤皱襞，称包皮系带。

2. 男性尿道（male urethra） 兼有排尿和排精的功能（图6-1-13）。起自膀胱的尿道内口，终于阴茎头的尿道外口，成年男性平均长18 cm，可分为前列腺部，膜部和海绵体部三部，在男性盆腔矢状切标本上观察。

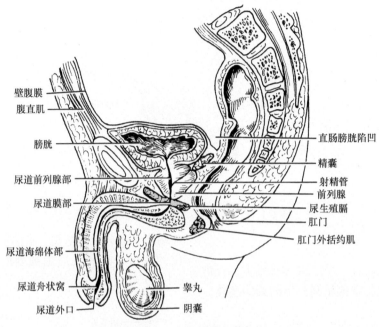

图 6-1-13 男性盆腔矢状切面

前列腺部：是尿道穿过前列腺实质的部分，有射精管和前列腺排泄管的开口。

膜部：在前列腺部的下方，是尿道穿尿生殖膈的一段，此段最短。

上述两部临床上称为后尿道。

海绵体部：位于阴茎的尿道海绵体内，其在尿道球内的尿道称尿道球部，有尿道球腺排泄管的开口。临床上将海绵体部的这段尿道称为前尿道。

整体观察男性尿道，见其在行程中既有狭窄又有膨大，还有弯曲。其狭窄在三处，分别位于尿道内口、膜部和尿道外口。其三处膨大分别位于尿道前列腺部、尿道球部和尿道舟状窝。其弯曲一在耻骨联合下方，称耻骨下弯，凹向上，位于膜部移行至海绵体部处。此弯曲固定、不能改变。另一弯曲在耻骨联合前下方，称耻骨前弯，凹向下。把阴茎拉向腹壁时，此弯曲可以消失变直。

3. 阴囊（scrotum） 由皮肤和肉膜组成。肉膜内含平滑肌纤维，可随外界温度呈反射性的舒缩，以调节阴囊内的温度，有利于精子的发育。肉膜向深部发出阴囊中隔将阴囊腔分为左、右两部，分别容纳左、右睾丸、附睾及输精管下段。

【思考题】

(1) 精子从那里产生？它的排出途径如何？

(2) 如何辨认输精管？结扎输精管应在什么地方为好？为什么？

(3) 列举男性生殖器辅助腺体的名称、位置及开口以及精液的组成？

(4) 从男性尿道的形态特点，阐述导尿时应注意那些问题？

(5) 通过那些途径可以触及前列腺和精囊腺？

（杨 美）

实验二　女性生殖系统、骨盆及盆底标本观察

【实验目的】

（1）掌握：女性生殖系统的组成和功能；卵巢的形态、位置及固定装置；输卵管的位置、分部和各部的形态结构及临床意义；子宫的形态、分部、位置和固定装置；阴道的形态、阴道穹的构成及意义；乳房的形态、位置和构造。

（2）了解：女阴的形态结构。

女性生殖系统也分内、外生殖器两部分。内生殖器包括卵巢、输卵管、子宫、阴道等；外生殖器即女阴。

【标本观察与解剖】

（一）内生殖器

1. 卵巢（ovary）　卵巢是产生卵子和分泌女性激素（雌激素和孕激素）的器官。

在女性盆腔标本上，卵巢呈扁椭圆形，其外侧面贴靠盆腔侧壁的卵巢窝（相当于髂内、外动脉夹角处），内侧面朝向盆腔。后缘游离，前缘借卵巢系膜连于子宫阔韧带后层中。上端与输卵管相接，名输卵管端，以卵巢悬韧带（又称骨盆漏斗韧带）连于小骨盆侧壁，内含卵巢血管、神经丛、淋巴管等。下端名子宫端，借卵巢固有韧带（又称卵巢子宫索）连于子宫（图6-2-1）。

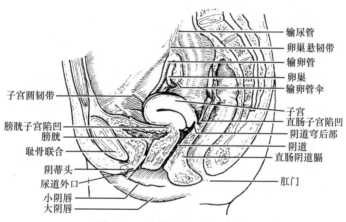

图 6-2-1　女性盆腔正中矢状切

幼女卵巢表面光滑，性成熟期经多次排卵后，卵巢表面出现瘢痕，显得凹凸不平，绝经后逐渐萎缩。

2. 输卵管（uterine tube）　输卵管是输送卵子的细长而弯曲的肌性管道。位于子宫阔韧带内，内端开口于子宫腔，名输卵管子宫口，外端开口于腹膜腔，名输卵管腹腔口（图6-2-2）。输卵管自外向内分为以下四部分，即输卵管漏斗 - 成漏斗状，是输卵管最外端的膨大部分。其游离缘有许多指状突起，称输卵管伞，覆盖于卵巢表面，其中最长的一条叫卵巢伞。输卵管壶腹 - 约占输卵管全长的2/3，是最长且较粗的一段，卵子通常在此部

受精。输卵管峡 - 较细，短而直，此部为女性输卵管结扎的部位。输卵管子宫部 - 为穿过子宫壁的一段，向内开口于子宫腔。

临床上将卵巢和输卵管统称为子宫附件。

3. 子宫（uterus）　子宫是壁厚、腔小的肌性器官，为胎儿孕育的场所。

观察游离子宫标本，成人的子宫呈前后稍扁、倒置的梨形（图6-2-2），可分为三部：其隆圆的上端，在输卵管子宫口以上，即子宫底；下端狭窄的部分为子宫颈，为肿瘤的好发部位；底与颈之间的部分为子宫体。子宫颈下端伸入阴道内的部分称子宫颈阴道部，在阴道以上的部分称子宫颈阴道上部。子宫

颈阴道上部的上端与子宫体相接的狭细部分，称子宫峡。在非妊娠期该部不明显，仅有 1cm，妊娠末期子宫峡可延长至 7 ～ 11cm。

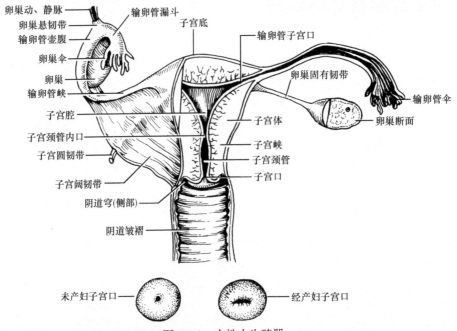

图 6-2-2　女性内生殖器

取切开子宫标本观察，见子宫的内腔甚为狭窄，可分为上、下两部。上部在子宫体内，称子宫腔，呈倒置的三角形，底朝上，两侧各有输卵管开口，尖朝下通子宫颈管。下部在子宫颈内称子宫颈管，其上口向上通子宫腔，下口即子宫口开口于阴道。未产妇的子宫口光滑呈圆形，生产后子宫口呈横裂状，可分为前唇和后唇。子宫的内腔，从子宫口到子宫腔底长度约 6 ～ 7cm。

在女性骨盆矢状切标本上，可见成人子宫呈轻度前倾、前屈位。前倾是指子宫的长轴与阴道的长轴呈向前开放的钝角。前屈是指子宫体与子宫颈间向前开放的钝角。子宫底位于小骨盆入口平面以下，子宫颈的下端在坐骨棘稍上方。

子宫位于小骨盆中央，在膀胱与直肠之间，借助盆底肌和周围的结缔组织以及下述韧带等固定（图 6-2-3）。

取女盆腔标本观察：

（1）子宫阔韧带：由覆盖子宫前、后壁的腹膜在子宫侧缘会合而成，向外连于小骨盆侧壁和盆底，其游离上缘内包裹输卵管，前叶覆盖子宫圆韧带，后叶包被卵巢和卵巢固有韧带。其作用可限制子宫向两侧移动。

（2）子宫圆韧带：由平滑肌和结缔组织构成，起自子宫体前面的两侧，输卵管子宫口的下方，行经小骨盆侧壁、腹股沟管止于大阴唇和阴阜的皮下。是维持子宫前倾位的主要结构。

（3）骶子宫韧带：由平滑肌和结缔组织组成，起自子宫颈后面，向后绕过直肠，固定于骶骨前面。在韧带的表面有呈弧形的腹膜覆盖。它牵引子宫颈向后向上，维持子宫前屈位。

（4）子宫主韧带：由纤维结缔组织束和平滑肌组成，自子宫颈两侧连至小骨盆侧壁。它可维持子宫的正常位置，使其不至于向下脱垂。

子宫的正常位置是靠韧带和盆底肌和周围结缔组织以及阴道的托持。如果这些结构出现损伤或松弛，就可能使子宫沿阴道下降，当下降到坐骨棘平面以下，便称为子宫脱垂。

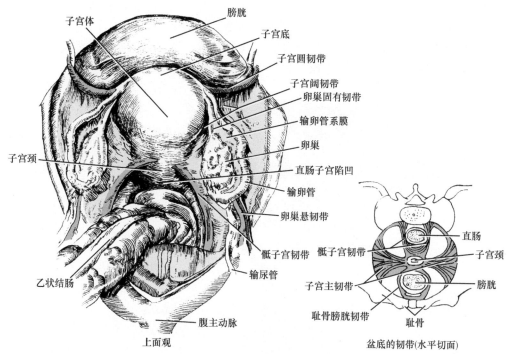

图 6-2-3 子宫的固定装置

子宫体　膀胱　子宫底　子宫圆韧带　子宫阔韧带　卵巢固有韧带　输卵管系膜　卵巢　直肠子宫陷凹　输卵管　卵巢悬韧带　子宫颈　骶子宫韧带　输尿管　乙状结肠　腹主动脉　上面观

直肠　子宫颈　膀胱　骶子宫韧带　子宫主韧带　耻骨膀胱韧带　耻骨　盆底的韧带(水平切面)

4. 阴道（vagina）　取女盆矢状切标本和离体生殖器标本，可见阴道位于直肠与膀胱、尿道之间，连接子宫与外生殖器。阴道为一前后扁的肌性管道，富于伸展性，其外口称阴道口开口于阴道前庭，在前方还有尿道外口开口于阴道前庭。未婚女子阴道口周围有一圈环形或半月形的黏膜皱襞，称处女膜。处女膜破裂后留下处女膜痕。由于阴道上端包围子宫颈阴道部，在此二者间形成的环形凹陷称阴道穹。阴道穹可分为前、后和两个侧部，其中以后部最深。此部和直肠子宫陷凹仅隔有阴道后壁和一层腹膜。当腹膜腔积液时，可经阴道穹后部进行穿刺或引流，以帮助诊断或治疗。

（二）外生殖器

女性外生殖器即女阴，包括阴阜、大阴唇、小阴唇、阴蒂、阴道前庭和前庭大腺等（图6-2-4，图6-2-5）。在女外阴标本上观察：

1. 阴阜（mons pubis）　位于耻骨联合前方，皮下脂肪发达，性成熟后有阴毛丛生。

2. 大阴唇（greater lip of pudendum）　为一对纵长隆起的皮肤皱襞。

3. 小阴唇（lesser lip of pudendum）　位于大阴唇内侧，是一对较薄的皮肤皱襞。两侧小阴唇之间的裂隙为阴道前庭，中央后部有较大的阴道口，前方较小的口是尿道外口。

4. 阴蒂（clitoris）　位于耻骨联合下方，小阴唇前端的海绵组织。露于表面的部分称阴蒂头，富含感觉神经末梢，感觉敏锐。

5. 前庭大腺（greater vestibular gland）　在图上观察，该腺体位于阴道口的两侧，形如豌豆，其导管开口于阴道前庭。

（三）乳房

见"第一部分运动系统结构功能与疾病"中的"实验五上肢概述、上肢浅层结构、胸前区与腋区"部分。

（四）骨盆及盆底

1. 骨盆（pelvis）　由骶骨、尾骨及左、右髋骨借骶髂关节，耻骨联合及骶结节韧带和骶棘韧带连结而成的完整骨环（图6-2-6）。人体直立时，骨盆向前倾斜，两髂前上棘与两耻骨结节位于同一冠状面内，此时，尾骨尖与耻骨联合上缘居同一水平面上。男性骨盆上口平面与水平面构成 50° ～ 55° 的角度，女性为 55° ～ 60° 角度，这个角度称骨盆倾斜度。骨盆上口周界为界线（界线起自骶岬、两侧续于髂骨弓状线、耻骨梳和耻骨峙以及耻骨联合上缘构成的环状线），下口呈菱形，高低不齐，由尾骨尖、骶结节韧带、坐骨结节，坐骨支，耻骨下支和耻骨联合下缘（附有耻骨弓状韧带）围成。

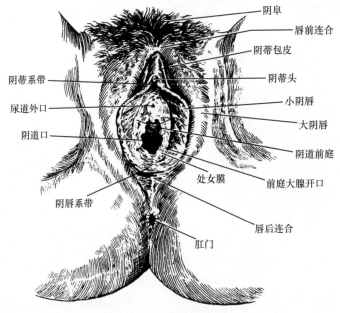

图 6-2-4　女性外生殖器

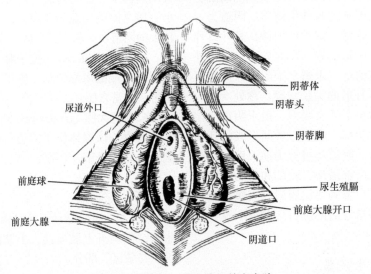

图 6-2-5　阴蒂、前庭球和前庭大腺

2. 骨盆底（pelvic floor）　由多层肌肉和筋膜构成，封闭骨盆出口，承托并保持盆腔脏器位于正常位置。若骨盆底结构和功能出现异常，常影响盆腔脏器的位置与功能，并造成分娩障碍；分娩过程可以不同程度地损伤骨盆底。

骨盆底的前方是耻骨联合和耻骨弓，后方为尾骨尖，两侧为耻骨降支、坐骨升支和坐骨结节。以两侧坐骨结节前缘的连线为界，可将盆底分为前后两个三角区：前三角区称尿生殖三角，又称尿生殖区，向后下倾斜，有尿道和阴道通过；后三角区为肛门三角，又称肛区，向前下倾斜，有肛管通过。骨盆底由外向内可分为外、中，内 3 层：

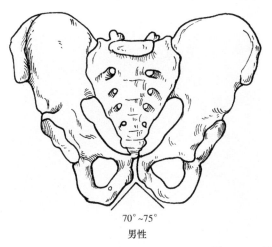

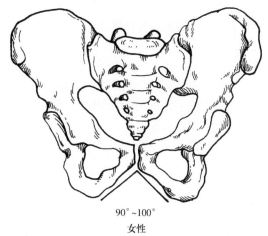

70°~75°
男性

90°~100°
女性

图 6-2-6　男、女性骨盆

（1）外层：外层位于外生殖器、会阴皮肤及皮下组织的下面，由会阴浅筋膜及深面的 3 组肌肉（球海绵体肌、坐骨海绵体肌和会阴浅横肌）及尿道括约肌组成。此层肌肉的肌腱汇合于阴道外口与肛门之间，参与形成会阴中心腱。

（2）中层：中层为泌尿生殖膈。由尿生殖膈的上、下两层坚韧的筋膜及其间的一对会阴深横肌及尿道括约肌组成，覆盖于由耻骨弓、两侧坐骨结节形成的骨盆出口前部三角形平面的尿生殖膈上，其中有尿道和阴道穿过，又称三角韧带。会阴深横肌和尿道括约肌不能截然分开。

（3）内层：内层为盆膈（pelvic diaphragm），是骨盆底最坚韧的一层，由肛提肌及其内、外侧面各覆一层筋膜组成。自前向后依次有尿道、阴道和直肠穿过。

肛提肌（levator ani muscle）是位于骨盆底的成对扁阔肌，起自耻骨后面与坐骨棘之间的肛提肌腱弓，止于会阴中心腱、直肠壁、尾骨、肛尾韧带等，两侧联合形成漏斗状盆底，但在耻骨后方，两侧的肌肉没有靠拢，所留之空隙，由尿生殖膈封闭。肛提肌构成骨盆底的大部分。每侧肛提肌自前内向后外由 3 部分组成：①耻尾肌：是肛提肌的主要部分，肌纤维起自耻骨降支内侧，行向阴道、直肠，向后止于尾骨，其中小部分肌纤维止于阴道

及直肠周围，耻尾肌受损可导致膀胱、直肠脱垂；②髂尾肌：起自腱弓（即闭孔内肌表浅筋膜的增厚部分）后部，向中间和后方走行，与耻尾肌汇合，绕肛门两侧，止于尾骨，参与固定直肠；③坐尾肌：起自两侧坐骨棘，止于骶骨与尾骨。在骨盆底的肌肉中，肛提肌起最重要的支持作用。其因肌纤维在阴道和直肠周围交织，也发挥着加强肛门和阴道括约肌的作用。

骨盆腔从垂直方向可分为前、中、后 3 部分，当骨盆底的组织支持作用减弱时，容易发生相应部位的器官松弛、脱垂或功能缺陷。在前骨盆腔（又称前盆腔），易发生膀胱和阴道前壁脱垂；在中骨盆腔（又称中盆腔），可导致子宫和阴道穹隆脱垂；在后骨盆腔（又称后盆腔），可引起直肠和阴道后壁脱垂。

会阴是封闭骨盆出口的软组织，呈菱形，其前界为耻骨联合下缘，后界为尾骨尖，两侧为耻骨下支、坐骨支、坐骨结节和骶结节韧带。于两侧坐骨结节之间作连线，可将会阴分成前部的尿生殖三角，男性有尿道通过，女性有尿道和阴道通过。后部为肛门三角，有直肠通过。临床上常将肛门和外生殖器之间的软组织称为会阴，即所谓狭义的会阴。会阴中心腱，又称会阴体，由部分肛提肌及其筋膜和会阴浅横肌、球海绵体肌、会阴深横肌以及肛门外括约肌的肌腱共同交织而成，

有加固盆底的作用。会阴伸展性大，妊娠后期会阴组织变软，有利于分娩。分娩时应注意保护会阴，避免发生裂伤。

【思考题】

（1）简述卵子的产生部位及排出途径。

（2）简述子宫的外形及内腔的形态，子宫的位置和固定装置。

（3）何谓阴道穹？阴道后穹有何临床意义？

（杨　美）

实验三　泌尿系统的组织结构

【实验目的】

（1）掌握：肾单位各部分和集合管分布位置及结构特点，滤过屏障的超微结构。

（2）熟悉：膀胱、输尿管的光镜结构。

（3）了解：球旁复合体各组成部分结构特点。

【组织切片观察】

（一）肾（kidney）

标本取自人肾脏，HE染色。

1. 肉眼观察　肾是实质性器官，表层染色较深呈紫红色为皮质，深层染色较浅为髓质。

2. 低倍镜观察　肾表面有薄层致密结缔组织构成的被膜。肾实质分为浅层的皮质和深层的髓质。

（1）皮质：由皮质迷路和髓放线组成。皮质迷路中可见许多的球形结构即肾小体，肾小体周围为大量小管切面。相邻皮质迷路间有若干纵行走向的管道切面，即髓放线，实为肾髓质呈放射状伸入到皮质的部分（图6-3-1）。

（2）髓质：位于皮质深面，可见大量单层上皮的管道切面及其间的结缔组织与血管，无肾小体。

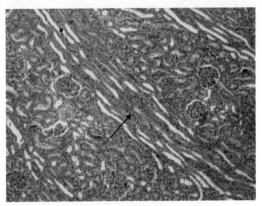

图 6-3-1　肾皮质（HE，低倍）
→ 髓放线；⇢ 肾小体

3. 高倍镜观察

（1）皮质迷路：由肾小体和肾小管曲部组成。

1）肾小体：为散在于皮质迷路内的球形结构，有血管极和尿极，由血管球和肾小囊组成。血管球是一团不规则的毛细血管袢，其内主要为血管内皮细胞，球内系膜细胞和足细胞，但较难区分。血管球外包有双层壁的肾小囊，其壁层为单层扁平上皮，而脏层（足细胞）因紧贴血管球而分辨不清，二层间为肾小囊腔。肾小囊壁层在血管极处上皮返折为脏层，在尿极处与近端小管上皮相连续。在肾小体血管极，有时可见出、入球微动脉的断面。

2）近端小管曲部：位于肾小体周围，数量较多，染色较红，管径较粗，管腔较小且不规则。管壁上皮细胞较大，呈单层锥形或立方形，细胞间分界不清楚；核圆，靠近细胞基底部，数量少；胞质强嗜酸性，染成红色；游离面有刷状缘，但往往不清楚。

3）远端小管曲部：位于肾小体周围，数量较少，染色较近曲小管浅，管径较小，管腔较大且腔面较规则。管壁由单层立方上皮构成，胞质弱嗜酸性，染色较浅；核圆，位于细胞中央或靠近腔面，排列较密集；游离面刷状缘不明显，有时在基底面可见纵行纹状的基底纵纹。

4) 球旁复合体：包括球旁细胞、致密斑和球外系膜细胞，切片中以致密斑和球外系膜细胞较为易见。先找到肾小体的血管极，肾小体血管极旁的远端小管近肾小体一侧的管壁上皮细胞呈高柱状，排列紧密，核椭圆形，靠近细胞顶部，与对侧的立方上皮细胞有明显区别，则为致密斑。有时在致密斑与肾小体血管极之间的三角区内可见一群小细胞，此为球外系膜细胞（图 6-3-2）。

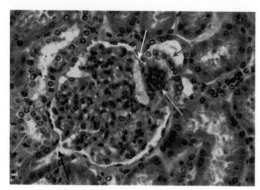

图 6-3-2　肾小体（HE，高倍）

血管极；➡ 尿极；➡ 近曲小管；➡ 远曲小管；
➡ 致密斑；➡ 球外系膜细胞

（2）髓放线和髓质：髓放线由近端小管直部、远端小管直部和集合管组成，髓质则包括近端小管直部、细段、远端小管直部和集合管几部分。

1) 近端小管和远端小管直部：位于髓放线和髓质内，在髓放线多呈纵切面，其形态特点分别与近曲小管和远曲小管相似。

2) 细段：位于髓质，是肾小管最细小部分，管壁为单层扁平上皮，但上皮较毛细血管内皮略厚，胞核卵圆形，凸向管腔，腔内无血细胞。

3) 集合管：位于髓质和髓放线内，管径粗，管腔大而规则，是染色最浅的一种管道。管壁上皮为单层立方或低柱状上皮，细胞界限清晰，胞质色浅而明亮，核圆位于细胞中央（图 6-3-3）。

（二）输尿管（ureter）

标本取自人输尿管，横切，HE 染色。

1. 肉眼观察　输尿管为中空性器官，管腔不规则。

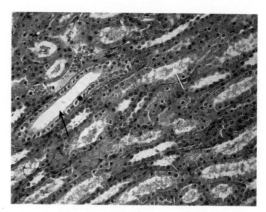

图 6-3-3　肾髓质（HE，低倍）

近直小管；➡ 远直小管；➡ 集合管

2. 低倍镜观察　管壁由内向外分黏膜层、肌层和外膜，因黏膜往往形成纵行皱襞，使管腔横切面呈不规则星形。

3. 高倍镜观察　黏膜上皮为变移上皮，基膜不明显，其固有层为细密结缔组织，含有较多纤维；肌层为平滑肌，上 2/3 段为内纵行、外环行两层，下 1/3 段为内纵、中环、外纵三层平滑肌；外膜为纤维膜，有血管、神经束断面和脂肪细胞等（图 6-3-4）。

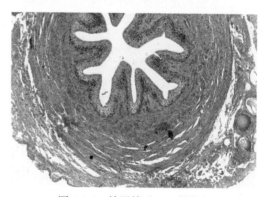

图 6-3-4　输尿管（HE，低倍）

（三）膀胱（bladder）

标本取自膀胱，HE 染色。

低倍镜观察　膀胱壁分为黏膜、肌层、外膜三层，其结构与输尿管基本相同，但肌层发达，走向较乱，大致可分内纵、中环和外纵三层，相互交错，外膜大部分为纤维膜，由疏松结缔组织构成，仅膀胱顶部为浆膜（图 6-3-5）。

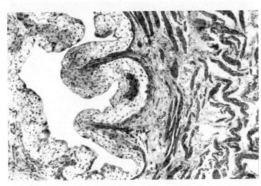

图 6-3-5　膀胱（HE，低倍）

【电镜图片观察】

滤过屏障：为血浆内物质从血管球毛细血管进入肾小囊腔，形成原尿所通过的一系列结构。肾血管球内毛细血管为有孔型，孔径 50 ～ 100nm，孔上无隔膜；内皮外有较厚的基膜，基膜可分为内疏层、致密层、外疏层三层；基膜外附有相互穿插的足细胞的次级突起，次级突起之间的间隙称为裂孔，裂孔上覆盖一层厚约 4 ～ 6nm 的裂孔膜。有孔内皮、基膜和足细胞裂孔膜这三层结构构成滤过屏障（图 6-3-6）。

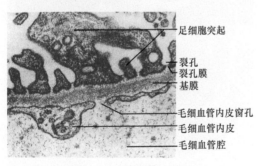

足细胞突起
裂孔
裂孔膜
基膜
毛细血管内皮窗孔
毛细血管内皮
毛细血管腔

图 6-3-6　滤过屏障（TEM）

【思考题】

（1）结合肾小体结构说明原尿的生成过程。

（2）滤过屏障的超微结构和功能有哪些？

（3）试述各段肾小管的结构特点。

（李　静）

实验四　男性生殖系统的组织结构

【实验目的】

（1）掌握：睾丸的光镜结构特点。

（2）掌握：血 - 睾屏障及睾丸间质细胞的电镜结构特点。

（3）熟悉：附睾、输精管的组织结构特点。

（4）了解：前列腺的组织结构。

【组织切片观察】

（一）睾丸（testis）

标本取自睾丸，HE 染色。

1. 肉眼观察　组织切片较大，表面为一层较致密的红染的被膜，其深面实质疏松，染色略浅。

2. 低倍镜观察　睾丸表面覆以浆膜（鞘膜脏层），浆膜下为一层较厚的致密结缔组织构成的白膜，白膜深面有一薄层疏松结缔组织，富含血管为血管膜。白膜伸入实质可将睾丸分隔成许多小叶。睾丸实质内可见大量大小不等的生精小管的断面，小管间的疏松结缔组织即为睾丸间质，间质中可见单个或成群分布的红染的间质细胞（图 6-4-1）。有时在组织切片一侧可见睾丸纵隔，纵隔内有若干不规则的、管壁为单层立方上皮的腔隙即睾丸网。

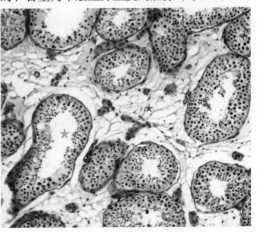

图 6-4-1　睾丸（HE，低倍）

★生精小管；★睾丸间质

3. 高倍镜观察　生精小管管壁由复层的生精上皮构成，由处于不同发育阶段的生精细胞和支持细胞组成，细胞分界不明显。生精上皮下的基膜明显，基膜外侧有胶原纤维和一些梭形的肌样细胞。

（1）生精细胞：包括精原细胞、初级精母细胞、次级精母细胞、精子细胞和精子，从生精上皮的基底面向腔面依次紧密排列（图6-4-2）。

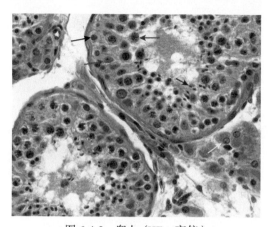

图 6-4-2　睾丸（HE，高倍）

➡ 精原细胞；➡ 支持细胞；➡ 初级精母细胞；➡ 精子细胞；➡ 精子；　睾丸间质细胞

1）精原细胞：是最幼稚的生精细胞，紧贴生精上皮基膜，细胞较小，呈圆形或椭圆形，胞核圆或卵圆形，染色较深。

2）初级精母细胞：位于精原细胞近腔侧，细胞呈圆形，体积较大（往往为生精细胞中最大的细胞），胞质染色较浅，胞核大而圆，常见核染色体密集成团。

3）次级精母细胞：更靠近生精小管管腔，形态与初级精母细胞相似，但体积略小。由于次级精母细胞存在时间短，故切片中不易见到。

4）精子细胞：位于精母细胞内侧，靠近管腔，数量多。细胞小而圆，胞质染色较红，核圆，染色质致密。

5）精子：位于生精小管的管腔面，形似蝌蚪。分头尾两部，头呈扁圆或梨形，染成深紫蓝色；尾长，呈红色丝状伸向管腔或被切断而不见。

（2）支持细胞：数量少，分散夹在生精细胞间。细胞大呈不规则长锥体形，基部附于基膜，顶部伸达管腔，因其侧面和腔面镶嵌着各级生精细胞，故光镜下轮廓不清。支持细胞核多靠近基底部，较大，呈三角形或不规则形，染色浅，核仁十分明显（图6-4-2）。

（3）睾丸间质细胞：位于睾丸间质中，单个或成群分布，细胞较大，圆形或多边形，胞质强嗜酸性；核大而圆，位于细胞的一侧或中央，染色浅，核仁明显（图6-4-2）。

（二）附睾（epididymis）

标本取自附睾，横切，HE 染色。

1. 肉眼观察　组织切片疏松，可见许多孔隙。

2. 低倍镜观察　附睾表面包有一层较厚的结缔组织被膜，实质内有许多管道的横切面，管道间有较多的间质。管道分两种：腔面不规则，呈波浪状的为输出小管（有些切片常因未切到而不见）；管腔面较规则平整的为附睾管。

3. 高倍镜观察　输出小管由有纤毛的高柱状细胞和无纤毛的低柱状细胞相间排列而成，故管腔面不规则呈波浪状。附睾管上皮为假复层柱状上皮，较厚，主要由主细胞和基细胞组成。靠腔面的主细胞顶部有许多粗而长的微绒毛，又称静纤毛；腔面规则，腔内常见精子。两种管道的基膜明显，基膜外常有环行平滑肌（图6-4-3）。

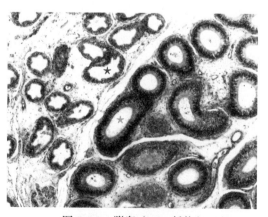

图 6-4-3　附睾（HE，低倍）

★输出小管；★附睾管

（三）输精管（ductus deferens）

标本取自输精管，横切，HE染色。

1. 肉眼观察 为壁厚腔小的中空性器官。

2. 镜下观察 管壁由黏膜、肌层和外膜三层组成。黏膜表面为较薄的假复层柱状上皮，固有层结缔组织中富含弹性纤维，黏膜向管腔内突出形成皱襞；肌层发达，很厚，由内纵、中环和外纵三层平滑肌构成；外膜为疏松结缔组织，血管较多（图6-4-4）。

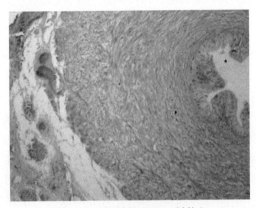

图6-4-4 输精管（HE，低倍）

（四）前列腺（prostate）

标本取自人前列腺，HE染色。

1. 肉眼观察 组织切片较大，可见实质内有许多大小不等、形状不一的小腔隙。

2. 低倍镜观察 前列腺外包结缔组织被膜，被膜伸入腺实质形成支架组织，被膜和支架组织均由富含弹性纤维和平滑肌的结缔组织构成。支架组织间有许多形态、大小不一的管腔切面，即为前列腺的腺泡；腺腔很不规则，内有粉红色分泌物，有的分泌物浓缩，并有钙盐沉积，则形成同心圆结构的前列腺石，随年龄而增加，在老年人的前列腺中数量多。（图6-4-5）。

3. 高倍镜观察 腺上皮形态不一，有单层柱状上皮，单层立方上皮或假复层柱状上皮等，不同形态的上皮反映不同的分泌功能状态。

有的切片，还可见到前列腺中央部位的尿道，呈半月形，壁上有复层柱状上皮，腔面凹凸不平。

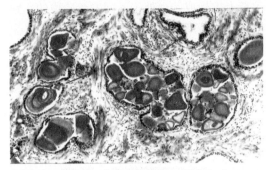

图6-4-5 前列腺（HE，低倍）
⟶ 腺泡；⟶ 前列腺结石；⟶ 平滑肌

【思考题】

（1）试述精子发生的过程及形态变化特点。

（2）血-睾屏障是什么？

（3）睾丸间质细胞的光电镜结构及功能有哪些？

（李 静）

实验五 女性生殖系统的组织结构

【实验目的】

（1）掌握：卵巢的光镜结构特点；增生期、分泌期子宫内膜的光镜结构特点。

（2）熟悉：输卵管的光镜结构特点。

（3）了解：乳腺的组织结构。

【组织切片观察】

（一）卵巢（ovary）

标本取自猫卵巢，HE染色。

1. 肉眼观察 卵巢的切片为椭圆形，可见大小不等的泡状结构即为卵泡。有的切片也可见体积很大的，染色浅淡圆形小体即黄体。

2. 低倍镜观察 卵巢表面覆盖单层扁平

或立方的表面上皮，上皮下方为薄层致密结缔组织，称白膜。卵巢实质可分为周围的皮质和中央的髓质，两者分界不明显。皮质为主要部分，含有许多处于不同发育阶段的卵泡与黄体；髓质狭小，为富含血管、淋巴管、神经的疏松结缔组织。

3. 高倍镜观察 由皮质浅层向深层依次观察。

（1）原始卵泡：原始卵泡数量多，体积小，常成群分布于皮质浅层。卵泡呈球形，中央为体积大、染色浅的初级卵母细胞，核圆呈泡状，核仁明显；周围为一层扁平的卵泡细胞（图6-5-1）。

（2）初级卵泡：为早期生长卵泡，体积大于原始卵泡，位置更深。初级卵母细胞增大，卵泡细胞由单层扁平变为单层立方，单层柱状或复层。在初级卵母细胞与最内层的卵泡细胞之间出现一层红染的均质状膜，称透明带。随着初级卵泡的增大，围绕在卵泡周围的结缔组织内的梭形基质细胞增殖、分化形成卵泡膜（图6-5-1）。

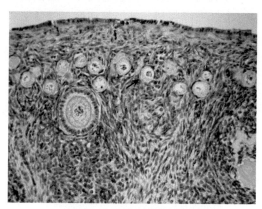

图 6-5-1 卵巢（HE，低倍）
➡️ 原始卵泡；➡️ 初级卵泡；➡️ 透明带

（3）次级卵泡：为晚期生长卵泡，体积更大，位置更深，出现卵泡腔。初级卵母细胞进一步增大，卵泡细胞继续分裂增殖，层数增多，卵泡细胞之间出现一些含液体的小腔隙并逐渐融合为一个大腔，称卵泡腔，内含粉红色的卵泡液。随着卵泡液增加和卵泡腔扩大，初级卵母细胞及其周围的卵泡细胞突入卵泡腔形成卵丘（有些正常卵泡因切面

原因不一定能见到卵丘）。紧贴透明带周围的一层柱状的卵泡细胞呈放射状排列，称为放射冠。其余分布于卵泡腔周围的数层卵泡细胞构成卵泡壁的颗粒层。卵泡膜发育成两层，内膜层较疏松，含较多的多边形或梭形膜细胞和毛细血管；外膜层较致密，细胞较少，纤维较多，与周围结缔组织延续（图6-5-2）。

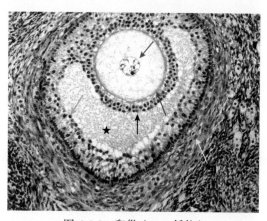

图 6-5-2 卵巢（HE，低倍）
➡️ 卵丘；★ 卵泡腔；➡️ 卵母细胞核；➡️ 透明带；
➡️ 卵泡膜；➡️ 颗粒层

（4）成熟卵泡：似次级卵泡，但体积更大，卵泡腔更大，颗粒层变薄；往往向卵巢表面隆起。因处于排卵前期，存在时间短，切片上不易见到。

（5）闭锁卵泡：是卵泡发育各阶段中退化的卵泡，形态表现多种多样，如：初级卵母细胞核固缩或消失，细胞不规则、萎缩或消失；透明带皱缩、扭曲或溶解并与周围的卵泡细胞分离；卵泡细胞变小、排列松散、卵泡壁塌陷；卵泡腔中有残留透明带，中性粒细胞等（图6-5-3）。有的晚期次级卵泡闭锁后，卵泡膜内层的膜细胞增生肥大排列成细胞团或索，称间质腺。

（6）黄体：有的切片中，可见卵巢实质内有体积很大、细胞密集、嗜酸性染色的团状结构即黄体。黄体由两类细胞构成：卵泡壁的颗粒细胞分化形成的颗粒黄体细胞和卵泡膜内层的膜细胞分化形成的膜黄体细胞。颗粒黄体细胞数量多、胞体大、染色浅，常位于黄体中央；膜黄体细胞数量少、体积小，胞质和胞核染色较深，主要分布在黄体的周边（图6-5-4）。

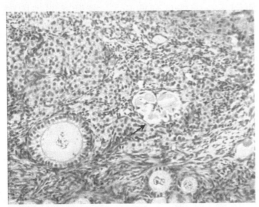

图 6-5-3　卵巢（HE，低倍）

→ 闭锁卵泡

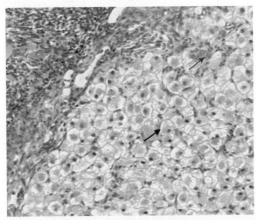

图 6-5-4　黄体（HE，高倍）

→ 颗粒黄体细胞；→ 膜黄体细胞

（二）输卵管（oviduct）

标本取自输卵管壶腹部，横切，HE 染色。

1. 肉眼观察　管壁较厚，管腔不规则。

2. 低倍镜观察　其管壁分为黏膜层、肌层和外膜三层。黏膜形成许多高而分支多的皱襞伸入管腔，故管腔不规则。

3. 高倍镜观察　黏膜上皮为单层柱状上皮，由分泌细胞和纤毛细胞构成。固有层为薄层结缔组织，富含毛细血管和散在的平滑肌。肌层由内环和外纵两层平滑肌构成，但分界不明，肌束间有较多结缔组织和血管。外膜为浆膜（图 6-5-5）。

（三）子宫（uterus）

标本取自增生期子宫，HE 染色。

1. 肉眼观察　染成浅紫色的部分为子宫内膜，较薄；其余大部分染成深红色为肌层。

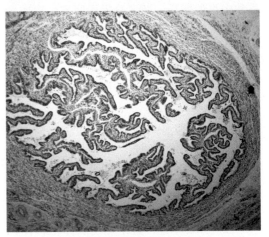

图 6-5-5　输卵管（HE，低倍）

2. 低倍镜观察　内膜上皮为单层柱状，深面为较厚的固有层。固有层中有上皮向下凹陷形成的单管状子宫腺和较多基质细胞。肌层很厚，富含血管，肌纤维交叉排列，层次不清，浆膜被切去。

3. 高倍镜观察　内膜上皮为单层柱状上皮，由纤毛细胞和分泌细胞构成，但分泌细胞多于纤毛细胞。子宫腺较直，腺腔较小较规则，未见分泌物。固有层的结缔组织较厚，含大量梭形或星形的基质细胞，可见较少较小的螺旋动脉断面（图 6-5-6）。

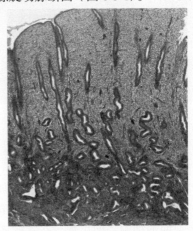

图 6-5-6　增生期子宫内膜（HE，低倍）

（四）子宫（uterus）

标本取自分泌期子宫，HE 染色。

1. 肉眼观察　浅紫色的子宫内膜比增生期明显增厚。

2. 低倍镜观察　子宫内膜增厚，子宫腺增多，长而弯曲，腺腔扩大，腔内充满分泌物，固有层的细胞间隙增大，提示有水肿现象；可见较多较大的螺旋动脉断面。

3. 高倍镜观察　与低倍镜观相似（图6-5-7）。

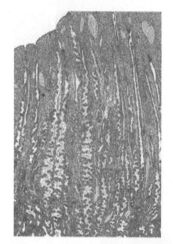

图 6-5-7　分泌期子宫内膜（HE，低倍）

（五）乳腺（mammary gland）

标本取自人静止期乳腺，HE 染色。

1. 肉眼观察　可见实质内有许多大小不等、形状不一的蓝色小点。

2. 镜下观察　乳腺被大量结缔组织和脂肪组织分隔成若干乳腺小叶。小叶中央有成团的导管及少量腺泡，腺腔很小，上皮为单层立方或柱状，在上皮细胞与基膜间有呈梭形的肌上皮细胞。小叶内导管与腺泡难以区分，小叶间导管较大。（图 6-5-8）。

（六）乳腺（mammary gland）

标本取自人活动期乳腺，HE 染色。

1. 肉眼观察　组织切片较大，可见实质内有许多大小不等、形状不一的小腔隙。

2. 镜下观察　可见许多乳腺小叶，小叶间的结缔组织和脂肪组织较少。乳腺小叶由许多腺泡组成；小叶间结缔组织中有小叶间导管、血管及神经。由于处于不同的分泌时期，

故有的腺细胞为立方形，有的呈柱状。腺泡腔大，内有染成红色的分泌物。小叶内导管的上皮细胞形态与腺泡相似，小叶间导管的腔大，上皮为单层或复层柱状上皮（图6-5-9）。

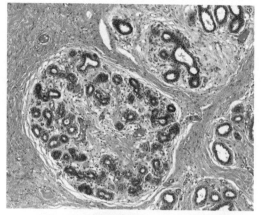

图 6-5-8　静止期乳腺（HE，低倍）

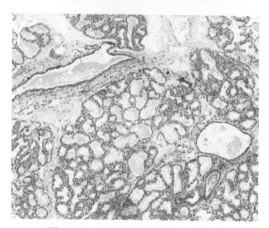

图 6-5-9　活动期乳腺（HE，低倍）

【思考题】

（1）卵泡在生长发育中经历了哪些阶段，其结构有哪些变化？

（2）试述子宫内膜周期性变化的形态特点。

（李　静）

实验六　泌尿生殖系统的胚胎发生

【实验目的】

（1）掌握：后肾的发生及泄殖腔的分隔。

（2）熟悉：前肾、中肾的发生。

（3）了解：生殖腺的发生和生殖管道的演变。

【胚胎模型观察】

（一）泌尿系统的发生

1. 第4周初人胚模型 可观察前肾的发生。取下外胚层，观察中胚层。可见前外侧的中胚层中有7～10排平行排列的横行管道即前肾小管（绿色），其内侧端开口于胚内体腔，外侧端向尾侧弯曲并相连成纵行的前肾管（绿色）（图6-6-1）。

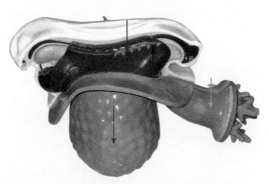

图 6-6-1　人胚第4周初模型侧面观

→ 前肾小管；→ 前肾管；→ 卵黄囊；→ 体蒂

2. 第4周末人胚模型正面观 可观察中肾的发生。模型去除了外胚层，模型右侧腹后壁上可见一纵行的隆起即生肾索，左侧则为剖开的生肾索。在左侧生肾索的头端即生肾节内可见由前肾管与前肾小管组成的前肾（图6-6-2①），前肾小管已经开始退化，而前肾管则向尾部延伸改称为中肾管（图6-6-2③）。生肾索内可见已分化形成的数十对中肾小管（图6-6-2②），其内侧端膨大为小球，外侧端连于纵行的中肾管，中肾小管和中肾管共同形成中肾。

3. 第4周末人胚模型侧面观和背面观 可观察中肾发生。取下外胚层，从侧面观察，可见由生肾索发育而来的中肾，数十对中肾小管（绿色），其内侧端膨大为小球，外侧端连于纵行的中肾管（绿色），中肾管向尾侧延伸开口于泄殖腔的侧壁（图6-6-3A）。从背侧

观察中肾，可见许多平行排列的中肾小管（绿色），中肾小管外侧开口于纵行的中肾管（图6-6-3B）。

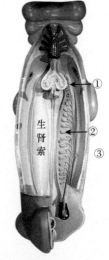

图 6-6-2　人胚第4周末模型前面观

①前肾；②中肾小管；③中肾管

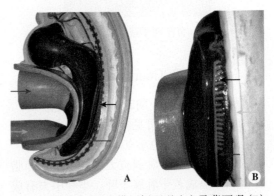

图 6-6-3　人胚4周末模型侧面观（A）及背面观（B）

→ 中肾小管；→ 中肾管；→ 脊髓；→ 卵黄囊；→ 体蒂

4. 第5～8周人胚模型 观察后肾的发生。图6-6-4A显示5周人胚模型，取下外胚层，从侧面观可见中肾管通入泄殖腔，在胚体的尾端可见中肾管末端近泄殖腔处，向背侧头端发出输尿管芽（绿色），输尿管芽已形成肾盂肾盏，被生后肾组织（土褐色）包围。输尿管芽和生后肾组织将继续发育成后肾。图6-6-4B显示8周人胚模型，去除前腹壁后观察，模型右侧显示后肾（土褐色②）已经形成，并从盆腔升入腹腔，后肾上方为肾上腺（肉色①）。

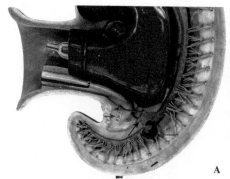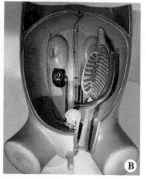

图 6-6-4　人胚 5-8 周模型

A. 侧面观；B. 正面观

→ 输尿管芽；→ 中肾管；→ 生后肾原基；→ 泄殖腔；①肾上腺；②后肾

（二）生殖系统的发生

第 8 周人胚模型　去除前腹壁后观察生殖腺和生殖管道的发生。此时，生殖腺已经能区分出男女，其他的结构还不能区分。图 6-6-5A 模型腹腔右侧可见在胚体后壁有两条突向体腔的纵行隆起，外侧粗而长的是中肾嵴，内侧细而短的是生殖腺嵴。取下左侧中肾嵴及生殖腺嵴的腹侧半，从外侧到内侧，依次可见中肾旁管（红色）、已大部分退化的中肾管（绿色）和中肾小管（绿色）、发育中的睾丸（示初级性索）。中肾旁管（红色）头端开口于腹腔。中肾尾端的淡黄色结构为引带，可牵拉生殖腺逐渐下降。图 6-6-5B 模型取下右侧中肾嵴及生殖腺嵴的腹侧半，从外侧到内侧依次可见中肾旁管（红色）、已大部分退化的中肾管（绿色）和中肾小管（绿色）、发育中的卵巢。卵巢中有多个细胞团，为次级性索断裂形成的原始卵泡。左右两条中肾管向下开口于膀胱三角（绿色）。中肾旁管（红色）头端开口于腹腔，中段弯曲向内，越过中肾管的腹侧与对侧中肾旁管相遇；下段与对侧中肾旁管在中线合并；末端凸向尿生殖窦背侧壁形成窦结节（橘黄色）。

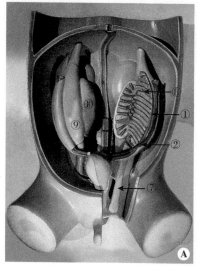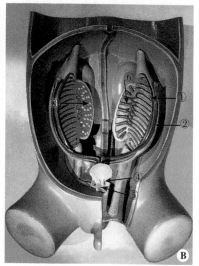

图 6-6-5　生殖腺和生殖管道发生

①中肾管；②中肾旁管；③发育中的卵巢；④膀胱三角；⑤窦结节；⑥发育中的睾丸；⑦引带；⑧中肾小管；⑨中肾嵴；⑩生殖嵴

【思考题】

(1) 简述后肾的发生。

(2) 尿生殖窦的演变是怎样的？

(3) 生精小管和卵泡是怎么形成的？其中的原始生殖细胞从何而来？

(4) 男、女生殖管道的发生有何不同？

（李 静）

实验七　尿生成的影响因素

【实验目的】

(1) 掌握：膀胱插管术和尿液收集方法，分析刺激迷走神经外周端和静脉注射生理盐水、葡萄糖、呋塞米（furosemide）、去甲肾上腺素等药物对尿量及成分的影响。

(2) 了解：尿量及成分变化的机制。

【实验原理】

尿生成的过程包括肾小球的滤过（glomerular filtration）、肾小管和集合管的选择性重吸收（reabsorption）和分泌（secretion）三个过程。凡是能够影响这些过程的因素，都会影响尿的生成导致尿量的变化。静脉注射生理盐水会影响肾小球的滤过作用，血浆蛋白被稀释，有效滤过压（effective filtration pressure）的增加，尿量增多；注射高渗葡萄糖后肾小管的溶质浓度增高，妨碍肾小管对水的重吸收，产生渗透性利尿（osmotic diuresis）。利尿药作用于肾小管和集合管，通过影响尿的生成，增加电解质和水的排出，使尿量增多；垂体后叶素即抗利尿激素作用于远曲小管和集合管，增加它们对水的重吸收，尿量减少。

【实验对象】

家兔，体重 2 ～ 2.5kg，雌雄兼用。

【实验材料】

BL-420 生物信号实验系统，兔手术台，记滴器，注射器，输液装置，气管插管，膀胱插管，棉线，纱布。25% 氨基甲酸乙酯，20% 葡萄糖，1/10000 去甲肾上腺素溶液，垂体后叶素，0.1% 呋塞米，尿糖试纸等。

【实验方法】

（一）制备动物模型

1. 麻醉与固定　按 4ml/kg 沿耳缘静脉注射 25% 氨基甲酸乙酯，待兔麻醉后将其仰卧固定于兔手术台上。

2. 建立耳缘静脉给药通道　输入生理盐水以 10 ～ 20 滴 / 分维持动物正常的生理状态。

3. 颈部手术　常规气管插管，按《医学整合课程基础实验（人体概述分册）》第二部分 "实验四动物实验的常用插管术" 中气管插管术进行。分离右侧迷走神经、左侧颈总动脉并穿线备用，方法同 "不同因素对兔动脉血压和减压神经放电的综合观察" 实验。

4. 膀胱插管　沿耻骨联合向上正中线作长 3 ～ 5cm 的切口，沿腹白线打开腹腔，切口以刚好能将膀胱移出腹腔为度，先辨认清楚膀胱和输尿管的解剖结构，用止血钳在双侧输尿管下方穿线，向上提起膀胱，结扎膀胱颈部以阻断膀胱与尿道的通路。再用止血钳提起膀胱前壁靠近顶端部分，选择血管较少处，作一纵行小切口，插入膀胱插管并用线结扎。将膀胱插管另一端连在记滴器上，引出的尿液应滴在记滴器的接触点上。手术操作结束后，用温热的盐水纱布覆盖腹部切口。

5. 左侧颈总动脉插管，记录动脉血压　方法见《医学整合课程基础实验（人体概述分册）》第二部分 "实验四动物实验的常用插管术" 中颈总动脉插管术。

（二）BL-420 的操作

将压力换能器连于 1 通道，记滴器输入线插入记滴输入线孔。

打开 BL-420 生物信号采集系统，选择输入信号：1 通道为压力，进入记录状态后点击 "设置" 选项，在下拉记录表中选择 "记滴时间"。以同步观察血压和尿量的变化。

【实验观察】

1. 记录正常血压曲线和尿液　实验动物尿量稳定后记录一段正常血压曲线和 1min 尿液的滴数作参考。

2. 盐水负荷对尿量的影响　沿耳缘静脉快速注射温热（38℃）的生理盐水 20ml，观察血压和尿量有何变化。

3. 静脉注射葡萄糖溶液对尿量的影响　注射前先取中段尿 2 滴尿进行尿糖定性半定量测定，再沿耳缘静脉注射 20% 葡萄糖液 10ml，观察记录血压和尿量有何变化，在尿量变化明显时取 2 滴尿再进行尿糖定性测定（可做 3 次，以尿糖最高的一次为准）。

4. 去甲肾上腺素对尿量的影响　耳缘静脉注射 1 : 10000 去甲肾上腺素 0.3 ~ 0.5ml，观察记录血压和尿量有何变化。

5. 利尿药呋塞米对尿量的影响　耳缘静脉注射呋塞米（速尿）5mg/kg，观察记录血压和尿量有何变化。

6. 抗利尿药垂体后叶素对尿量的影响　静脉注射垂体后叶素 2 单位，观察记录血压和尿量有何变化。

7. 结扎并剪断右侧迷走神经　用电刺激迷走神经外周端 15 ~ 30s，刺激参数为（连续单刺激，强度 5 ~ 10V，频率 30 ~ 40Hz），在血压下降至 50 ~ 60mmHg 时，观察记录尿量的变化。

【注意事项】

（1）每项实验前均应计数 1 分钟尿滴作对照。

（2）在前一实验效应基本消失、尿量基本稳定后再进行下一项实验。注射药物或者刺激神经后，应将尿量变化最明显时记录尿量并与实验前作比较。

（3）膀胱插管时注意不要插入黏膜层，插管后不要扭曲膀胱，避免阻塞尿液通路。

（4）实验前须保证兔子进食和饮水充分。

【思考题】

（1）分析静脉快速注射生理盐水、静脉注射高渗葡萄糖引起的多尿机制有何不同？

（2）本实验中哪些因素通过肾小球的滤过率而影响尿量的？哪些因素是通过肾小管的功能来改变尿量和性质？

（3）静脉注射呋塞米和垂体后叶素后尿量有何变化？为什么？

（汪志群）

实验八　急性中毒性肾衰竭

【实验目的】

（1）掌握：复制急性中毒性肾衰竭动物模型的方法及原理；升汞（HgCl_2）中毒家兔的一般状态、肾脏的大体形态和显微镜下结构变化，尿液的成分变化。

（2）熟悉：尿蛋白检查和血液尿素氮检测方法。

（3）了解：急性肾衰竭的病因、发病机制和机能代谢变化。

【实验原理】

肾中毒是急性肾衰竭（acute toxic renal failure）的重要发生原因。本实验给家兔背部皮下注射重金属 $HgCl_2$，汞离子被肾脏近曲小管上皮细胞吸收后，与细胞内巯基结合，抑制巯基酶活性，导致近曲小管上皮细胞代谢异常，发生急性肾小管上皮细胞坏死。

【实验对象】

健康成年家兔，体重大于 2.0kg。

【实验材料】

兔手术台，婴儿称，手术器械一套，血气分析仪，分光光度计，离心机，显微镜，水浴锅，电炉，动脉插管 1 根，三通开关，塑料插管 1 根，1ml、5ml、10ml 注射器各 1 具，10ml、100ml 量筒各 1 支，微量移液器，刻度吸管，吸球，巴氏吸管，载玻片，玻璃试管多支，试管夹，试管架。

1%HgCl_2 溶液，1% 普鲁卡因，1% 肝素，

生理盐水，蒸馏水，25% 氨基甲酸乙酯，血液尿素氮测定试剂（尿素氮标准液 0.05mg/ml、二乙酰-肟-氨硫脲应用液 DAM-TSC 液、酸混合液）。

【实验方法】

（一）实验分组

随机分为正常对照组和实验组（急性中毒性肾衰竭组）。

（二）急性中毒性肾衰竭模型制备

1. 模型的制备　在实验前 48 小时背部皮下注射 1% $HgCl_2$1.25ml/kg，复制急性中毒性肾衰竭模型动物，背部皮肤用苦味酸标示，以区别正常对照组。对照组家兔则在相同部位注射等量的生理盐水。注射药物后给兔子多水喂养。后续实验步骤两组相同。

2. 暴露膀胱获取尿液　家兔称重后，仰卧固定于手术台，下腹部位剪毛，皮下注射 1% 普鲁卡因溶液局部浸润麻醉，在耻骨联合上 1.5cm 处、腹正中线上作长约 5cm 的纵形切口。分离皮下组织，沿腹白线切开腹壁，暴露出膀胱。5ml 干净注射器抽取膀胱尿液（如少尿，可用 1-2ml 生理盐水冲洗膀胱，吸取冲洗液），放入试管离心，用于做尿上清液蛋白检测和尿沉渣镜检。

3. 股动脉插管获取血液　股动脉插管取血：家兔一侧股三角区剪毛、皮下注射 1% 普鲁卡因溶液局部浸润麻醉。在腹股沟下方部位切开股三角区皮肤（约 2cm 长），逐层钝性分离股动脉，动脉下穿两根线备用。耳缘静脉注射 1% 肝素（1ml/kg），等待片刻后，用线结扎股动脉远端，近端用动脉夹阻断血流，将一端连接上三通开关的股动脉插管向心脏方向插入，用线结扎固定，打开动脉夹，见血液冲入动脉导管内搏动。

【实验观察】

1. 尿蛋白检测　用 5ml 干净注射器抽取膀胱尿液（如少尿，可用 1 ~ 2ml 生理盐水冲洗膀胱，吸取冲洗液），注入试管内并离心。用巴氏吸管吸取上清液 2ml 到另一干净试管，加入磺基水杨酸乙醇 2 ~ 3 滴，3 ~ 5 分钟后观察蛋白反应。根据所生成白色沉淀程度按下列标准判断结果：

－　尿液清澈无浑浊。

＋　尿液轻度白色浑浊（尿蛋白 0.1 ~ 0.5g/L）。

＋＋　尿液稀薄乳样浑浊（尿蛋白 0.5 ~ 2.0g/L）。

＋＋＋　尿液乳样浑浊或有少量絮状物（尿蛋白 0.5 ~ 2.0g/L）。

＋＋＋＋　尿液絮状浑浊（尿蛋白 0.5 ~ 2.0g/L）。

2. 尿沉渣镜检　取离心试管底部尿沉渣涂在干净载玻片上，于光学显微镜下观察，先低倍镜后高倍镜，分别计数 10 个不同视野的管型数（低倍镜下）和细胞数（高倍镜下），计算其平均值。观察镜下不同管型、不同细胞形态特征。

3. 血气分析　打开股动脉插管上三通开关，让动脉插管内血液流出弃去 3 ~ 4 滴，立即用准备好的 1ml 注射器取新鲜血液 1ml，注射器注射针头立即插入橡皮塞内隔绝空气，5 分钟内将血液注入血气分析仪自动监测血气和酸碱指标。

4. 血液尿素氮测定（各实验室可根据实际情况选做）

（1）原理：血液中尿素在硫胺脲和强酸条件下与二乙酰-肟加热反应，生成红色复合物，其颜色深浅与尿素氮含量呈正比。

（2）操作方法：用准备好的 10ml 干净试管从股动脉插管处取血 5ml。

1）稀释血浆制备：将对照兔和实验组兔的抗凝血以 2500r/min 速度离心 10min，然后用蒸馏水按表 6-8-1 比例在干净试管里分别对血浆稀释：

表 6-8-1　稀释血浆制备

试剂	正常对照兔	实验组兔
血浆（ml）	0.1	0.1
蒸馏水（ml）	2.4	4.9

2) 血浆尿素氮测定（表 6-8-2）：将 4 只干净试管标明：空白管、标准管、对照测定管和实验测定管。按下表顺序依次加入各种试剂。

表 6-8-2　血浆尿素氮测定

试剂	空白管	标准管	对照测定管	实验测定管
稀释血浆（ml）	–	–	0.5	0.5
尿素氮标准液（ml）	–	0.5	–	–
蒸馏水（ml）	0.5	–	–	–
DAM-TSC 液（ml）	0.5	0.5	0.5	0.5
酸混合液（ml）	4.0	4.0	4.0	4.0

各管充分混匀，沸水浴 10min，再流水冷却 3min 后用分光光度计检测。比色波长 520nm，以空白管调零。

（3）血浆尿素氮含量的计算

正常对照兔血浆 BUN（mg%）= 测定管光密度 / 标准管光密度 ×125

实验组兔血浆 BUN（mg%）= 测定管光密度 / 标准管光密度 ×250

5. 肾脏形态观察

（1）肾脏大体形态观察：以上实验结束后，耳缘静脉注射空气处死家兔，取出双侧肾脏。首先对比观察实验组和对照组家兔肾脏的体积、色泽、质地、肾门大小。然后用手术刀将肾脏在矢状面纵形整齐剖开，对比观察肾皮质和髓质的颜色，皮髓质分界及含水量等。

（2）肾脏组织切片镜下观察：分别将制作好的正常家兔和实验性汞中毒家兔肾脏切片于显微镜下对比观察，对比肾小球肾小管的镜下形态结构变化。

6. 将实验结果填入表 6-8-3、表 6-8-4 中

表 6-8-3　尿液、血液检测结果

组别	尿常规检查		血液检测	
	尿蛋白检查	尿液沉渣镜检	血尿素氮（mg%）	血液酸碱指标
对照组				
实验组				

表 6-8-4　肾脏形态学观察结果

组别	大体形态	镜下结构
对照组		
实验组		

【注意事项】

（1）血浆、标准液等试剂取量应准确。

（2）测定尿素氮时，尽快放入沸水中进行后面的操作，应不超过 1 ～ 2min。

（3）煮沸及冷却时间应准确，否则颜色反应消退。

【思考题】

（1）急性肾衰竭发生的原因有哪些？

（2）急性中毒性肾衰竭患者机体功能代谢变化及机制有哪些？

（沈　宜）

实验九　泌尿系统疾病

【实验目的】

(1) 掌握：急性弥漫性增生性肾小球肾炎、新月体性肾小球肾炎和慢性硬化性肾小球肾炎的病变特点及临床病理联系；急性肾盂肾炎、慢性肾盂肾炎的病变特点、发展过程及临床病理联系。

(2) 了解：肾脏及膀胱常见肿瘤。

【巨体标本观察】

（一）急性弥漫性增生性肾小球肾炎 (acute diffuse proliferative glomerulonephritis)

1. 双肾脏轻到中度肿大，包膜紧张，表面光滑、充血，称为"大红肾"。部分病例肾脏表面及切面有散在粟粒大小出血点，称为"蚤咬肾"（图6-9-1）。

2. 切面肾皮质增厚，皮质与髓质分界清楚。

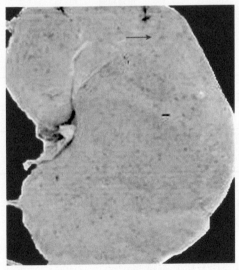

图 6-9-1　急性肾小球肾炎

➡ 肾表面点状出血灶

（二）快速进行性（新月体性）肾小球肾炎 (rapidly progressing glomerulonephritis, crescentic glomerulonephritis)

1. 双肾脏体积肿大，颜色苍白（图6-9-2）。

2. 切面肾皮质增厚，皮质与髓质分界清楚，可见点状出血。

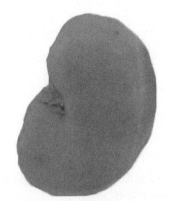

图 6-9-2　新月体性肾小球肾炎

（三）膜性肾小球肾炎 (membranous glomerulonephritis)

双肾肿大，颜色苍白，有"大白肾"之称（图6-9-3）。

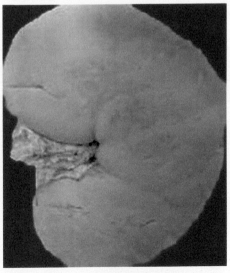

图 6-9-3　膜性肾小球肾炎

（四）慢性硬化性肾小球肾炎（chronic sclerosing glomerulonephritis）

1. 双侧肾脏对称性缩小，肾被膜与肾实质粘连，表面呈弥漫性细颗粒状，质地变硬，称为颗粒性固缩肾（图6-9-4）。

2. 切面肾实质变薄，皮质与髓质分界不清，肾盂周围脂肪组织多。

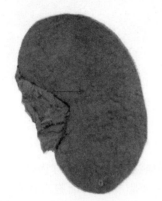

图6-9-4 慢性硬化性肾小球肾炎
⟶ 表面呈弥漫性细颗粒状

（五）急性肾盂肾炎（acute pyelonephritis）

1. 肾脏体积增大、充血，表面可见多个散在稍隆起的黄白色小脓肿，周围有暗红色充血带环绕（图6-9-5）。多个小脓肿可融合形成大脓肿。

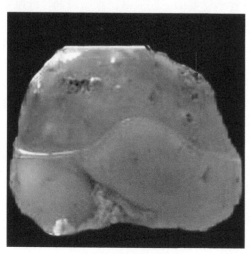

图6-9-5 急性肾盂肾炎
⟶ 散在脓肿灶

2. 切面肾髓质内有黄色条纹，并向皮质延伸，条纹融合处有脓肿形成。肾盂黏膜充血水肿，可有散在出血点，黏膜表面可有脓性渗出物，严重时，肾盂内可有积脓。

（六）慢性肾盂肾炎（chronic pyelonephritis）

1. 病变可限于一侧肾脏，也可为双侧性，双侧病变不对称。

2. 肾脏表面出现大小不一的不规则瘢痕。

3. 切面皮髓质分界不清，肾乳头萎缩，肾盂肾盏变形，肾盂黏膜粗糙（图6-9-6）。

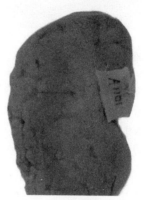

图6-9-6 慢性肾盂肾炎
⟶ 表面不规则瘢痕

（七）肾细胞癌（renal cell carcinoma）

1. 肿瘤可发生在肾脏任何部位，多见于肾上下两极。

2. 肿瘤常为实性圆形肿物，直径3～15cm。切面肿瘤组织淡黄色或灰白色，常有灶性出血、坏死、软化或钙化等改变，新鲜标本表现为红、黄、灰白等多种颜色交错的多彩状（图6-9-7）。

3. 肿瘤边缘常有假包膜形成，有时肿瘤周围有小的瘤结节。

（八）膀胱移行细胞癌（transitional cell carcinoma of the bladder）

1. 肿瘤好发于膀胱侧壁或膀胱三角区近

输尿管开口处，可单个或多发性，大小不等，直径数毫米或数厘米。

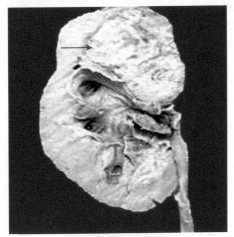

图 6-9-7　肾细胞癌

➡️ 肿瘤结节

2. 肿瘤可呈乳头状或菜花状突出于黏膜面，常有蒂与膀胱黏膜相连，多见于分化较好者（图 6-9-8）。也可呈扁平状突起，其基底宽，无蒂，肿瘤切面灰白色，可有坏死等改变，多见于分化差者。

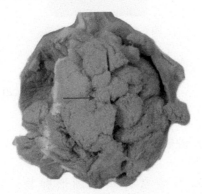

图 6-9-8　膀胱移行细胞癌

➡️ 肿瘤呈菜花状突向膀胱腔内

【组织切片观察】

（一）急性弥漫性增生性肾小球肾炎

1. 低倍镜观察　病变弥漫分布，绝大多数肾小球受累。肾小球体积增大，细胞数量增多。近曲小管上皮细胞轻度水变性，管腔内可见管型（蛋白管型、细胞管型、颗粒管

型）。肾间质充血、水肿，少量炎症细胞浸润（图 6-9-9）。

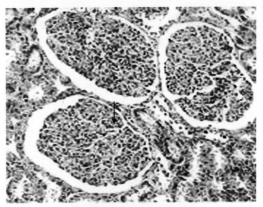

图 6-9-9　急性弥漫性增生性肾小球肾炎

（HE，低倍）

➡️ 肾小球体积增大，细胞数量增多

2. 高倍镜观察　肾小球内增生的细胞主要为内皮细胞和系膜细胞，还可见中性粒细胞和单核细胞浸润，肾小球毛细血管管腔狭窄。

（二）快速进行性（新月体性）肾小球肾炎

1. 低倍镜观察　多数肾小球内有新月体或环形小体形成，肾小球球囊变窄，毛细血管丛受压，部分肾小球纤维化、玻璃样变性。肾小管上皮细胞水变性，腔内可见管型，部分肾小管萎缩。间质淋巴细胞浸润，纤维组织增生。

2. 高倍镜观察　新月体主要由增生的肾小球球囊壁层上皮细胞和渗出的单核细胞构成，突向肾小球囊腔。可表现为细胞性、纤维-细胞性、纤维性新月体（图 6-9-10）。

（三）膜性肾小球肾炎

高倍镜观察　肾小球毛细血管基膜弥漫性增厚，血管腔狭窄（图 6-9-11）。六胺银染色显示增厚的基膜及与之垂直的钉突形成如梳齿，钉突向沉积物表面延伸并将其覆盖，使基膜面增厚（图 6-9-12）。

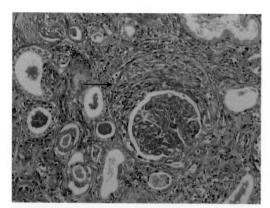

图 6-9-10　快速进行性肾小球肾炎（HE，低倍）
➡️ 肾小球囊内见新月体形成

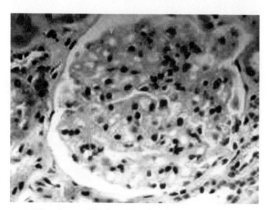

图 6-9-11　膜性肾小球肾炎（HE，高倍）
➡️ 肾小球基底膜弥漫增厚

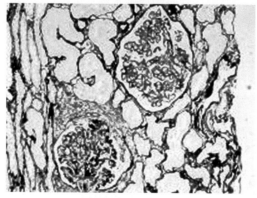

图 6-9-12　膜性肾小球肾炎（银染，高倍）
➡️ 肾小球基膜增厚

（四）慢性硬化性肾小球肾炎

低倍镜观察　大多数肾小球不同程度纤维化、玻璃样变，相应的肾小管萎缩、消失（图

6-9-13）。残存肾小球代偿性肥大，肾小管扩张，可见管型。间质纤维组织增生，淋巴细胞、浆细胞浸润。病变肾小球互相靠拢、集中。

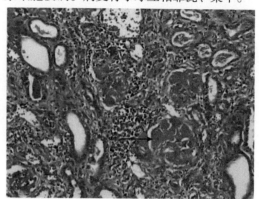

图 6-9-13　慢性硬化性肾小球肾炎（HE，低倍）
➡️ 肾小球纤维化、玻璃样变性

（五）急性肾盂肾炎

1. 低倍镜观察　病变呈灶性，主要累及肾间质，呈化脓性炎，可伴脓肿形成（图6-9-14）。部分肾小管腔内见渗出性改变。

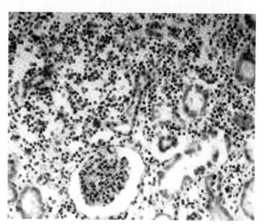

图 6-9-14　急性肾盂肾炎（HE，低倍）
肾间质内大量中性粒细胞

2. 高倍镜观察　肾间质病灶及肾小管内见大量中性粒细胞、脓细胞及细菌。

（六）慢性肾盂肾炎

1. 低倍镜观察　肾间质不规则灶性纤维化，肾小球囊周围纤维化，病变严重处肾小管萎缩；代偿区肾小管扩张，管腔内见均质红染的胶样管型，似甲状腺滤泡样。早期肾小球改变不明显，晚期肾小球纤维化、玻璃样变性（图6-9-15）。残存肾单位代偿性肥大。瘢痕内弓形动脉和小叶间动脉出现闭塞性动脉内膜炎。

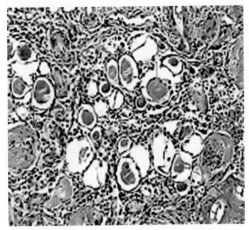

图 6-9-15　慢性肾盂肾炎（HE，低倍）

➡️ 肾小球纤维化；➡️ 肾小管内见胶样管型

2. 高倍镜观察　病变区域浸润的炎症细胞以淋巴细胞、浆细胞为主。炎症急性发作时，可见大量中性粒细胞浸润及小脓肿形成。

（七）膀胱乳头状尿路上皮癌

1. 低倍镜观察　肿瘤呈乳头状生长，乳头中央为纤维、血管，表面被覆肿瘤细胞，细胞层次增多，极性消失。肿瘤可出现不同程度浸润。

2. 高倍镜观察　肿瘤细胞异型性明显，可见病理性核分裂象（图6-9-16）。

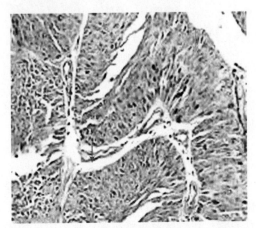

图 6-9-16　膀胱乳头状尿路上皮癌（HE，低倍）

➡️ 肿瘤性乳头；➡️ 结缔组织轴心

（八）肾细胞癌

1. 低倍镜观察　瘤细胞呈巢状、梁索状或管状排列。瘤细胞圆形或多角形，胞质透明，核小，深染位于中央（图6-9-17）。肿瘤间质少，血管丰富，常有出血、坏死和钙化。

2. 高倍镜观察　肿瘤细胞异型性小，体积较大，轮廓清晰，胞质丰富、透明，核小而深染。

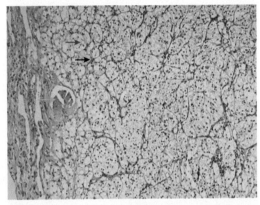

图 6-9-17　肾透明细胞癌（HE，低倍）

➡️ 肾小球纤维化；➡️ 肿瘤细胞胞质透明；➡️ 间质血管丰富

【病案分析】

患者，女性，40岁，因颜面水肿、多尿、夜尿2年，嗜睡伴恶心、呕吐1月入院。2年前，不明原因出现眼睑周围水肿，后扩散到整个颜面部。尿多，以夜间为甚，无明显尿频、尿急、尿痛。期间感觉全身乏力、身体虚弱，常感觉有低热（具体温度不详）。近1个月乏力加重，伴有恶心、呕吐及嗜睡，且感皮肤瘙痒。10天前出现咳嗽、呼吸困难，呼出的气体中有氨味。既往病史中，29岁分娩后患有"肾炎"，口服中药后治愈。

体格检查：慢性病容，颜面水肿，面色苍白，嗜睡。体温38.5℃，呼吸22次/分，脉搏105次/分，血压150/110mmHg；体表见多处抓痕，浅表淋巴结无肿大。听诊双肺可闻及湿啰音及心包摩擦音，双侧肾区叩痛，其余未见异常。

实验室检查：血红蛋白55g/L，白细胞$9×10^9$/L，血肌酐850μmol/L，血尿素氮50mmol/L。尿液检查：蛋白（+），比重1.004，见红细胞、白细胞及管型。尿培养：大肠杆菌生长。X线胸片：双肺不规则斑片状模糊阴影。入院后经对症治疗，病情无好转，3周后抢救无效死亡。

尸体解剖：双肺多处实变，挤压见少量液体溢出。镜下肺淤血、水肿，肺泡腔内见较多纤维素伴少量淋巴细胞浸润。心包粗糙。镜下心肌纤维水肿，心脏表面见纤维素附着伴少量淋巴细胞浸润。双侧肾脏体积缩小，表面可见多个大小不一的凹陷性瘢痕；切面皮质与髓质分界不清；肾盂黏膜粗糙，肾盂肾盏严重变形；镜下大量肾小管萎缩、消失，间质纤维组织增生伴大量淋巴细胞为主的慢性炎症细胞浸润，部分肾小球纤维化；另见部分肾小球肥大，肾小管扩张，管腔内充满甲状腺胶样管型。脑回变宽、脑沟变浅。镜下见神经元水肿。

讨论：

(1) 主要的病理诊断有哪些？

(2) 病变的发生发展过程有哪些？

(3) 肺、心脏病变与肾脏病变的关系有哪些？

(4) 临床病理联系有哪些？

（李秀均　巫静娴）

实验十　生殖系统和乳腺疾病

【实验目的】

(1) 掌握：常见子宫肿瘤和乳腺肿瘤的病理形态特点和临床病理联系；滋养层细胞疾病的病理形态特点和临床病理联系。

(2) 熟悉：子宫内膜异位、子宫内膜增生症的病理变化。

(3) 了解：卵巢肿瘤的常见类型和大体形态特点。

【巨体标本观察】

（一）子宫颈癌（cervical carcinoma）

1. 外生型　肿瘤位于宫颈外口，质硬，向子宫颈表面生长，形成菜花状突起，局部出血坏死，形成溃疡；切面灰白色，浸润性生长，累及宫颈深部，与周围组织分界不清（图6-10-1）。

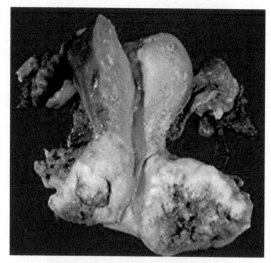

图 6-10-1　子宫颈癌（外生型）

肿瘤呈菜花状突起，局部出血坏死，溃疡形成

2. 溃疡型　肿瘤组织大量坏死脱落，形成溃疡。切面呈灰白色，向子宫颈管及深部组织浸润，与周围组织界限不清（图6-10-2）。

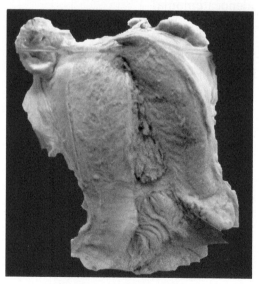

图 6-10-2　子宫颈癌（溃疡型）

箭头示肿瘤坏死伴溃疡形成

3. 内生浸润型　子宫颈表面光滑，前后唇增厚、变硬，肿块无明显突出。切面见癌

组织向子宫颈深部弥漫性浸润性生长，与周围组织分界不清（图 6-10-3）。

血（图 6-10-6）。

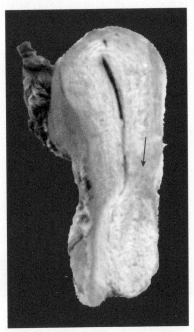

图 6-10-3　子宫颈癌（内生浸润型）
→ 子宫颈后唇增厚，变硬

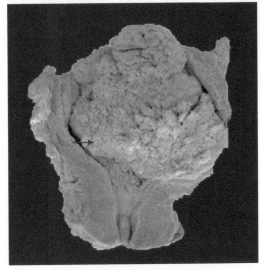

图 6-10-4　子宫内膜腺癌
→ 癌组织灰白，质实，突出于宫腔

（二）子宫内膜腺癌（endometrial adenocarcinoma）

1. 子宫内膜局部增厚，表面粗糙，形成突出于内膜的肿块，灰白色，质脆，伴有出血、坏死，可形成溃疡。

2. 切面肿瘤呈灰白色，浸润性生长，侵及子宫肌层，与周围组织分界不清（图 6-10-4）。

（三）葡萄胎（hydatidiform mole）

1. 宫腔内绒毛水肿，呈半透明或透明的水泡，大小不一，有细蒂相连，形似葡萄。

2. 病变局限于宫腔内，未侵入子宫肌壁（图 6-10-5）。

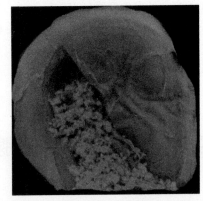

图 6-10-5　葡萄胎
→ 子宫腔内充满水泡状、葡萄状绒毛

（四）侵蚀性葡萄胎（invasive mole）

1. 宫腔内充满水肿的绒毛，呈水泡状、葡萄状。

2. 水泡状绒毛侵入子宫肌壁，肌壁间出

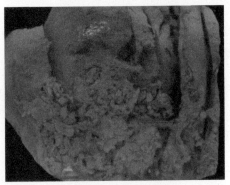

图 6-10-6　侵袭性葡萄胎
→ 水泡状绒毛侵入子宫肌壁

（五）绒毛膜癌（choriocarcinoma）

1. 癌组织位于子宫底部，结节状突入宫腔，呈暗褐色。

2. 切面肿瘤组织侵入子宫肌层内（图6-10-7）。

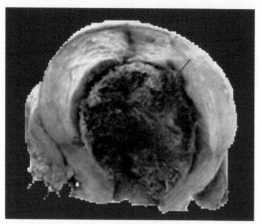

图 6-10-7　绒毛膜癌

→ 暗褐色的癌组织

（六）卵巢癌（carcinoma of ovary）

1. 卵巢组织全部被肿瘤组织占据。

2. 切面呈囊实性，囊性区域内可见灰白色胶冻状黏液，囊壁见菜花状新生物；实性区域灰白色、质嫩（图6-10-8）。

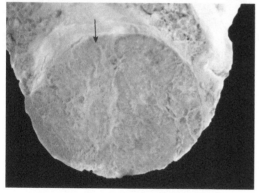

图 6-10-8　卵巢黏液性腺癌

→ 实性区域；→ 胶冻状黏液

（七）乳腺纤维腺瘤（fibroadenoma of breast）

1. 瘤体呈圆形或卵圆形结节状，表面光滑，有完整包膜，质硬。

2. 切面灰白色，见编织状纤维束和不规则的小裂隙（增生和扩张的小导管）（图6-10-9）。

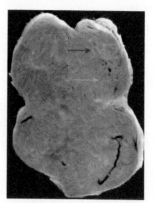

图 6-10-9　乳腺纤维腺瘤

→ 纤维束；→ 小裂隙

（八）乳腺癌（carcinoma of breast）

肿块呈灰白色，实性，质硬；无包膜，呈浸润生长，与周围组织分界不清（图6-10-10）。

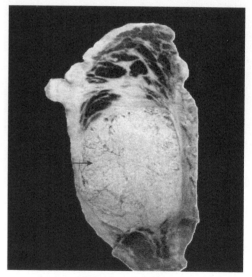

图 6-10-10　乳腺癌

→ 灰白色实性肿块

【组织切片观察】

（一）子宫颈原位癌（cervical carcinoma in situ）

1. **低倍镜观察**　病变处癌细胞累及鳞状

上皮全层，但基底膜完整（原位癌）。局部癌细胞沿基底膜伸入至腺体，将全部或部分腺上皮取代，但腺体轮廓存在，基底膜完整（原位癌累及腺体）。

2. 高倍镜观察 癌细胞占据上皮全层，细胞大小不等，染色深，排列紊乱，极性消失，可见核分裂象（图 6-10-11，图 6-10-12）。

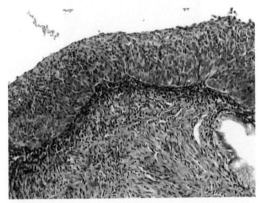

图 6-10-11 子宫颈原位癌（HE，低倍）
→ 基底膜完全

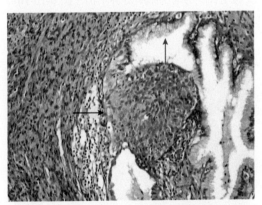

图 6-10-12 原位癌累及腺体（HE，中倍）
→ 癌细胞累及腺体，基底膜完全；→ 残留腺上皮

（二）子宫颈浸润性鳞状细胞癌 (invasive carcinoma of cervix)

1. 低倍镜观察 癌组织突破基底膜向间质内浸润性生长，浸润深度超过基底膜下5mm。

2. 高倍镜观察 癌细胞呈巢状分布，细胞异型性明显，可见核分裂象，部分区域可见角化珠，为鳞状细胞癌（图 6-10-13）。

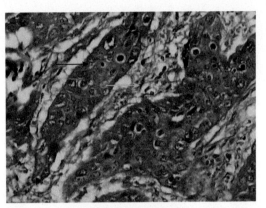

图 6-10-13 子宫颈浸润癌（HE，中倍）
→ 癌巢；→ 间质

（三）子宫内膜增生症 (endometrial hyperplasia)

1. 低倍镜观察 腺体和间质弥漫性增生，腺体稍密集。部分腺体囊状扩张。

2. 高倍镜观察 腺上皮为单层或假复层，无异型性（图 6-10-14）。

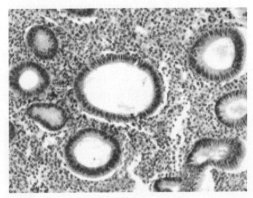

图 6-10-14 子宫内膜增生症（HE，中倍）
→ 腺体囊状扩张

（四）子宫腺肌病 (adenomyosis)

子宫肌层中出现子宫内膜腺体及间质（图 6-10-15）。

（五）子宫内膜腺癌

1. 低倍镜观察 肿瘤由腺管样结构组成，排列拥挤，紊乱，局部见"背靠背"和腺体共壁现象。

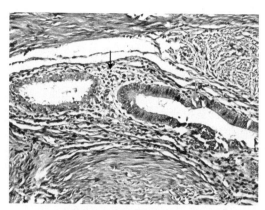

图 6-10-15 子宫腺肌病（HE，中倍）

→ 子宫肌层；→ 子宫内膜腺体；→ 子宫内膜间质

2. 高倍镜观察 肿瘤细胞异型性明显，核大，深染，核分裂象易见（图 6-10-16）。

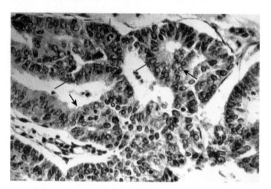

图 6-10-16 子宫内膜腺癌（HE，中倍）

→ 腺体背靠背；→ 腺体共壁；→ 核分裂象

（六）葡萄胎

1. 低倍镜观察 绒毛高度水肿，间质内的血管消失。绒毛表面的两种滋养层细胞不同程度增生伴异型。

2. 高倍镜观察 细胞滋养层细胞呈圆或多角形，胞质丰富，疏松，淡染，细胞界限清楚，核膜清楚，可见核仁。合体细胞体积大，形状不规则，胞质红染，多核，核大深染（图6-10-17）。

（七）绒毛膜癌

1. 低倍镜观察 癌组织内无绒毛，无间质和血管，伴有广泛出血坏死。

2. 高倍镜观察 癌组织由两种细胞组成，细胞异型性较大。合体细胞样癌细胞胞质融

合成片，形态不规则，多核，体积较大。细胞滋养层细胞样癌细胞为多角形，细胞界限清楚，核圆，核膜清楚（图 6-10-18）。

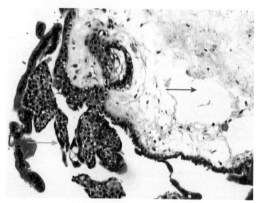

图 6-10-17 葡萄胎（HE，中倍）

→ 绒毛间质高度水肿；→ 滋养层细胞不同程度增生

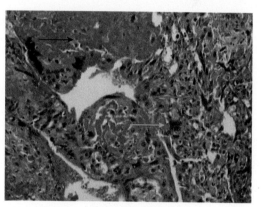

图 6-10-18 绒癌（HE，中倍）

→ 出血坏死；→ 癌细胞

（八）乳腺癌

1. 低倍镜观察 癌细胞呈巢状、团状，部分呈腺管状排列，其间有纤维结缔组织间质。

2. 高倍镜观察 癌细胞较大，呈多角形或梭形，核深染，可见核分裂象（图6-10-19）。

【病案分析】

患者，女性，41 岁，因发现左乳包块伴进行性增大 1 年就诊。

患者 1 年前洗澡时在左乳外侧扪及包块一个，约花生米大小，因无疼痛不适，未进行诊治。近期发现该包块进行性增大就医。

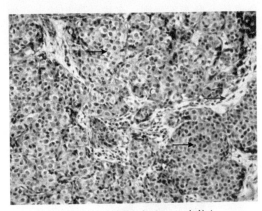

图 6-10-19　乳腺癌（HE，中倍）

➡️ 癌细胞呈巢状；➡️ 间质

既往病史无特殊。

体格检查：体温 36.8℃，脉搏 70 次 / 分，呼吸 15 次 / 分，血压 115/80 mmHg。左乳外上象限扪及约 3cm×2cm 的包块，质硬，与周围组织边界不清，移动度差，无压痛，乳头无凹陷、无溢血溢液。左侧腋窝扪及多个肿大淋巴结，约 0.5～1.5cm，轻压痛。

实验室检查：彩超示左乳外侧皮下可见低回声区，大小约 2.8cm×2.3cm，形态不规则，边界呈蟹足样改变。

讨论：

（1）确诊该病变的检查方式是什么？

（2）病变最可能的诊断是什么？

（3）解释左乳包块与同侧腋窝淋巴结肿大的关系。

（李秀均　巫静娴）

第七部分　感官系统结构功能与疾病

实验一　眼与耳鼻咽喉的应用解剖

【实验目的】

(1) 掌握：视器的组成；眼球壁的层次结构和功能；视神经盘和黄斑中央凹的位置、结构特点；眼球内容物各部的形态、位置；房水的产生和循环途径；眶的位置和结构；泪器的组成及泪道的形态、位置和开口；眼球外肌的名称和主要功能；视觉传导通路和瞳孔对光反射的组成；固有鼻腔的形态结构和鼻窦的位置和开口；咽的位置、分部及各部的形态结构与通向；喉软骨的名称与位置，喉腔的分区及结构；耳的组成、分部及各部的形态结构特点。

(2) 熟悉：眼睑的形态和结构；咽鼓管的位置、交通及年龄差异；侧颅底的形态结构；声波的传入途径以及听觉传导通路。

(3) 了解：眼球的血管和神经；结膜的分部；眶筋膜和眶脂体；耳廓的形态结构；鼓室内的有关肌肉；眼、耳鼻咽喉的血管及神经支配。

【标本观察与解剖】

（一）眼

1. 眼球　取眼球标本或眼球放大模型观察。

(1) 眼球壁：由外向内可分为外膜、中膜和内膜三层膜（图 7-1-1）。

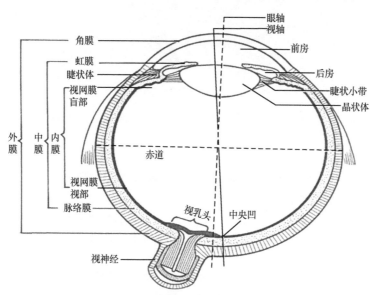

图 7-1-1　眼球横切面示意图

1) 外膜（纤维膜）：由致密结缔组织构成，较厚而白。外膜的前 1/6 为角膜，坚韧、透明、无血管，无淋巴管，但富有感觉神经末梢。后 5/6 为巩膜，白色、坚韧、不透明，对维持眼球外形有良好的保护作用。角膜与巩膜交界处名角膜缘，其深处有环形的细血管，称巩膜静脉窦。

2）中膜（血管膜、葡萄膜）：含有丰富的血管和色素，呈棕黑色。中膜由前向后依次为虹膜、睫状体和脉络膜。

虹膜：在角膜之后，晶状体前方，呈圆盘状。其中央有一圆孔称瞳孔。虹膜内位于瞳孔缘处有呈环形排列的瞳孔括约肌，其外侧有呈放射状排列的瞳孔开大肌。虹膜与角膜之间为眼前房，两者的夹角叫虹膜角膜角（前房角），均有房水充盈。

睫状体：位于角膜与巩膜移行的内面，是虹膜后外方的环形增厚部分，它的前缘连于虹膜根部，后缘与脉络膜相接。其内面有60～80条放射状排列的皱襞称睫状突。表面借睫状小带附于晶状体被膜。睫状体内有

平滑肌称睫状肌。

脉络膜：前端起于睫状体，后方有视神经通过，占血管膜后部 2/3，贴于巩膜内面，有供给眼球营养和遮光的作用。

3）内膜（视网膜）：位于眼球壁的最内层，在活体呈淡紫红色。由前向后依次为虹膜部、睫状体部和视部三部分。在模型上辨认视网膜盲部和视部，以及视部后方的视神经盘、黄斑和中央凹。在视部的后部偏鼻侧有一视神经乳头，又称视神经盘，是视神经纤维和视网膜中央动、静脉出入处，无感光细胞存在，称生理盲点。在视神经乳头的颞侧稍偏下方（约 3.5mm）有一黄色区域，称黄斑，其中央凹陷称中央凹，是视力最敏锐之处（图7-1-2）。

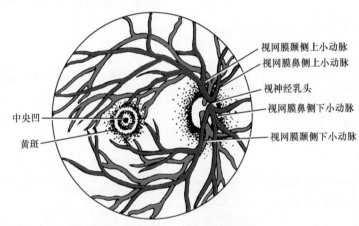

中央凹

黄斑

视网膜颞侧上小动脉

视网膜鼻侧上小动脉

视神经乳头

视网膜鼻侧下小动脉

视网膜颞侧下小动脉

图 7-1-2　眼底示意图

（2）眼球内容物：取眼球放大模型观察，从前往后依次辨认房水、晶状体和玻璃体。但房水在模型上观察不到。

1）房水：由睫状体产生，充填于眼前房和位于虹膜与晶状体之间的眼后房中。房水循环（睫状突产生房水 - 眼后房 - 瞳孔 - 眼前房 - 虹膜角膜角 - 巩膜静脉窦 - 眼静脉回流），使眼球维持一定的压力。

2）晶状体：位于虹膜和玻璃体之间，呈双凸透状，无色透明，具有弹性，不含血管和神经，周缘借晶状体悬韧带（睫状小带）连于睫状突上。晶状体由中央的晶状体核和周围的晶状体囊组成。

3）玻璃体：为无色透明的胶状体，表面

覆盖有玻璃体囊，充满于晶状体与视网膜之间，约占眼球内容的 4/5，对视网膜起支撑作用。

2. 眼眶及眼附属器

（1）眼眶

1）骨性眼眶：取整体颅骨标本观察，可见眶位于颅骨前面，鼻的两侧，呈四面锥体形，分一尖、一底和四壁（图7-1-3）。

眶尖：朝向后内，尖端有一圆形孔，即视神经管，与颅中窝相通。

眶底：朝向前外，略呈四边形。眶上缘的内中 1/3 交界处有眶上切迹或眶上孔，眶上血管、神经由此通过。眶下缘的中份下方约 1cm 处有眶下孔。

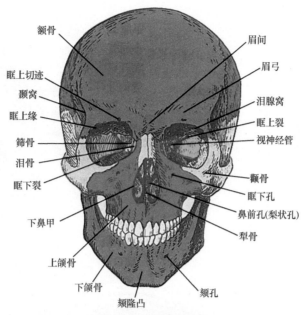

图 7-1-3　颅的前面观

上壁：薄而光滑，由额骨眶部和蝶骨小翼构成，与颅前窝相邻。眶上壁前部外侧份有一深窝，称泪腺窝，容纳泪腺。

内侧壁：由前向后依次由上颌骨额突、泪骨、筛骨眶板和蝶骨体构成，与筛窦和鼻腔相邻。其前下部有一长圆形窝，称泪囊窝，容纳泪囊，此窝向下经鼻泪管通向鼻腔。

下壁：由上颌骨构成，壁下方与上颌窦相邻。下壁和外侧壁交界处后份有眶下裂，其向后可通向颞下窝和翼腭窝，眶下裂中部有前行的眶下沟，向前导入眶下管，开口于眶下孔。

外侧壁：由颧骨和蝶骨构成，骨质较厚。上壁与外侧壁交界处的后份为眶上裂，向后通入颅中窝。

2）眶筋膜和眶脂体：取眼球标本，可见整个眼球为筋膜和脂肪所形成的软垫承托，借此减少外力对眼球的冲击和震荡。眶筋膜包括眶骨膜、眼球筋膜鞘、眼肌筋膜鞘和眶隔等。眶脂体是填充于眼球、眼肌与眶骨膜之间的脂肪组织。

（2）眼附属器：取眼球外肌和眼睑标本观察，眼附属器包括眼睑、结膜、泪器以及眼球外肌等结构，有保护、运动和支持眼球的作用。

1）眼睑：相互观察眼睑，见其分为上睑和下睑，上、下睑缘之间的裂隙称睑裂，游离缘称睑缘，睑缘两端成锐角分别称内眦和外眦。眼睑游离缘的前部生有睫毛，后部有睑板腺开口。睑缘内侧端各有一小隆起称泪乳头，其顶部有一小孔称为泪点。眼睑自外向内由皮肤、皮下组织、肌层、睑板和睑结膜构成（图 7-1-4）。

2）结膜：取眼睑标本观察，见结膜覆盖于眼睑内面与眼球表面，止于角膜缘，表面光滑、柔软并有一定弹性，内有许多上下走行的小血管，在活体呈粉红色。结膜分为睑结膜、球结膜和穹窿结膜三部分。闭眼时，全部结膜围成一结膜囊（图 7-1-5）。

3）泪器：取泪器标本观察。

泪腺：位于眼眶外上方的泪腺窝内，分泌的泪液经排泄小管在结膜上穹的开口进入结膜囊，借闭眼活动润湿眼球，防止角膜干燥并清洗灰尘。

泪道：包括泪点、泪小管、泪囊和鼻泪管 4 部分。泪点是泪道系统的起始部，被浸泡在泪湖中，以便吸取泪液。泪小管起自上、下睑缘内侧端的上、下泪点，将多余的泪液向内导入泪囊。泪囊位于眶内侧壁的泪囊窝内，上端为盲端，下端移行为鼻泪管，开口于下鼻道的前部（图 7-1-6）。

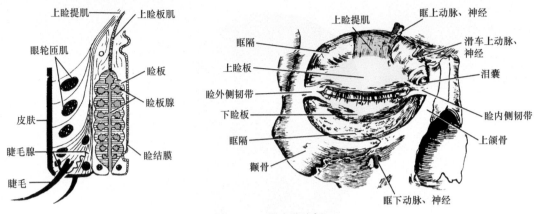

图 7-1-4 眼睑及睑板

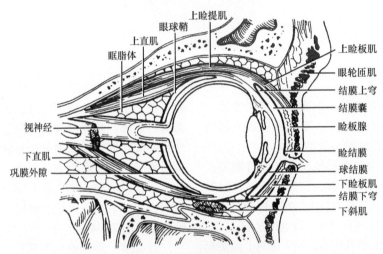

图 7-1-5 右眼眶矢状切面

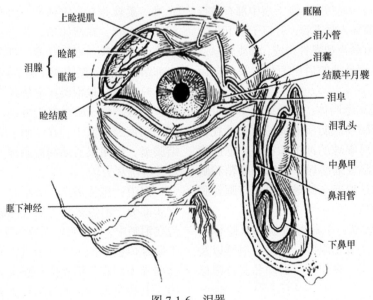

图 7-1-6 泪器

4) 眼球外肌：取眼球外肌标本观察，眼球外肌包括 1 条运动眼睑的肌和 6 条运动眼球的肌，均属骨骼肌（图 7-1-7）。

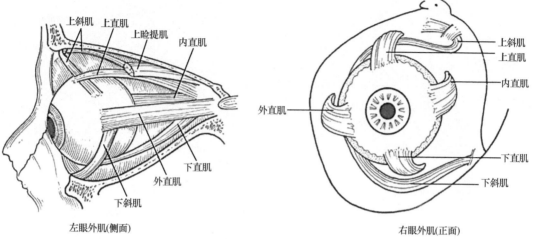

图 7-1-7　眼球外肌

1 条上睑提肌：起自视神经孔上方的眶壁，止于上睑的皮肤，作用为上提眼睑。

4 条直肌：上直肌位于上睑提肌深面，使瞳孔转向上内。下直肌位于视神经下方，作用使瞳孔转向下内。内直肌位于视神经内侧，呈矢状位的一块肌肉，作用使瞳孔转向内。外直肌位于视神经外侧，作用使瞳孔转向外侧。

2 条斜肌：上斜肌起自总腱环的内上方，先在上直肌和内直肌间前行，并以细肌腱经过眶内上方的滑车转向后外，经过上直肌下面，止于眼球赤道后外侧的巩膜上，其作用是使瞳孔转向下外。下斜肌较短，起自眶下壁内侧近前缘处，斜向后外，止于眼球外侧赤道后方的巩膜上，其作用使瞳孔转向上外。

3. 眼的血管和神经

（1）眼的动脉：眼球和眶内结构的血液供应主要来自眼动脉（图 7-1-8）。眼动脉起自颈内动脉，在视神经下方经视神经管入眶，终支出眶达鼻背。眼动脉在途中发出分支供应眼球、眼球外肌、泪腺和眼睑等。其最重要的分支为视网膜中央动脉，它在眼球后方穿入视神经内，从视神经盘穿出，是供应视网膜内层的唯一动脉。

（2）眼的静脉：眶内的静脉通过眼静脉回流，主要包括眼上、下静脉。眼上静脉起于眶内上角，向后经眶上裂注入海绵窦。眼下静脉起自眶下壁和内侧壁的静脉网，向后分两支，一支经眶上裂注入眼上静脉，另一支经眶下裂注入翼静脉丛。眼静脉无瓣膜，向前在内眦处与面前静脉相吻合，向后注入海绵窦。

眼球的静脉主要有视网膜中央静脉和涡静脉。视网膜中央静脉与同名动脉伴行。涡静脉位于眼球壁血管膜的外层，在眼球后部穿出巩膜，汇入眼上、下静脉（图 7-1-8）。

（3）眼的神经

1）运动神经：包括支配外直肌的展神经；支配上直肌、上睑提肌、内直肌、下直肌和下斜肌的动眼神经；支配上斜肌的滑车神经。

2）感觉神经：由视神经传导视觉，其从眼球后极经传出，视神经管入颅中窝，连于视交叉，由视网膜节细胞的轴突构成。

眼的一般感觉主要由三叉神经的眼支支配（具体内容和图片参见"第五部分 呼吸系统结构功能与疾病"中的"实验二颌面部解剖"）。

（二）鼻

见本书"第四部分呼吸系统结构功能与疾病"中的"实验一呼吸系统大体标本观察"部分。

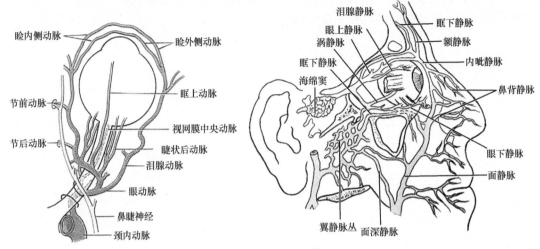

图 7-1-8　眼的血管

（三）咽

见本书"第五部分消化系统结构功能与疾病"中的"实验一消化系统大体标本观察"部分。

（四）喉

见本书"第四部分呼吸系统结构功能与

疾病"中的"实验一呼吸系统大体标本观察"部分。

（五）耳

耳又称前庭蜗器，包括前庭器（位觉器）和蜗器（听觉器）两部分。按部位可将耳分为外耳、中耳和内耳三部分（图 7-1-9）。

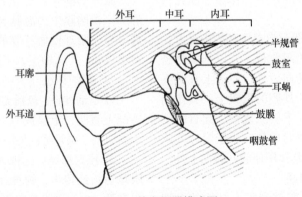

图 7-1-9　前庭蜗器模式图

1. 外耳　在耳标本、模型及活体上观察，见外耳包括耳廓和外耳道两部分。

（1）耳廓：大部分由弹性软骨外覆皮肤构成（图 7-1-10）。耳垂不含软骨，由纤维组织、脂肪和血管构成，是临床采血的部位。其他部位皮下组织较少，血管位置表浅，受压易致血肿，并易冻伤。耳廓有收集声波的作用。

（2）外耳道：在耳切开标本及模型上观察，

可见外耳道是由外耳道口至鼓膜的管道。由外侧 1/3 的软骨部和内侧 2/3 的骨部组成，两部交界处较为狭窄，称为峡部。外耳道异物多停留于此。由于外耳道弯曲，故活体检查鼓膜时，要向后上方牵拉耳廓，使外耳道变直才能看到鼓膜。婴儿的外耳道骨部和软骨部尚未发育，故外耳道短而直，鼓膜近乎水平位，检查鼓膜时需将耳廓拉向后下方。

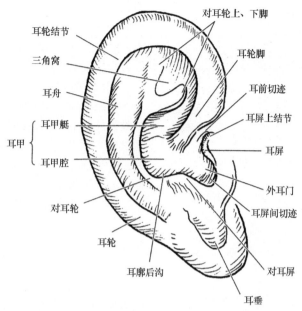

图 7-1-10　耳廓

2. 中耳　以颞骨切开标本及模型观察，见中耳位于外耳与内耳之间，包括鼓室、咽鼓管、乳突窦和乳突气房，大部分位于颞骨岩部内。

（1）鼓室：为一含气的不规则的腔隙，可与乳突窦、乳突气房和咽壁相通。

1）鼓室壁：以中耳鼓室模型观察鼓室的六个壁。

A. 外侧壁：即鼓膜壁，大部分由鼓膜构成。在鼓膜上方是颞骨鳞部骨质围成的鼓室上隐窝。

鼓膜为半透明椭圆形的薄膜（图 7-1-11），斜置于外耳道与中耳之间，与外耳道底呈 45°～50° 的倾斜角。鼓膜周围固定在颞骨上，中央凹陷为鼓膜脐。鼓膜上 1/4 区为松弛部，其余广大部分为紧张部，其前下方的三角形反光区称光锥，中耳病变会导致正常光锥的改变或消失。

B. 上壁：即鼓室盖壁，为一薄骨板分隔鼓室与颅中窝。

C. 下壁：为颈静脉壁，分隔颈内静脉与鼓室。

D. 前壁：为颈动脉壁，即颈动脉管后壁，其上分有咽鼓管开口，借咽鼓管与咽相通。

E. 后壁：为乳突壁，上部有乳突窦开口，与乳突气房连通。

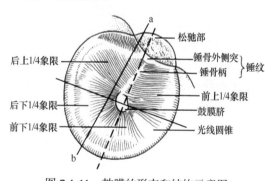

图 7-1-11　鼓膜的形态和结构示意图

F. 内侧壁：是内耳的外壁，称迷路壁。其中部隆起名为岬。岬的后上方有卵圆形的前庭窗，为镫骨底所封闭，前庭窗的后上方弓形隆起，为面神经管凸，管内有面神经通过。岬的后下方有圆形的蜗窗，在活体有膜封闭，称为第二鼓膜（图 7-1-12）。

2）鼓室内的结构：鼓室内含有 3 块听小骨，2 条小肌和 1 根神经。

3 块听小骨：以听小骨标本观察锤骨、砧骨和镫骨，它们借关节和韧带组成听骨链（图 7-1-13），有传递并扩大声波振动的作用。

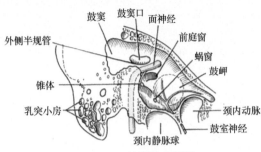

图 7-1-12　鼓室的内侧壁

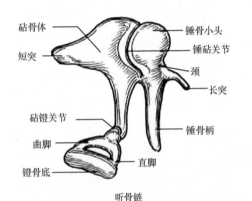

听骨链

图 7-1-13　听骨链

2 条小肌：包括鼓膜张肌和镫骨肌，是运动听小骨的骨骼肌。

1 根神经：即鼓索，为面神经在出颅前

的重要分支。鼓索在膝神经节和茎乳孔之间自面神经发出，向前上方穿鼓室后壁进入鼓室，经锤骨和砧骨之间达鼓室前壁，再穿颞骨岩部出鼓室，呈锐角从后上方加入舌神经。

（2）咽鼓管：以鼓室模型观察，咽鼓管为狭长而稍扁平的管道，连通鼓室与鼻咽部。咽鼓管外侧 1/3 为骨性部，内侧 2/3 为软骨部。咽鼓管平时闭合，在张口、吞咽、呵欠时张开，空气经此进入鼓室，调节鼓室内的气压，使它与外界气压相平衡。

（3）乳突窦和乳突气房：乳突窦为鼓室后上方的含气腔，向前经乳突窦入口与上鼓室相通，向后下与乳突气房连通，上方以鼓室盖与颅中窝相邻。乳突气房向上达颞鳞部，向前经外耳道上部至颧骨根内，向内达岩尖，向后延伸至乙状窦后方，向下伸入茎突。乳突窦和乳突气房内面都衬以黏膜，并与鼓室的黏膜相连续。

3. 内耳　取内耳放大模型观察内耳中骨迷路和膜迷路的结构。

（1）骨迷路：在内耳放大模型上辨认耳蜗、前庭和骨半规管三部分，然后分别观察三部分的结构（图 7-1-14）。

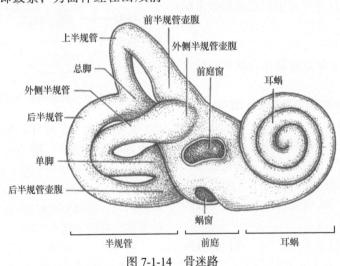

图 7-1-14　骨迷路

1）耳蜗：为骨迷路的前部，外形似蜗牛壳，位于前庭的前方。在模型上可观察到蜗螺旋管绕锥体形的蜗轴盘旋两圈半，将耳蜗模型从蜗顶至蜗底的切面打开观察，可见蜗轴向蜗螺旋管内伸出一薄骨板，称为骨螺旋

板。此板上方称为前庭阶，下方称为鼓阶（图7-1-15）。

2）前庭：位于耳蜗与骨半规管之间。在模型上辨认其外侧壁上方与前庭阶相通的前庭窗和外侧壁下方与鼓阶相通的蜗窗。将模型上的骨半规管和前庭打开，可见其后上方有 5 个小孔，与 3 个骨半规管相通，前下方有一较大的孔通耳蜗。

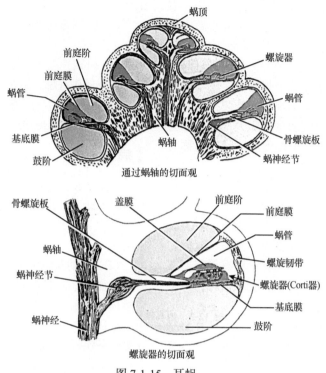

图 7-1-15　耳蜗

3）骨半规管：位于前庭后方，为 3 个 "C" 字形的相互垂直排列的弯曲骨管。按其位置辨认出前、后、外骨半规管，每个骨半规管有一个较细的单骨脚和一个膨大的壶腹骨脚，但要注意前、后骨半规管的单骨脚合成为一个总骨脚，所以，3 个半规管只有 5 个骨脚连结于前庭。

（2）膜迷路：将内耳模型的骨迷路打开，可见膜迷路被套在骨迷路管内。观察位于耳蜗内的蜗管、骨半规管内的膜半规管、前庭内的椭圆囊和球囊（图 7-1-16）。

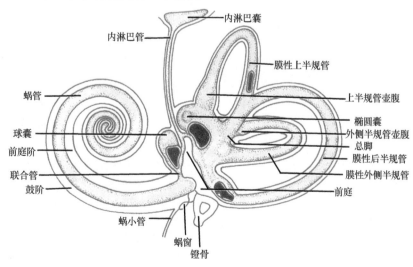

图 7-1-16　膜迷路

1) 耳蜗：将模型的耳蜗打开，可见蜗管呈三角形，有 3 个壁。上壁为前庭壁，外侧壁是螺旋管增厚的骨膜，下壁为基底膜（螺旋膜）。在螺旋膜上，上皮局部增厚形成隆起称为螺旋器（又称Corti器），是听觉感受器。

2) 膜半规管：取下模型上的骨半规管，可见膜半规管被套在骨半规管内。膜半规管分前膜半规管、后膜半规管和外膜半规管。各膜半规管亦有相应的球形膨大部分，称为膜壶腹。其壁上黏膜增厚形成嵴状突起称为壶腹嵴，是位觉感受器。

3) 椭圆囊和球囊：取下模型上的骨半规管和前庭部分，可见前庭内有两个膜性膨大结构，前下方的球囊，与蜗管相通；后上方的椭圆囊，与膜半规管相通。再将两囊模型横切的上半部取下，可见囊壁均有局部增厚部分，分别为椭圆囊斑和球囊斑，均为位觉感受器。

4. 声波的传导途径 声波传入内耳有空气传导和骨传导两条途径。正常情况下以空气传导为主。

(1) 空气传导：在正常情况下，声波经外耳道—鼓膜—听骨链运动—前庭窗—引起前庭阶的外淋巴的振动—前庭膜的振动—引起膜迷路内淋巴振动—Corti器感受声觉—经蜗神经—大脑听觉中枢；在鼓膜缺损（鼓膜穿孔）或听骨链运动障碍时，声波经外耳道—鼓室—蜗窗—鼓阶的外淋巴振动—基底膜—蜗管的内淋巴振动—Corti器感受声觉—经蜗神经—大脑听觉中枢。

(2) 骨传导：是声波经耳周围的颅骨（骨迷路）传导至内耳的过程。声波引起的振动经颅骨和骨迷路传入，使耳蜗内的淋巴液产生波动，从而刺激基底膜上的螺旋器产生神经冲动。骨传导的效能与正常空气传导相比微不足道。但在空气传导受严重破坏时，骨传导对保存部分听力有一定意义。

【思考题】

(1) 眼球壁有哪几层？各层有哪些结构？各结构的功能如何？

(2) 眼外肌有哪些？各自的作用如何？

(3) 看近物时，眼球结构会出现什么变化？

(4) 何谓鼻旁窦？它们的位置、开口如何？

(5) 何谓声带和声门？声带的松紧和声门的开合动作有哪些结构参与？

(6) 中耳鼓室各壁有何重要结构？

(7) 声波是如何传递的？

【病例分析】

(1) 患者，女性，45 岁。医生检查发现其右眼上睑下垂，眼球转向外侧，视近物模糊，瞳孔散大，对光反射消失。请分析该征象产生的原因。

(2) 3 岁幼儿感冒 1 周，近两日哭闹不停、高热、食欲差。检查发现：体温 39℃，咽红、扁桃体中度肿大，左外耳道有脓性分泌物流出，按压左侧乳突部疼痛加剧。请诊断该幼儿患何种疾病并分析原因。

（龙志敏 贺桂琼）

实验二 眼与耳的组织结构

【实验目的】

(1) 掌握：角膜、睫状体、虹膜、角膜缘、视网膜的组织结构。

(2) 了解：内耳膜迷路中螺旋器、壶腹嵴、位觉斑的结构特点。

【组织切片观察】

（一）眼球（eye ball）

取自人眼球，火棉胶切片，HE 染色。

1. 肉眼观察 标本呈球形。可见眼球一侧红色椭圆形结构为晶状体，其前方依次为虹膜和角膜；晶状体后染色浅淡的为玻璃体。眼球壁内侧有薄层染成黑色的脉络膜；眼球后端可见视神经（图7-2-1）。

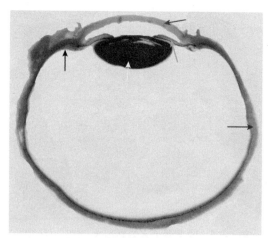

图 7-2-1 眼球（人眼球切片，HE，肉眼观）

→角膜；　晶状体；　→虹膜；　→眼球壁；　→睫状体

2. 低倍镜观察 区分眼球壁各部。眼球壁由外向内分为三层（图 7-2-2）：

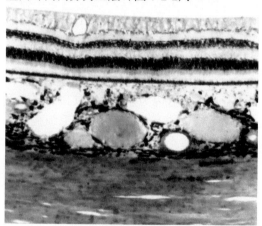

图 7-2-2 眼球壁（人眼球切片，HE，低倍）

1.视网膜；2.脉络膜；3.巩膜

（1）纤维膜：呈红色。晶状体前方较凸的弓形部分为角膜，染色浅淡；角膜与巩膜相连，过渡区域称为角膜缘。

（2）血管膜：富含血管和色素细胞的疏松结缔组织，从前向后依次为虹膜、睫状体、脉络膜。虹膜是位于角膜和晶状体之间的环状棕黑色薄膜，虹膜中央为瞳孔。睫状体为三角形，睫状体与晶状体通过睫状小带相连。血管膜最后部为黑色的脉络膜。

（3）视网膜：位于血管膜后 2/3，衬于脉络膜内面，有四层细胞组成。

3. 高倍镜观察

（1）角膜：分五层（图 7-2-3），由前向后

依次为：

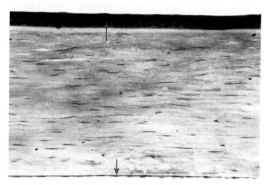

图 7-2-3 角膜（人眼球切片，HE，低倍）

→角膜上皮；　→前界层；　★角膜基质；　　后界层；　→角膜内皮

1）角膜上皮：复层扁平上皮，表层不角化，无色素，基部平整无乳头。

2）前界膜：无细胞的薄层均质膜。

3）角膜基质：最厚，由与表面平行的胶原原纤维成层排列而成，胶原板层间有成纤维细胞（角膜细胞）和基质。

4）后界膜：较前界膜更薄的均质膜。

5）角膜内皮：单层扁平上皮。

（2）视网膜：位于脉络膜内面，前方起于锯齿缘。主要由色素上皮层、视细胞层、双极细胞层和节细胞层四个细胞层构成（图 7-2-4）。由于各层细胞胞体和突起排列整齐，可观察到 10 个层次。

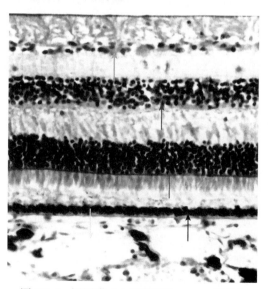

图 7-2-4 视网膜（人眼球切片，HE，低倍）

→节细胞层；　→双极细胞层；　→视细胞层；

→色素上皮层；　脉络膜

由外向内依次观察：

1）色素上皮层：视网膜最外一层，细胞呈低立方形，因含色素而全层呈黑色，紧邻脉络膜。

2）视细胞层（包含视锥视杆层、外界膜和外核层）：包括视锥细胞和视杆细胞两种，在切片中不易区分。视细胞的树突伸向色素上皮，染成红色杆状或锥状，视细胞的核排成较密的外核层。

3）双极细胞（包含外丛状层、内核层和内丛状层）：主要由双极细胞的胞体和突起组成，还有水平细胞、无长突细胞和网间细胞等。双极细胞的核排列为内核层，较外核层薄。

4）节细胞层：由胞体大、数量较少的多极神经元即节细胞组成，细胞核排列稀疏，多为单层排列。

（3）黄斑与视神经：黄斑位于视网膜的后极，色略浅。黄斑中央有中央凹，为一椭圆形小凹，此处视网膜最薄，只有视细胞层和色素细胞层。视神经由节细胞的轴突在眼球后端集中而成。视网膜后极鼻侧的圆形隆起为视神经乳头，节细胞轴突从此处汇集后离开视网膜。

（二）内耳（inner ear）

标本取自人内耳，经蜗轴纵切，HE染色。

1. 低倍镜观察　找到耳蜗。骨性耳蜗中有三角形的膜性蜗管，可分为上，下及外侧壁，螺旋器位于下壁。蜗轴中可见螺旋神经节。选择较完整的膜性蜗管，转高倍镜观察。

2. 高倍镜观察

（1）上壁：为前庭膜，是一层斜行的薄膜。

（2）外侧壁：在此处有骨膜增厚所形成的螺旋韧带，表面为复层柱状上皮，上皮内有小血管，即血管纹。

（3）下壁：一半为内侧的骨质螺旋板，另一半为外侧的基底膜。基底膜的下面（鼓阶面）有一层内皮衬表，基底膜的上面，上皮细胞分化为螺旋器，由两类细胞组成（图7-2-5）。

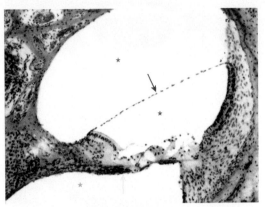

图7-2-5　螺旋器（人内耳切片，HE，低倍）

★前庭阶；★膜蜗阶；★鼓阶；—→前庭膜；　　螺旋器

支持细胞：形态多种，分指细胞和柱细胞。

毛细胞：是感觉性的上皮，在指细胞的浅表面，胞质染色稍深，表面有静纤毛，即听毛。毛细胞的上方，有从螺旋缘伸出的染色较红的片状薄膜即为盖膜。

（4）壶腹嵴：半规管壶腹内增厚的黏膜，呈小丘状突向管内为壶腹嵴。其顶部有胶质壶腹帽，帽下的上皮细胞主要有毛细胞及支持细胞，二者不易区分，毛细胞的动纤毛和静纤毛伸入壶腹帽中。（图7-2-6）。

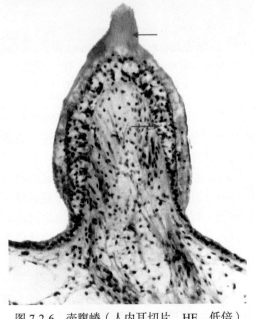

图7-2-6　壶腹嵴（人内耳切片，HE，低倍）

—→壶腹帽；—→毛细胞

（5）位觉斑：囊腔上局部黏膜增厚，并突向囊内呈斑块状即为位觉斑。上皮呈高柱状，其中的毛细胞位于浅层，核大而圆，细胞顶部可见不动纤毛，其余均为支持细胞。上皮的表面覆盖有染成红色的位砂膜，位砂膜的表面有染成深蓝色的位砂（图7-2-7）。

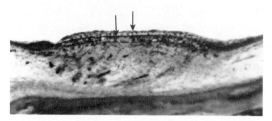

图 7-2-7　球囊斑（人内耳切片，HE，低倍）

→ 位觉砂膜；→ 毛细胞

【思考题】

（1）视网膜的结构特点有哪些？

（2）位觉感受器的功能与结构是如何联系的？

（穆欣艺）

实验三　皮肤的组织结构

【实验目的】

（1）掌握：皮肤的组织结构，特别是表皮各层细胞的特点；皮肤附属结构的形态特点。

（2）了解：不同部位皮肤的结构特点。

【组织切片观察】

（一）掌皮（skin of palm）

标本取自人手掌皮，HE染色。

1. 肉眼观察　染成红色和蓝色的弓形部分为表皮，染成粉红色的部分为真皮，皮下组织染成浅淡。

2. 低倍镜观察　表皮为角化的复层扁平上皮，较厚，根据染色可分为五层：深红色的角质层，染色浅淡的透明层，深蓝色的颗粒层，紫红色的棘层，蓝色的基底层。表皮与真皮之间凹凸不平。没有毛的结构（图7-3-1）。

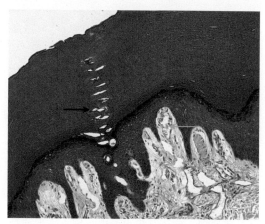

图 7-3-1　手指皮（人）（HE，低倍）

→ 汗腺导管；→ 真皮乳头（含血管）

真皮为结缔组织，可大致分为浅层的乳头层和深部的网织层，无明显界限。乳头层为较薄的疏松结缔组织，向表皮内突出形成真皮乳头。有的乳头内有丰富的毛细血管网，称血管乳头，有的可见触觉小体，称神经乳头。网织层为较厚的致密结缔组织，胶原纤维粗大、交错走行，细胞成分较少，内含血管、神经、汗腺断面。真皮下方的皮下组织由疏松结缔组织和脂肪组织组成，可见神经、血管断面、环层小体及成群分布的汗腺分泌部和导管部断面。

3. 高倍镜观察

角质层：位于最表面，由多层扁平的角质细胞组成，胞质强嗜酸性，核消失，细胞界限不清。表层常见即将脱落的细胞。该层可见连续成串的螺旋状的腔隙，即通过表皮的汗腺导管断面。

透明层：在切片中不太明显，由2～3层扁平的细胞组成，胞核消失、折光度高。

颗粒层：由3～5层较扁平的梭形细胞组成，胞质充满了强嗜碱性的透明角质颗粒。胞核已退化，呈现圆形或椭圆形空白区。

棘层：由4～10层体积较大的多边形的棘细胞组成。棘细胞核较大、卵圆形、染色较浅，胞质丰富，呈弱嗜碱性。细胞界限清楚。靠近颗粒层的棘细胞逐渐变为梭形（图7-3-2）。

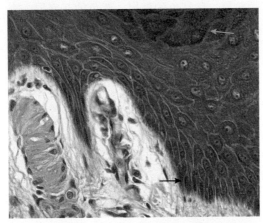

图 7-3-2　手指皮（人）(HE，高倍)

➡️ 基底层；➡️ 棘层；➡️ 颗粒层

基底层：位于基膜上，由一层立方形或矮柱状的基底细胞组成，沿着真皮的表面较规则地排列，胞核呈圆形或卵圆形，胞质呈嗜碱性。

汗腺为单管腺，位于真皮深层和皮下组织中的分泌部盘绕成团，由单层锥体或柱状细胞围成，壁厚，染色较浅，核圆位于细胞中央或近基底部。在细胞和基膜之间可见染成红色、呈三角形的肌上皮细胞的突起。导管部由两层立方上皮细胞组成，细胞小，染色深，管腔较分泌部小；汗腺导管直接穿表皮而开口于体表为汗孔（图 7-3-3）。

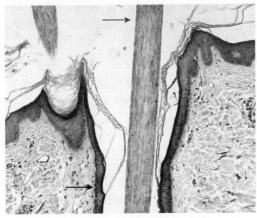

图 7-3-3　头皮（人）(HE，低倍)

➡️ 毛干；➡️ 毛囊

（二）头皮（scalp）

标本取自人头皮，HE 染色。

1. 肉眼观察　初步区分头皮的表皮、真皮和附属结构。

2. 低倍镜观察　表皮较薄，尤其是角质层，无透明层，基底层细胞内常见黄褐色色素。真皮及皮下组织浅层内有较多的皮肤附属结构：毛、皮脂腺、汗腺。皮下组织中可见大片脂肪组织。

毛：毛干位于皮肤表面，制片时多已脱落或切掉。毛根位于皮肤内，呈棕褐色，表面包以毛囊（图 7-3-4）。毛囊分两层：内层为上皮根鞘，与表皮相连续，外层为结缔组织鞘，与其真皮内的结缔组织相连续（图 7-3-5）。切片中，毛囊呈现各种不同的断面，注意鉴别。毛根和毛囊下端合为一体的球形膨大为毛球。毛球底面内凹，富含毛细血管和神经的结缔组织突入其中形成着色浅淡的毛乳头（图 7-3-5）。毛乳头外周的上皮细胞为毛母质细胞，其间散在黑素细胞。

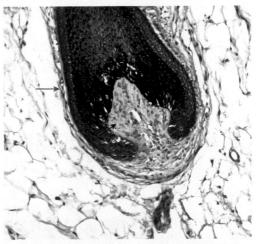

图 7-3-4　头皮（人）(HE，低倍)

➡️ 毛球；➡️ 毛乳头

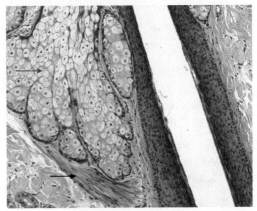

图 7-3-5　皮脂腺（人头皮）(HE，低倍)

➡️ 皮脂腺；➡️ 毛囊；➡️ 立毛肌

立毛肌：在皮脂腺一侧或毛囊与表皮的钝角侧，可见一束斜行平滑肌，一端附于结缔组织鞘，另一端止于真皮乳头层。

皮脂腺：为分支泡状腺，位于毛囊与立毛肌之间，分泌部边缘细胞较小，染色较深，越近分泌部中央，细胞越大，含脂滴越多，核也逐渐退化溶解，因制片过程中脂质溶解，故中央部分的细胞成空泡状。皮脂腺导管很短，由复层扁平上皮组成，开口于毛囊上段（图7-3-6）。

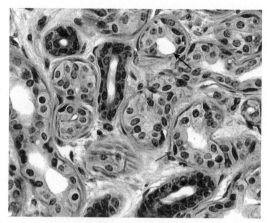

图 7-3-6　汗腺（人头皮）(HE，高倍)
➡️ 分泌部；➡️ 导管；➡️ 肌上皮细胞核

汗腺：见掌皮。

3. 高倍镜观察　细观以上结构

【思考题】

(1) 总结掌皮与头皮的区别有哪些？

(2) 皮脂腺的结构与皮质分泌方式的联系有哪些？

（穆欣艺）

实验四　颜面的发生

【实验目的】

(1) 掌握：颜面发生和腭发生的原基。

(2) 熟悉：鳃器的组成，颜面发生、口腔与鼻分隔过程的演变。

(3) 了解：颜面部常见先天畸形。

【模型观察】

（一）颜面发生

1. 胚胎第 4 周头部标本模型

侧面观：在头部两侧可见四对左右对称的棒状弓形突起，称鳃弓。鳃弓间的凹沟为鳃沟。第一对鳃弓腹侧份分支形成一对上颌突和一对下颌突。下颌突下方依次为第二、三、四对鳃弓。第五对鳃弓已退化，第六对不明显（图 7-4-1）。

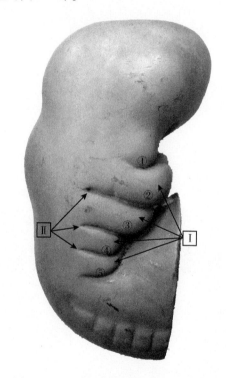

图 7-4-1　胚胎第四周头部模型（侧面观）
Ⅰ.鳃弓；Ⅱ.鳃沟；①上颌突；②下颌突；③第二对鳃弓；④第三对鳃弓；⑤第四对鳃弓

正面观：颜面的原基由五个突起组成，分别为上方较大的额鼻突，以及位于两侧的一对上颌突和一对下颌突。中央被五个突起所包围的凹陷为口凹，口凹底部为口咽膜，已开始破裂。额鼻突下部两侧鼻板增厚，鼻窝开始出现（图 7-4-2）。

2. 胚胎第 5 周头部标本模型

左右下颌突在中线愈合，形成下颌与下唇。鼻窝已凹陷较深，额鼻突下缘出现 4 个小突起，即一对内侧鼻突和一对外侧鼻突。口咽膜已破裂。

第一鳃沟的周围已发生了小隆起。注意第二鳃弓与颈窦的关系（图7-4-3）。

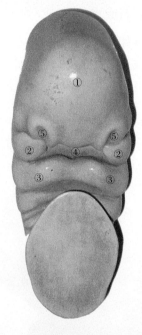

图 7-4-2　胚胎第4周头部模型（正面观）
①额鼻突；②上颌突；③下颌突；④口凹；⑤嗅窝

3. 胚胎5周半、6周头部标本模型　上颌突逐渐向中轴部延伸，上颌及下颌的演变逐渐明显。左右鼻窝深陷且渐向中线靠近，内侧鼻突向下延伸，可见上颌突与外侧鼻突间的鼻泪沟。眼泡位于头部两侧，并逐渐移向前方。第一鳃沟两侧，第一对鳃弓和第二对鳃弓的组织隆起，形成耳廓原基，逐渐明显。第二鳃弓发达，而第三、第四对鳃弓退化（图7-4-4）。

4. 胚胎第7、第8周头部标本模型　左右上颌突与同侧的外侧鼻突融合，形成上颌及上唇的外侧部分。上颌突与同侧的内侧鼻突融合，内侧鼻突下缘逐渐形成人中和上唇的内侧部分。鼻泪沟已下陷消失，外侧鼻突参与形成鼻翼。随着两侧鼻窝向中线靠近，左右内侧鼻窝融合，形成鼻梁和鼻尖。鼻尖的隆起使鼻孔转向下方。眼泡已转向面部的前方。耳廓已初具轮廓。颜面部基本形成（图7-4-5）。

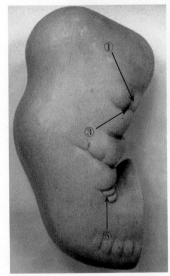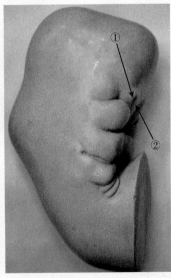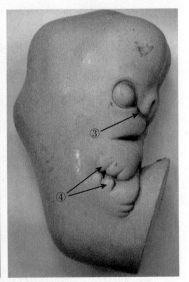

图 7-4-3　胚胎第5周、5周半、6周头部标本模型
①外侧鼻突；②内侧鼻突；③鼻泪沟；④耳廓始基；⑤渐退化的鳃弓

（二）腭的发生与原始鼻腔的分隔

第6～7周，左右内侧鼻突融合后，向原始口腔内长出一个短小的突起，即为正中腭突，将形成腭前部的一小部分；左右上颌突向原始口腔内长出一对突起，即为外侧腭突（图7-4-6）。外侧腭突在中线融合，形成腭的大部分。外侧腭突前缘与正中腭突融合，交汇处残留切齿孔。此后，腭前部的间充质骨化为硬腭，后部为软腭，软腭后缘正中组织突起形成腭垂（图7-4-6，图7-4-7，图7-4-8）。

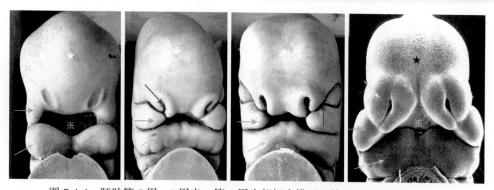

图 7-4-4 胚胎第 5 周、5 周半、第 6 周头部标本模型，第 5 周半扫描电镜标本

★额鼻突；※口凹；➡上颌窝；➡下颌窝；鼻板；➡鼻窝；➡外侧鼻突；➡内侧鼻突；➡鼻泪沟

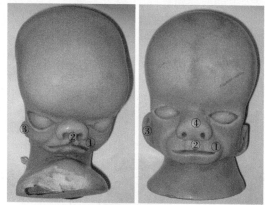

图 7-4-5 胚胎第 7 周、8 周头部模型

①上颌；②人中；③耳廓；④鼻尖

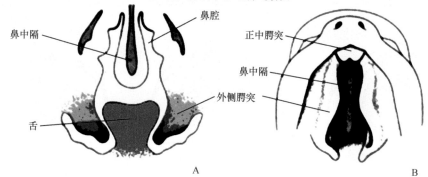

图 7-4-6 6 周半胚胎腭的发生和鼻腔的分隔

A. 冠状切面模式图；B. 去下颌突的口腔面观的模式图

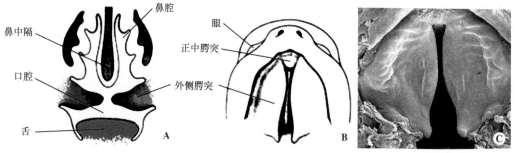

图 7-4-7 7 周半胚胎腭的发生和鼻腔的分隔

A. 冠状切面模式图；B. 去下颌突的口腔面观的模式图；C. 扫描电镜图（①外侧腭突；②正中腭突）

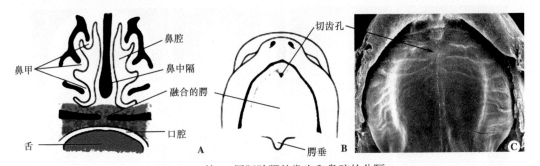

图 7-4-8　第 10 周胚胎腭的发生和鼻腔的分隔

A. 冠状切面模式图；B. 去下颌突的口腔面观的模式图；C. 扫描电镜图

随着腭的形成，额鼻突下部向原始鼻腔内长出板状隔膜，即鼻中隔，并与腭在中线融合，将鼻腔一分为二。鼻腔外侧壁各发生三个脊状皱襞，形成上、中、下鼻甲。

（三）颜面发生常见畸形

唇裂多发于上唇，因上颌突与同侧内侧鼻突未融合所致。唇裂也可为双侧。若内侧鼻突发育不良导致人中缺如，则表现为宽大的正中唇裂。

腭裂多因正中腭突与外侧腭突未融合或外侧腭突未融合所致。腭裂常伴有唇裂（图7-4-9）。

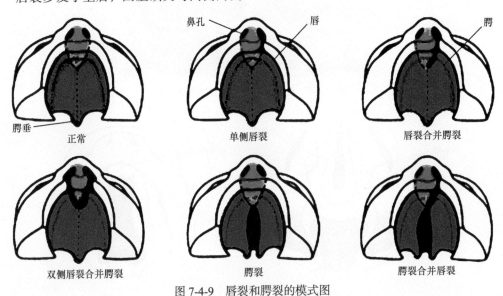

图 7-4-9　唇裂和腭裂的模式图

面斜裂是由上颌突和同侧外侧鼻突未融合所致。

（四）颈的形成

颈部由第二对鳃弓发育形成。第二对鳃弓生长迅速，并向尾侧延伸，越过并覆盖第三、四、六鳃弓表面。第二对鳃弓与深部较小的鳃弓间的腔隙称为颈窦。颈窦很快闭锁消失。

随着鳃弓的分化，食管、气管的伸长，心脏位置的下降，颈逐渐形成并延长。

【思考题】

上唇和下唇的正中唇裂是怎样形成的？

（穆欣艺）

实验五 视力的测定

【实验目的】

(1) 掌握：视力的概念和测定方法。
(2) 了解：视力测定的原理。

【实验原理】

视力是指眼对物体细小结构的分辨能力，又称视敏度（visual acuity）或视锐度，以能分辨物体上两点间最小距离为衡量标准。视力的量度通常以视角的倒数表示。视角是指物体上两个点发出的光线入眼后通过节点所形成的夹角，视角的大小与视网膜像的大小成正比，视角以分角为单位进行计算。

目前最常使用视力表测定视力。我国常用的国际标准对数视力表用"E"字作视标，视力表上 1.0 行的 E 字符号每一笔画的宽度和每两笔画的间距均为 1.5mm。在视力表距眼 5m 处，相距 1.5mm 的两个光点发出的光线入眼后，在节点所形成的夹角为 1 分角（即视角为 1 分角，1/60 度。图 7-5-1）。临床规定，当能分辨两点间的最小视角为 1 分角时，视力为 1.0。因此，在视力表 5m 处能辨认出 1.0 行的"E"字，为具有正常视力，视力为 1.0；按对数视力表则表示为 5.0。若某人只能辨认此行上面的，则视力 < 1.0，为视敏度低；若某人能辨认此行下面的，则视力 > 1.0，为视敏度高。表上每行的数字表示在 5m 距离处能辨认该行 E 字的视力。不同的视力可用以下公式计算：

$$V（受试者视力）=d（受试者辨认某字的距离）/D（正常视力辨认该字的最远距离）$$

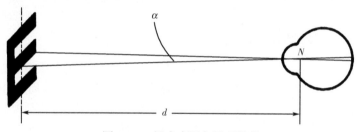

图 7-5-1 视力表测定原理说明

【实验对象】

人。

【实验材料】

标准对数视力表、遮光板、指示棒及米尺。

【实验方法】

1. 挂置视力表 将视力表悬挂在光线充足而照明均匀的地方，高度使 1.0 行字母与受试者双眼呈水平位置。

2. 测试视力 受试者距离视力表 5m 远，双眼轮流检查，通常先查右眼，后查左眼，均为裸眼视力。用遮光板将一眼轻轻遮住，检查者用指示棒指示视力表上 E 字母，每指一字母，令受试者说出或以手指指示 E 字母缺口的朝向，要求对每个字母的识别时间不超过 5s。一般每行指示正确 2 至 3 个字母可移向下一行。可先从 1.0 一行认起，如果看不清再逐行上查，如辨认无误则逐行下查。受试者能看清的最下面一行字母两侧的数字即为该眼视力值。

3. 特殊视力的测试和计算 若受试者对最上一行 E 字也不能辨认，则令受试者向前移动，直至能辨认清楚最上一行 E 字为止。测试受试者与视力表的距离，再按下述公式推算出受试者视力。

受试者视力 = 0.1× 受试者与视力表的距离（m）/5m

4. 视力记录方式 将受检者的左、右眼裸眼视力分别记入相应方格内。例如，某受检者的左、右眼裸眼视力分别为 1.0 和 0.6。应在与"左"对应的方格内填入"1.0"，在与"右"对应的方格内填入"0.6"。

【注意事项】

（1）配戴眼镜者应摘去眼镜（包括隐形眼镜），检查裸眼视力。

（2）用遮光板时，检测人员要提醒受检者不要压迫眼球，以免影响视力。

（3）检查前不要揉眼，检查时不要眯眼或斜着看。检测人员应随时注意监督。

（4）视力表的第 1.0 行字高度应与受试者的眼在同一水平。

【思考题】

（1）为什么分辨物体细微结构时，必须注视而不是斜视？

（2）造成近视的原因及预防措施有哪些？

（武向梅）

实验六　视野的测定

【实验目的】

（1）掌握：视野的定义及测定视野的方法。

（2）了解：视野测定的意义。

【实验原理】

单眼固定地注视前方一点时，该眼所能看到的空间范围，称为该眼的视野（visual field）。视野的大小可能与各类感光细胞在视网膜中的分布范围有关，受多种因素影响，如光照程度、面部结构、所用测定视野的目标物（视标）颜色。

【实验对象】

人。

【实验材料】

视野计、各种颜色视标（白、红、黄、绿、蓝）、视野图纸、遮眼板、铅笔。

【实验方法】

1. 将视野计（图 7-6-1）对着充足的光线

放置于高度合适的桌面上。让受试者下颌靠在视野计的托颌架上，调节托颌架高低，使眼眶下缘靠在眼眶托上，眼恰与弧架中心点位于同一水平。

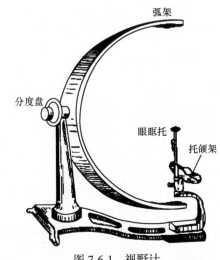

弧架

分度盘

眼眶托

托颌架

图 7-6-1　视野计

2. 将弧架摆在水平位置，遮眼板遮蔽一眼，另一眼固定注视弧架中心点。检测者手持视标在弧架内侧面从周边向中央慢慢移动，随时询问受试者是否看到视标。当受试者回答看见视标时，就将视标移回一些，然后再向中央移动，重复一次，得出一致结果。然后将受试者刚能看见视标时视标所在点标记在视野图纸的相应经纬度上。

3. 转动弧架到不同角度，用同样的方法测定 45°、90°、135°、180°、225°、270°、315°、360° 的视野，并分别将测得的点标记在视野测定坐标纸上，然后用曲线连接，即得出该眼相应颜色视标的视野（图 7-6-2）。

4. 同样方法测定另一眼的视野。

5. 分别测定双眼白色、红色、黄色、绿色和蓝色视野。

【注意事项】

（1）用红、黄、绿、蓝等颜色视标时必须看清颜色。

（2）测试过程中，受试者被测的一侧眼睛要始终注视弧架中心点，用余光观察视标，眼球不能转动。

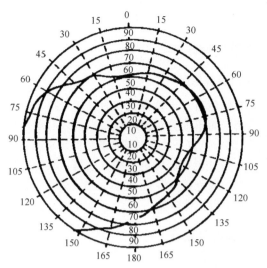 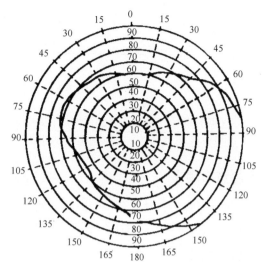

图 7-6-2　视野测定坐标纸

【思考题】

（1）比较各种颜色的视野。

（2）夜盲症患者的视野会发生什么变化？为什么？

（3）视野测定的临床应用有哪些？

（武向梅）

实验七　盲点的测定

【实验目的】

（1）掌握：视网膜上感光细胞是产生视觉的结构基础。

（2）了解：盲点在视网膜上的位置和范围。

【实验原理】

视神经节细胞轴突穿过视网膜的部位（即视神经乳头所在部位）无感光细胞分布，落在此处的光线不能被感受而成为视野中的一个盲区，故称为生理性盲点（physiological blind spot）。由于生理性盲点的存在，所以视野中也存在生理性盲点的投射区。根据物体成像规律，通过测定盲点投射区域的位置和范围，利用简化眼的数据，根据相似三角形各对应边成正比的定理，可计算出盲点所在的位置和范围。

【实验对象】

人。

【实验材料】

黑板,白色粉笔,白色视标,遮眼板,尺子。

【实验方法】

1. 受试者立于黑板前 1m 处，用遮眼板遮住一眼，在黑板上和另一眼相平的地方用粉笔划一白色"+"字记号，让受试者用这只眼睛目不转睛地注视"+"字。实验者将白色视标由"+"字开始向所测眼的颞侧慢慢移动，到受试者刚好看不见视标时，在黑板上标记视标所在位置。继续再将视标向颞侧缓缓移动，直到它刚又被看见时，再记下其位置。由所记两点连线的中点起，沿着各个方向向外移动视标，找出并记录各方向视标刚能被看到的各点，将其依次连接起来，就可得到一个椭圆形的盲点投射区。

2. 依据相似三角形各对应边成正比的定理，计算出盲点与中央凹的距离和盲点的直径。参考图 7-7-1 及下列公式：

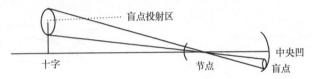

图 7-7-1　盲点位置和范围计算原理

$$\frac{盲点的直径}{盲点投射区域直径}=\frac{节点到视网膜的距离}{节点到黑板的距离}$$

【注意事项】

测试过程中，被测的一侧眼睛要始终正视黑板上的"+"字，眼球不能随意转动。

【思考题】

为何在正常双眼视觉中不能发现盲点的存在（无视野缺损现象）？

（武向梅）

实验八　色盲的检查

【实验目的】

（1）掌握：使用色盲图检查色觉异常的方法。

（2）了解：色觉形成的机理。

【实验原理】

颜色视觉（color vision）简称色觉，是指不同波长的可见光刺激人眼后在脑内产生的一种主观感觉，是一种复杂的物理-心理现象。视网膜中有三种不同的视锥细胞，分别含有对红、绿、蓝三种颜色光线敏感的视色素，它们对不同波长光线的敏感度不同。色觉的产生是这三种视锥细胞受不同颜色（波长）的光刺激后，按不同比例兴奋，这样的组合信息传到中枢就产生不同颜色的感觉，这就是视觉的三原色学说。正常人眼可分辨波长 380～760nm 之间的 150 种左右不同的颜色，每种颜色都与一定波长的光线相对应。色盲（color blindness）是一种对全部颜色或某些颜色缺乏分辨能力的色觉障碍，可分为全色盲或部分色盲。全色盲表现为只能分辨光线的明暗，而不能分辨出颜色差别，只有单色视觉。部分色盲是缺乏对某种颜色的辨别能力，可分为红色盲、绿色盲和蓝色盲，其中以红色盲和绿色盲为多见。色盲是遗传缺陷疾病，患者中以男性多见。

【实验对象】

人。

【实验材料】

色盲检查图。

【实验方法】

1. 在明亮、均匀的自然光线下，检查者向被检者逐页展示色盲检查图。

2. 让被检者尽快回答其所见的数字或图形，根据被检者的回答判断是否具有色盲，如果有，确定属于哪类色盲。

【注意事项】

在明亮的光线下进行，被检眼距离图面 60～80cm。

【思考题】

色盲检查的意义和应用有哪些？

（武向梅）

实验九　视觉的调节反射和瞳孔对光反射

【实验目的】

（1）掌握：视觉调节反射的原理；瞳孔对光反射的检查方法及机制。

（2）了解：视觉调节反射的检测方法。

【实验原理】

正常眼能看清楚眼前的各种不同距离的物体，主要有赖于晶状体凸度变化的调节。如果所视物体距眼越近，晶状体凸度越大，折光能力越强，晶状体调节的意义是使成像在视网膜上。除晶状体的变化外，同时还出现瞳孔缩小，即瞳孔近反射（near reflex of the pupil）和两眼视轴向鼻中会聚的现象，即辐辏反射（convergence reflex）。通过上述的视觉调节反射，最终是近处物体能在视网膜上清晰成像。如果所视物体距眼越远，即发生相反的变化。本实验应用球面镜结像规律，证明视物时眼折光系统的调节主要是晶状体前表面凸度的改变。

射入眼内的光线强度发生变化时，可反射性地引起瞳孔直径的变化。即环境光线较亮时，瞳孔缩小，光线变暗时瞳孔散大，这称为瞳孔对光反射（pupillary light reflex）。瞳孔对光反射的效应是双侧性的，也称为互感性对光反射（consensual light reflex）。

【实验对象】

人。

【实验材料】

蜡烛、火柴、手电筒。

【实验方法】

1. 观察晶状体调节 进入暗室，将蜡烛点燃放于受试者眼的前外方，并缓慢向上移动，让受试者平视远处的某一目标。实验者可以观察到蜡烛在受试者眼内形成的三个映像（图 7-9-1 所示）。其中最亮的中等大小的正像是由角膜前表面反射而形成；通过瞳孔可见到一个较暗而大的正立像，是由晶状体前表面反射而形成；另一个较亮而最小的倒立像，则是由晶状体后表面反射形成。由于角膜和晶状体前表面均为向前的凸面，故形成正立像，晶状体前表面曲率小于角膜前表面曲率，故其像较大且暗；晶状体后表面为凹面向前，故其像为倒立，后表面曲率最大，故其像最小。当蜡烛向上移动时，两个正立的像向上做同向运动，而晶状体后面的倒立像则向下做反向运动。

让受试者转而注视 15cm 处的近物（可由实验者竖一手指作为目标），此时如图 7-9-1 所示，可见最大的正立像向最亮的正立像靠近且变小。这说明视近物时晶状体前表面凸度增加，靠近角膜，曲率变大，而角膜前表面和晶状体后表面的曲率及位置均未明显改变。

2. 瞳孔近反射和辐辏反射 令受试者注视正前方远处物体，如检查者的一个手指。检查者的手指由远处向受试者眼前移动，靠近其鼻梁。观察瞳孔大小的变化及两眼瞳孔间距离的变化。

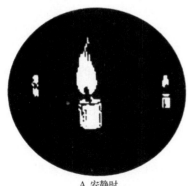 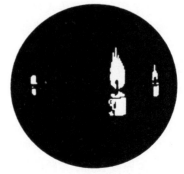

A. 安静时　　　　　　　　　　　B. 调节时

图 7-9-1　视觉调节反射进行时，眼球各反光面映像的变化

3. 瞳孔对光反射 让受试者注视远方，观察受试者双眼瞳孔大小。然后用手电筒照射一侧眼球，观察双侧瞳孔的变化。

【注意事项】

(1) 仔细辨别蜡烛在眼内形成的三个像，尤其是晶状体前缘形成的最大的虚像。

(2) 检测瞳孔对光反射时，受试者两眼直视远处，不可注视手电光。

【思考题】

(1) 光照一侧瞳孔，另一侧瞳孔为何也会缩小？

(2) 瞳孔调节反射和瞳孔对光反射的反射弧是否一致？

(3) 瞳孔对光反射有何生理意义？

（武向梅）

实验十 声音传导途径的分析

【实验目的】

(1) 掌握：检测声音传导途径的方法，比较声音传导的两种方式和途径。

(2) 了解：鉴别传导性耳聋和神经性耳聋的实验原理和方法。

【实验原理】

声波经外耳道、鼓膜、听骨链和卵圆窗膜进入内耳，称为气传导，这是声音传导的主要途径。声波经颅骨、耳蜗骨壁传入内耳，称为骨传导。正常情况下，人的两耳感音机能相同，同时气传导明显强于骨传导。

Rinne实验，又称气传导骨传导比较实验。方法是将振动的音叉柄部紧密接触受试者一侧颞骨乳突部，受试者可听到振动的音响（骨传导），当听不到音响时，迅速将音叉移至该侧外耳道口（气传导），如能听到音响，表示气传导大于骨传导或Rinne实验阳性，见于正常；如果不能听到音响，说明骨传导强于气传导，称为Rinne实验阴性，常见于鼓膜、听骨链受损所致的传导性耳聋；如果

骨传导和气传导都不能听到，则可能是感音性或神经性耳聋。Weber实验又称双耳骨导比较实验，是将振动的音叉柄部紧密接触于受试者前额正中处，正常时两侧听到的声音一致，神经性耳聋时由于气传导强于骨传导，受试者感到健侧音响较强；传导性耳聋时，由于骨传导强于气传导，受试者感到患侧的音响较强。

【实验材料】

人，音叉（256Hz 或 512Hz），橡皮锤，棉球。

【实验方法】

1. 比较同侧耳的气导和骨导（Rinne 实验）

(1) 保持室内安静，受试者取坐姿。检查者敲响音叉后，立即置音叉柄于受试者被检测的颞骨乳突部，让受试者感觉声音的强弱及其变化。

当刚刚听不到声音时，立即将振动的音叉置于外耳道口 1cm 处，两叉臂末端应与外耳道口在同一平面。请比较声音的强弱及其变化。

(2) 敲响音叉后，先将振动的音叉置于受试者外耳道口 1cm 处，两叉臂末端应与外耳道口在同一平面；当受试者刚刚听不到声音后立即将音叉柄置于受试者的颞骨乳突部。请比较声音的强弱及其变化。

(3) 用棉球塞住受试者外耳道（相当于空气传导途径障碍），重复上述实验，其结果与前者有何不同？

2. 比较两耳的骨传导（Weber 实验）

(1) 敲击音叉后将叉柄底部压于前额发际正中，让受试者比较两耳感受到的声音强弱。

(2) 用棉球塞住受试者一侧外耳道，重复上述操作，让受试者两耳同时感受声音的强弱，记录两耳感受到的声音变化或受试者感到声音偏向哪一侧？为什么？

【实验观察】

实验名称	实验方法	现象	原理
Rinne 实验	1) 骨导检测无声后，再进行气导检测	有声音	正常情况下，气导是声音的主要传导途径，声音经气导强度衰减小
	2) 气导检测无声后，再进行骨导检测	无声音	
	3) 用棉花塞住受试耳的外耳道，骨导检测无声后，再进行气导检测	无声音	用棉花塞住受试耳的外耳道，气导阻断，骨导成为主要传导通路
	4) 用棉花塞住受试耳的外耳道，气导检测无声后，再进行骨导检测	有声音	
Weber 实验	1) 敲击音叉后，将叉柄底部压于前额发际正中，比较两侧耳听到的声音	两耳听到的声音相等	双耳的骨传导及气传导相等
	2) 用棉球塞住受试者一侧外耳道，敲击音叉后，将叉柄底部压于前额发际正中，比较两侧耳听到的声音	被塞住的耳朵听到的声音更响	棉球塞住受试一侧外耳道，阻碍了该侧气导，骨导代偿性加强，因而声音偏向气导阻碍一侧

【注意事项】

（1）当敲击音叉时，用力不可过猛，切忌在坚硬物品上敲击音叉，以免损坏。

（2）音叉放在外耳道口时，两者相距1cm，并且音叉叉支震动方向要正对外耳道，同时应防止音叉叉支触及耳廓、皮肤及毛发。

【思考题】

（1）高频音叉和低频音叉在耳内传导时有什么不同？

（2）如何利用 Rinne 试验和 Weber 实验，鉴别传导性耳聋和神经性耳聋？

（余　畅）

第八部分 神经系统结构功能与疾病

实验一 脊髓与脑干的断面结构

【实验目的】

(1) 掌握：神经系统的区分、组成和结构特点；神经系统的活动方式，反射弧的基本组成情况；脊髓节段与椎骨的关系；脊髓横切面上灰、白质的配布及各部的名称；脊髓的内部结构（灰质主要核团的位置及功能性质，白质的主要纤维束的位置和功能）；脑干内脑神经核的位置、分类及与脑神经的联系；脑干内主要上行和下行传导束（锥体束、脊髓丘脑束、内侧丘系、外侧丘系和三叉丘系等）的位置、交叉部位与功能；脑干主要横切面（延髓椎体交叉横切面、丘系交叉横切面、橄榄中部横切面、脑桥中下部横切面、脑桥中部横切面和中脑上丘横切面）的重要结构及安排。

(2) 熟悉：脊髓灰质主要核团（前角运动细胞、胶状质、后角固有核、中间外侧核）的位置、机能；第 2～10 对脑神经在脑干的附着部位；第四脑室的位置、境界和交通。

(3) 了解：神经系统的组成和结构特点；脊髓灰质细胞构筑分层概念，脊髓的反射和损伤表现；非脑神经核团的位置和功能；脑干网状结构的名称、位置及临床意义。

【标本观察】

（一）神经系统总论

人类的神经系统包括中枢神经系统，其包括位于颅腔内的脑和椎管内的脊髓；以及与脑、脊髓相连接并分布于全身各处的周围神经系统。神经系统在人体生命活动中处于主导地位，支配和调节人体各器官的功能活动，使之互相协调；同时又使人体与外界发生联系，对外界的各种刺激进行分析综合，进而作出适当的反应，以保证人体与外界环境的相互作用与统一。

人类神经系统的形态和功能是经过长时期的进化过程而获得的。由于生产劳动，语言机能和社会生活的发生和发展，人类大脑皮质发生了与动物完全不同的飞跃变化，不仅含有各种感觉和运动中枢，而且有了分析语言的中枢。因此人类大脑就成为思维意识活动的物质基础，使得人类远远超脱了一般动物的范畴，不仅能适应和认识世界，而且能主观能动地改造世界，使自然为人类服务。

神经系统通过神经调节和神经—体液调节两种途径主导人体。神经调节是神经系统借它与全身各器官、组织的传入、传出性联系，对人体各种机能直接进行控制和调节的作用过程。神经—体液调节，是神经系统通过内分泌腺的控制和影响，再经激素实现对人体机能的调节形式。

1. 神经活动的基本方式 神经活动的基本方式是反射。神经系统在调节机体活动中，对内、外环境的刺激作出适宜的反应，称为反射，如气管内有异物时会出现呛咳反应（咳嗽反射），叩击髌韧带可以引起伸膝运动（膝跳反射）等。反射活动的形态基础是反射弧，其包括五个基本环节：①感受器：在眼、耳、鼻、舌、身等都有，它们接受内、外环境的刺激，并把刺激转变为神经兴奋；②感觉神经：将兴奋传入到中枢；③反射中枢：分别与某一机能有关，如膝跳反射中枢与膝跳反射有关，排尿中枢与排尿反射有关；④运动神经：将反射中枢的兴奋传出到效应器；⑤效应器：即肌肉、腺体等，实现反射效应。反射弧的五个环节缺一不可的，一旦有任何一个环节被中断（受到抑制或破坏），反射即不能出现。因此，临床上通过检查各种反射是否正常，来判断神经系统疾病的部位所在。

2. 神经系统的区分 神经系分为中枢神经系统和周围神经系统两部分。

中枢神经系统包括脑（位于颅腔内）和脊髓（位于椎管内）。

3. 神经系统的组织构成和专用术语 神经系统主要由神经元和神经胶质组成。神经元是神经系统的基本结构单位，具有感受刺激和传导冲动等功能，按功能分为感觉神经元，中间神经元和运动神经元。神经胶质除对神经元起支持、营养、保护、修复以及形成髓鞘等作用外，另外在神经系统水、电解质运输平衡，维持神经元的正常功能等方面发挥着重要的作用（具体内容见本章实验六）。

在中枢神经系统内，神经元胞体的树突和聚集区色泽灰暗，称灰质。位于脑表面层的灰质特称皮质。在脑深部，有形态和功能相似的神经元胞体聚集成的灰质团称神经核。神经纤维的聚集区颜色发白，称白质。白质内起止、形成和功能基本上相同的纤维合称为神经纤维束。中枢神经系内灰质和白质相互交织的区域称网状结构。

脑和脊髓内有由神经管腔发展而来的脑室和脊髓中央管，它们共同组成脑室系统。

在周围神经系统内，神经元的胞体在不同部位聚集成团，为结缔组织包裹形成膨大，称为神经节（感觉神经节、植物神经节）。

周围神经系统是指脑和脊髓以外的神经成分。包括与脑相连的脑神经，与脊髓相连的脊神经。根据支配的对象而言，支配体表和运动系统的神经称为躯体神经，支配内脏、心血管、平滑肌和腺体的神经称内脏神经。它们各自都含有感觉和运动成分，其中内脏神经的运动成分又分为交感部和副交感部。

神经纤维则聚集成神经。

（二）脊髓

1. 脊髓的外形

（1）椎管后方打开的在体脊髓标本：观察由后方打开椎管的在体脊髓标本，可见脊髓上端在平枕骨大孔处与延髓相接，下端在第一腰椎下缘逐渐变细形成脊髓圆锥。全长大概 42 ~ 45 cm，呈扁圆柱形，外包被膜，位于椎管内。脊髓圆锥的末端向下延续为无神经组织的终丝，后者在第 2 骶椎水平以下被硬脊膜包裹，止于尾骨背面。观察可见，脊髓的横径在下颈髓和腰骶处明显增粗，分别称之为颈膨大（$C_4 \sim T_1$）和腰骶膨大（$L_1 \sim S_3$），膨大的形成与肢体的支配有关（图8-1-1）。

脊髓全长都有脊神经的根丝附着。每一条脊神经由数条前后根的根丝汇合而成，因此，人为地把与每一对脊神经根丝相连的脊髓宽度分为一个节段，脊神经有 31 对，因此脊髓也有 31 个节段。即 8 个颈节（C），12 个胸节（T），5 个腰节（L），5 个骶节（S），1 个尾节（C_o）。

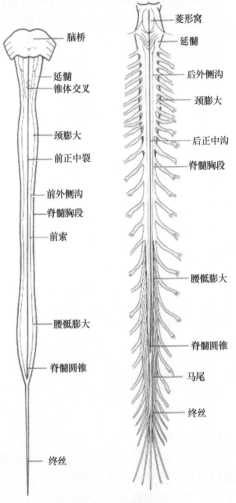

图 8-1-1　脊髓的外形

成了马尾。成人脊髓和脊柱的长度不等，所以脊髓的节段与脊柱的节段并不完全对应，了解某节脊髓平对某节椎骨的相对位置具有临床实用意义。其关系如图 8-1-2，表 8-1-1。

表 8-1-1　脊髓节段与椎骨序数的对应关系

脊髓的节数	对应的椎骨序数
上颈髓（$C_1 \sim C_4$）	= 同序数椎骨
下颈髓（$C_5 \sim C_8$）	= 相对应的椎骨序数 -1
上胸髓（$T_1 \sim T_4$）	= 相对应的椎骨序数 -1
中胸髓（$T_5 \sim T_8$）	= 相对应的椎骨序数 -2
下胸髓（$T_9 \sim T_{12}$）	= 相对应的椎骨序数 -3
腰髓	第 10 ~ 12 胸椎骨
骶髓、尾髓	第 1 腰椎

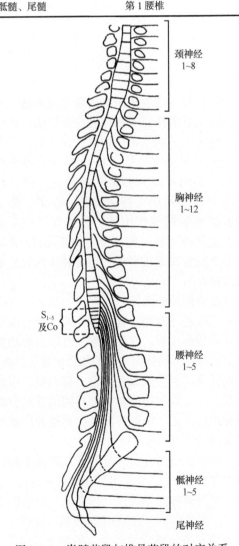

图 8-1-2　脊髓节段与椎骨节段的对应关系

（2）脊髓的横切标本：用脊髓横切标本结合观察，见脊髓的表面，前面正中线上有纵行的前正中裂，较深。在后正中线上有较浅的后正中沟，在后正中沟两侧有纵行的后外侧沟（即脊神经后根附着处），在前正中裂外侧有纵行的前外侧沟（脊神经前根附着处）。脊神经前、后根走向相应的椎间孔后合成脊神经，后根在与前根会合前有膨大的脊神经节。

（3）脊髓的节段性：用在体脊髓标本观察，可见脊神经根的长度从上到下逐渐增加。颈神经根几乎水平向外到达相应的椎间孔，胸神经根斜向下向外走行，而腰、骶、尾部的神经根则几乎垂直向下行，方可到达相应的椎间孔和骶前后孔离开椎管。在终丝周围，这些腰、骶、尾部的神经根聚集在一起则形

2. 脊髓的内部结构

(1) 脊髓灰质（图 8-1-3）：取脊髓横切标本观察可见中央 "H" 的部分是脊髓灰质，外围则是白质。"H" 形灰质的前方称前角，后方称后角，前、后角之间为中间带。在 $T_1 \sim L_3$ 节段脊髓中间带向外突出形成侧角，而连接两侧部的是灰质连合，中央管位于灰质连合中央，因此将灰质分成灰质前连合和灰质后连合。

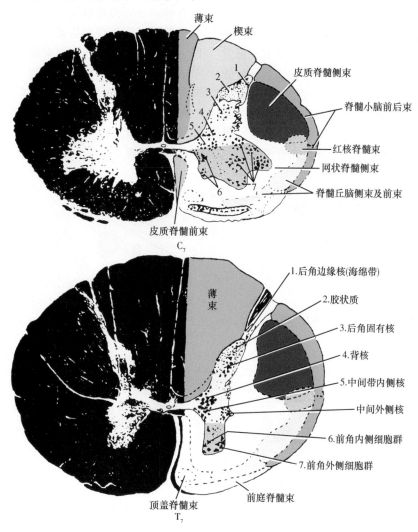

图 8-1-3　脊髓的横切面

脊髓灰质前角内主要含有躯体运动神经核，在颈、腰骶膨大处，可分为内外两群；内侧群支配颈部、躯干的固有肌；外侧群支配上、下肢肌。侧角（$T_1 \sim L_3$）含中间外侧核，含有内脏运动神经元，即交感神经的节前神经元。在 $S_2 \sim S_4$ 节段，前角基部相当于侧角位置有骶副交感核，含有内脏运动神经元，即副交感节前神经元。后角主要含有躯体和内脏的感觉核团。在后角根部内侧有背核（dorsal nucleus，也称胸核或 Clarke 柱），为边界明确的一团大型细胞，仅见于 $C_8 \sim L_3$ 节段，接受本体感觉的纤维，发出纤维至脊髓小脑后束。

依据猫脊髓灰质的细胞构筑而绘出的 Rexed 分层，在人类脊髓研究中也得到了应用，灰质分层与脊髓灰质的部分核团对照见图 8-1-4 和表 8-1-2。

(2) 脊髓白质（图 8-1-5）：脊髓白质含有

许多上、下行的纤维束（起止行程功能相同的神经元轴突聚集而成），它被脊髓纵沟分为三个索：后正中沟与后外侧沟间为后索，前、后外侧沟之间为外侧索，前外侧沟与前正中裂之间为前索。在灰质前连合前方有纤维横越称白质前连合。

感受器检测机体内外环境的变化产生神经冲动并传递到中枢神经系统就形成了感觉传导通路；中枢神经系统对感觉信息进行处理发出运动指令到达躯体和内脏效应器官就行成了运动传导通路。每一个传导通路都是由几级神经元和若干纤维束组成，通常纤维束都是由起止点来命名，并且在脊髓白质内

双侧对称性排布。

1）上行纤维束（感觉纤维束，图 8-1-5）

薄束和楔束：是传导躯干和四肢意识性本体感觉和精细触觉传导通路在脊髓内的纤维束名称（以形态来命名，未以起止点命名）。由脊神经节内假单极神经元的中枢突经后根内侧部进入同侧脊髓后索上升形成，止于延髓的薄束核和楔束核。薄束起自同侧第 5 胸节以下的脊神经节细胞的中枢突，在第 5 胸节以下薄束占据后索全部；楔束起自同侧第 4 胸节以上的脊神经节细胞的中枢突，在脊髓的第 4 胸节以上，后索内占内侧的是薄束、占外侧的是楔束。

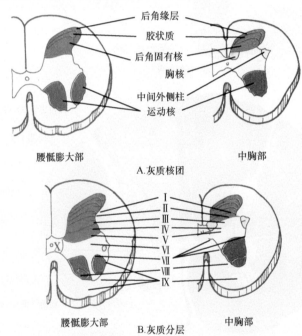

图 8-1-4　脊髓灰质主要核团及 Rexed 分层模式图

表 8-1-2　灰质板层和灰质核团的对应关系

核团	脊髓节段	板层	功能
后角边缘核	所有	I	发出纤维参与组成脊髓丘脑束
胶状质	所有	II	参与痛、温觉信息的传导
后角体部	所有	III～IV	感觉信息的处理
胸核	$C_8 \sim L_3$	VII	发出纤维组成脊髓小脑后束
中间外侧核	$T_1 \sim L_3$	VII	交感神经节前神经元
骶副交感核	$S_2 \sim S_4$	VII	副交感神经节前神经元
副神经核	延髓 -C_5	IX	支配胸锁乳突肌和斜方肌
膈核	$C_3 \sim C_5$	IX	支配膈肌

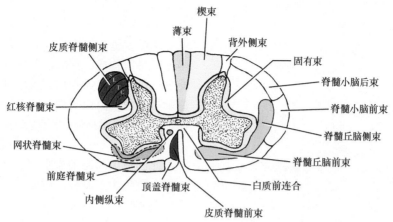

图 8-1-5　脊髓上下行纤维束分布模式图

脊髓丘脑束：传导躯干和四肢痛温觉和触压觉。分为脊髓丘脑侧束（痛温觉）和脊髓丘脑前束（粗触觉和压觉），分别位于外侧索的前半和前索中。主要起自对侧灰质的 Ⅰ 和 Ⅳ～Ⅷ 层的细胞，这些细胞发出的纤维，斜越白质前连合，上升 1～2 节，交叉至对侧并在对侧的外侧索前半和前索内上行形成脊髓丘脑束，终止于背侧丘脑腹后外侧核。

脊髓小脑后束和脊髓小脑前束：脊髓小脑后束（位于侧索的后外缘，由胸核发出的纤维组成，传导本体感觉至小脑）和脊髓小脑前束（位于脊髓小脑后束前方，传导本体感觉至小脑）。

2）下行纤维束（运动纤维束，图 8-1-5）：皮质脊髓束支配躯干和四肢骨骼肌的随意运动。因其起自大脑皮质的大锥体细胞（也称锥体束），大部分纤维下行至脑干的锥体交叉处交叉至对侧下行称皮质脊髓侧束，少量未交叉纤维形成皮质脊髓前束。

皮质脊髓侧束：位于脊髓侧索的后部、后角的外侧，此束主要起自大脑皮质中央前回、中央旁小叶前半。其纤维直接或间接终止于脊髓前角运动神经元，功能为支配上、下肢骨骼肌的随意运动。

皮质脊髓前束：位于脊髓前索内，前正中裂两侧，此束大多数纤维交叉终止于对侧前角运动神经元，部分纤维始终不交叉而止于同侧前角运动神经元。此束仅存在于脊髓中胸部节段以上。

（三）脑干

脑位于颅腔内，分为端脑、间脑、中脑、脑桥、延髓和小脑六个部分。通常将中脑、脑桥和延髓合称为脑干。取整脑标本观察，可见脑干位于颅后窝，是脊髓、间脑与小脑之间较为缩窄的脑部，主要由各类神经核团和上、下行传导束及横行的纤维束所构成。

1. 脑干的外形　结合离体脑干标本和模型进行观察，见脑干自下而上由延髓、脑桥、中脑三部分组成。

（1）延髓（图 8-1-6，图 8-1-7）：延髓形如倒置的圆锥体，在其下端平枕骨大孔处与脊髓相连，上端腹侧借横行的延髓脑桥沟，

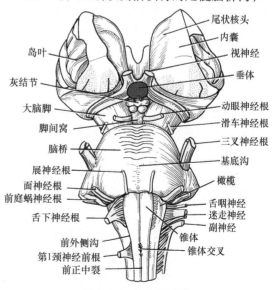

图 8-1-6　脑干腹面观

背侧借第四脑室髓纹与脑桥分界。脊髓表面的沟裂向上延伸到延髓。

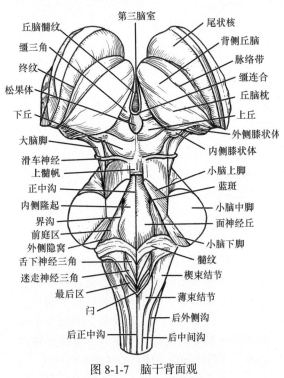

丘脑髓纹
缰三角
终纹
松果体
下丘
大脑脚
滑车神经
上髓帆
正中沟
内侧隆起
界沟
前庭区
外侧隐窝
舌下神经三角
迷走神经三角
最后区
闩
后正中沟

第三脑室
尾状核
背侧丘脑
脉络带
缰连合
丘脑枕
上丘
外侧膝状体
内侧膝状体
小脑上脚
蓝斑
小脑中脚
面神经丘
小脑下脚
髓纹
楔束结节
薄束结节
后外侧沟
后中间沟

图 8-1-7　脑干背面观

1) 延髓腹侧面：前正中裂两侧可见呈纵形隆起的锥体，其深面有锥体束通过。前正中裂下端可见锥体交叉，为皮质脊髓束大部分纤维在此左右交叉而成。锥体外侧有卵圆形的隆起，称橄榄（内含下橄榄核）。橄榄与锥体之间的前外侧沟内，有舌下神经的根丝附着。在橄榄的背侧沟内，自上而下有舌咽神经、迷走神经和副神经的根丝附着。

2) 延髓的背侧面：上部中央管开放形成菱形窝的下半（即第四脑室底的下份）。下部有由薄束和楔束分别上延并膨隆形成的薄束结节（内含薄束核）和楔束结节（内含楔束核）。在楔束结节外上方可见微隆起的小脑下脚，其纤维向后连于小脑。

（2）脑桥（图 8-1-6，图 8-1-7）：为脑干中份较膨隆的部分，其下界为延髓脑桥沟，上界在腹侧面为脑桥上缘，背侧面为下丘下缘滑车神经根丝附着处。

1) 脑桥腹侧面：腹侧面可见宽阔的膨隆，称脑桥基底部，由大量横行纤维构成。基底

部正中线上有纵行的基底沟，有基底动脉通过。横行纤维自基底部向两侧后外方逐渐缩细形成脑桥臂，即小脑中脚，由脑桥进入小脑的纤维所构成。在脑桥基底部与小脑中脚交界处可见三叉神经的根丝在此进出。在延髓脑桥沟内，由内侧向外侧分别有展神经、面神经和前庭蜗神经的根丝附着。

2) 脑桥背侧面：形成第四脑室底的上半部，此部室顶两侧壁为小脑上脚，两脚间的薄层白质板为上髓帆，构成第四脑室上半的顶。上髓帆上方有滑车神经的根丝附着，是唯一从脑干背侧出脑的脑神经。

3) 菱形窝（图 8-1-7）：又称第四脑室底，由延髓的上部和脑桥的背侧面所构成。窝的下部边界由内侧向外侧，依次为薄束结节、楔束结节和小脑下脚，上部边界为小脑上脚，两侧角与背侧的小脑之间为外侧隐窝。横过菱形窝两侧角稍下方的数条纤维称髓纹，也是延髓和脑桥在脑干背侧面的分界标志。窝底正中线上有纵行的正中沟，两侧可见纵行的界沟，两沟之间为内侧隆起。界沟外侧的三角形区域称前庭区，内含前庭神经核。前庭区外侧角处稍隆起的结构称听结节，深面有蜗神经核。内侧隆起髓纹上方的圆形隆起为面神经丘，内有展神经核。新鲜标本在界沟上端，有一呈蓝灰色的小区，称蓝斑，内含带色素的去甲肾上腺素能神经元。在髓纹下方、正中沟两侧各有两个三角形区域，它们分别是位居内上方的舌下神经三角（深面有舌下神经核）和位于外下方的迷走神经三角（深面有迷走神经背核）。

（3）中脑（图 8-1-6，图 8-1-7）：是脑干中最短的部分，向上通过顶盖前区过渡到间脑。中脑的室腔称中脑水管，连通上方的第三脑室和下方的第四脑室。

1) 中脑腹侧面：腹侧面一对粗大的纵行隆起称大脑脚，由大脑皮质发出的下行纤维束构成。两脚之间的凹陷为脚间窝，窝底称后穿质。大脑脚下部内侧有动眼神经的根丝附着。

2) 中脑背侧面：可见上、下两对圆形的隆起，分别称上丘（视觉反射中枢）和下丘（听觉反射中枢），合称为四叠体。上、下丘

各向腹外侧伸出一条形隆起，丘臂和下丘臂，分别连于间脑的外侧膝状体和内侧膝状体。

3）第四脑室（图8-1-8）：位于延髓、脑桥与小脑之间的菱形室腔。第四脑室底为菱形窝，顶朝向小脑。顶前部由小脑上脚和上髓帆形成，后部由下髓帆和第四脑室脉络组织形成。脉络组织是由室管膜、软膜和血管组成，其上的血管反复分支成丛，夹带软膜和室管膜上皮突入室腔形成脉络丛，可产生脑脊液。第四脑室脉络组织主要位于中线，向两侧延伸至外侧隐窝突入蛛网膜下腔。第四脑室下接延髓中央管，上接中脑水管通第三脑室。此外，第四脑室还借脉络组织上的三个孔与蛛网膜下隙相通，它们分别是位于菱形窝下角尖正上方的第四脑室正中孔和位于两侧外侧隐窝尖端的第四脑室外侧孔。

2. 脑干的内部结构　脑干的内部结构同脊髓一样，也由灰质、白质构成，但其配布远较脊髓复杂。此外，脑干还含有由灰质和白质相互交织形成的网状结构。

（1）灰质：包括许多神经核。根据神经核的纤维联系和功能，脑干的神经核团可分为脑神经核和非脑神经核。

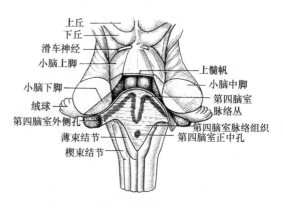

图 8-1-8　第四脑室脉络组织和脉络丛

1）脑神经核：与脊髓相似，脑神经核也含有躯体运动、躯体感觉、内脏运动、内脏感觉四类核团。除此之外，脑神经核还包括与头部感觉器及腮弓衍化结构相联系的所谓脑神经核。脑神经核在性质上与脊髓共有的称为"一般"，而仅见于脑干中的称为"特殊"。脑干内的特殊脑神经核有特殊内脏运动核、特殊内脏感觉核、特殊躯体感觉核，故脑神经核总共包含七类。每一类性质相同的脑神经核团纵行排列在同一功能柱上（图8-1-9）。其中，孤束核上部为接受味觉纤维

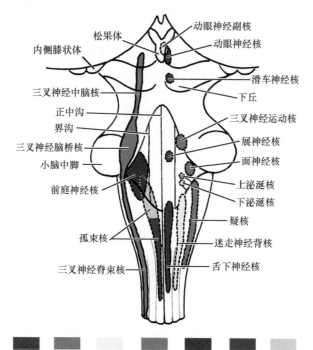

图 8-1-9　脑神经核在脑干背面的投影

的特殊内脏感觉核，下部为一般内脏感觉核。因此，每侧脑干只有 6 个脑神经核功能柱。脑神经核在脑干内的排列有一定的规律，在延髓开敞部，运动柱位于界沟内侧，感觉柱位于界沟外侧；与内脏运动和感觉有关的机能柱靠近界沟排列，而与躯体相关的则远离

界沟。为方便记忆，通常将特殊内脏运动柱和一般躯体运动柱归为躯体运动柱，一般内脏感觉柱和特殊内脏感觉柱归为内脏感觉柱，一般躯体感觉柱和特殊躯体感觉柱归为躯体感觉柱（图 8-1-10）。脑神经核的具体分类见表 8-1-3。

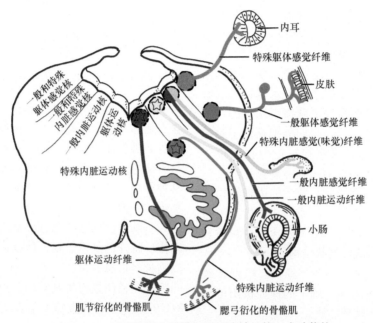

图 8-1-10　延髓橄榄中部横切面示脑神经核 6 个功能柱

表 8-1-3　脑干神经核分类及排列

位置	功能柱	躯体运动柱（第四脑室底内侧）	内脏运动柱（躯体运动柱外侧）	内脏感觉柱（界沟外侧）	躯体感觉柱（内脏感觉柱腹外侧）
中脑	上丘平面 下丘平面	动眼神经核（Ⅲ） 滑车神经核（Ⅳ）	动眼神经副核（Ⅲ）		三叉神经中脑核（Ⅴ）
脑桥	脑桥中部 脑桥中下部 脑桥下部	三叉神经运动核（Ⅴ） 展神经核（Ⅵ） 面神经核（Ⅶ）	上泌涎核（Ⅶ）		三叉神经脑桥核（Ⅴ） 三叉神经脊束核（Ⅴ）（从脑桥中下部延伸至上颈髓） 前庭和蜗神经核（Ⅷ）（骑跨在脑桥下份和延髓上份之间）
延髓	延髓上部 延髓中下部 延髓下部、 1～5 颈髓	舌下神经核（Ⅻ） 疑核（Ⅸ、Ⅹ、Ⅺ） 副神经核（Ⅺ）	下泌涎核（Ⅸ） 迷走神经背核（Ⅹ）	孤束核（Ⅶ、Ⅸ、Ⅹ）	

借助电动脑干核模型和脑干断面图片观察各类核团的分布。

A. 一般躯体运动柱：位于正中沟的两侧（图8-1-9，图8-1-10），由上至下为动眼神经核、滑车神经核、展神经核和舌下神经核。

动眼神经核：位于中脑上丘平面，中脑水管的腹侧。动眼神经核发出一般躯体运动纤维加入动眼神经，经大脑脚底内侧出脑，支配除外直肌和上斜肌以外的眼球外肌。

滑车神经核：位于中脑下丘平面，中脑水管的腹侧，发出纤维围绕中央灰质行向背侧，在下丘下方交叉后出脑，构成滑车神经，支配上斜肌。

展神经核：位于脑桥中下部面神经丘深面，发出纤维自延髓脑桥沟出脑，组成展神经，支配外直肌。

舌下神经核：位于延髓舌下神经三角的深面。其纤维自锥体和橄榄之间出脑，组成舌下神经，支配舌肌（包括舌内、外肌）。

B. 特殊内脏运动柱：位于一般躯体运动柱腹外侧（图8-1-9，图8-1-10），由上至下为三叉神经运动核、面神经核、疑核和副神经核。

三叉神经运动核：位于脑桥中部，发出纤维组成三叉神经运动根，出脑后加入下颌神经，支配咀嚼肌等。

面神经核：位于脑桥被盖下部展神经核的腹外侧，发出纤维先向后内侧走向第四脑室底，绕过展神经核形成面神经膝，再向前外侧自延髓脑桥沟出脑，组成面神经运动根，支配面部表情肌等。

疑核：位于延髓橄榄上部的网状结构中，上端发出的纤维经舌咽神经支配茎突咽肌；中间大部分纤维经迷走神经支配软腭、咽、喉和食管上部的骨骼肌；而下端发出的纤维构成副神经脑根，出脑后加入迷走神经支配咽喉肌。

副神经核：位于躯体运动柱最尾端，包括延髓部和脊髓上5节颈髓节段前角后外侧区所在的脊髓部。延髓部发出副神经脑根，脊髓部发出系列根丝汇成副神经脊髓根在椎管内上行，经枕骨大孔入颅腔，与副神经脑根合并，出颈静脉孔后二者分开。副神经脑根加入迷走神经支配咽喉肌；副神经脊髓根延续为副神经，支配胸锁乳突肌和斜方肌。

C. 一般内脏运动柱：位于躯体运动柱的外侧，靠近界沟（图8-1-9，图8-1-10），自上而下为动眼神经副核、上泌涎核、下泌涎核和迷走神经背核。

动眼神经副核：在中脑上丘层面位于动眼神经核的背内侧，又称Edinger-Westphal核。发出的副交感纤维加入动眼神经出脑，在睫状神经节内换元后支配瞳孔括约肌和睫状肌，参与瞳孔对光反射（光照视网膜时瞳孔缩小）和调节反射（视近物时晶状体曲度增加）。

上泌涎核：位于脑桥下部的网状结构内（图8-1-9），发出的副交感节前纤维经面神经至相应的副交感神经节换元，节后纤维支配泪腺、舌下腺和下颌下腺的分泌。

下泌涎核：位于延髓橄榄上部的网状结构内（图8-1-9），发出的副交感节前纤维经由舌咽神经至相应的副交感神经节换元，节后纤维支配腮腺的分泌。

迷走神经背核：位于迷走神经三角深面，舌下神经核的外侧，发出的副交感节前纤维经由迷走神经至其效应器官旁或器官壁内的副交感神经节换元，节后纤维支配颈部和胸、腹腔脏器及心脏的活动。

D. 内脏感觉柱：位于界沟的外侧（图8-1-9，图8-1-10），仅由孤束核构成，是特殊内脏感觉（味觉）和一般内脏感觉的初级中继站。面神经、舌咽神经和迷走神经中的内脏感觉纤维在延髓聚集称孤束，其中的特殊内脏（味觉）传入纤维终止于孤束核头端（又称味觉核），一般内脏感觉传入纤维止于孤束核尾端（又称心-呼吸核）。

E. 一般躯体感觉柱：位于内脏感觉柱的腹外侧（图8-1-9，图8-1-10），自上而下依次是：三叉神经中脑核、三叉神经脑桥核和三叉神经脊束核。

三叉神经中脑核：位于中脑，相当于聚集在中枢神经系统之内的感觉神经节，传导咀嚼肌、面肌和眼球外肌的本体感觉。

三叉神经脑桥核：位于脑桥中部，该核

接受三叉神经感觉根上行支中传递触觉冲动的粗纤维终止，传导头面部皮肤、口腔软组织及牙的触、压觉。

三叉神经脊束核：是颈髓后角胶状质和后角固有核的延续（图 8-1-9），接受由三叉神经感觉根下行纤维汇合而成的三叉神经脊束的终止，传导头面部痛觉、温度觉。

F. 特殊躯体感觉核：位于内脏感觉柱外侧，菱形窝前庭区的深面（图 8-1-9，图 8-1-10）。包括蜗神经核和前庭神经核。

蜗神经核：位于听结节的深面，由蜗背侧核和蜗腹侧核组成。其接受蜗神经初级听觉传入纤维，并发出二级听觉纤维交叉到对侧的外侧丘系上行，将听觉冲动传递至下丘。

前庭神经核：位于前庭区的深面，接受前庭神经初级平衡觉传入纤维和小脑传来的纤维；发出前庭脊髓束调节眼球运动、头部姿势和抗重力肌张力，是小脑传入和传出通路的重要中转站。

2）非脑神经核：非脑神经核不与脑神经发生直接联系，包括作为上、下行传导束的中继核团（如薄束核、楔束核等）和锥体外系核团（如下橄榄核、脑桥核、黑质、红核等）以及其他核团（如上橄榄核、下丘、上丘等），与脑各部分或脊髓进行广泛的联系。这一部分具体内容结合脑干各横断面学习。

（2）白质：包括长的上、下行传导束及横行的纤维束。上行传导束主要有由脊髓上行的脊髓丘脑束和薄束、楔束在脑干换元后发出的内侧丘系，以及由脑干上行的外侧丘系和三叉丘系，主要位于脑干背侧份和外侧份。下行传导束主要是锥体束，包括皮质脊髓束和皮质核束，经脑干的腹侧下行。以上内容将通过脑干断面图片并结合传导通路模型学习。

1）长上行纤维束

内侧丘系：在延髓位于中线和下橄榄核之间，锥体的背侧；至脑桥略转向腹外侧，位居被盖腹侧与基底部相邻；到中脑则移向被盖腹外侧边缘、红核的外侧，最后终止于丘脑腹后外侧核，传导来自对侧躯干和肢体的意识性本体感觉（振动觉、运动觉、位置觉）和精细触觉。

脊髓丘脑束：在延髓位于下橄榄核的背外侧；在脑桥和中脑部，位于内侧丘系的背外侧；最后终止于背侧丘脑的腹后外侧核。传导来自对侧躯干和肢体的痛觉、温度觉和粗略触觉。

三叉丘系：在内侧丘系背外侧上行，止于丘脑腹后内侧核，传导来自对侧头面部皮肤、牙、口和鼻黏膜的浅感觉（痛觉、温度觉、粗略触觉）。

外侧丘系：在脑桥行于被盖腹外侧边缘部；在中脑止于下丘，传递双侧的听觉冲动至下丘中央核。

2）长下行纤维束：①锥体束：为大脑额、顶叶皮质发出的控制骨骼肌随意运动的下行纤维束，经内囊后肢与膝至中脑大脑脚底中 3/5 部，穿经脑桥基底部时，被横行纤维分隔成若干小束，在脑桥下端重新汇合成延髓锥体。锥体束依据其到达部位，可分为至脑干脑神经运动核的皮质核束和至脊髓的皮质脊髓束，控制骨骼肌的随意运动。②起自脑干的下行纤维束：包括中脑发出的红核脊髓束和顶盖脊髓束，从脑桥和延髓发出的前庭脊髓束和网状脊髓束，上述下行纤维束主要是协助锥体束完成对骨骼肌随意运动的控制。

3）脑干网状结构：在脑神经核、非脑神经核和长的上、下行纤维束之间的区域中，还存在范围广泛的脑干网状结构（图 8-1-13）。其间纤维交错排列，夹杂着散在分布、大小不等的神经细胞团。其主要特点为：①网状结构是进化上较古老的部分，形态上保持多突触联系；②联系广泛，是中枢神经系统中神经冲动汇聚和分散的重要部位，即接受所有传入的感觉信息，并将信息返回到脑和脊髓各个部分；③功能复杂，参与维持大脑皮质的清醒状态，调节躯体和内脏运动，含有多种生命中枢，可影响并协调自主功能、疼痛感觉的调节和唤醒行为等中枢神经系统功能。

3. 脑干各部代表性横切面 通过观察脑干的几个代表性断面，学习脑干灰、白质配布的情况。

（1）延髓锥体交叉横切面（图 8-1-11）：

本切面的沟裂和传导束的位置与脊髓相似，在前正中裂，皮质脊髓束的大部分纤维交叉越过中线至对侧，形成锥体交叉。交叉后的纤维在脊髓侧索内下行，称皮质脊髓侧束。小部分未交叉的纤维仍在同侧脊髓前索内下行，形成皮质脊髓前束。相当于脊髓灰质前角外侧部，有自颈髓上延的副神经核。在后索中，薄束和楔束的深面出现薄束核和楔束

核，此两种核团为传递躯干和四肢本体感觉和精细触觉的中继核团。在楔束的外侧有染色较浅的三叉神经脊束（下续脊髓的背外侧束），其内侧有半月形亮区为三叉神经脊束核（此核下接脊髓的胶状质）。中央管位居中央，周围为中央灰质。前角的背外方为网状结构。脊髓丘脑束、脊髓小脑前、后束和红核脊髓束仍在相当于原外侧索的位置。

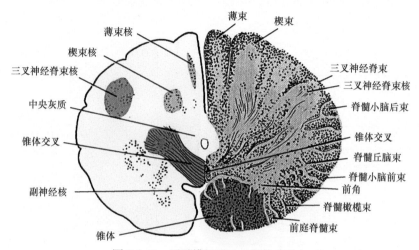

图 8-1-11　延髓横切面（经锥体交叉）

（2）延髓内侧丘系交叉横切面（图 8-1-12）：此切面通过锥体交叉的稍上方，外形比锥体交叉切面稍大，前正中裂已恢复矢状位。前正中裂两侧为锥体束（表面膨隆为锥体）。后索的薄束、楔束纤维已减少，其深面的薄束核和楔束核则增大，并发出纤维呈弓形绕

经中央灰质，在中央管腹侧叉至对侧，即内侧丘系交叉。交叉后的纤维在中线两侧上行，称内侧丘系。三叉神经脊束及核仍位于楔束外侧，脊髓丘脑束位于锥体束的背外侧处。中央管稍增大并后移，中央灰质内出现舌下神经核和迷走神经背核。

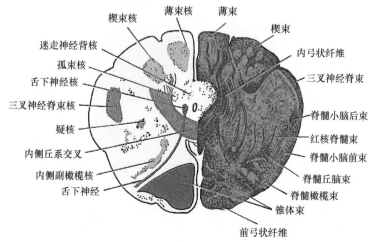

图 8-1-12　延髓横切面（经内侧丘系交叉）

（3）延髓橄榄中部横切面（图 8-1-13）：该平面中央管已敞开构成第四脑室。前正中裂两侧为锥体束，其外侧橄榄深面有下橄榄核，呈口袋状。室底灰质在中线两旁是舌下神经核，发出舌下神经根经锥体束与下橄榄核之间出脑。此核背外侧为迷走神经背核，界沟以外迷走神经背核的外侧为孤束，其周围有孤束核围绕。界沟外侧可见前庭神经核。室底灰质与下橄榄核之间的区域为网状结构，

其内出现疑核，发出的纤维行向背内侧，然后折向腹外侧加入迷走神经根，在下橄榄核背侧出脑。前庭神经核腹外侧为小脑下脚，小脑下脚腹内侧为染色较浅的三叉神经脊束和三叉神经脊束核。在下橄榄核的背外侧，三叉神经脊束的腹侧有脊髓丘脑束。中线两侧白质纵行纤维束，由前向后依次为锥体束、内侧丘系、顶盖脊髓束和内侧纵束。延髓经橄榄上部横切面见图 8-1-14。

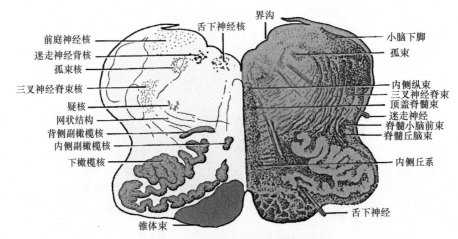

图 8-1-13　延髓横切面（经橄榄中部）

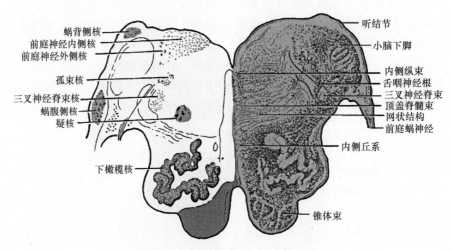

图 8-1-14　延髓横切面（经橄榄上部）

通过上述延髓切面可以看出，延髓与脊髓在形体结构上有以下 4 个明显的变化：①锥体束纤维大部分在延髓下端交叉（形成锥体交叉）后进入脊髓；②由脊髓后索上行的薄束、楔束在薄束核、楔束核终止，换元

后发出纤维形成内侧丘系交叉，其后在对侧上升称内侧丘系；③下橄榄核的出现；④中央管开放为第四脑室，中央灰质形成第四脑室底的灰质，内含脑神经核团。

（4）脑桥中下部横切面（经面神经丘切

面，图 8-1-15）：在切面中份，可见上橄榄核和蜗神经核发出的横行纤维穿经上行的内侧丘系交叉形成斜方体，交叉后的纤维在被盖腹外侧部上橄榄核的外侧接受其发出的纤维，转折向上组成外侧丘系，一侧外侧丘系含双侧上橄榄核发出的纤维。以斜方体前缘为界，可将脑桥划分为腹侧的脑桥基底部和背侧的脑桥被盖部。脑桥被盖部是延髓的直接延续，而脑桥基底部为发生较新的部分。基底部主要由纵、横行纤维和散在其间的脑桥核（传递大脑皮质运动信息至小脑的主要核团）所

构成。脑桥核发出的纤维横行越至对侧，向后外侧汇集形成小脑中脚。纵行的纤维包括锥体束和皮质脑桥束，前者被横行纤维分隔为小束下降，后者终于脑桥核。脑桥被盖部的室底中线两侧面神经丘深面有展神经核，发出展神经根斜向前下方。界沟外侧可见前庭神经核。在展神经核外侧可见面神经核，其发出的纤维绕展神经核，再折向腹外侧出脑。面神经核的背外侧可见三叉神经脊束核。内侧丘系的背外侧有脊髓丘脑束。脑桥网状结构位居被盖中央。

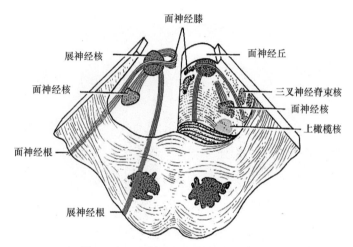

图 8-1-15　面神经根纤维脑内段的行径

（5）脑桥中部横切面（平三叉神经根切面，图 8-1-16）：背侧的第四脑室逐渐闭合，其侧壁上自内向外为小脑上脚、小脑下脚、小脑中脚。三叉神经根斜穿小脑中脚进入被盖，根的外侧是三叉神经脑桥核，根的内侧是三叉神经中脑核。腹侧基底部结构安排与脑桥中下部横切面相似。

脑桥与延髓比较，可见斜方体及其腹侧的脑桥基底部是新出现的结构，背侧的被盖部是延髓的直接延续，其灰质核团主要是与 V、VI、VII、VIII 对脑神经相联系的核团；第四脑室逐渐缩小。

（6）中脑上丘横切面（图 8-1-17）：切面上可见第四脑室已缩细为中脑水管，管周围

为中央灰质。以中脑水管及周围的灰质为界，可将中脑分为背侧的顶盖部（包括上丘核）和腹侧的大脑脚。大脑脚又被黑质（含黑色素的多巴胺能神经元组成）分为腹侧的大脑脚底部和背侧的中脑被盖部。中央灰质腹侧有动眼神经核和动眼神经副核，该两核发出纤维走向腹侧，经大脑脚内侧出脑。中脑被盖有大而圆的红核（在新鲜标本的横切面上呈浅粉红色卵圆形核团）。红核背外侧"牛角状"纤维束，由内侧丘系、脊髓丘脑束、三叉丘系和外侧丘系形成，并逐渐移向背侧。被盖中央为网状结构。在大脑脚底部中 3/5 为锥体束，内、外侧各 1/5 分别为额桥束和顶颞桥束。

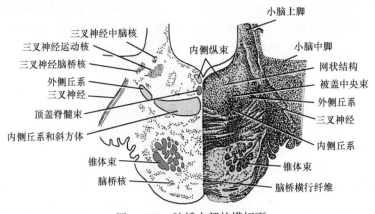

图 8-1-16　脑桥中部的横切面

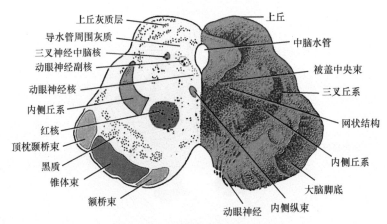

图 8-1-17　中脑横切面（经上丘）

【思考题】

（1）脊髓半横断后，哪些重要的传导束被损伤？出现哪些主要临床症状？其原因如何？

（2）试述脊髓节段与椎骨的对应关系（可列表）。

（3）试述脑神经核的分类、名称和所在位置。

（4）脑干网状结构位于何处？其功能如何？

（5）第四脑室底的结构主要有哪些？

（6）绘图说明脑干各部代表性横切面内部结构。

【病例分析】

（1）患者，女性，54岁，自述"半身不遂"，检查结果为：①右上、下肢瘫痪，无肌萎缩，肌张力增高；②右侧腱反射亢进，右侧腹壁反射消失，病理反射阳性；③伸舌时舌偏向左侧，左半舌肌萎缩；④右半身除头面部外，各种感觉均消失；⑤其他无明显异常。试分析病变部位、损伤结构及解释出现上述表现的原因。

（2）患者，男性，46岁，自述"半身不遂"，看东西有两个影像，检查结果为：①左侧上、下肢瘫痪，肌张力增高，腱反射亢进，肌肉不萎缩；②左侧腹壁反射消失，病理反射阳性；③伸舌时偏向左侧，舌肌无萎缩；④右眼向内偏斜，不能外展，左眼运动正常；⑤全身感觉正常；⑥其他未见异常。试分析患者病变部位、损伤结构，并解释出现上述表现的原因。

（刘　辉　徐　进　龙志敏　贺桂琼）

实验二　小脑、间脑、端脑内部结构

【实验目的】

（1）掌握：小脑的位置和外形以及三对小脑脚的名称和位置；小脑的分区及功能；间脑的位置、外形和分部；背侧丘脑的位置和分部；丘脑腹后核的分部及各部位纤维联系；大脑半球外形、分叶及各叶的重要沟回；基底核的组成和位置，纹状体的组成；内囊的位置、分部，各部通过的纤维束及损伤后的临床表现；大脑皮质功能定位，各功能区的位置和功能。

（2）熟悉：小脑的内部结构和功能；第三脑室的位置和交通；侧脑室的形态及交通。

（3）了解：小脑的纤维联系；丘脑腹前核、丘脑内侧核的位置、联系及功能；下丘脑的主要核团及其与垂体的关系；大脑髓质的纤维分类；边缘系统的组成和功能。

【标本观察与解剖】

（一）小脑

取脑正中矢状切标本，观察小脑位于颅后窝，小脑借 3 对小脑脚与脑干相连，小脑与脑干之间的腔隙为第四脑室。小脑后上方隔着小脑幕与端脑枕叶底面相对。

1. 小脑的外形　小脑可分为中间缩窄的小脑蚓和两侧膨大的小脑半球（图 8-2-1）。蚓的下部以深沟与小脑半球分隔，并陷入两个半球之间，从后向前分为蚓结节、蚓锥体、蚓垂、小结。小脑半球上面前 1/3 与后 2/3 交界处有原裂将小脑分成前叶和后叶。小脑半球下面近枕骨大孔处膨隆的部分，称小脑扁桃体，当颅脑外伤或颅内肿瘤等疾病导致颅内高压时，小脑扁桃体可嵌入枕骨大孔形成小脑扁桃体疝。

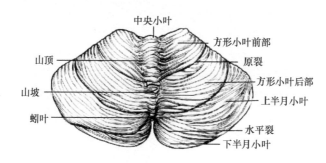

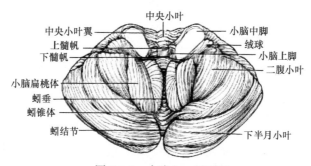

图 8-2-1　小脑上、下面观

2. 小脑的分叶及分区　小脑根据进化与功能可分为三部，用涂色的标本或模型观察。

（1）绒球小结叶：染成绿色的部分，在小脑的下面，包括半球上的两个绒球和小脑蚓前端的小结，其间以绒球脚相连。该叶在种系发生上最古老，称为古小脑。

（2）前叶：染成红色，位于小脑上部原裂以前的部分，以及蚓垂和蚓锥。前叶在种系发生上晚于绒球小结叶，称为旧小脑。

（3）后叶：未染色部分，位于原裂以后的大部分小脑区域。后叶在进化过程中发生最晚，称为新小脑。

3. 小脑的内部结构　取小脑厚片或切面标本观察小脑内部结构，小脑表面覆盖一层较薄的灰质，称小脑皮质，皮质深面的白质称髓质，主要由进出小脑的纤维组成。髓质内包埋有 4 对灰质核团称小脑核或小脑中央核（图 8-2-2），由内侧向外侧依次为顶核、球状核、栓状核和齿状核。小脑的主要功能是维持身体平衡，调节肌张力和协调运动。

（二）间脑

间脑位于两侧大脑半球之间，体积虽小，但其结构和功能却十分复杂。取大脑正中矢状切标本观察，见其除腹面以视交叉、视束、

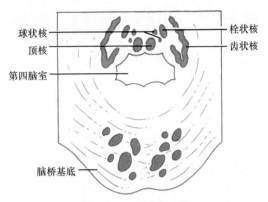

图 8-2-2　小脑中央核

灰结节、漏斗和乳头体为下界露于表面外，其余部分被大脑半球覆盖，外侧壁又与大脑半球接合，故间脑与端脑边界不如其他脑部清楚（图 8-2-3，图 8-2-4）。根据其位置和功能，可分为 5 个主要部分：背侧丘脑、后丘脑、底丘脑、上丘脑和下丘脑。

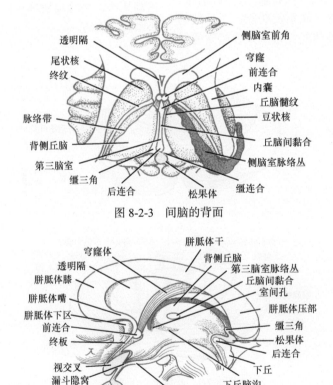

图 8-2-3　间脑的背面

图 8-2-4　脑干的正中矢面

1. 背侧丘脑（又称丘脑）　结合丘脑的模型和冠状切面标本观察（图 8-2-3，图 8-2-4，图 8-2-5），可见背侧丘脑由两个卵圆形的

灰质团块借丘脑间粘合组成，中夹第三脑室。丘脑前端突出称丘脑前结节，后端膨大为丘脑枕，背内侧面游离，朝向第三脑室，背外

侧面与端脑的尾状核、内囊相贴。在大脑正中矢状切标本上，可见其内侧面下方有一浅沟，称下丘脑沟，是背侧丘脑与下丘脑的分界线。

背侧丘脑灰质被一水平位呈"Y"形的白质内髓板分隔成前核群、内侧核群和外侧核群（图8-2-6）。前核群位于内髓板分叉处的前上方，是边缘系统的一个重要中继站，与内脏运动的调节有关。内侧核群居于内髓板的内侧，是躯体和内脏感觉冲动的整合中枢。外侧核群位于内髓板的外侧，可分为背侧核群和腹侧核群，后者是背侧丘脑的主要部分，由前向后分为腹前核、腹中间核（又称腹外侧核）和腹后核。腹后核再分为腹后内侧核和腹后外侧核，由躯体感觉传导路中第3级神经元胞体组成。腹后内侧核接受三叉丘系及由孤束核发出的味觉纤维，发出纤维组成丘脑中央辐射，终止于中央后回的下部，传导头、面部的感觉和味觉。传导上肢、躯干和下肢感觉的内侧丘系和脊髓丘脑束由内向外依次投射到腹后外侧核，发出的纤维参与组成丘脑中央辐射（丘脑皮质束），终止于大脑皮质中央后回中、上部和中央旁小叶后部。

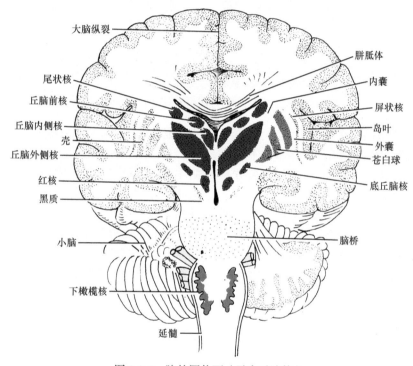

图 8-2-5　脑的冠状面（示底丘脑核）

2. 后丘脑　位于丘脑枕的后下方，由一对内侧膝状体和一对外侧膝状体组成（图8-2-6）。内侧膝状体是听觉传导通路的最后一个中继核，发出纤维至颞叶的听觉中枢；外侧膝状体是视觉传导通路的最后一个中继核，发出纤维至枕叶的视觉中枢。

3. 底丘脑　为中脑和间脑的过渡区，在大体结构上无法观察，只能在大脑冠状切片上辨认其范围（图8-2-5）。底丘脑内含底丘脑核，与苍白球、红核、黑质有密切的纤维联系，参与锥体外系的功能。

4. 上丘脑　位于第三脑室顶部周围，主要包括丘脑髓纹、缰三角、缰连合、松果体和后连合（图8-2-3）。松果体可分泌褪黑激素，具有调节生物钟和抑制生殖腺的作用。

5. 下丘脑

（1）外形和主要核团：从脑的正中矢状切面标本观察，下丘脑位于下丘脑沟以下，构成第三脑室侧壁的下部和底壁（图8-2-4）。从底面观察，下丘脑从前向后包括以下结构：

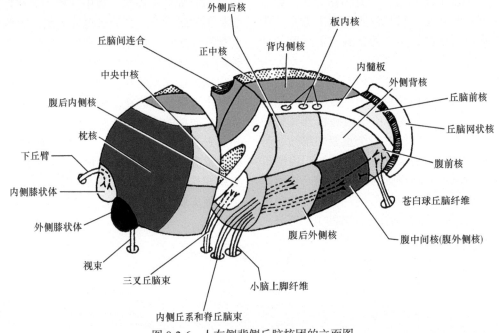

图 8-2-6　人右侧背侧丘脑核团的立面图

左、右视神经合成的视交叉，向后延伸为视束，视交叉后稍隆起的灰结节，灰结节向下移行为漏斗，漏斗下端连于垂体，灰结节后方有一对圆形的乳头体。

下丘脑包含许多核团（图 8-2-7），其主要核团有：①视上核、室旁核，由含有胶状神经分泌物的细胞组成，分别位于视交叉外端背外侧部和第三脑室上部两侧；②漏斗核（弓状核）靠近漏斗处；③乳头体核位于乳头体内。

（2）下丘脑的功能：下丘脑是神经内分泌中心，通过与垂体的密切联系，将神经调节和体液调节融为一体，参与机体的内分泌活动调节。此外，下丘脑作为内脏活动的皮质下中枢，将内脏活动与多种生理活动联系起来，调节摄食与水平衡，控制体温，参与情绪行为与性行为等重要生理过程。

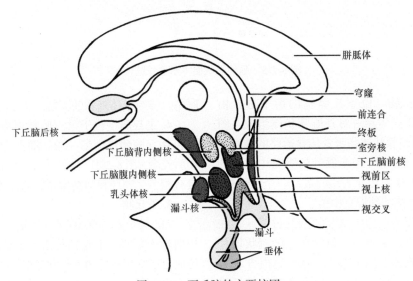

图 8-2-7　下丘脑的主要核团

6. 第三脑室　第三脑室是位于左、右背侧丘脑和下丘脑之间的狭窄腔隙（图8-2-3，图8-2-4），前方借左、右室间孔与大脑半球内的侧脑室相通，后方经中脑水管与第四脑室相通。第三脑室底自前向后由视交叉、灰结节、漏斗和乳头体构成；顶为第三脑室脉络丛。

（三）端脑

1. 端脑的外形　端脑又称大脑，是脑的最大、最高级部分。在全脑标本上观察，可见端脑被大脑纵裂分为左、右两个大脑半球。

纵裂的底为胼胝体，由连接两半球的横行纤维组成。每个大脑半球可分为三面三极，三面即背外侧面、内侧面及底面，三极即额极（前端突出的部分）、枕极（后端突出的部分）和颞极（在外侧面，向前下突出的部分）。大脑半球表面有许多深浅不同的沟，沟与沟之间的凸起为回。

（1）大脑半球的叶间沟和分叶（图8-2-8）：取整脑正中矢状切标本观察以下结构。大脑表面有三条较为恒定的深沟，借此将大脑半球分为五叶。三条叶间沟分别是：

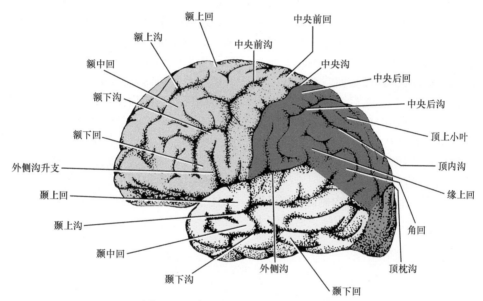

图 8-2-8　大脑半球的沟回（背外侧面）

1）外侧沟：起自半球下面，转至半球背外侧面，斜行向后上方。

2）中央沟：位于背外侧面中央稍偏后，上端转向半球的内侧面，下端斜向前下达外侧沟中段的稍上方。

3）顶枕沟：位于半球内侧面后部，上端向后上转至背外侧面，下端斜向前下与前后走行的距状沟相接。

在背外侧面上由顶枕沟与枕前切迹（背外侧面与底面交界缘后部距后端约4 cm处）作一连线，此线中点至外侧沟后端作一连线，可将大脑半球分成五个脑叶：额叶、顶叶、枕叶、颞叶和岛叶。

额叶：位于外侧沟上方和中央沟前方。

顶叶：位于外侧沟上方，中央沟后方，顶枕沟以前。

枕叶：位于顶枕沟以后的部分。

颞叶：位于外侧沟以下的部分，借顶枕沟与枕前切迹间的连线与枕叶分界。

岛叶：位于外侧沟底，为额叶、顶叶和颞叶所掩盖。在切去部分额、颞、顶叶的标本上可观察到岛叶的全貌（图8-2-9）。

（2）大脑半球的重要沟回

1）背外侧面（图8-2-8）：在大脑半球标本或模型上观察。在额叶，有一与中央沟平行的沟叫中央前沟，此沟向前有上、下两条与上缘平行的沟，分别称额上沟和额下沟。中央沟与中央前沟之间的回为中央前回，额

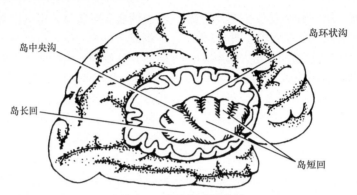

图 8-2-9　大脑半球的岛叶

上沟以上为额上回，额下沟以下为额下回，两沟之间为额中回。在颞叶，有与外侧沟平行的颞上沟和颞下沟，将颞叶分为颞上回、颞中回和颞下回。深入外侧沟的颞叶上面，有两条横向的短回，称颞横回。在顶叶，平行于中央沟后方的是中央后沟，两沟间为中央后回。自中央后沟向后，有前后走向的顶内沟，该沟以上为顶上小叶，以下为顶下小叶。顶下小叶又分为围绕外侧沟末端的缘上回和围绕颞上沟末端的角回。

　　2）内侧面（图 8-2-10）：内侧面中部可见弓形的胼胝体断面（中间部为体，后端膨大

称胼胝体压部，前端转弯处为胼胝体膝，向下缩细为胼胝体嘴）。环绕胼胝体的沟叫胼胝体沟。向后绕压部后向前移行于海马。胼胝体沟上方有与之平行的扣带沟，该沟在胼胝体压部处转向背侧称边缘支。胼胝体沟与扣带沟间的脑回为扣带回。扣带回中部上方有中央旁小叶，它是中央前、后回向内侧面延伸的部分。与顶枕沟前下端相连的弧形沟为距状沟，顶枕沟与距状沟之间的三角形区称楔叶。距状沟的下方为舌回。约相当于胼胝体中部的下方，有一弯曲走向前下方的纤维束，为穹窿的一部分，穹窿前部为穹窿柱

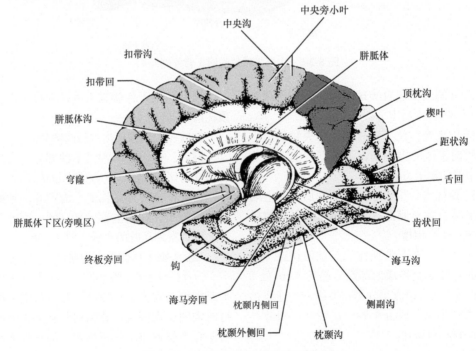

图 8-2-10　大脑半球的沟回（内侧面）

（穹窿的全貌用特殊标本及模型示教）。穹窿柱与胼胝体之间的三角形薄板称为透明隔。胼胝体嘴下后方可见一小圆形的纤维束断面为前连合（前连合的全貌可用特殊标本及模型示教）。前连合与视交叉之间的薄板，称为终板。约相当于前连合断面部位，在该处穹窿柱后方与背侧丘脑前端之间存在一小孔，为室间孔，此孔连通侧脑室与第三脑室。

在半球内侧面，可见位于胼胝体周围和侧脑室下角底壁的一圈弧形结构：包括膈区、扣带回、海马旁回、海马和齿状回等，合称边缘叶。

3）底面（图 8-2-11）：在额叶底面，大脑纵裂两侧各有一前后走向的神经纤维束即嗅束，其前端膨大为嗅球，后端移行为一小三角形区域称嗅三角，嗅三角与视束之间的区域称前穿质。在颞叶底面的中部有一条前后纵走的沟，称侧副沟，其前段内侧的回称海马旁回（又称海马回），海马旁回前端向后上弯曲，称钩。海马旁回内侧为海马沟，沟的上方呈锯齿状的灰质带称齿状回（在海马标本上示教），海马旁回外上方，侧脑室下角底壁上有一弓形隆起的结构为海马（图 8-2-12）（海马全貌标本示教）。

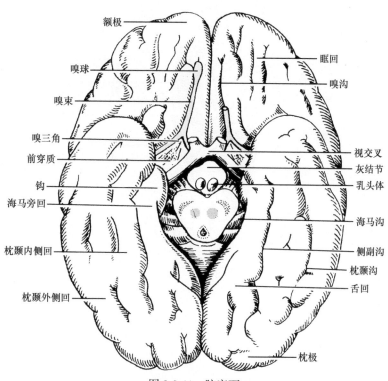

图 8-2-11　脑底面

2. 端脑的内部结构　大脑半球主要由灰质与白质构成。覆盖端脑表面的灰质，称大脑皮质；大脑半球深部的灰质，称基底核。在大脑半球上部的水平切面上观察，周边颜色较深的部分为大脑皮质，中央颜色较淡的部分为髓质（白质），此处髓质主要由脑的连合纤维构成。髓质的中央出现若干灰质团块及裂隙，这些灰质团块主要为基底核，裂隙则分别为侧脑室及第三脑室。

（1）大脑皮质的功能定位：大脑皮质不同区域执行不同的特定功能，这些具有一定功能的脑区称为"中枢"。重要的皮质中枢有（图 8-2-13）：

1）第Ⅰ躯体运动区：位于中央前回和中央旁小叶的前部（4，6 区）。主管对侧半身骨骼肌的随意运动，其特点是：①对人体对侧半身的管理是倒置的，但头面部仍然正置，即所谓"体倒头正"管理（图 8-2-14）；②左、右交叉管理，即一侧运动区支配对侧肢体的运动；③皮质代表区的大小与该部功能的重要性和精细程度有关，而与该部的形体大小无关。

2）第Ⅰ躯体感觉区：位于中央后回和中央旁小叶后部（3，1，2 区）。主管对侧半身的深、浅感觉，包括痛觉、温度觉、触觉、压觉及位置觉和运动觉。其特点是：①对人体对侧半身的管理是倒置的，但头面部仍然正置，即所谓"体倒头正"管理（图 8-2-15）；②左、右交叉管理；③身体各部投影区的大小取决于该部感觉的敏感程度。

3）视区：位于枕叶距状沟两侧（17 区），亦有定位投射关系。

4）听区：位于颞横回（41，42 区），一侧听区接受来自两耳的听觉冲动。

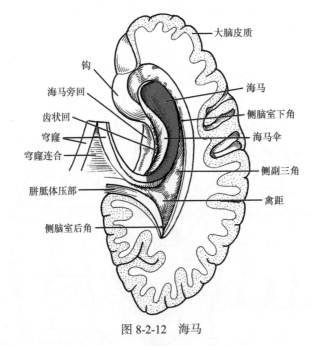

图 8-2-12　海马

A

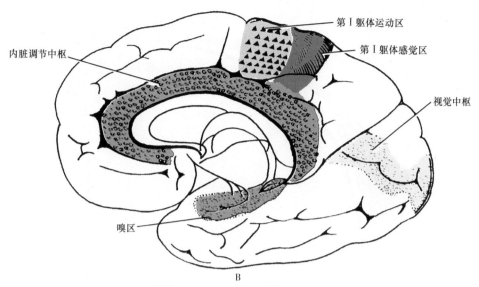

图 8-2-13　大脑皮质重要中枢

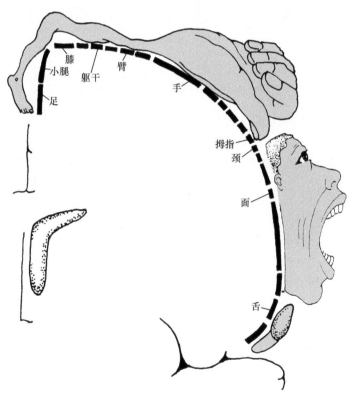

图 8-2-14　人体各部在第Ⅰ躯体运动区的定位

5) 语言区：人类大脑皮质独有。语言区域多在左侧大脑半球上（包括右利和一部分左利的人）。从语言功能上看，左侧半球可视为优势半球。语言区域包括：

听觉性语言中枢（听话中枢）：位于颞上回后部（22区）。此区损伤后，导致感觉性失语症。

运动性语言中枢（说话中枢）：位于额下回后部（44、45区），此区损伤后，导致运动性失语症。

视觉性语言中枢（阅读中枢）：位于角回（39区），此区损伤后，导致失读症。

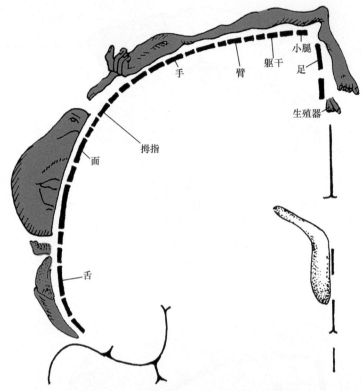

图 8-2-15　人体各部在第 I 躯体感觉区的定位

书写中枢：位于额中回后部（8 区），此区损伤后，导致失写症。

（2）基底核（图 8-2-16，图 8-2-17）：用模型及切面标本观察。

基底核包括尾状核、豆状核、屏状核和杏仁体。在大脑中部水平切面上观察，可见在侧脑室前角切面的后外侧，有一呈卵圆形的灰质团块切面，为尾状核头的切面。在尾状核头切面的后外侧有一三角形的灰质切面为豆状核切面，该核在切面上被两纵行的白质分隔为三部，外侧部最大且颜色较深，称为壳，内侧二部颜色较浅合称为苍白球。豆状核与尾状核合称纹状体，其中尾状核和壳称新纹状体，苍白球称旧纹状体。纹状体是锥体外系的重要组成部分，在调节躯体运动中起重要作用。豆状核切面内后方的卵圆形灰质切面为背侧丘脑。背侧丘脑切面后外侧，侧脑室后角外侧壁前部，有一小卵圆形灰质切面为尾状核尾。

在豆状核外侧，可见一呈锯齿状的狭窄

灰质切面，即为屏状核的切面，屏状核与豆状核之间的窄白质带称为外囊（图 8-2-17）。

基底核除上述尾状核、豆状核、屏状核外，还有杏仁体，此体连于尾状核的末端（图 8-2-16），位于颞叶内，在标本上不易观察，可在模型上观察。

（3）大脑半球的白质：位于大脑皮质深部，所含纤维可分三系：

1）连合系：又称连合纤维，是连接左、右大脑半球皮质的纤维，如胼胝体、前连合、穹窿。

2）固有连合系：又称联络纤维，是连接一侧大脑半球内不同部位皮质的纤维。

3）投射系：又称投射纤维，是连接大脑皮质和皮质下中枢的上、下行纤维，大部分经过内囊（图 8-2-17，图 8-2-18）。内囊是位于豆状核、尾状核和丘脑之间白质板。在水平切面上，内囊呈尖部向内的"＞＜"字形，分为 3 部：内囊前肢位于尾状核和豆状核之间，有额桥束和丘脑前辐射通过；内囊后肢

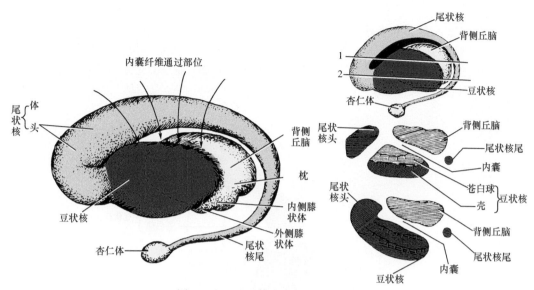

图 8-2-16　纹状体和背侧丘脑示意图

右侧 2 个图为通过 1、2 的二个水平断面，示内囊位置

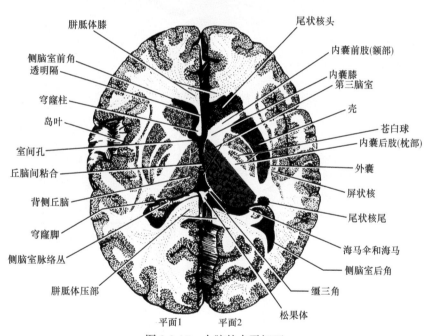

图 8-2-17　大脑的水平切面

位于丘脑和豆状核之间，有皮质脊髓束、皮质红核束、顶桥束、丘脑中央辐射、视辐射和听辐射等通过；内囊膝是前、后肢汇合处，有皮质核束通过。当脑内血管病变导致内囊损伤时，患者出现"三偏"症状，即对侧偏身感觉丧失（丘脑中央辐射受损）、对侧偏瘫（皮质脊髓束、皮质核束损伤）和双眼对侧视野同向性偏盲（视辐射损伤）。

（4）边缘系统：边缘叶和与之联系密切的皮质下结构如杏仁体、下丘脑、丘脑前核群等共同组成的一个功能系统。边缘系统与嗅觉、内脏活动、性活动、情绪反应和记忆活动等有关。

(5) 侧脑室：是大脑半球的内腔，左、右各一（图 8-2-19）。对照侧脑室特殊标本，观察侧脑室的全貌，可见它分为中央部、前角、后角、下角四部，中央部在顶叶深面，前角在额叶深面，下角在颞叶深面，后角在枕叶深面，各部彼此连通，两侧侧脑室又通过室间孔与第三脑室连通（图 8-2-20）。对照脑室模型体会侧脑室及第三脑室的立体空间位置关系。

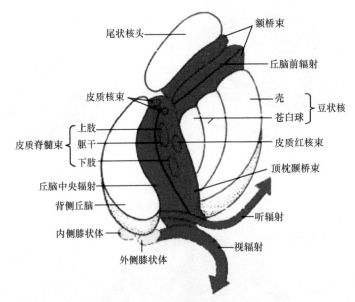

图 8-2-18 右侧内囊主要成分模式图

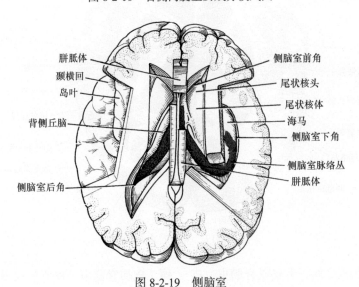

图 8-2-19 侧脑室

【思考题】

(1) 试述小脑的分叶及功能。

(2) 试述背侧丘脑的位置和分部。

(3) 下丘脑包括哪些结构？其主要核团的位置及功能如何？

(4) 试述端脑的外形、分叶及各叶的主要沟回。

(5) 试述端脑的主要皮质功能区的位置和功能。

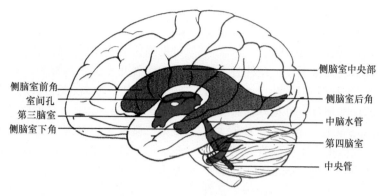

图 8-2-20　侧脑室的投影图

（6）试述内囊的位置、分部、投射纤维和损伤后的表现。

【病例分析】

患者，女性，56岁，自述"半身不遂"，检查发现：①左上、下肢瘫痪，肌张力增高，腱反射亢进，未见明显肌萎缩；②左侧腹壁反射消失，病理反射阳性；③左半身（包括头面部）各种感觉消失；④发笑时口角偏向右侧，伸舌时舌尖偏向左侧，舌肌不萎缩；⑤双眼左半视野偏盲（即左眼颞侧半视野和右眼鼻侧半视野偏盲）；⑥其他无明显异常。试分析患者病变部位、损伤结构，并解释出现上述临床表现的原因。

（龙志敏　贺桂琼）

实验三　脑血管与脑室系统的应用解剖、周围神经系统解剖

【实验目的】

（1）掌握：硬脊膜的形态特征、硬膜外隙的位置与内容；脊髓蛛网膜下隙的位置，终池的位置；硬脑膜的形态特点、大脑镰和小脑幕的位置，硬脑膜窦的名称、位置；穿经海绵窦的结构及海绵窦的交通；小脑延髓池的位置；脑的动脉来源、颈内动脉和椎动脉的行程及其主要分支；大脑前、中、后动脉的发起和分布；大脑动脉环的组成和位置；脑室系统的形态、位置和脑脊液的产生及其循环途径；脊神经的构成、纤维成分和分支分布；各神经丛的主要分支、分布和功能；胸神经前支的节段性分布；12对脑神经的名称、性质、所连的脑神经核、连脑部位、出入颅的部位及分支分布范围；脑神经中的神经节；第Ⅱ、Ⅲ、Ⅶ、Ⅻ对脑神经损伤后可能出现的症状；灰、白交通支和椎旁节、椎前节的形态、位置。

（2）熟悉：软脊膜形成物齿状韧带和终丝的形态；蛛网膜下池的位置；脊神经走行和分布的特点；内脏大、小神经和腹腔神经丛。

（3）了解：脊髓蛛网膜、软脊膜的形态特点；脑蛛网膜和软脊膜的结构特点；脊髓的动脉和静脉；脑的静脉回流；脑神经的纤维成分。

【标本观察与解剖】

（一）脑和脊髓的被膜

脑和脊髓组成了中枢神经系统。无论是柔嫩的脑，还是细软的脊髓，在颅骨和椎管的保护之外，它们周围还有被膜和脑脊液围绕以进一步提供支持和保护。脑组织对营养物质和氧气的需求量都很大，因此脑的血供很丰富，有着极其充沛的血管网络。

脑和脊髓都被三层被膜所包裹，由浅入深依次为硬膜、蛛网膜和软膜，蛛网膜和深面

的软膜之间有蛛网膜下隙（subarachnoid space），腔内充满脑脊液（cerebrospinal fluid），各脊神经根、脑神经都有一段行于其中。

1. 脊髓的被膜（图 8-3-1） 在枕骨大孔处可见其与脑的三层被膜相延续。

用在体脊髓标本观察，可见厚而致密的硬脊膜（spinal dura mater）上端附于枕骨大孔边缘，下端达第二骶椎水平。硬脊膜与椎管壁之间的间隙称硬膜外隙（epidural space），内含大量脂肪、静脉和疏松结缔组织（是脊髓的保护垫），呈负压，有脊神经根通过。硬脊膜内面是薄而半透明，缺乏血管和神经的蛛网膜（arachnoid mater）。硬脊膜和蛛网膜

之间的间隙称为硬膜下隙，在活体是潜在性的，在标本观察时因为标本处理的因素，常可见到狭窄的硬膜下隙。蛛网膜跨过脊髓表面的沟裂并不深入沟裂内，蛛网膜小梁位于蛛网膜下隙，从蛛网膜延续到其深面的软脊膜（spinal pia mater）。蛛网膜下隙在脊髓下端至第二骶椎之间特别扩大形成终池（terminal cistern）。软脊膜薄而富含血管神经，紧贴脊髓表面并深入其沟裂中，向下在脊髓圆锥下端移行为终丝，止于尾骨背面，固定脊髓。此外，软脊膜在脊髓两侧的脊神经前、后根之间形成齿状韧带（denticulate ligaments）（它的尖向外附着于硬脊膜有固定脊髓的作用）。

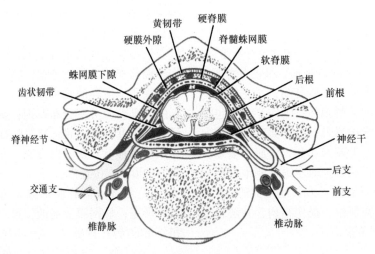

图 8-3-1 脊髓的被膜（横切面）

2. 脑的被膜

（1）硬脑膜：取显示硬脑膜（cerebral dura mater）形成物的标本（图 8-3-2），可见硬脑膜坚韧有光泽，由两层构成，外层为颅骨的内骨膜，脑膜的血管神经行于两层之间。硬脑膜与颅顶诸骨连结疏松，与颅底骨结合紧密，颅底骨折时易同时撕裂硬脑膜和蛛网膜，导致脑脊液外漏。在某些部位硬脑膜内层褶叠形成若干突起突入各脑部间隙内，称硬脑膜隔，使脑不致移位而更好的得到保护。在另外一些部位，硬脑膜两层分开，内衬内皮细胞，构成硬脑膜窦（dural sinuses）引流脑内静脉血。

1）硬脑膜隔如下：大脑镰（cerebral

falx）伸入大脑纵裂内。小脑幕（tentorium of cerebellum）伸入大脑半球与小脑之间；小脑幕前缘游离并凹成切迹，称幕切迹。小脑镰伸入两侧小脑半球之间。鞍隔位于蝶鞍上方，封闭垂体窝，其正中有一小孔有漏斗通过。

2）硬脑膜窦有：大脑镰上下缘分别可见上矢状窦（superior sagittal sinus）和下矢状窦（inferior sagittal sinus），大脑镰与小脑幕相会处可找到直窦（straight sinus），小脑幕后附着于枕骨的横窦沟处深面即为横窦（transverse sinus）。窦汇（confluence of sinuses）为上矢状窦、直窦、横窦汇合处，乙状窦（sigmoid sinus）与横窦相连位于乙状窦沟内，它注入颈内静脉。海绵窦（cavernous sinus）（图 8-3-

3) 位于蝶鞍的两侧，窦内有颈内动脉和展神经通过。而动眼神经，滑车神经、眼神经和上颌神经在窦的外侧壁内由上而下依次通过。海绵窦前接眼静脉，向后经岩上窦（位于小脑幕附于颅骨岩部上缘处）注入横窦，向后经岩下窦（位于颞骨岩部的后缘）注入颈内静脉。窦内的血液流向归纳如下：

（2）蛛网膜（arachnoid mater）（图 8-3-4）：

薄而透明，缺乏血管和神经，与深面的软膜之间的蛛网膜下隙有一些部位扩大形成脑池（如小脑延髓池、交叉池、脚间池、脑桥池、大脑大静脉池等）。取带蛛网膜的脑标本，见蛛网膜跨过脑沟表面，在硬脑膜窦内（尤其是上矢状窦）蛛网膜形成许多菜花状突起，名为蛛网膜颗粒（arachnoid granulations），脑脊液经此回流至硬脑膜窦。

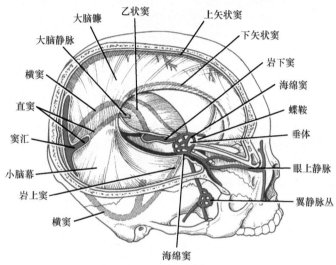

图 8-3-2 硬脑膜及静脉窦

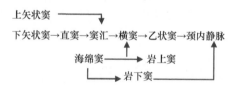

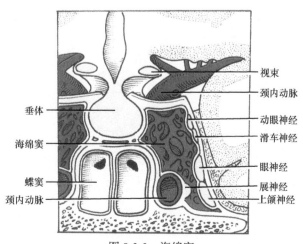

图 8-3-3 海绵窦

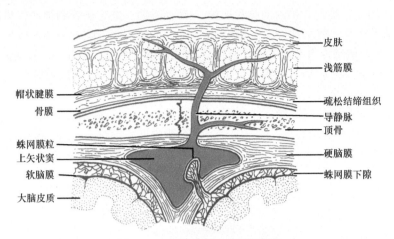

皮肤
浅筋膜
帽状腱膜
骨膜
疏松结缔组织
导静脉
顶骨
蛛网膜粒
上矢状窦
软脑膜
硬脑膜
蛛网膜下隙
大脑皮质

图 8-3-4　蛛网膜颗粒和硬脑膜窦

（3）软脑膜（cerebral pia mater）：有丰富血管神经，紧贴脑表面并深入其沟裂中。在脑室的一定部位，软脑膜及其血管与该部位的室管膜上皮共同构成脉络组织，脉络组织上部分血管反复分支成丛，突入室腔称脉络丛（choroid plexus），是产生脑脊液的主要结构。

（二）脑和脊髓的血管

1. 脑的动脉（图 8-3-5～图 8-3-7）　脑的动脉来源于颈内动脉（internal carotid artery）和椎动脉（vertebral artery）。以顶枕沟为界，大脑半球前 2/3 和部分间脑由颈内动脉供应；大脑半球后 1/3 和部分间脑、脑干、小脑由椎动脉供应。脑的动脉可分为皮质支（营养皮质及浅层髓质）和中央支（供应基底核、内囊和间脑等）。

（1）颈内动脉：取带血管的整脑标本观察，可见脑动脉壁极薄，类似颅外其他部位同等大小的静脉。视交叉外侧找到切断的颈内动脉末端。它在前穿质下方发出两条小分支后（后交通动脉和脉络丛前动脉），就分为大脑前动脉和大脑中动脉。

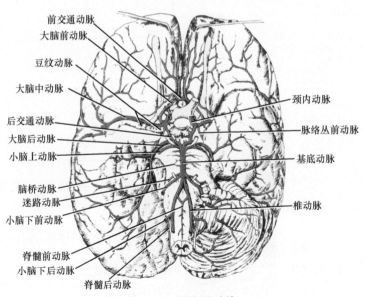

前交通动脉
大脑前动脉
豆纹动脉
大脑中动脉
后交通动脉
大脑后动脉
小脑上动脉
脑桥动脉
迷路动脉
小脑下前动脉
脊髓前动脉
小脑下后动脉
脊髓后动脉
颈内动脉
脉络丛前动脉
基底动脉
椎动脉

图 8-3-5　脑底的动脉

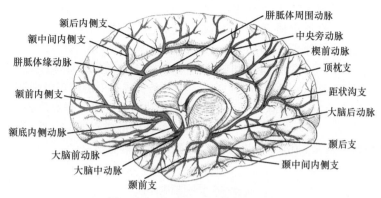

图 8-3-6 大脑半球内侧面的动脉

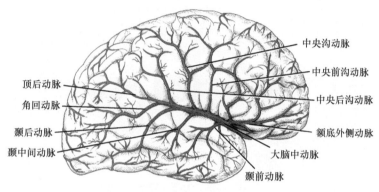

图 8-3-7 大脑半球外侧面的动脉

1）大脑前动脉（anterior cerebral artery）：发出后行于视神经上方，进入大脑纵裂，分布于大脑半球内侧面，并与对侧同名动脉借前交通动脉相连。带血管的整脑标本仅能显示其很少一部分，需结合带血管的大脑半球标本观察，方可见其皮质支分布于顶枕沟以前的大脑半球的内侧面及额叶底面的一部分。

2）大脑中动脉（middle cerebral artery）：行于外侧沟，走行上是颈内动脉的直接延续，在岛叶表面分为若干支，这些分支旋即从外侧沟浅出分布于大脑半球的外侧面。

3）后交通动脉（posterior communicating artery）：在视束下面后行与大脑后动脉吻合，是颈内动脉系与椎-基底动脉系的吻合支。

（2）椎动脉：在延髓两侧可见两条椎动脉（很可能两侧管径不等），在脑桥延髓沟附近两条椎动脉合成一条基底动脉（basilar artery），它沿基底沟前行，在脑桥上缘处分为

两条大脑后动脉（posterior cerebral artery）。结合带血管的整脑标本和大脑半球标本观察，可见大脑后动脉绕中脑大脑脚向后，行于大脑半球的下内侧面，主干朝枕极走行，沿途发出分支；其皮质支分布于颞叶内侧面、底面及枕叶。基底动脉沿途发出小脑上动脉（由基底动脉末端发出与大脑后动脉平行，至小脑上面）、脑桥动脉（数支供应脑桥基底部）、小脑下前动脉（至小脑下面的前部），同时观察椎动脉发出的小脑下后动脉（分支到小脑下面的后部和延髓）。

（3）大脑动脉环（cerebral arterial circle）：在视交叉、灰结节、乳头体可观察到由大脑前动脉、大脑后动脉、颈内动脉末端借前、后交通动脉连结成的大脑动脉环。组成大脑动脉环的动脉管径变异很多，管径不对等常见。

2. 脑的静脉（图 8-3-8、图 8-3-9） 不与动脉伴行，可分为浅静脉和深静脉。取带静

脉的脑标本，可见浅静脉位于大脑半球表面的蛛网膜下隙内，收集皮质及其邻近髓质静脉血，并直接注入邻近的静脉窦。大脑深静脉收集基底核区、深部髓质和脑室旁的静脉血，其特点是从周围流向中央，最后汇合形成一条大脑大静脉（Galen 静脉），注入直窦。

3. 脊髓的血管（图 8-3-10）脊髓的动脉来自椎动脉和节段性动脉（如颈深动脉、肋间后动脉、腰动脉等的分支）。用脊髓血管模型观察：可见椎动脉发出的脊髓后动脉（两条，行于脊髓后外侧沟附近）和脊髓前动脉（二条合成一干沿前正中裂下行）。脊髓的静脉较动脉多且粗，脊髓表面众多的纵行小静脉汇合后形成脊髓前、后静脉，注入硬膜外隙的椎内静脉丛。

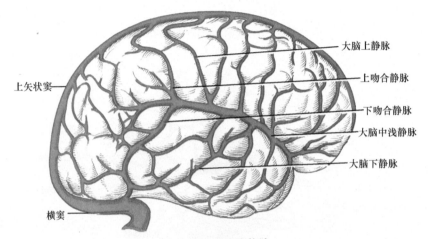

图 8-3-8　大脑浅静脉

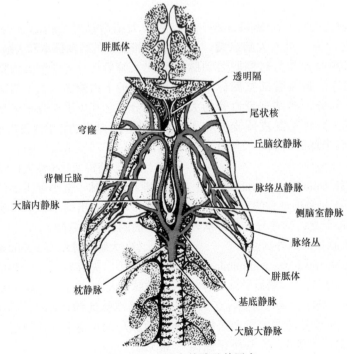

图 8-3-9　大脑大静脉及其属支

脊液充满脑室系统和蛛网膜下隙，其总量在成人平均 150ml，它处于不断产生、循环和回流的平衡状态。其具体流向如下：

侧脑室→室间孔→第三脑室→中脑水管→第四脑室→第四脑室正中孔及两个外侧孔→蛛网膜下隙→蛛网膜颗粒→上矢状窦→回流入血→室管膜上皮→毛细血管→硬脑膜与脊神经周围的淋巴管→血循环

（四）脊神经的构成和出椎间孔后的分支（图 8-3-12）

用椎管打开的在体脊髓标本观察：可见每条脊神经都由连于脊髓的前根和后根在椎间孔处合并而成。前根连于脊髓前外侧沟，由数条细小的运动性神经根丝组成；后根连于脊髓后外侧沟，由数条细小的感觉性神经根丝组成，后根在椎间孔处形成椭圆形的膨大，即脊神经节（spinal ganglion）。因此，每一对由前根、后根合并而成的脊神经都是混合性的。又因为运动性的前根和感觉性的后根都包含躯体和内脏纤维成分，所以脊神经实际含有四种纤维成分（躯体感觉、内脏感觉、躯体运动、内脏运动）。

观察脊神经出椎管的位置可见：第 1～7 对颈神经由相应颈椎上方的椎间孔穿出，第 8 对颈神经自第七颈椎下方的椎间孔穿出；胸神经和腰神经均分别经同序数椎骨下方的椎间孔穿出；骶神经通过同序数的骶前、后孔穿出，第 5 骶神经和尾神经经骶管裂孔出骶管。

取显示脊神经分支的标本观察：可见脊神经干和脊神经节都被硬脊膜和蛛网膜包裹。脊神经干很短，出椎间孔后，立即分为前支、后支和交通支等（所有脊神经都有前支、后支和灰交通支，只有 T_1～L_3 脊神经才发出到交感干的白交通支）。脊神经的后支细小，分布于躯干背部（项部、背部、腰骶部）的皮肤及深层肌，具有明显节段性；前支粗大，分布于躯干前外侧部和四肢的肌肉及皮肤。

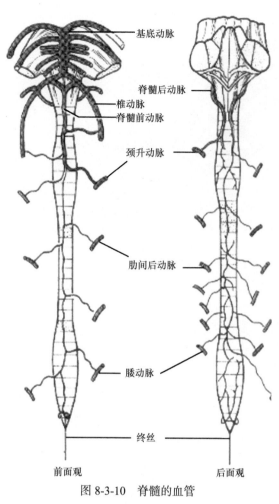

图 8-3-10 脊髓的血管

（基底动脉、脊髓后动脉、椎动脉、脊髓前动脉、颈升动脉、肋间后动脉、腰动脉、终丝、前面观、后面观）

（三）脑室系统和脑脊液循环（图 8-3-11）

脑室系统包括侧脑室、第三脑室、第四脑室以及连通脑室的室间孔和中脑水管。取显示脑室的脑标本和脑的正中矢状切面标本观察，每侧大脑半球各含一个侧脑室，呈"C"字形，可分为前角、中央部、后角和下角。第三脑室是两个背侧丘脑和下丘脑之间的狭窄裂隙，借室间孔连通侧脑室，向后下借中脑水管连通第四脑室。第四脑室位于脑干和小脑之间，形似帐篷，其底为菱形窝；借外侧孔和正中孔连通蛛网膜下隙。此外，还可以在脑室内观察到产生脑脊液的脉络丛。脑

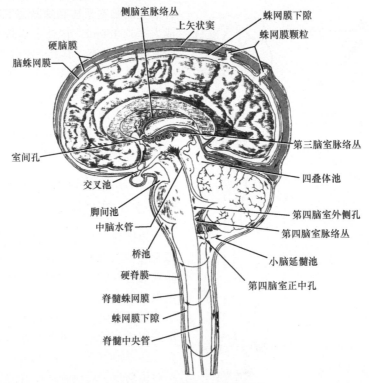

图 8-3-11　脑脊液循环模式图

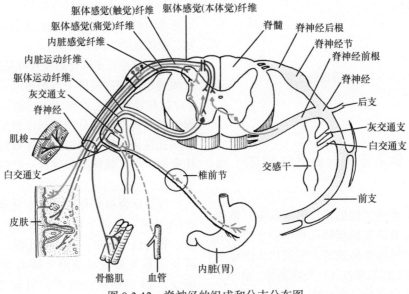

图 8-3-12　脊神经的组成和分支分布图

除胸神经前支以外，31 对脊神经（$C_1 \sim C_8$，$T_1 \sim T_{12}$，$L_1 \sim L_5$，$S_1 \sim S_5$，Co_1）的前支都先交织成神经丛，再由丛分支分布于相应区域。前支形成的丛有：颈丛、臂丛、腰丛和骶丛。

1. 颈丛（表 8-3-1）　由（$C_1 \sim C_4$）的前

支组成，位于中斜角肌和肩胛提肌前方、胸锁乳突肌深面（具体内容和图片参见第四部分呼吸系统结构功能与疾病的实验二颈部解剖操作）。主要分支如下：

（1）膈神经：初沿前斜角肌前面下降，

继于锁骨下动、静脉之间入胸廓上口；在胸腔内经肺根前方下降至膈。其运动纤维支配膈肌，感觉纤维布于心包、胸膜和膈下中央部的腹膜。右膈神经还分布于肝胆系统。

（2）颈丛皮支：如胸锁乳突肌还存在，将其放回原处，可见有许多条神经自该肌后缘中点处浅出，呈放射状分布至颈部、胸上部、肩、耳廓的皮肤，此即颈丛皮支。

表 8-3-1 颈丛的分支和结构支配

神经	组成（前支）	支配
枕小神经、耳大神经、颈横神经、锁骨上神经	$C_2 \sim C_4$	颈部、胸上部、肩、耳廓的皮肤
膈神经	$C_3 \sim C_5$	膈肌
颈襻	$C_1 \sim C_3$	颏舌骨肌、舌骨下肌群

2. 臂丛（表 8-3-2）　由 $C_5 \sim C_8$ 前支及部分 T_1 前支组成，支配上肢。取上肢标本，在斜角肌间隙内即可找到臂丛。向下追踪，可见组成臂丛的 5 条脊神经前支反复编织并经锁骨后方进入腋腔，最后形成三束（内侧束、外侧束、后束），分别从内、外、后三面包绕腋动脉，分支支配上肢和肩部（"第一部分运动系统结构功能与疾病"中的实验五、实验六、实验七、实验八）。

（1）腋神经（图 1-5-10）：起自后束，与旋肱后动脉伴行，穿四边孔绕肱骨外科颈至三角肌深面。肌支支配三角肌和小圆肌，皮支分布于肩部和臂上份后部皮肤。

（2）肌皮神经（图 1-5-10）：起自外侧束，斜穿喙肱肌并沿肱二头肌和肱肌间下降，沿途发支支配上述三肌。其终支在肘区穿深筋膜浅出，改称前臂外侧皮神经，分布于前臂外侧区皮肤。

（3）正中神经（图 1-5-10，图 1-6-1，图 1-6-3，图 1-6-7）：由臂丛内、外侧束上各发出一分支夹持腋动脉向下呈锐角汇合成正中神经。在臂部，正中神经走行于肱二头肌内侧沟，由外侧向内侧跨过肱动脉下降至肘窝。此后穿旋前圆肌入前臂，走行于指深、浅屈肌之间，然后通过腕管入手掌。其分支及支配见表 8-3-2。

表 8-3-2 臂丛的分支和结构支配

神经	组成（前支）	支配	
腋神经	C_5，C_6	肌支：三角肌和小圆肌	
		皮支：肩部和臂外侧上部皮肤	
肌皮神经	$C_5 \sim C_7$	肌支：臂前群肌	
		皮支（前臂外侧皮神经）：前臂外侧份皮肤	
正中神经	$C_6 \sim T_1$	肌支：支配除肱桡肌、尺侧腕屈肌和指深屈肌尺侧半以外的前臂前群肌；除拇收肌以外的鱼际肌群和第 1、2 蚓状肌	
		皮支：桡侧半手掌、桡侧三个半手指掌面皮肤及其中节和远节指背皮肤	
尺神经	C_8，T_1	肌支：指深屈肌尺侧半、尺侧腕屈肌、第 3、4 蚓状肌、拇收肌、全部骨间肌和小鱼际肌	
		皮支：小鱼际、小指和环指尺侧半掌面的皮肤	
桡神经	$C_5 \sim T_1$	肌支：臂和前臂全部后肌群，肱桡肌	
		皮支：臂和前臂背面皮肤，手背桡侧半和桡侧两个半指近节背面的皮肤	

（4）尺神经（图1-5-10，图1-6-1，图1-6-3，图1-6-7）：起自臂丛内侧束，全长走行在上肢内侧。它初沿肱动脉内侧沟下行至臂中份，穿内侧肌间隔至臂后区，再下行至肱骨内上髁后方的尺神经沟，经尺神经沟向下穿尺侧腕屈肌进入前臂前区，伴尺动脉下行至腕，在桡腕关节上方发出手背支，主干下行至豌豆骨的桡侧，在屈肌支持带的浅面分为浅、深二终支进入手掌。其分支及支配见表8-3-2。

（5）桡神经（图1-8-3，图1-8-6）：轻轻提起腋动脉和臂丛内、外侧束，找到后束，见一粗大的神经自后束分出后伴肱深动脉入桡神经沟，此即桡神经。它沿桡神经沟从内上到下外方行走，至肱骨外上髁上方穿外侧肌间隔，主干走行于肱肌与肱桡肌之间，并分为浅、深两终支。浅支伴桡动脉下行，至前臂中、下1/3交界转向手背，分布于手背的皮肤。深支也称为骨间后神经穿旋后肌达前臂背侧，在浅、深层伸肌间下降。桡神经分支及支配见表8-3-2。

除以上5大终末分支，臂丛还发出许多小分支支配肩胛区和胸前区。包括有(1)胸背神经：起自臂丛后束，循肩胛骨外侧缘伴随肩胛下动脉下降，至背阔肌并支配该肌；(2)胸长神经：起自神经根，经臂丛后方进入腋腔，沿前锯肌表面伴随胸外侧动脉下降，支配该肌。

3. 胸神经前支（图8-3-13）　取胸神经标本，可见$T_1 \sim T_{11}$对胸神经前支沿相应肋骨下缘走行于肋间隙，称为肋间神经；T_{12}前支位于第12肋下方，名肋下神经。肋间神经的肌支支配肋间肌，下5对肋间神经和肋下神经还支配腹壁前外侧肌群（腹内、外斜肌、腹横肌、腹直肌）。

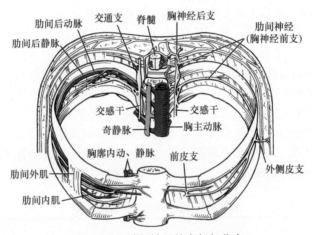

图8-3-13　肋间神经的走行与分支

胸神经前支的皮肤分布有明显的节段性，由上向下按神经序数依次排列。部分胸神经前支分布区与体表标志的对应关系通常如表8-3-3。

表8-3-3　部分胸神经与体表标志的对应关系

胸神经	体表标志
T_2	胸骨角皮面
T_4	男性乳头皮面
T_6	乳突平面
T_8	肋弓下缘平面
T_{10}	脐平面
T_{12}	耻骨联合至肚脐连线中点平面

皮节（dermatome）指的是每个脊髓节段所属的脊神经都分布到特定的皮肤节段。脊神经皮支的节段性分布规律，具有重要的临床意义。脊神经后支具有相对恒定的节段性分布规律，同时胸神经前支的外侧皮支和前皮支在胸、腹壁的皮肤亦存在明显的节段性分布特点。

4. 腰丛（图8-3-14，表8-3-4）　腰丛位于腰大肌深面，由T_{12}前支的一部分、$L_1 \sim L_3$前支和L_4前支的一部分组成。如不移开腰大肌，则只能见到腰丛的分支从该肌外侧缘走出，重要分支如下（具体内容和图片参见"第一部分运动系统结构功能与疾病"中的实验二、三）：

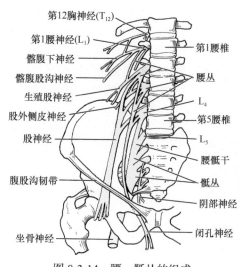

第12胸神经(T₁₂)
第1腰神经(L₁)
髂腹下神经
髂腹股沟神经
生殖股神经
股外侧皮神经
股神经
腹股沟韧带
坐骨神经

第1腰椎
腰丛
L₄
第5腰椎
L₅
腰骶干
骶丛
阴部神经
闭孔神经

图 8-3-14　腰、骶丛的组成

（1）股神经：从腰大肌下段外侧缘走出，在腰大肌和髂肌之间下行，经腹股沟韧带深面入股，立即呈扫帚样分为多支。其中最长的皮支称隐神经，初伴股动脉进入收肌管下行，至膝关节内侧浅出达皮下，伴大隐静脉降至小腿内侧区和足内侧缘并分布于该两区皮肤。骨神经的分支及支配见表 8-3-4。

（2）闭孔神经：在下肢标本上找到短收肌，见其浅、深面各有一条神经，它们分别是闭孔神经的前支和后支；向上追踪，可见闭孔神经是由腰大肌内侧缘下降，贴小骨盆内侧壁前行并穿闭膜管而达大腿的。闭孔神经的分支及支配见表 8-3-4。

表 8-3-4　腰丛的分支和结构支配

神经	组成（前支）	支配	
股神经	$L_2 \sim L_4$	肌支：股四头肌、缝匠肌、髂肌和耻骨肌	
		皮支：大腿和膝关节前面，小腿内侧区和足内侧缘（隐神经）	
闭孔神经	$L_2 \sim L_4$	肌支：大腿内收肌群、闭孔外肌	
		皮支：大腿内侧区皮肤	
髂腹下神经	T_{12}，L_1	肌支：腹壁肌	
		皮支：臀外侧部、腹股沟区及下腹部的皮肤	
髂腹股沟神经	L_1	肌支：腹壁肌	
		皮支：腹股沟部和阴囊或大阴唇的皮肤	
股外侧皮神经	L_2，L_3	大腿前外侧部的皮肤	
生殖股神经	L_1，L_2	生殖支：阴囊或大阴唇的皮肤	
		股支：股三角内上区皮肤	

　　此外，腰丛的分支还有髂腹下神经、髂腹股沟神经、生殖股神经等，它们支配腹壁肌的下部、腹股沟区以及阴囊或大阴唇的皮肤。

　　5. 骶丛（表 8-3-5）　由 L_4 前支余部和 L_5 前支合成的腰骶干及全部骶神经和尾神经前支组成，位于骶骨和梨状肌前面。支配盆壁、臀部、会阴、股后部、几乎全部的小腿和足。其主要分支有（具体内容和图片参见第一部分运动系统结构功能与疾病的实验四）。

　　（1）坐骨神经：是全身最粗最长的神经。一般自梨状肌下孔入臀区，于臀大肌深面下行，经大转子与坐骨结节连线中点处入股后区，并发支支配大腿后肌群；继达腘窝上界

分为胫神经和腓总神经两终支，但变异较多；分支部位及分支与梨状肌的关系可有多种形式，观察标本时请注意。

　　1）胫神经：是坐骨神经本干的直接延续，伴腘血管下行至比目鱼肌深面，伴胫后动脉下降并发支支配小腿后群肌，而后经内踝后方转入足底分为足底内侧神经和足底外侧神经，分布于足底诸肌和皮肤。

　　2）腓总神经：自坐骨神经分出后，沿股二头肌腱行向下外，绕腓骨颈外侧向前，穿过腓骨长肌分为腓浅神经和腓深神经。

　　腓浅神经：在小腿外侧肌群内下降并发支支配该肌群；于小腿下 1/3 浅出为皮

支，分布于足背、趾背皮肤。

腓深神经：伴胫前动脉在小腿前肌群内下降，发支分布于小腿前肌群、足背肌和第 1、2 趾背面的相对缘皮肤。

（2）阴部神经（图 8-3-15）：伴阴部内血管出梨状肌下孔，绕坐骨棘经坐骨小孔进入会阴区的坐骨直肠窝，分支分布于会阴诸肌、肛门外括约肌、尿道括约肌和肛周、外生殖器皮肤。

此外，骶丛还发出支配臀肌的臀上、下神经，支配股后和腘窝皮肤的股后皮神经等分支。

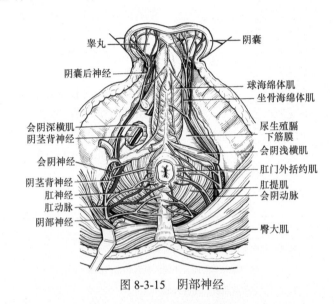

图 8-3-15　阴部神经

表 8-3-5　骶丛的分支和结构支配

神经	组成（前支）	支配
坐骨神经：	$L_4 \sim S_3$	股二头肌、半腱肌和半膜肌
胫神经	$L_4 \sim S_3$	肌支：小腿后肌群和足底肌
		皮支：小腿后面和足底的皮肤
腓总神经：	$L_4 \sim S_3$	肌支：小腿外侧群肌
腓浅神经		皮支：足背、趾背皮肤
腓深神经		肌支：小腿前群肌、足背肌
		皮支：第 1、2 趾背面的相对缘皮肤
阴部神经	$S_2 \sim S_4$	肌支：会阴诸肌、肛门外括约肌、尿道外括约肌
		皮支：肛周、外生殖器皮肤
臀上神经	$L_4 \sim S_1$	臀中、小肌和阔筋膜张肌
臀下神经	$L_5 \sim S_2$	臀大肌
股后皮神经	$S_1 \sim S_3$	股后区和腘窝的皮肤

（五）脑神经

脑神经是与脑相连的周围神经，共 12 对，其名称分别为：第 1 对（简书罗马数字 Ⅰ，下同）嗅神经；Ⅱ 视神经；Ⅲ 动眼神经；Ⅳ 滑车神经；Ⅴ 三叉神经；Ⅵ 展神经；Ⅶ 面神经；Ⅷ 前庭蜗神经；Ⅸ 舌咽神经；Ⅹ 迷走神经；Ⅺ 副神经；Ⅻ 舌下神经（图 8-3-16）。为方便记忆，可试用顺口溜“一嗅二视三动眼，四滑五叉六外展，七面八听九舌咽，迷走副神舌下全”。

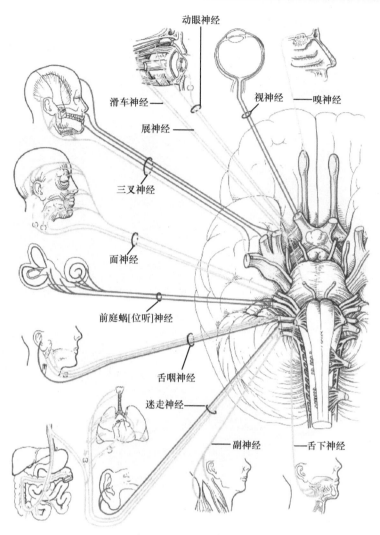

图 8-3-16　脑神经概观

动眼神经
滑车神经
展神经
三叉神经
面神经
前庭蜗[位听]神经
舌咽神经
迷走神经
副神经
舌下神经
视神经
嗅神经

脑神经和脊神经都是周围神经，但也有一些差别：①脊神经分布于躯干、四肢，脑神经除迷走神经外，主要分布于头、颈部。②每一对脊神经都是混合神经，但脑神经可以分三类：感觉性脑神经（Ⅰ、Ⅱ、Ⅷ）；混合性脑神经（Ⅴ、Ⅶ、Ⅸ、Ⅹ）；运动性脑神经（Ⅲ、Ⅳ、Ⅵ、Ⅺ、Ⅻ）。③每对脊神经均含有内脏运动成分，主要是交感纤维，只有第 2 ~ 4 骶神经含有副交感纤维；脑神经中仅Ⅲ、Ⅶ、Ⅸ、Ⅹ含有内脏运动成分，且全为副交感纤维。

【标本观察与解剖】

在颅底内面的标本上（保留 12 对脑神经的神经根）观察 12 对脑神经的出入颅的部位。

在脑的腹侧面的标本上观察 12 对脑神经的附着部位。

1. 嗅神经（olfactory nerve）　嗅神经（图 8-3-17）为感觉神经，始于上鼻甲和鼻中隔上部黏膜中嗅细胞的周围突，其中枢突汇成 20 多条嗅丝穿筛孔入颅，连于嗅球，传导嗅觉。我们可把嗅丝、嗅球与嗅束的关系理解为牙刷毛与牙刷柄的关系。

嗅细胞发出嗅神经→通过筛板上的筛孔→进入颅前窝，连于端脑的嗅球。

2. 视神经（opticnerve）　视神经（图 8-3-18，图 8-3-19）为感觉神经。在显示眶部结构的标本上，见一粗大神经从眼球后极走出，行向后内，穿视神经管入颅中窝连于视交叉，此即视神经，导视觉信号。具体通路如下：

视网膜的视杆细胞,视锥细胞(感受器)→双极细胞→神经节细胞 $\xrightarrow{\text{视神经、视交叉、视束}}$

外侧膝状体换元 $\xrightarrow{\text{视辐射}}$ 距状沟两侧的大脑皮质

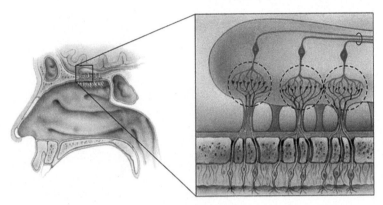

图 8-3-17　嗅神经

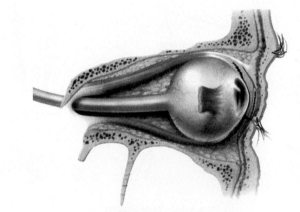

图 8-3-18　视神经

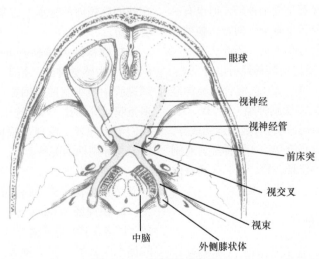

图 8-3-19　视神经传导途径

3. 动眼神经（oculomotor nerve）　动眼神经（图 8-3-20，图 8-3-21）为运动神经。在标本上可见动眼神经自中脑腹侧脚间窝出脑，经眶上裂入眶，立即分为上、下两支。上支细小，支配上直肌和上睑提肌。下支粗大，支配内直肌、下直肌和下斜肌。上述纤维均发自中脑的动眼神经核。动眼神经副核发出的纤维经下支入睫状神经节 ciliary ganglion，换元后分布于睫状肌和瞳孔括约肌。睫状神经节位于外直肌与视神经之间，约米粒大小，为副交感神经节。

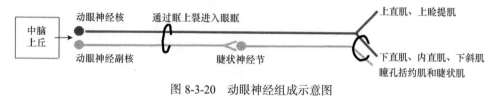

图 8-3-20　动眼神经组成示意图

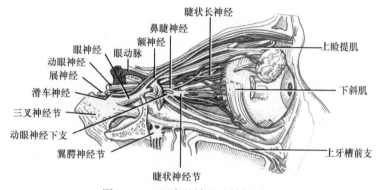

图 8-3-21　眶内的神经（外侧面观）

4. 滑车神经（trochlear nerve）　滑车神经（图 8-3-22，图 5-2-12）为运动神经。取显示眶内结构的标本，在上斜肌后端上方可见一细小神经进入该肌，此即滑车神经。该神经起于滑车神经核，经中脑下丘下方出脑后，绕大脑脚外侧前行，穿海绵窦外侧壁，经眶上裂入眶，支配上斜肌。

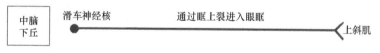

图 8-3-22　滑车神经组成示意图

5. 三叉神经（trigeminal nerve）　三叉神经（图 8-3-23，图 5-2-11，图 5-2-13，图 5-2-14）为混合神经。起自位于颞骨岩部尖端的三叉神经压迹处的三叉神经节，其周围突自脑桥臂与基底部交界处出脑，形成眼神经（眼支，V_1），上颌神经（上颌支，V_2）及下颌神经（下颌支，V_3），分别分布于眼裂以上、眼裂与口裂之间、口裂以下的头面部皮肤；其中枢突入脑后，按传递的不同感觉类型分别止于三叉神经中脑核，三叉神经脑桥核，三叉神经脊束核。该三个核团分别收集头面部的深感觉及精细触觉、粗触觉、痛温觉。另外，来自三叉神经运动核的纤维加入三叉神经的下颌支，随其分布于咀嚼肌，并支配该肌。

（1）眼神经（图 5-2-11）：为感觉神经。经眶上裂入眶，由外向内依次发出

1）泪腺神经：传导泪腺、结合膜和上睑的一般感觉。泪腺神经与上颌神经的分支——颧神经有交通，由此导入来自面神经的副交感纤维控制泪腺分泌。

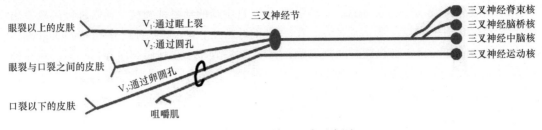

图 8-3-23　三叉神经组成示意图

2）额神经：分布于额顶、上睑部皮肤和鼻背及内眦附近皮肤。

3）鼻睫神经：分布于眼球、鼻背皮肤和除嗅黏膜以外的鼻腔黏膜。

（2）上颌神经（图 5-2-13）：为感觉神经。经圆孔出颅，进入翼腭窝上部，附有翼腭神经节，继续前行经眶下裂入眶，延续为眶下神经。主要分支有：

1）眶下神经：为上颌神经主干的终末支，分布于下睑、鼻翼、上唇的皮肤和黏膜。

2）上牙槽神经：分布于上颌牙、牙龈及上颌窦黏膜。

（3）下颌神经（图 5-2-14）：为混合神经。经卵圆孔出颅达颞下窝，内侧附有耳神经节。主要分支有：

1）咀嚼肌神经：属运动性，支配咀嚼肌。

2）下牙槽神经：分布于下颌牙及牙龈，颏部及下唇的皮肤和黏膜。

3）舌神经：分布于口腔底及舌前 2/3 黏膜，接受一般感觉。来自面神经的鼓索神经，在下颌角附近的下颌下神经节换元后，加入舌神经，将面神经的副交感纤维和味觉纤维导入舌神经。

4）耳颞神经：分布于耳颞区皮肤。来源于舌咽神经的副交感纤维加入此神经，分布于腮腺，控制其分泌。

6. 展神经（abducent nerve）　展神经（图 8-3-24，图 8-3-21）为运动神经。起于脑桥的展神经核，从延髓脑桥沟中部出脑，经眶上裂入眶，支配外直肌。

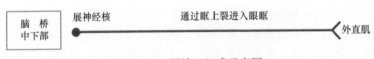

图 8-3-24　展神经组成示意图

7. 面神经（facial nerve）　面神经（图 8-3-25，图 5-2-15，图 5-2-16，图 5-2-17）为混合神经。由面神经核发出的纤维，绕展神经核，从桥延沟出脑后伴前庭蜗神经入内耳门，穿内耳道底进入面神经管，先水平走行，后垂直下行经茎乳孔出颅，向前穿腮腺达面部，支配表情肌。同时，在面神经管的折转处有膨大的膝神经节，其周围突与来自上泌涎核的神经纤维形成鼓索

神经，出面神经管，并加入舌神经，分布于舌前 2/3 味蕾；其中枢突至延髓孤束核（上部）换元。另外，来自上泌涎核的神经纤维随面神经进入面神经管后，部分纤维于面神经管膝部出面神经管，于翼腭神经节换元后，加入眼神经，控制泪腺分泌；另一部分纤维加入鼓索神经，与下颌下神经节换元后，分布至下颌下腺及舌下腺，控制其分泌。

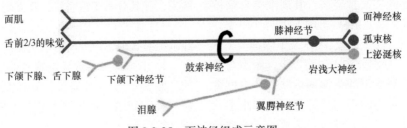

图 8-3-25　面神经组成示意图

面神经的分支可分为面神经管内和颅外分支：

（1）面神经管内的分支

1）鼓索（chorda tympani）（图5-2-15）：在膝神经节和茎乳孔之间自面神经发出，向前上进入鼓室，再穿颞骨岩部出鼓室，呈锐角从后上方加入舌神经。鼓索含两种纤维：味觉纤维随舌神经分布于舌前2/3的味蕾，传导味觉；副交感纤维进入舌神经下方的下颌下神经节（submandibular ganglion），换元后分布于下颌下腺和舌下腺，支配腺体分泌。

2）岩（浅）大神经（greater petrosal nerve）（图5-2-15，图5-2-16）：含上泌延核发出的副交感纤维，自膝神经节分出，经颞骨岩部的岩大神经裂孔穿出前行，与来自颈内动脉丛的岩深神经合成翼管神经，穿翼管前行至翼腭窝，在翼腭神经节（pterygopalatine ganglion）换元后，经颧神经、泪腺神经达泪腺，控制泪腺分泌。

3）镫骨肌神经（stapedial nerve）：支配鼓室内的镫骨肌。

（2）颅外分支（图5-2-17）：面神经出茎乳孔后即发肌支支配枕肌、耳周围肌、二腹肌后腹、茎突舌骨肌。其主干前行进入腮腺分支组成腮腺内丛，自腮腺前缘呈辐射状发出5支：即颞支、颧支、颊支、下颌缘支及颈支，支配面部诸表情肌和颈阔肌。

8. 前庭蜗神经（vestibulocochlear nerve）前庭蜗神经（位听神经）（图8-3-26，图8-3-27）为感觉神经。由前庭神经和蜗神经构成。前庭神经（vestibular nerve）起自内耳道底的前庭神经节，传导平衡觉入前庭神经核。蜗神经（cochlear nerve）起自蜗轴内的蜗神经节（螺旋神经节），传导听觉入蜗神经核。

9. 舌咽神经（glossopharyngeal nerve）舌咽神经（图8-3-28，图8-3-29，图8-3-30）为混合神经。连于延髓橄榄后沟上部，经颈静脉孔出颅，穿颈内、外动脉间，向前入舌根，且与交感神经、迷走神经共同组成咽丛。其神经纤维成分包括：①下神经节为内脏感觉神经元聚集而成，其周围突分布至舌后1/3及咽后壁的黏膜，传导一般内脏感觉和味觉，同时也分布到颈动脉窦及颈动脉小球，传导压力和化学刺激；其中枢突行于舌咽神经中，入延髓后，至孤束核换元，其中孤束核上部接收味觉，下部接收一般内脏感觉。②上神经节为一般躯体感觉神经元聚集而成，其周围突分布于耳部皮肤，中枢突行于舌咽神经中，入延髓后，至三叉神经脊束核换元。

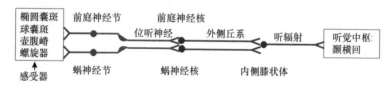

图8-3-26 前庭蜗神经组成示意图

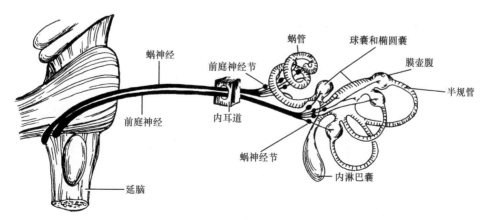

图8-3-27 前庭蜗神经

③来自疑核的特殊内脏运动纤维，出延髓后，部分纤维加入舌咽神经，支配咽喉肌运动。④来自下泌涎核的一般内脏运动纤维出延髓后，加入舌咽神经，并与耳神经节换元，节后纤维支配腮腺的分泌。

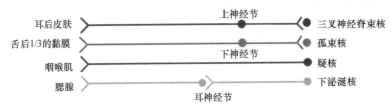

图 8-3-28　舌咽神经组成示意图

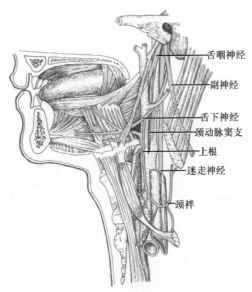

图 8-3-29　舌咽神经与舌下神经

舌咽神经的主要分支有：

（1）舌支：分布于舌后 1/3 黏膜和咽后壁，传导一般感觉和味觉。

（2）颈动脉窦支：沿颈内动脉下降，达颈动脉窦和颈动脉小球，将动脉压力变化和血液中二氧化碳浓度变化的刺激传入中枢，反射性的调节血压和呼吸。

（3）鼓室神经：发自舌咽神经下神经节，经颅底外面鼓室小管下口入鼓室后，出鼓室后在耳神经节换元，其节后纤维随耳颞神经（三叉神经分支）分布于腮腺，控制其分泌。

10. 迷走神经（vagus nerve）　迷走神经（图 8-3-31，图 8-3-32）为混合神经。连于延髓后外侧沟，经颈静脉孔出颅，在颈内静脉与颈内（总）动脉之间的后方下行，经胸廓上口入胸腔，行走于肺根后方，发支加入左、右肺丛。左迷走神经形成食管前丛，继而续为迷走前干，右迷走神经行于食管后方，形成食管后丛和迷走后干。迷走神经前、后干随食管一起穿膈肌食管裂孔进入腹腔，前干分为肝支和胃前支两终支，后干分为腹腔支和胃后支两终支。

迷走神经沿途发出许多分支，其中较重要的分支如下：

（1）颈部的分支

1）喉上神经：起于下神经节，在舌骨大角水平分内、外支，分别支配环甲肌，或分布于声门裂以上的喉黏膜以及会厌、舌根等处。

2）颈心支：有上、下两支，在喉和气管两侧下行入胸腔，与颈交感神经节发出的颈心神经交织构成心丛，调节心脏活动。

（2）胸部的分支

1）肺丛和食管丛：左、右迷走神经在胸部发出的若干小支，与交感神经的分支共同构成，自丛再发细支分布于气管、支气管、肺和食管，传导脏器和胸膜的感觉，同时支配器官的平滑肌及腺体。

2）喉返神经：左、右迷走神经本干发出左、右喉返神经，分别勾绕主动脉弓、右锁骨下动脉，继而沿气管食管沟上行，经环甲关节后方入喉，内脏感觉纤维分布于声门裂以下的喉黏膜，特殊内脏运动纤维支配除环甲肌以外的所有喉肌。

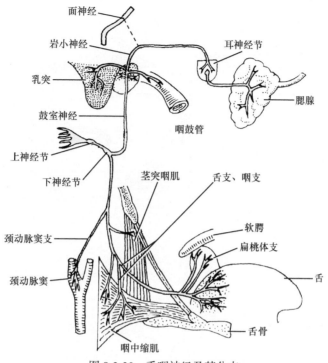

图 8-3-30 舌咽神经及其分支

（3）腹部的分支

1）胃前支和肝支：发自迷走神经前干。胃前支分支至胃前壁，其终支以"鸦爪"形分支分布于幽门部前壁。肝支参与构成肝丛，分布于肝、胆囊等处。

2）胃后支和腹腔支：发自迷走神经后干。胃后支分支至胃后壁，其终支也以"鸦爪"形分支分布于幽门窦及幽门管后壁；腹腔支与交感神经一起构成腹腔丛，分布于肝、胆、胰、脾、肾及结肠左曲以上的腹部消化管。

迷走神经含四种纤维成分：发自迷走神经背核的内脏运动纤维（副交感）控制颈、胸、腹部（结肠左曲以前）的平滑肌、心肌、腺体；发自疑核的纤维控制咽喉肌

的运动；位于上神经节的一般躯体感觉神经元，其周围突分布于硬脑膜、耳廓及外耳道的皮肤，中枢突至三叉神经脊束核换元；位于下神经节的一般内脏感觉神经元，其周围突分布于颈胸腹部脏器，中枢突将内脏感觉传至孤束核。

11. 副神经（accessory nerve） 副神经（图 8-3-33）为运动神经。由颅根和脊髓根两个根汇合而成。脊髓根起自 $C_{1\sim5}$ 前角的副神经核，经枕骨大孔入颅，与起自疑核的颅根合为副神经干，穿静脉孔出颅，分为内外两支。内支加入迷走神经，支配咽喉肌；外支为脊髓根的直接延续，行向外下，支配胸锁乳突肌和斜方肌。

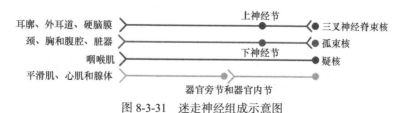

图 8-3-31 迷走神经组成示意图

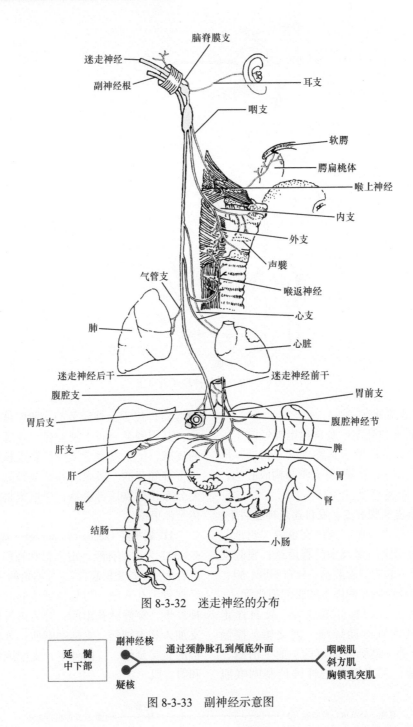

脑脊膜支

迷走神经

副神经根

耳支

咽支

软腭

腭扁桃体

喉上神经

内支

外支

声襞

喉返神经

气管支

心支

肺

心脏

迷走神经后干

迷走神经前干

腹腔支

胃前支

胃后支

腹腔神经节

肝支

脾

肝

胃

胰

肾

结肠

小肠

图 8-3-32　迷走神经的分布

| 延髓中下部 | 副神经核　通过颈静脉孔到颅底外面　咽喉肌、斜方肌 | |
| | 疑核　胸锁乳突肌 | |

图 8-3-33　副神经示意图

12. 舌下神经（hypoglossal nerve）　舌下神经（图 8-3-34）为运动神经。起自延髓舌下神经核，由延髓前外侧沟出脑，经舌下神经管出颅，在颈内动、静脉之间弓形向前下走行，达舌骨舌肌浅面，在舌神经和下颌下腺管下方穿颏舌肌入舌内，支配全部舌内肌和大部分舌外肌。

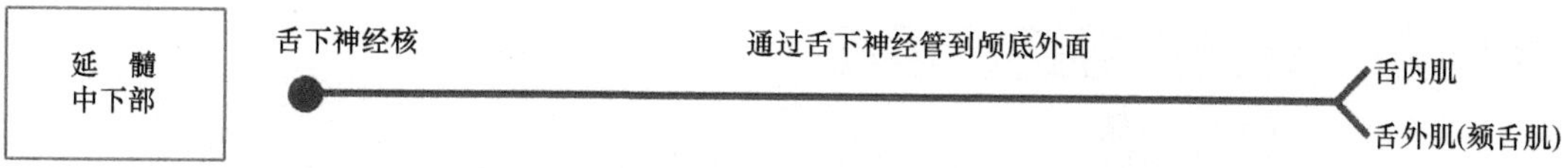

图 8-3-34　舌下神经示意图

（六）内脏神经

取内脏神经标本，见紧靠脊柱两侧各有一条链状结构，此即交感干，有膨大的交感神经椎旁神经节及其间的节间支连接而成。沿交感干向头、尾方向追踪，可见其上自颅底，下至尾骨。交感神经节除有节间支相连外，尚借交通支与相应脊神经前支相连。在交感干胸1至腰3段，可见每个交感神经节有两个交通支连于相应胸、腰神经前支（其余阶段只有一个交通支连于脊神经前支），一般位居外侧者较粗长由交感神经有髓节前纤维构成，生活状态反光发亮呈白色，称白交通支；靠内侧者稍短细，由无髓节后纤维构成，颜色灰暗，称灰交通支。

分段观察交感干：

在交感干颈段，可见 3～4 对神经节，最上一对位于 C_2～C_3 横突前方，称颈上神经节，体积最大，发支缠绕邻近动脉，并随动脉分布至头颈、上肢的血管平滑肌、立毛肌和腺体（包括瞳孔开大肌）；颈中神经节最小，位于 C_6 横突前，有时缺如；颈下神经节位于 C_7 处，如与第一胸神经节合并，则改称星状神经节。颈神经节还发支加入咽丛、心丛。

交感干胸段有 10～12 对神经节。由第 5～9 胸交感节发出分支向内下汇合成内脏大神经，穿膈脚至位于腹腔动脉根部两侧的腹腔神经节，其周围为网络状的腹腔丛和向下延续的腹主动脉丛；由第 10～11（12）胸交感节发支合成内脏小神经、也穿膈脚至位于肾动脉根部的主动脉肾节；上述二神经节和肠系膜上神经节、肠系膜下神经节均是椎前神经节。

交感干腰段有 4 对神经节，位于腰大肌内侧，节后纤维分布于结肠左曲以下的消化器官、盆腔脏器和下肢。

骶段有2～3对神经节，位于骶前孔内侧。

两侧交感干在尾骨前汇合，末端膨大，称奇神经节。骶、奇神经节发支加入盆丛和随骶、尾神经分布于下肢和盆腔脏器。

内脏神经的副交感部除了Ⅲ、Ⅶ、Ⅸ和Ⅹ对脑神经所学内容外，S_2～S_4 对神经前支还发支构成盆内脏神经，加入盆丛，换元后支配结肠左曲以下的消化管、盆腔脏器和外阴。

【思考题】

（1）简述海绵窦的位置和穿行的结构。

（2）大脑的血液供应来自何动脉？其分布范围如何？各有哪些分支？

（3）试述脑脊液的功能、产生及循环途径？

（4）桡神经、正中神经在臂中份损伤，分别会出现哪些症状？胫神经、腓总神经分别损伤后，可能会出现哪些症状？

（5）试述脊神经皮支的节段性分布。

（6）病例讨论：患者，女，骑自行车时不慎摔倒致肘部受伤，关节肿胀，压力增大。影像学检查显示肱骨内上髁骨折。该患者有可能损伤哪条神经？还有可能出现哪些症状？

（7）请描述 12 对脑神经进出颅和脑的部位。

（8）三叉神经的纤维性质，其三大分支走行、纤维性质、分支分布范围。三叉神经干受损后可能出现的症状。

（9）面神经在面神经管内、外损伤后各有那些临床表现。

（10）"植物性神经就是内脏神经"、"迷走神经是副交感神经"的说法对吗？为什么？

（11）谈谈交感神经和副交感神经形态和功能上的差异。

（12）你知道内脏器官的一般感觉和痛觉的传入途径吗？

（徐　进　刘　辉　杨　美）

实验四　感觉传导路、运动传导路

【实验目的】

(1) 掌握：躯干和四肢意识性本体感觉和精细触压觉传导通路；躯干和四肢痛温觉和粗略触压觉传导通路、头面部浅感觉传导通路；视觉传导通路和瞳孔对光反射通路；锥体系和锥体外系的概念；锥体系传导路。

(2) 了解：躯干和四肢非意识性本体感觉传导路；听觉传导通路；锥体外系传导路。

【标本观察】

(一) 感觉传导通路

1. 躯干和四肢意识性本体感觉和精细触觉传导通路　属于浅感觉的精细触觉（如辨别两点距离和物体的纹理粗细等）传导路与躯干和四肢意识性本体感觉传导路一致，由三级神经元构成。第一级神经元为脊神经节假单极神经元，其周围突随脊神经分布到躯干、四肢的本体感受器和皮肤精细触压觉感受器，中枢突入脊髓后索上升，其中 T_5 以下构成薄束，T_4 以上构成楔束。薄束和楔束上行分别止于第二级神经元薄束核和楔束核，此二核发出的纤维向前经中央灰质的腹侧，左右交叉（丘系交叉）后纤维转折向上形成内侧丘系（medial lemniscus）。内侧丘系在延髓位于锥体束的背侧、在脑桥位于被盖的前缘、中脑位于红核的外侧，止于第三级神经元背侧丘脑的腹后外侧核，此核发出纤维组成丘脑中央辐射，经内囊后肢主要投射到中央后回的中、上部和中央旁小叶后部，部分纤维投射到中央前回（图 8-4-1）。

从标本上观察与脊髓相连的脊神经节（第一级神经元）、脊神经后根，脊髓后索（薄束、楔束），延髓薄束结节、楔束结节（薄束核、楔束核，第二级神经元）。在脑干不同断面的模型上观察内侧丘系的位置：延髓丘系交叉平面、延髓橄榄中部平面、脑桥面神经丘平面、中脑

上丘平面，丘脑神经核团模型观察腹后外侧核（第三级神经元），通过内囊的大脑水平切面，大脑半球观察中央后回、旁中央小叶后部。

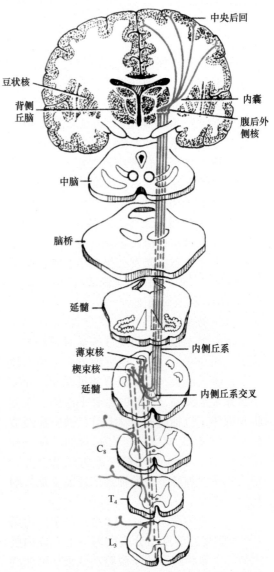

图 8-4-1　躯干、四肢意识性本体感觉和精细触压觉传导路

2. 躯干和四肢非意识性本体感觉传导路　为传入至小脑的本体感觉传导路，由两级神经元组成。第一级神经元为脊神经节假单极神经元，其周围突随脊神经分布到本体感受器，中枢突入脊髓，止于 $C_8 \sim L_2$ 节段胸核和腰骶膨大第 V ～ VII 层外侧部。胸核发出纤维在同侧脊髓外侧索上行构成脊

髓小脑后束，经小脑下脚入旧小脑皮质。腰骶膨大第Ⅴ～Ⅶ层外侧部发出纤维部分在同侧、部分交叉到对侧上升构成脊髓小脑前束，经小脑上脚入旧小脑皮质。脊髓小脑前束、

后束传导下肢和躯干下部的非意识性本体感觉。后束传递的信息可能与肢体个别肌的精细运动和姿势的协调有关，前束所传递的信息则与整个肢体的运动和姿势有关（图8-4-2）。

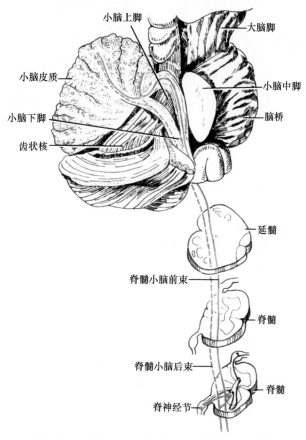

图 8-4-2 躯干、四肢非意识性本体感觉传导路

从标本上观察与脊髓相连的脊神经节（第一级神经元）、脊神经后根，脊髓灰质后角、中间带（第二级神经元）、脊髓侧索的浅层（脊髓小脑前束、后束），延髓橄榄后方的浅层（脊髓小脑前束）、小脑下脚，小脑皮质。

3. 躯干和四肢痛温觉、粗略触压觉传导通路 该通路由三级神经元组成。第一级神经元为脊神经节假单极神经元，周围突随脊神经分布于躯干和四肢皮肤的感受器，中枢突入脊髓后索外侧部上升1～2节段，止于第二级神经元脊髓灰质Ⅰ、Ⅳ～Ⅶ层，该层发出纤维经白质前连合交叉到对侧组成脊髓丘脑侧束、前束（侧束传导痛温觉、前束传导粗略触压觉），分别在脊髓侧索和前索内上行。在脑干两束靠近构成脊髓丘系

（spinothalamic lemniscus），在延髓，脊髓丘系位于下橄榄核的背外侧、脑桥和中脑位于内侧丘系的外侧，止于第三级神经元背侧丘脑的腹后外侧核，此核发出纤维组成丘脑中央辐射，经内囊后肢主要投射到中央后回的中、上部和中央旁小叶后部（图8-4-3）。

从标本上观察与脊髓相连的脊神经节（第一级神经元）、脊神经后根，脊髓灰质后角（第二级神经元）、脊髓侧索、前索（脊髓丘脑前束、侧束）。在脑干不同断面的模型上观察脊髓丘系的位置：延髓橄榄中部平面、脑桥面神经丘平面、中脑上丘平面，丘脑神经核团模型观察腹后外侧核（第三级神经元），通过内囊的大脑水平切面，大脑半球观察中央后回、旁中央小叶后部。

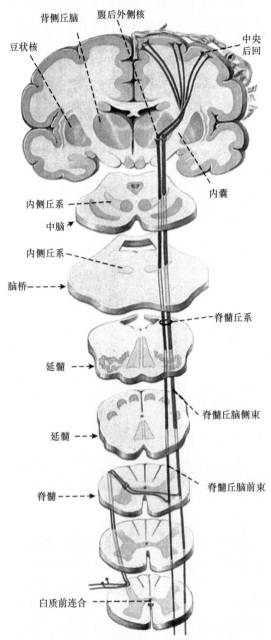

图 8-4-3 躯干、四肢痛温觉、粗略触压觉传导路

4. 头面部的痛温觉和触压觉传导通路
第一级神经元为三叉神经节、舌咽神经上神经节、迷走神经上神经节和面神经的膝神经节，周围突随相应的脑神经分布到面部皮肤和口鼻腔黏膜的感受器，中枢突入脑干，传导痛温觉的纤维入脑干后下行直达 $C_1 \sim C_2$ 脊髓构成三叉神经脊束，此束陆续发出纤维止于位于其内侧的三叉神经脊束核。传导触觉的纤维止于三叉神经脑桥核。三叉神经脊束核和脑桥核发出纤维交叉到对侧形成三叉丘系（trigeminal lemniscus），经中脑（与内侧丘系比邻）止于丘脑的腹后内侧核。该核发出纤维经内囊后肢，投射到中央后回下部（图 8-4-3）。

观察三叉神经节（第一级神经元），脑桥中部平面观察三叉神经脑桥核（第二级神经元）、脑桥中部直到延髓平面观察三叉神经脊束和三叉神经脊束核（第二级神经元）的位置，脑桥上部和中脑上丘平面观察三叉丘系的位置，丘脑神经核团模型观察腹后内侧核（第三级神经元），通过内囊的大脑水平切面，大脑半球观察中央后回下部。

感觉传导通路的比较见表 8-4-1。

5. 视觉传导通路和瞳孔对光反射通路
视觉传导通路包括三级神经元。第一级神经元是视网膜双极神经元，其周围突分布到视锥细胞和视杆细胞，中枢突止于第二级神经元即视网膜的节细胞，其轴突形成视神经，经视神经管入颅。两侧的视神经鼻侧半纤维交叉、颞侧半的纤维不交叉行于同侧，交叉后的纤维构成视束（一侧视束含同侧视网膜颞侧半的纤维和对侧视网膜鼻侧半的纤维）。视束绕过大脑脚后，止于第三级神经元外侧膝状体，后者发出纤维组成视辐射，经内囊后肢投射到距状沟上下的皮质（图 8-4-4）。

表 8-4-1 感觉传导路的比较

	躯干、四肢意识性本体感觉和精细触压觉路	躯干、四肢痛温粗略触压觉路	头面部痛温触压觉
第一级神经元	脊神经节	脊神经节	三叉神经节、膝神经节、舌咽上神经节、迷走上神经节
	脊髓后索中上升	脊髓后索上行 1～2 节段	入脑桥中部
第二级神经元	薄束核、楔束核	脊髓灰质 Ⅰ、Ⅳ～Ⅶ	三叉神经脑桥核、脊束核

续表

	躯干、四肢意识性本体感觉和精细触压觉路	躯干、四肢痛温粗略触压觉路	头面部痛温触压觉
	纤维交叉（丘系交叉）后上行即内侧丘系	纤维经白质前连合交叉至对侧成脊髓丘脑侧束、前束 脑干内上行为脊髓丘系	纤维交叉至对侧即三叉丘系
第三级神经元	丘脑腹后外侧核 丘脑中央辐射 内囊后肢	丘脑腹后外侧核 丘脑中央辐射 内囊后肢	丘脑腹后内侧核 丘脑中央辐射 内囊后肢
大脑皮质	中央后回中上部、中央旁小叶后部、顶上小叶	中央后回中上部、中央旁小叶后部	中央后回下部

视束中少数纤维经上丘臂止于上丘和顶盖前区。上丘发出纤维组成顶盖脊髓束，下行到脊髓，完成视觉反射，顶盖前区是瞳孔对光反射中枢。

从标本上观察带视神经的眼球，脑底面观察视交叉、视束，外侧膝状体（第三级神经元），视皮质。

视觉传导路传导两眼的视觉。当两眼向前平视时，所能看到的空间范围称视野。由于眼屈光装置对光线的折射作用，两眼鼻侧半视野的光线投射到视网膜颞侧半，颞侧半视野的光线投射到视网膜鼻侧半，上半视野的光线投射到视网膜下半；下半视野的光线投射到视网膜上半。当视觉传导路不同部位受损时，引起不同视野区的视觉缺失。当一侧眼的视网膜或视神经受损时，患侧眼的视野全盲；视交叉的纤维受损时，两眼视野颞侧半偏盲；一侧视束、视辐射或视觉中枢受损时，两眼损伤对侧半视野同向性偏盲（如右侧损伤，右眼视野鼻侧半和左眼视野颞侧半偏盲）。

当光照一侧眼睛引起两眼瞳孔缩小的反应为瞳孔对光反射，受光照一侧的眼反应称为直接对光反射，另一眼的反应为间接对光反射。顶盖前区为对光反射的中枢。其通路为：视网膜→视神经→视交叉→视束→上丘臂→顶盖前区→两侧 E-W 核→两侧动眼神经→睫状神经节→节后纤维→瞳孔括约肌。当一侧视神经受损时，该眼的直接对光反射消失，间接对光反射存在；若一侧的动眼神经受损时，则该眼的直接、间接对光反射消失。

6. 听觉传导路 听觉传导通路（auditory pathway）的第一级神经元是蜗神经节的双极神经元，其周围突分布到内耳的螺旋器，中枢突组成蜗神经，与前庭神经一起入脑桥，止于第二级神经元蜗腹侧核和蜗背侧核。此二核发出纤维大部分在脑桥基底部与被盖部之间与对侧纤维交叉形成带形的斜方体，后者在上橄榄核的外侧上行构成外侧丘系。蜗腹侧核、蜗背侧核的少部分纤维不交叉行于同侧的外侧丘系。外侧丘系经中脑被盖的背外侧部上行到下丘，其中大部分纤维经下丘中继后上行，止于内侧膝状体。内侧膝状体发出纤维组成听辐射，经内囊后肢，投射到颞横回（图 8-4-5）。

外侧丘系传导双侧听觉冲动，但以对侧为主。当一侧蜗神经及其核受损时，患侧耳全聋；外侧丘系及其以上通路损伤时，两耳的听觉减退，但以对侧明显。

听觉的反射中枢在下丘。下丘核发出纤维到上丘，再由上丘核发出纤维构成顶盖脊髓束，下行到脊髓的前角运动细胞，完成听觉反射。

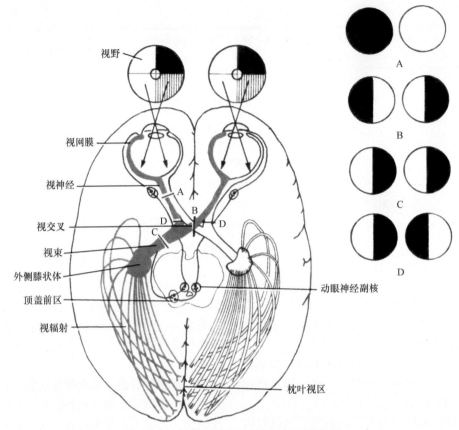

视野

视网膜

视神经

视交叉

视束

外侧膝状体

顶盖前区

视辐射

动眼神经副核

枕叶视区

图 8-4-4　视觉传导路和瞳孔对光反射通路

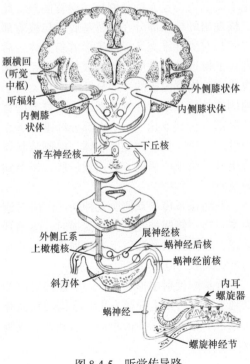

颞横回
（听觉
中枢）

听辐射

内侧膝
状体

外侧膝状体

内侧膝状体

滑车神经核

下丘核

外侧丘系

上橄榄核

斜方体

蜗神经

展神经核

蜗神经后核

蜗神经前核

内耳
螺旋器

螺旋神经节

图 8-4-5　听觉传导路

从内耳模型上观察螺旋器、蜗神经根、蜗神经节，延髓橄榄上部平面观察蜗腹侧核和蜗背侧核的位置，脑桥面神经丘平面观察斜方体、脑桥中部平面、中脑红核平面观察外侧丘系的位置，中脑的下丘、内侧膝状体（第三、四级神经元），通过内囊的大脑水平切面，大脑半球观察颞横回。

（二）运动传导路

1. 锥体系　锥体系（pyramidal system）由上运动神经元和下运动神经元组成。上运动神经元位于中央前回和中央旁小叶前部的巨型锥体细胞（Betz 细胞）和其他类型的锥体细胞及额顶叶的锥体细胞。锥体细胞的轴突共同组成锥体束（pyramidal tract）。其中，下行到脊髓的锥体束为皮质脊髓束（corticospinal tract），止于脑干内的一般躯体运动性核和特殊内脏运动核的锥体束为皮质核束（corticonuclear tract）。

(1) 皮质脊髓束：皮质脊髓束由中央前回中上部和中央旁小叶前部皮质的锥体细胞的轴突而成，下行经内囊后肢、中脑大脑脚底中 3/5 外侧部、脑桥基底部、延髓锥体。在锥体下端，75% ～ 90% 的纤维交叉（锥体交叉）至对侧脊髓侧索下行组成皮质脊髓侧束，该束逐节发出纤维止于同侧前角运动细胞。不交叉的纤维在脊髓前索、侧索中下行，分别构成皮质脊髓前束、Barne 前外侧束。皮质脊髓前束下行中陆续发出纤维止于双侧的前角运动细胞，止于脊髓中胸部；Barne 前外侧束大部分纤维终于颈髓前角，小部分纤维可达腰、骶髓前角。支配躯干肌的前角运动细胞受皮质脊髓前束、侧束和 Barne 前外侧束的控制，即受双侧大脑皮质的控制。在锥体交叉以上的皮质脊髓束损伤时，主要引起对侧上下肢体瘫痪，躯干肌运动不受明显影响；在锥体交叉后皮质脊髓束损伤时，主要引起同侧肢体瘫痪（图 8-4-6）。

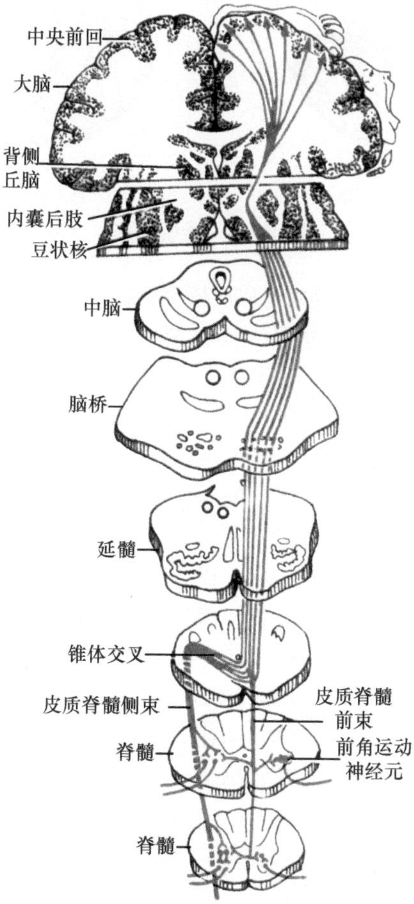

图 8-4-6　锥体系中的皮质脊髓束

(2) 皮质核束：由中央前回下部的锥体细胞轴突集合而成，下行经内囊膝、中脑大脑脚底中 3/5 的内侧部、脑桥基底部、延髓锥体。在脑干内下行中，陆续发出纤维止于双侧的一般躯体运动核和特殊内脏运动核，但面神经核下半部、舌下神经核仅接受对侧皮质核束的控制（图 8-4-7）。

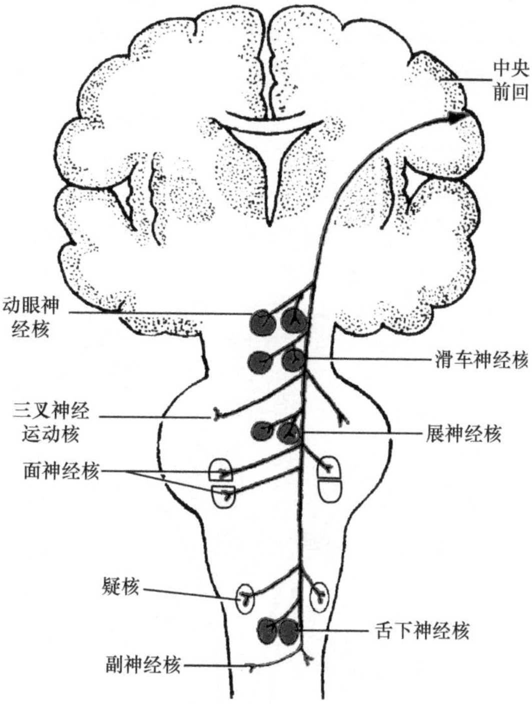

图 8-4-7　锥体系中的皮质核束

在锥体系的传导通路中，锥体细胞及其轴突（锥体束）为上位运动神经元，脊髓前角运动细胞及其轴突（脊神经）和脑干的运动神经核及其轴突（相应的脑神经）为下位运动神经元。此通路中任一部位损伤，都引起骨骼肌运动障碍。

一侧皮质脊髓束的上运动神经元损伤表现为：①对侧肢体随意运动障碍；②出现病理反射（如 Babinski 征，为锥体束损伤的确凿症状之一）；③浅反射（如腹壁反射、提睾反射等）减弱或消失。若同时伴有锥体外系的损伤，出现肌张力增高；早期肌萎缩不明显；深反射亢进。皮质脊髓束和锥体外系同时损伤所表现出来的这种瘫痪症状称为硬瘫。脊髓前角运动细胞及其轴突（脊神经）损伤，为下运动神经元损伤，表现为同侧肢体随意运动障碍，肌张力降低，肌萎缩，浅反射和深反射消失，不出现病理反射，这种瘫痪称为软瘫。

一侧皮质核束的上运动神经元损伤，出现对侧的面神经核上瘫和舌下神经核上瘫（supranuclear paralysis），表现为病灶对侧眼裂以下的面肌瘫痪和对侧的舌肌瘫痪。面神经核及其轴突（面神经）和舌下神经核及其轴突（舌下神经）损伤，为核下瘫（infranuclear paralysis），表现为同侧面肌和舌肌瘫痪、萎缩（图 8-4-8，图 8-4-9）。

从大脑半球标本上，观察中央前回和旁中央小叶前部皮质，通过内囊的大脑水平切面，观察皮质脊髓束和皮质核束的位置，中脑、脑桥、延髓观察锥体束的位置，延髓下段观察锥体交叉、脊髓观察皮质脊髓侧束、前束的位置。

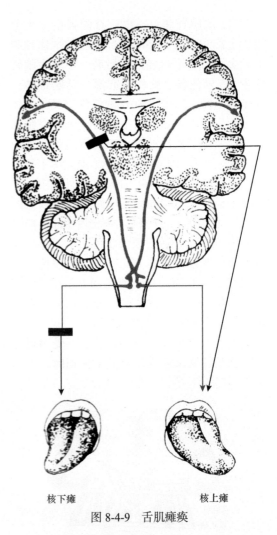

核下瘫　　　　　核上瘫

图 8-4-9　舌肌瘫痪

皮质脊髓束与皮质核束的比较见表 8-4-2。

2. 锥体外系　锥体外系（extrapyramidal system）指锥体系以外影响和控制躯体运动的所有传导路。涉及脑内许多结构，几乎包括整个大脑皮质和诸多皮质下结构如纹状体、底丘脑核、红核、黑质、脑桥核等结构。在种系发生上，锥体外系出现较早，鱼类已出现，鸟类的一切运动均由锥体外系管理。在哺乳类，由于大脑皮质和锥体系的高度发达，锥体外系的活动则从属于锥体系。人类锥体外系的功能主要是调节肌张力、协调肌肉运动、维持姿势和习惯性动作。锥体系和锥体外系是互相依赖不可分割的一个整体，影响和控制骨骼肌的运动。锥体外系的传导通路有多条，最主要的有纹状体-苍白球通路和皮质-脑桥-小脑通路。

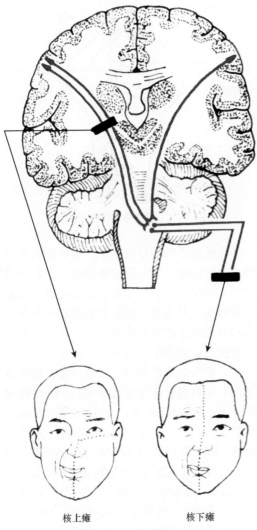

核上瘫　　　　　核下瘫

图 8-4-8　面肌瘫痪

表 8-4-2　皮质脊髓束与皮质核束的比较

锥体束	大脑皮质	内囊	脑干	脊髓	下位运动神经元	效应器	损伤症状
皮质脊髓束	中央前回中上部、中央旁小叶前部等处的锥体细胞	后肢	中脑大脑脚底中 3/5、脑桥基底部、延髓锥体，75%～90% 的纤维交叉（锥体交叉）	皮质脊髓侧束、皮质脊髓前束、Barne 前外侧束	前角运动细胞	脊神经支配躯干肌、四肢肌	对侧上下肢肌瘫痪、浅反射消失或减弱、病理征阳性
皮质核束	中央前回下部的锥体细胞	膝	中脑大脑脚底中 3/5、脑桥基底部、延髓		一般躯体运动核、特殊内脏运动核	随 Ⅲ、Ⅳ、Ⅴ、Ⅵ、Ⅶ、Ⅹ、Ⅺ、Ⅻ 神经支配相应骨骼肌	对侧面神经、舌下神经核上瘫

（1）皮质 - 新纹状体 - 背侧丘脑 - 皮质环路

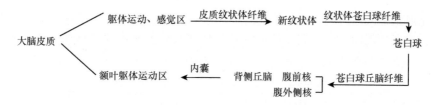

（2）新纹状体 - 黑质环路：尾状核和壳与中脑的黑质之间有往返的纤维联系。黑质内的神经元能产生和释放多巴胺，当黑质变性后，则纹状体内的多巴胺含量降低，与 Parkinson 病的发生有关。

（3）苍白球 - 底丘脑环路：苍白球发出纤维止于底丘脑核，后者的纤维再返回苍白球，对苍白球发挥抑制性反馈影响。一侧底丘脑核受损，丧失对同侧苍白球的抑制，对侧肢体出现大幅度颤搐。

（4）皮质 - 脑桥 - 小脑 - 皮质环路

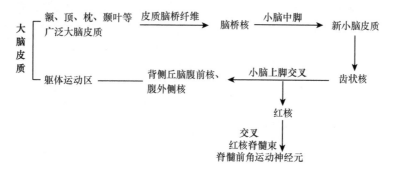

此环路是锥体外系中又一重要的反馈环路，人类最为发达。由于小脑还接受来自脊髓的本体感觉纤维，因而能更好地协调肌肉共济运动。上述环路的任一部位损伤，都会导致共济失调，如行走蹒跚和醉汉步态等。

从标本上观察大脑皮质运动区，观察通过内囊的大脑水平切面和中脑大脑底的皮质脑桥束的位置，脑桥平面观察脑桥核、小脑中脚，小脑观察小脑半球、齿状核、小脑上脚。

【思考题】

（1）患者左侧小脑下后动脉栓塞，请分析该患者可能出现的症状及其原因。

（2）患者右侧大脑中动脉栓塞，请分析该患者可能出现的症状及其原因。

（3）简述视觉传导路和瞳孔对光反射通路，并分析视交叉损伤后，可能出现的感觉障碍。

（杨 美）

实验五 中枢神经系统损伤分析与讨论

在已完成正常人体解剖学神经系统的学习基础上，为了加深印象，我们选取了中枢神经的几个具有代表性的平面，罗列出它们受损时可能出现的一些症状供同学们讨论，使同学们从理论上明确这些症状的出现是那些传导束或神经核（柱）损伤的结果。

（一）脊髓平面

1. 脊髓半横断以第 10 胸髓节段（T_{10}）右侧半损伤为例，其临床症状及对应的受损神经束、核（柱）见表 8-5-1。

由上可见，脊髓半横断损伤特点是：①出现"感觉分离"现象，即本体感觉及触觉障碍发生在损伤同侧；而痛觉、温度觉障碍发生在对侧，且较损伤平面低 1～2 节段。②骨骼肌瘫痪发生在损伤同侧：损伤节段支配之骨骼肌为软瘫，损伤平面以下为硬瘫。

2. 脊髓全横断以第 10 胸髓节段为例，其临床症状及对应的受损神经束、核（柱）见表 8-5-2。

表 8-5-1 脊髓半横断损伤（T_{10} 右侧损伤）

症状		受损的神经束、核（柱）
损伤同侧（右）	损伤对侧（左）	
脐平面及以下本体感觉和精细触觉障碍		薄束受损
	耻骨上缘上方约一横掌平面 (T_{11}) 以下痛觉、温度觉障碍	脊髓丘脑束受损
下肢和脐平面以下躯干硬瘫		皮质脊髓侧束和同行锥体外系受损
脐 (T_{10}) 平面浅感觉呈带状减弱（障碍）		T_{10} 节段灰质后角受损
T_{10} 节段支配的骨骼肌软瘫		T_{10} 节段灰质前角受损
有关内脏功能障碍		灰质侧角受损

表 8-5-2 脊髓全横断损伤（T_{10} 损伤）

症状		受损的神经束、核（柱）
右侧	左侧	
脐平面及以下本体感觉、精细触觉障碍		薄束受损
脐平面以下浅感觉障碍		脊髓丘脑束受损
脐平面浅感觉障碍（减弱）		T_{10} 节段灰质后角受损
下肢及 T_{10} 节段以下躯干硬瘫		皮质脊髓侧束和同行锥体外系受损
T_{10} 节段支配的骨骼肌软瘫		T_{10} 节段灰质前角受损
有关内脏功能障碍（如排尿障碍）		有关内脏传导路受损

脊髓全横断损伤时，双侧均发生感觉、运动障碍。在运动障碍中，其损伤节段支配之骨骼肌仍为软瘫，损伤平面以下仍为硬瘫。

（二）脑干平面

1. 脑桥下部（面神经丘）平面以左侧半损伤为例，其临床症状及对应的受损神经束、核（柱）见表8-5-3。

表8-5-3 脑桥面神经丘平面损伤（左侧损伤）

症状		受损的神经束、核（柱）
损伤同侧（左）	损伤对侧（右）	
眼内斜视		展神经核及根受损
上、下眼睑不能闭合、口角歪向右侧等		面神经核及根受损
面部痛觉、温度觉障碍		三叉神经脊束和三叉神经脊束核受损
	上、下肢、躯干浅、深感觉障碍	脊髓丘脑束和内侧丘系受损
	面部痛觉、温度觉障碍	三叉丘系受损
	上、下肢硬瘫	皮质脊髓束和同行锥体外系受损
	伸舌时舌尖歪向右侧	皮质核束受损

由上可见，脑干半横断损伤之特点是"交叉瘫"：①凡脑神经核和脑神经根损伤导致的有关感觉、运动障碍发生在损伤之同侧（运动障碍为软瘫）；②凡传导束（包括上行和下行）损伤导致的有关感觉、运动障碍发生在损伤之对侧。其具体表现为：对侧上、下肢、躯干之浅感觉、深感觉障碍；对侧上、下肢肌硬瘫，躯干肌不出现瘫痪。

2. 延髓内侧综合征由椎动脉的延髓支阻塞所致，以左侧椎动脉的延髓支受阻为例，见表8-5-4。

表8-5-4 延髓内侧综合征（左侧损伤）

症状		受损的神经束、核（柱）
损伤同侧（左）	损伤对侧（右）	
舌肌瘫痪，伸舌时偏向患侧		舌下神经根受损
	上下肢瘫痪	锥体束受损
	上、下肢、躯干深感觉障碍	内侧丘系受损

3. 延髓外侧综合征由椎动脉的延髓支或小脑下后动脉阻塞所致，以左侧椎动脉的延髓支受阻为例，其临床症状及对应的受损神经束、核（柱）见表8-5-5。

表8-5-5 延髓外侧综合征（左侧损伤）

症状		受损的神经束、核（柱）
损伤同侧（左）	损伤对侧（右）	
头面部痛觉、温度觉障碍		三叉神经脊束受损
	对侧上下肢及躯干痛温觉障碍	脊髓丘脑束受损
软腭及咽喉肌麻痹，吞咽困难，声音嘶哑		疑核受损
上下肢共济失调		小脑下脚受损
Horner综合征		交感下行通路受损
眩晕、眼球震颤		前庭核受损

4. 大脑脚底综合征由大脑后动脉的分支阻塞所致，以左侧受阻为例，其临床症状及对应的受损神经束、核（柱）见表8-5-6。

单侧损伤，表现为动眼神经交叉性偏瘫。

表 8-5-6　大脑脚底综合征（左侧损伤）

症状		受损的神经束、核（柱）
损伤同侧（左）	损伤对侧（右）	
除外直肌和上斜肌以外的所有眼外肌麻痹，瞳孔散大		动眼神经根受损
	上下肢瘫痪	锥体束受损
	面神经和舌下神经核上瘫	皮质核束受损

（三）内囊平面

以左侧内囊损伤为例，其临床症状及对应的受损神经束、核（柱）见表8-5-7。

表 8-5-7　内囊损伤（左侧损伤）

症状		受损的神经束、核（柱）
损伤同侧（左）	损伤对侧（右）	
上、下肢硬瘫		皮质脊髓束和同行锥体外系受损
口歪向患（左）侧、伸舌时舌尖歪向健（右）侧等		皮质核束受损
上、下肢、躯干本体感觉及触觉障碍。痛觉、温度觉存在但不准确		丘脑皮质束受损
面部痛觉、温度觉存在但不准确		丘脑皮质束受损
双侧视野对（右）侧半偏盲		视辐射受损

由上可见，内囊全部损伤的表现可归纳为"三偏"，即对侧偏身感觉障碍，对侧偏身运动障碍（偏瘫），及双侧视野对侧半偏盲。但随病变范围大、小不同，临床表现与典型的"三偏"症状可不尽相同。

（四）大脑皮质平面

以左侧中央前回最上部和中央旁小叶前部受损为例，其表现为：右侧下肢瘫痪，同时其深感觉也受到影响。

由上可见，大脑皮质某些部位的损伤，其特点为：点对点、定位精确，损伤区域所代表的对侧肢体瘫痪（属单瘫）。

【思考题】

请同学们用学到的知识，分析具有下列表现的患者病变部位的位置？

（1）左、右上肢不能随意运动，早期出现肌肉萎缩；肌张力低下、腱反射消失，无病理征。

（2）左、右下肢及躯干丧失随意运动能力，浅反射消失，双侧下肢有病理征，肌张力增高、腱反射亢进。后期出现废用性肌萎缩。

（3）左、右上肢（除臂外侧分外）、下肢及躯干皮肤痛觉、温度觉完全丧失。

（4）本体感觉和精细触觉无异常。

（5）Horner 征阳性（双侧瞳孔缩小、颜面潮红、无汗等内脏功能紊乱）。

（杨　美）

实验六　神经系统的组织结构及胚胎发生

【实验目的】

（1）掌握：脊髓灰质、大脑皮质、小脑皮质的基本结构；血脑屏障的结构。

（2）熟悉：神经管的发生和演变；脑和

脊髓早期发育特征。

（3）了解：脊神经节的结构。

【组织切片观察】

（一）脊髓（spinal cord）

标本取自猫脊髓，横切，HE 染色。

1. 肉眼观察　标本为脊髓横切面。断面大致呈圆形，其内紫红色蝴蝶形结构为灰质。周围染色浅部分为白质。脊髓腹侧有前正中裂，背侧可见后正中隔。

2. 低倍镜观察　标本中央染成紫红色蝴蝶状结构为灰质，其向腹外侧扩大部分为脊髓灰质前角，背外侧细长部分为脊髓灰质后角，

在胸 1 至腰 2 节段，前后角之间灰质向外侧凸出为脊髓侧角。两侧灰质在正中相连部分为灰质连合，可见脊髓中央管，腔面覆盖单层室管膜细胞（图 8-6-1）。虽然脊髓各段结构基本一致，但是各节段内部结构特点也不完全相同。

3. 高倍镜观察　脊髓灰质内含数量很多大小不一、形态多样的神经元。大多数神经元的胞体聚集成群。较大神经元多分布在前角，后角以较小神经元为主。灰质内还可见各种神经胶质细胞核。

白质主要为纵行的神经纤维组成，以有髓神经纤维为主，在横切面上呈空泡状，中轴染色较深为轴索。神经纤维之间细胞核为胶质细胞核。

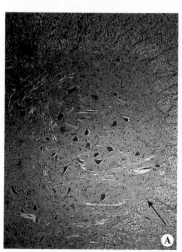
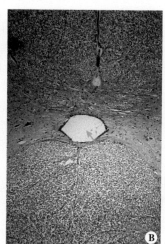
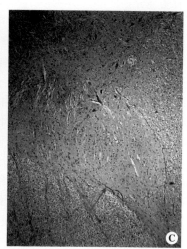

图 8-6-1　脊髓（HE，低倍）

➙ 脊髓灰质前角；➙ 脊髓中央管；➙ 脊髓灰质后角

（二）小脑（cerebellum）

标本取自猫小脑，HE 染色。

1. 肉眼观察　切片中凹凸不平侧为小脑皮质。

2. 低倍镜观察　小脑皮质或称灰质分布在小脑表面，浅层着色浅，深层着色深。小脑皮质由外到内由分子层、浦肯野细胞层和颗粒层构成。小脑髓质分布在中央，主要由神经纤维和胶质细胞组成，染色较浅（图 8-6-2）。

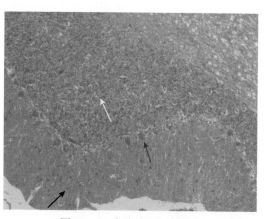

图 8-6-2　小脑（HE，低倍）

➙ 分子层；➙ 浦肯野细胞层；　颗粒层；➙ 髓质

（1）分子层：位于皮质浅层，染成淡红色，较厚，细胞成分少。

（2）浦肯野细胞层：位于分子层深面。由一层胞体大，呈梨形的浦肯野细胞组成。胞体顶部发出 2～3 条主树突深入分子层内。

（3）颗粒层：位于浦肯野细胞层和小脑髓质之间，由密集的颗粒细胞组成，染色较深。

（三）大脑（cerebrum）

标本取自猫大脑，HE 染色。

1. 肉眼观察 标本凹凸不平一侧为大脑皮质，着色稍浅。着色稍深为髓质，两者没有明显分界。

2. 低倍镜观察

（1）软脑膜：为覆盖在大脑皮质表面的薄层疏松结缔组织，内含丰富血管。血管随软脑膜延伸入脑实质。

（2）大脑皮质：大脑皮质由表面至深层大致可以分为 6 层，6 层结构因不同脑区而有差异，层与层之间分界不清。

1）分子层：神经元小而少，不易与神经胶质细胞区分，主要是水平细胞和星形细胞。有许多与皮质表面平行的神经纤维。

2）外颗粒层：细胞密集，主要由星形细胞和少量小锥体细胞组成。

3）外锥体细胞层：此层最厚，主要由中、小型锥体细胞和星形细胞组成。

4）内颗粒层：主要由薄层密集的星形细胞组成。

5）内锥体细胞层：主要由大、中型锥体细胞组成，细胞分布松散，可见巨大的 Betz 细胞。

6）多形细胞层：梭形细胞为主，含有少量锥体细胞和颗粒细胞。

（3）髓质：位于皮质深层，由神经纤维和神经胶质细胞组成，与皮质分界不清。

3. 高倍镜观察 在内锥体细胞层，可见胞体呈锥体形神经元，体积大，胞核位于细胞中央，大、圆形、核仁明显（图 8-6-3）。

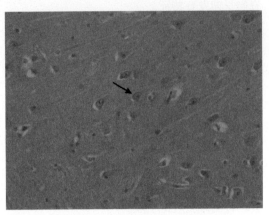

图 8-6-3 大脑皮质（HE，高倍）

→ 锥体细胞

（四）脊神经节（spinal ganglion）

标本取自脊神经节，HE 染色。

1. 低倍镜观察 脊神经节表面为致密结缔组织被膜，内含成群神经元，称为节细胞，大小不一，被神经纤维束分隔成节细胞群。

2. 高倍镜观察 节细胞胞体呈圆形或卵圆形，核大而圆，居细胞中央，着色浅，核仁明显。胞质中含细颗粒状、分布均匀、嗜碱性尼氏体。节细胞周围可见细胞核呈椭圆染色深的卫星细胞（图 8-6-4）。

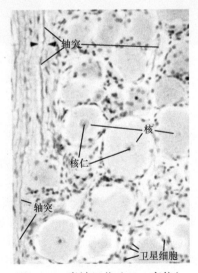

图 8-6-4 脊神经节（HE，高倍）

【电镜图片观察】

血 - 脑屏障：连续毛细血管内皮，内皮细胞间有紧密连接封闭，连续完整基膜，星形胶质细胞脚板。

【胚胎模型观察】

神经系统由神经管和神经嵴分化、发育而成，神经管和神经嵴起源于神经外胚层。以下主要观察神经管早期发生、脑和脊髓早期发育，了解神经系统发生过程中出现的特征性结构。

（一）神经管的发生

人胚胎第 3 周开始，脊索诱导其背侧中线的外胚层形成神经板，神经板凹陷为神经沟，神经沟闭合形成神经管。至第 4 周，神经管前段膨大，衍化为脑，后段较细仍呈管状，衍化为脊髓。部分神经褶边缘的细胞随神经管的形成向外侧迁移，在神经管背外侧形成左右两条细胞索称神经嵴，神经嵴将分化为脑脊神经节、自主神经节、肠神经系统及其他们的神经胶质细胞和肾上腺髓质嗜铬细胞等（图 8-6-5）。

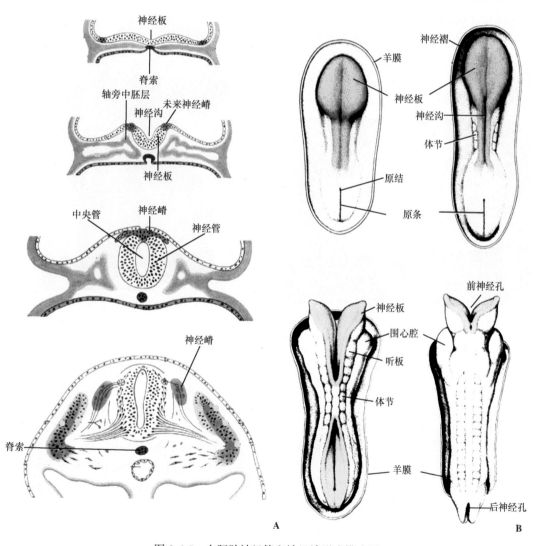

图 8-6-5　人胚胎神经管和神经嵴形成模式图

A. 横切面图；B. 背面观

1. 人胚胎第 19 天模型（图 8-6-6）　人胚胎第 19 天模型背面观，模型周边为羊膜囊切缘，粉红色层示外胚层，红色层示中胚层。此时外胚层中线近尾侧可见原条和原沟；中线部分细胞增厚形成神经板，头侧较大，中轴凹陷为神经沟，两侧与外胚层相连处隆起为神经褶。

2. 人胚胎第 22 天模型背面观（图 8-6-7）模型周缘黄色断面示羊膜切缘，与蓝色胚体之间间隙为羊膜腔，尾侧红色结构为体蒂。此时，神经沟在胚体中部相当于枕部体节平面上首先闭合形成神经管，并继续向头、尾方向闭合，尚未完全闭合前，神经管在头、尾端的开口分别称为前神经孔和后神经孔。前、后神经孔分别在人胚胎第 25 和 27 天左右闭合，至此，完整的神经管形成。神经管两侧可见体节隆起。

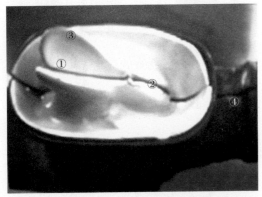

图 8-6-6　人胚胎第 19 天模型背侧观
①神经板；②原条；③神经褶；④体蒂

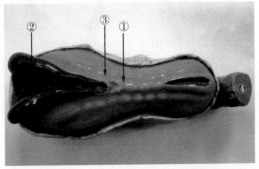

图 8-6-7　人胚胎第 22 天模型背侧观
①神经管；②神经褶；③体节；④体蒂

（二）神经管的演变

脑和脊髓的发育

（1）人胚胎第 26 天模型矢状切面：（图 8-6-8）显示，图左侧为腹面，右侧为背面。腹面可见发育中的原始消化管、心脏等。胚头侧、背部正中白色弯曲管道为神经管。神经管头段形成三个泡状膨大称脑泡，由头至尾分别为前、中、菱脑泡。前脑泡分为头侧的端脑泡和尾侧的间脑泡两部分。菱脑泡尾侧的神经管发育为脊髓，其侧面的蓝色结节状结构为发育中的脊神经节（图 8-6-9）。

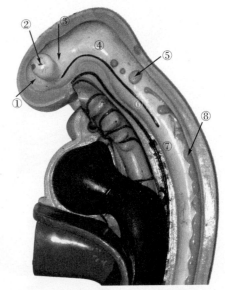

图 8-6-8　人胚胎 26 天模型侧面
①端脑泡；②视泡；③间脑泡；④中脑泡；⑤听泡；⑥菱脑泡；
⑦脊髓；⑧发育中脊神经节

（2）人胚胎第 5 周模型（图 8-6-10）：可见人胚头端的端脑泡向两侧膨出形成大脑半球，并逐渐向后覆盖中脑和脑干，间脑泡壁增厚发育为间脑。端脑向腹侧凸出形成端脑曲。中脑凸向背侧形成中脑曲。菱脑泡演变为头侧的后脑和尾侧的末脑。末脑发育为延髓，结构与脊髓类似。后脑发育为小脑和脑桥。由于菱脑泡侧壁外翻，在其背侧形成内陷的菱脑窝，顶板拉宽形成第四脑室顶，腹侧壁凸向腹侧形成脑桥曲。菱脑泡腹外侧由

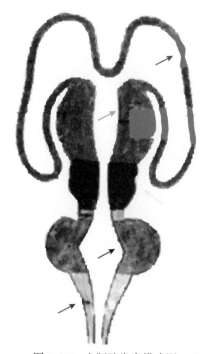

图 8-6-9 人胚脑发育模式图

━▶端脑泡; ─▶间脑泡; ─▶中脑泡; ━▶后脑泡; ━▶末脑泡

头向尾可见三叉神经节、面神经节、螺旋神经节（听泡近腹侧）、前庭神经节（听泡近背侧）、听泡、舌咽神经、迷走神经、副神经和舌下神经。在脑泡形成和演变过程中，头侧神经管形成三个脑泡后继续分化为 5 个脑泡，头侧神经管也由直变弯，形成 4 个弯曲，2 个凸向腹侧，2 个凸向背侧，端脑曲、脑桥曲凸向腹侧，中脑曲、颈曲凸向背侧，使各脑泡的位置关系发生相应变化（图 8-6-11）。脊髓两侧为脊神经节，脊髓后根和前根与相应的神经节相连。打开脑泡左半，可见神经管管腔发育成不同部位的脑室，端脑部位发育为侧脑室，间脑部位为第三脑室，中脑部位为中脑导水管，菱脑部位为第四脑室，脊髓部分为脊髓中央管。

【思考题】

（1）结合电镜结构叙述血脑屏障组成。

（2）简述神经管发生和分化。

（3）简述脊髓和脑发育特征。

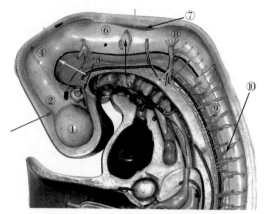

图 8-6-10 第 5 周人胚模型侧面观

①端脑；②间脑；③视杯；④中脑；⑤发育中的内耳；⑥后脑；
⑦菱脑窝；⑧末脑；⑨脊髓；⑩脊神经节

─▶端脑曲; ─▶中脑曲; ━▶脑桥曲; ─▶颈曲

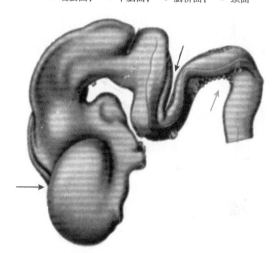

图 8-6-11 人胚胎脑曲形成模式图

─▶端脑曲; ─▶中脑曲; ━▶脑桥曲; ─▶颈曲

（刘永刚）

实验七 反射弧的分析

【实验目的】

（1）掌握：反射弧的完整性与反射活动之间的关系。

（2）了解：两栖类动物手术实验操作。

【实验原理】

反射（reflex）是指在中枢神经系统的参

与下，机体对内外环境变化的所产生的规律性适应性的应答反应，其结构基础是反射弧（reflex arc）（图 8-7-1）。在实验条件下，人工刺激直接作用于传入神经也可引起反射活动，但在整体条件下，反射弧中任何一个环节中断，反射则不能发生。

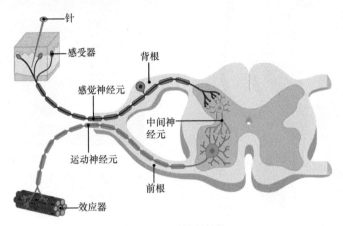

图 8-7-1 反射弧结构

【实验对象】

蟾蜍。

【实验材料】

蛙类动物手术器械一套，棉球，培养皿，滴管，烧杯（250ml，500ml 各一），纱布，滤纸片，铁支架，双凹夹，棉球，1% 硫酸溶液，清水，任氏液等。

【实验方法】

（一）制备脊蟾蜍动物模型

取蟾蜍一只毁脑，用粗剪刀稍稍剪开两侧口角，然后将剪刀插入剪开的口角，平枕骨大孔处剪去颅脑部分，但保留下颌以及脊髓，并在断端处用棉球压迫止血。这种去除了脑组织只保留脊髓的蟾蜍称为脊蟾蜍。

（二）固定脊蟾蜍

用肌夹夹住蟾蜍下颌部分，悬挂在铁架台上，稳定 10 分钟。

【实验观察】

1. 观察双侧后肢屈肌肉反射 取小烧杯盛装 1% 硫酸溶液，将蟾蜍后肢的最长趾趾尖浸入 1% 硫酸溶液中 2～3mm，可见双侧后肢均出现屈肌反射。然后用大烧杯盛装清水，洗掉脚趾上残留的硫酸，并用纱布轻柔擦干。

2. 观察搔爬反射 将浸有硫酸溶液的滤纸置于蟾蜍腹部皮肤上，观察其肢体反射活动，注意观察小腿和脚趾的活动方式，然后用清水洗去硫酸并擦干。

3. 观察感受器破坏后的情况 将左侧后肢最长趾基部沿关节环切皮肤，然后再用手术镊剥净长趾上的皮肤，再用 1% 硫酸溶液浸泡该脚趾趾尖，观察该侧后肢是否再出现剥皮之前的屈肌反射。然后加大浸没硫酸的深度，使硫酸溶液浸至环形切口以上的部分，观察该侧后肢是否出现屈肌反射。

4. 分离坐骨神经并观察屈肌反射 将脊蟾蜍俯卧位固定于蛙板上，在右侧大腿后内侧做一纵行皮肤切口，用玻璃分针在股二头肌和半膜肌之间分离，在坐骨神经沟内找出坐骨神经，在其下方穿线备用。用 1% 硫酸溶液依次分别浸没双侧后肢，观察刺激侧和对侧后肢发生屈肌反射的情况。

5. 破坏神经并观察屈肌反射 提起丝线，剪断右侧坐骨神经，再把右后肢浸没于硫酸溶液，观察双侧后肢屈肌反射与之前有无不同。然后把左后肢浸没于硫酸溶液，再次观察双侧后肢屈肌反射情况。

6. 破坏脊髓并观察屈肌反射　使用金属探针插入椎管捣毁脊髓，然后再用硫酸溶液分别刺激蟾蜍腹部皮肤，观察有无反射活动。思考该步骤说明反射弧哪个环节被破坏。

【注意事项】

（1）离断颅脑组织位置要适当，过高可能保留部分脑组织出现自主活动，过低则可能影响反射活动的出现。

（2）每次刺激后，应及时使用清水洗去各个部位残存的硫酸溶液并擦干，以保护皮肤感受器的敏感性，同时防止烧杯内硫酸溶液被稀释。

（3）坐骨神经被剪断的部位应尽量靠近大腿根部。

（4）注意室温勿过低。

（5）刺激脚趾时，浸入硫酸溶液的部位限于趾尖，后肢部位则深度需要加深。除开脚趾的刺激部位，注意浸入范围应保持恒定，以保持刺激强度的一致性。

（6）硫酸接触的相关物品应小心处理，避免接触人的皮肤和衣物。

【思考题】

（1）反射活动的基本过程是如何进行的？

（2）以上各个结果产生的原因分别是什么？

（冯　敏）

实验八　反射时的测定和脊髓反射

【实验目的】

掌握：测定反射时（reflex time）的方法，脊髓反射的特征。

【实验原理】

脊髓反射是指脊髓固有的反射，其反射中枢为脊髓灰质、固有束和前后根。脊髓反射包括牵张反射、屈肌反射、排尿、排便反射等。从刺激开始到反射活动出现的时间称为反射时，即兴奋通过反射弧而引起外周效应所需要的时间。它的长短取决于反射中枢参与的突触数量的多少，参与反射的中枢神经元越多，反射时越长。此外脊髓反射还有总和、后放、扩散、抑制等特点。

【实验对象】

蟾蜍。

【实验材料】

蛙类手术器械，刺激电极，铁架台，肌夹，双凹夹，小烧杯，滤纸，纱布，搪瓷杯，秒表，0.1%、0.3%、0.5%、1%硫酸溶液各20ml。

【实验方法】

（一）制备脊蟾蜍动物模型

同反射弧的分析实验。

（二）固定标本

同反射弧的分析实验。

【实验观察】

1. 测定反射时　用小烧杯装少量0.1%硫酸溶液，将蟾蜍任一后肢的脚趾尖浸没于硫酸溶液，立即按下秒表，记录从脚趾浸入硫酸溶液到屈肌反射出现所需时间，以此作为反射时。测定结束后，用清水洗净硫酸并擦干。重复三次，取平均值。

2. 观察不同刺激强度下的反射时　用0.3%，0.5%，1%硫酸溶液按上述方法再测定反射时，均重复三次，取平均值。

3. 时间总和效应的观察　打开多媒体生物信号记录分析系统，调整刺激器，设置成单刺激，波宽1ms，将刺激强度由零开始逐渐增大，用刺激电极刺激后肢皮肤，使之出现屈肌反射，以此找到阈刺激。然后略下调刺激强度，以阈下刺激来刺激皮肤，使下肢不再出现屈肌反射。此时将刺激方式设置为20Hz 的连续刺激，观察是否再次出现屈肌反射。

4. 空间总和效应的观察 将刺激方式设置为单刺激，按上述方法找到阈下刺激，再将两个刺激并联使用，同时刺激相邻的皮肤，观察肢体有无屈肌反射。

5. 后放效应的观察 用连续刺激方式，使用阈上刺激进行刺激后肢的皮肤，使之出现屈肌反射，然后停止刺激，观察反射活动是否立即停止；假如没有停止，用秒表记录刺激停止时到屈肌反射停止时的时间，这是后放效应。如果后放效应不出现，则增大刺激强度，直到出现。然后继续增大刺激强度，比较不同的阈上刺激强度对后放的影响。

6. 扩散效应的观察 以较弱的刺激强度连续刺激前肢皮肤，观察其出现运动的肢体范围。逐渐增大刺激强度，观察肢体参与运动的范围有无扩大。

7. 观察搔爬反射 将浸有 1% 硫酸溶液的滤纸贴在蟾蜍腹部皮肤上，观察其肢体向此处搔爬，然后去除滤纸。

8. 抑制效应的观察 各种脊髓反射的中枢间可出现抑制关系，如果同时刺激皮肤的两个不同部位，较弱刺激引起的反射，将被抑制或延迟出现。以 0.3% 硫酸溶液测定一次反射时，然后用血管钳夹住一侧前肢，待动物平静后，重复测定反射时，比较夹住前肢前后，反射时的变化。

【注意事项】

（1）离断颅脑组织位置要适当，过高可能保留部分脑组织出现自主活动，过低则可能影响反射活动的出现。

（2）每次刺激后，应及时使用清水洗去各个部位残存的硫酸溶液并擦干，以保护皮肤感受器的敏感性，同时防止烧杯内硫酸溶液被稀释。

（3）蟾蜍脚趾浸入硫酸溶液的深度应尽量保持恒定。

（4）硫酸接触的相关物品应小心处理，避免接触人的皮肤和衣物。

【思考题】

分析以上影响脊髓反射现象的发生原理。

（冯　敏）

实验九　兔脑电图和皮层诱发电位

【实验目的】

（1）掌握：大脑皮层诱发电位（evoked potential）的特征。

（2）了解：家兔大脑皮层诱发电位的引导方法和基本原理。

【实验原理】

皮层诱发电位（evoked cortical potential）是指感觉传入系统受刺激时，在皮层某一局限区域引出的电位变化。临床常用的皮层诱发电位有躯体感觉诱发电位（somatosensory evoked potential, SEP）、听觉诱发电位（auditory evoked potential）和视觉诱发电位（visual evoked potential）等。记录诱发电位可了解各种感觉在皮层的投射定位，研究皮层功能定位。皮层诱发电位通常可分为主反应（primary evoked potential），次反应（diffuse secondary response）和后发放（after discharge）三部分。主反应为先正后负的电位变化，在大脑皮层的投射有特定的中心区，潜伏期一般为 5 ～ 12ms，其潜伏期的长短取决于感觉冲动所走路程的长短和传导速度的快慢以及传入途径中突触数目的多少。次反应是继主反应之后的扩散性继发反应，可见于皮层的广泛区域。后发放则是在主、次反应之后的一系列正相周期性电位波动。由于大脑皮层时刻都在活动，产生自发的脑电波，所以诱发电位是在自发脑电的背景上产生。鉴于自发脑电越低，诱发电位就越清楚，因而可使用较为深度麻醉方法来压低自发脑电以突出诱发电位。也可以利用生理信号处理系统进行叠加，可将隐藏于自发脑电背景和噪音中的诱发反应突出出来，成为平均诱发电位（averaged evoked potential）。

【实验对象】

【实验对象】

2～2.5kg 家兔，雌雄兼用。

【实验材料】

25% 乌拉坦，1% 普鲁卡因，3%γ-氨基丁酸，1% 士的宁，温热液状石蜡，生理盐水，立体定位仪，普通手术器械，牙钻，咬骨钳，止血海绵或骨蜡，引导电极，刺激电极。

【实验方法】

（一）制备动物模型

1. 动物麻醉与固定　25% 乌拉坦 4ml/kg 耳缘静脉麻醉，待兔麻醉后将其仰卧固定于兔手术台上。

2. 气管插管　按《医学整合课程基础实验（人体概述分册）》第二部分"实验四动物实验的常用插管术"中气管插管术进行。

3. 开颅　剪去颅顶部的毛，正中切开头顶部皮肤 3～5cm，再自中线切开骨膜，用刀柄剥离骨膜，暴露出颅骨。在前囟旁约 4mm 处转孔，若前囟不易确定，则可以从人字缝向前 17.5mm，在旁开 4mm 处转孔，再用咬骨钳逐渐将孔扩大约为 7mm×10mm 大小。手术中在扩大创口时将前囟保留，以便作定位标志，并随时用骨蜡或止血海绵止血。

4. 暴露大脑皮层　用眼科镊夹起硬脑膜并小心剪开，暴露出大脑皮层。注意用液状石蜡或生理盐水棉花保护脑组织，以防干燥。

5. 分离对侧坐骨神经　将兔俯卧固定在兔解剖台上，后肢拉直。剪去大腿外上部及臀部的毛，沿股二头肌与臀大肌之间的肌间隙切开皮肤和皮下组织，切口长 3～4cm，钝性分离股二头肌与臀大肌及可见坐骨神经。将分离（约 2cm 长）好的坐骨神经剪断其外周端，中枢端轻轻挂在刺激电极上，用浸有温液状石蜡的棉球包住神经。

（二）固定动物放置电极

兔俯卧，头固定在立体定位仪上。将引导电极轻轻接触大脑皮层（旁开 2mm，距人字缝 10mm），无关电极（参考电极）夹在头皮切口缘处。

（三）BL-420 的操作

打开 BL-420，选择实验项目→皮层诱发电位实验，记录皮层脑电图。实验参数的选择：时间常数 0.01 或 0.1，高频滤波 100Hz，灵敏度 10～50μV。

【实验观察】

1. 观察皮层自发电位波，即皮层脑电图　辨认不同频率的波，注意观察 α 节律和 β 节律出现的情况。

2. 引导皮层诱发电位　点击右下角"刺激参数区"，选择刺激参数，刺激兔坐骨神经引导出皮层诱发电位。（刺激模式：粗电压；方式：单刺激；延时：5ms；波宽：0.1ms；强度：5～10V）。辨认皮层诱发电位的主要依据：

（1）电位变化与刺激的时间关系：即诱发电位有恒定的潜伏期。

（2）电位特征：为先正（波向下）后负（波向上）的双向动作电位（主反应）。

3. 感觉区功能定位　依次前后移动引导电极，每次移动 1mm，同样也做左右移动，观察每移动 1mm 距离后，诱发电位的波幅是否有改变，并描绘出刺激坐骨神经时诱发电位波幅变化的分布图，最终分析出最大反应中心。

4. 药物对皮层诱发电位的影响　依次同浸有 1% 普鲁卡因、3%γ-氨基丁酸和 1% 士的宁的滤纸片（中心剪一小孔，以便电极插入），贴在感觉代表区的中心区域，记录观察诱发电位的变化。注意：每次更换浸有药物的滤纸片时，都必须用温热生理盐水冲洗干净，待诱发电位恢复正常后才更换另一种药物。普鲁卡因可抑制诱发电位的负波，氨基丁酸使负波倒相，士的宁可使负波明显增大，出现"士的宁锋"。

【注意事项】

（1）注意安放电极时的三个部位的体表标志，必要时可以切开头顶皮肤，剥开皮肤，找到矢状缝、冠状缝和人字缝。

（2）实验中注意止血，勿伤大脑皮层。

（3）引导电极以轻轻接触皮层为佳，压得太重，可影响记录。在更换引导部位时，须先提起电极，使之离开皮层，然后才移动电极位置，否则可能损伤皮层。

（4）在诱发电位正波较小不易辨认时，可采用叠加方式。

【思考题】

（1）大脑皮层诱发电位的特点是什么？

（2）刺激坐骨神经所产生的皮层诱发电位的神经通路是什么？

（王莎莉）

实验十　神经系统疾病

【实验目的】

（1）掌握：流行性脑脊髓膜炎、流行性乙型脑炎的病理特点及临床病理联系。

（2）熟悉：神经系统常见肿瘤的病理特点及临床病理联系。

（3）了解：神经系统疾病常见的基本病变。

【巨体标本观察】

（一）流行性脑脊髓膜炎（epidemic cerebrospinal meningitis）

1. 脑表面变浑浊，失去正常时具有的光泽，部分区域脑沟、脑回结构不清晰。

2. 蛛网膜下腔积聚多量灰白或灰黄色脓性渗出物，在脑沟处、血管周围更明显。蛛网膜、软脑膜血管扩张、充血（图 8-10-1）。

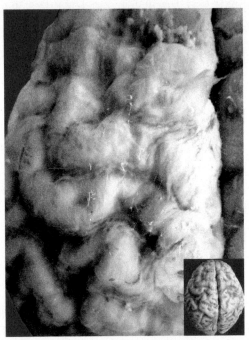

图 8-10-1　流行性脑脊髓膜炎
→ 沿脑沟分布的灰白或灰黄色脓性渗出物

3. 部分标本脑底部可见大量灰黄色脓性渗出物，或者颅神经也可见被渗出物覆盖。

（二）流行性乙型脑炎（epidemic encephalitis B）

1. 冠状切面观察脑标本，大脑皮质、神经核团处或者丘脑处可见数个针尖到芝麻大小的软化灶，与周围脑组织分界清楚。

2. 脑组织水肿，脑回变宽、脑沟变窄。蛛网膜、软脑膜血管扩张、充血（图 8-10-2）。部分标本脑实质可见到点状出血。

（三）间变性星形胶质细胞瘤（anaplastic astrocytoma）

患侧大脑皮质可见一个巨大包块，无包膜，质地软，与周围脑组织分界清楚，并推挤周围正常脑组织，切面灰白灰黑色，部分区域可见出血。

与对侧半球相比，患侧大脑半球增大，脑组织中线偏移，脑室受压变窄（图 8-10-3）。

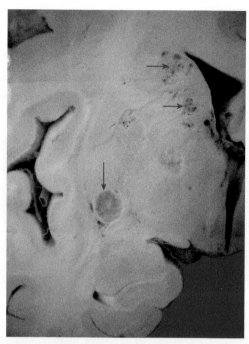

图 8-10-2　流行性乙型脑炎

➡️ 针尖到芝麻大小的半透明软化灶

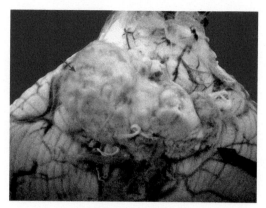

图 8-10-4　脑膜瘤

➡️ 肿瘤

（五）脑积水（hydrocephalus）

该标本为继发于颅咽管瘤的脑积水标本。脑室内可见灰白色肿瘤，境界清楚，囊状。脑室明显扩张（脑脊液已流失），周围脑组织受压变薄、萎缩（图 8-10-5）。部分标本甚至可见受压脑组织菲薄如纸。

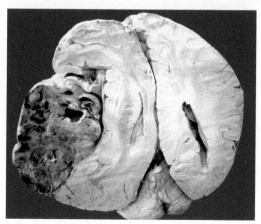

图 8-10-3　间变性星形胶质细胞瘤

➡️ 肿瘤

（四）脑膜瘤（meningioma）

1. 该标本显示小脑表面可见一个灰白色包块，有完整包膜，质地韧，呈结节状，与周围脑组织分界清楚。周围组织血管扩张（图8-10-4）。

2. 部分标本可见包块位于大脑凸面的其他部位。部分标本切面可有沙砾感。

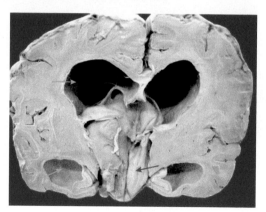

图 8-10-5　脑积水

➡️ 肿瘤；➡️ 侧脑室

【组织切片观察】

（一）流行性脑脊髓膜炎

1. 低倍镜观察　病变位于蛛网膜下腔。蛛网膜下腔增宽，充满炎性渗出物，血管扩张、充血。邻近区域脑实质轻度水肿（图 8-10-6）。部分严重病例切片可见神经元的变性。

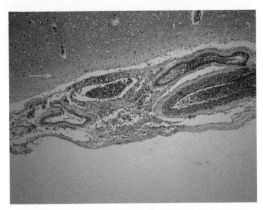

图 8-10-6　流行性脑脊髓膜炎（HE，低倍）
→ 蛛网膜下腔增宽，充满炎性渗出物，血管扩张、充血；
→ 脑实质

2. 高倍镜观察　蛛网膜下腔的炎性渗出物成分以中性粒细胞、脓细胞为主，另外可见一些纤维蛋白、浆液（图 8-10-7）。部分病程较长的病例切片可见慢性炎症细胞浸润。

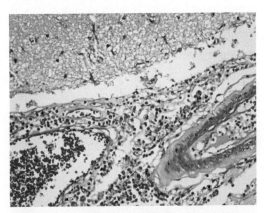

图 8-10-7　流行性脑脊髓膜炎（HE，中倍）
→ 炎性渗出物；→ 脑实质水肿

（二）流行性乙型脑炎

1. 低倍镜观察　病变位于脑实质。可见散在分布的液化性坏死灶。坏死灶面积小，与周围脑组织分界相对清楚，染色浅淡，呈不规则的疏松网眼状，称筛状软化灶，具有一定的诊断意义（图 8-10-8）。血管扩张、充血，血管周围间隙增宽，可见以淋巴细胞为主的慢性炎症细胞呈"袖套状"浸润（图 8-10-9）。

2. 高倍镜观察　病灶区神经元变性，胞体缩小或肿胀，尼氏小体消失，胞质嗜酸性、可出现空泡，细胞核偏位，周围可见炎症细

胞浸润（图 8-10-10，图 8-10-11）。可见变性坏死的神经元被胶质细胞围绕或吞噬，称神经细胞卫星现象（图 8-10-10）或噬神经细胞现象（图 8-10-11）。小胶质细胞（核深染、逗点状）数量增多，聚集成团，形成胶质结节。

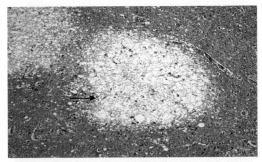

图 8-10-8　流行性乙型脑炎（HE，低倍）
→ 筛状软化灶

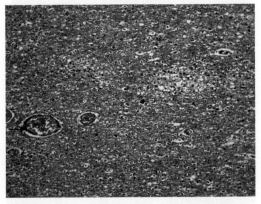

图 8-10-9　流行性乙型脑炎（HE，低倍）
→ 淋巴细胞"袖套"现象

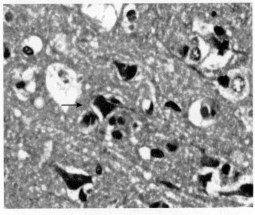

图 8-10-10　流行性乙型脑炎（HE，高倍）
→ 神经细胞卫星现象

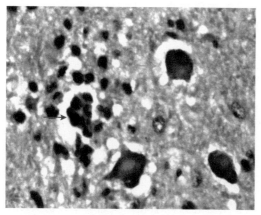

图 8-10-11　流行性乙型脑炎（HE，高倍）

→ 噬神经细胞现象；→ 变性的神经元

（三）星形胶质细胞瘤（astrocytoma）

1. 低倍镜观察　病灶区细胞数量增多，分布不均。不同分级的星型胶质细胞瘤出现血管增生、组织坏死程度不同：分化高的星型胶质细胞瘤，细胞排列疏松，血管不丰富，坏死少；分化高的星型胶质细胞瘤，血管丰富，可见坏死。

2. 高倍镜观察　分化高的星型胶质细胞瘤，肿瘤细胞体积较小，细胞胞浆不多，异型性不明显，核分裂象很少见；肿瘤细胞之间可见丰富的胶原纤维（图 8-10-12）。分化低的星型胶质细胞瘤，肿瘤细胞体积较大，核浆比增高，异型性明显，核分裂象多见；肿瘤细胞之间可见丰富的分支状血管（图 8-10-13）。

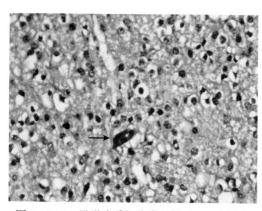

图 8-10-12　星形胶质细胞瘤Ⅱ级（HE，低倍）

→ 间质血管

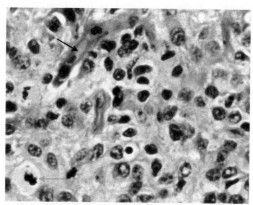

图 8-10-13　间变型星形胶质细胞瘤（HE，高倍）

→ 病理性核分裂象；→ 分支状血管

（四）髓母细胞瘤（medulloblastoma）

1. 低倍镜观察　肿瘤细胞丰富，是一种密集的小细胞肿瘤，肿瘤细胞围绕红染神经纤维中心排列成 Homer-Wright 菊形团，具有一定的诊断意义（图 8-10-14）。

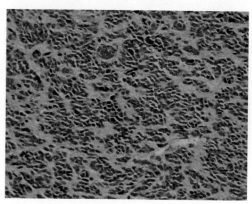

图 8-10-14　髓母细胞瘤（HE，低倍）

2. 高倍镜观察　肿瘤细胞体积小，细胞胞浆少，核深染（图 8-10-15）。

（五）脑膜瘤

1. 低倍镜观察　肿瘤细胞呈同心圆或漩涡状排列，细胞分界不清。可见层状钙化形成的砂粒体（图 8-10-16）。部分切片可见肿瘤组织中的血管壁增厚、玻璃样变性。

2. 高倍镜观察　肿瘤细胞核呈圆形或者卵圆形。部分切片肿瘤细胞也可呈长梭形。

（六）神经鞘瘤（neurilemoma）

1. 低倍镜观察　肿瘤细胞排列成两种组

织结构，致密的 Antoni A 区和疏松的 Antoni B 区。Antoni A 区肿瘤细胞呈束状排列，形成栅栏状结构。Antoni B 区肿瘤细胞稀少，排列疏松成网状结构（图 8-10-17）。

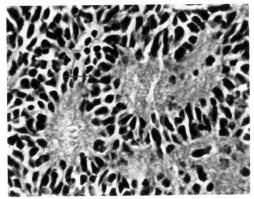

图 8-10-15　髓母细胞瘤（HE，高倍）

——➤ Homer-Wright 菊形团

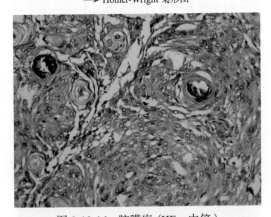

图 8-10-16　脑膜瘤（HE，中倍）

——➤ 肿瘤细胞呈同心圆或漩涡状排列；——➤ 砂粒体

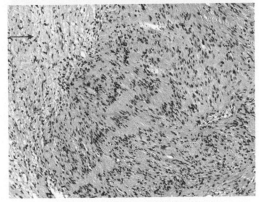

图 8-10-17　脑膜瘤（HE，中倍）

——➤ Antoni A 区；——➤ Antoni B 区

2. 高倍镜观察　肿瘤细胞呈梭形，核卵圆形。

【思考题】

流行性脑脊髓膜炎和流行性乙型脑炎的病因、病变部位和主要病理变化有哪些不同？

【病例分析】

患者，男性，8 岁，因"头痛发热伴全身乏力 3 天"入院。入院 3 天前，患儿感发热、全身乏力伴呕吐，头痛头晕，低头或弯腰时颈部疼痛，服感冒药后体温不退，症状未明显缓解。体格检查：T 39.7℃，P 133 次 / 分，R 30 次 / 分，BP 115/80mmHg，稍烦躁，意识清楚，瞳孔等大等圆，对光反射灵敏，视盘稍水肿。颈项强直，屈髋伸膝征（Kerning sign）阳性。皮肤未见瘀点、瘀斑。肺听诊无明显异常，肝肋下未触及。外周血检查：白细胞总数 15.0×10^9/L，中性粒细胞 85%。脑脊液检查：淡黄微浑浊，细胞数 300×10^6/L，总蛋白 1.6g/L，糖 1.8mmol/L。入院后积极治疗，患者体温逐渐下降至正常，症状减轻，血常规、脑脊液检查恢复正常，2 周后痊愈出院。

根据所学知识，回答以下问题：

（1）患儿所患的是什么疾病？主要的诊断依据有哪些？

（2）请用病理学知识解释患儿的临床表现和实验室检查结果。

（喻姗姗　肖　明）

第九部分 内分泌系统结构功能与疾病

实验一 内分泌系统的组织结构

【实验目的】

（1）掌握：甲状腺、肾上腺及脑垂体的组织结构。

（2）熟悉：内分泌系统的组成，内分泌腺的结构特点，分泌含氮激素和类固醇激素细胞的超微结构特点。

（3）了解：甲状旁腺的结构特点。

【组织切片观察】

（一）甲状腺（thyroid gland）

标本取自甲状腺，HE 染色。

1. 肉眼观察 标本为红色团块，外表包有薄层被膜，内部为甲状腺实质。

2. 低倍镜观察 外表面有薄层结缔组织被膜。腺实质由许多大小不等的滤泡组成，滤泡呈圆形或不规则形，滤泡腔内充满染成红色的胶质。滤泡之间有少量结缔组织分布。在滤泡上皮细胞之间或在滤泡之间的结缔组织中可见到少数细胞质染色浅淡的细胞，为滤泡旁细胞。

3. 高倍镜观察

（1）滤泡：由单层立方或低柱状的滤泡上皮围成，上皮细胞因功能状态不同而呈现高低不同的形态，细胞质弱嗜酸性，染色较浅；细胞核圆，位于细胞中央。滤泡腔中的胶质有时与滤泡壁分离，这是制片过程中胶质收缩所致。在胶质边缘可见一些小空泡状结构，这或许是滤泡上皮细胞吞饮胶质后留下的痕迹。在滤泡之间可见到成团的滤泡上皮细胞，

这是因为只切到滤泡壁而没有切到滤泡腔的缘故（图 9-1-1）。

（2）滤泡旁细胞：数量少，单个或成群分布于滤泡上皮细胞之间或滤泡之间的结缔组织中，细胞体积较大，呈卵圆形或多边形，细胞质染色浅淡而明亮，故又称亮细胞；细胞核大而圆（图 9-1-1）。

滤泡间的结缔组织内毛细血管丰富，但因管腔收缩分辨不清。

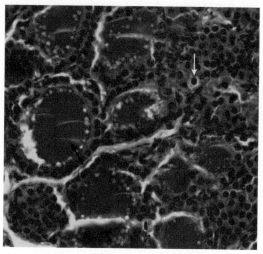

图 9-1-1 甲状腺（HE，高倍）

↑甲状腺滤泡； 滤泡旁细胞

（二）甲状腺（thyroid gland）

标本取自甲状腺，硝酸银染色。

1. 肉眼观察 标本为棕色团块。

2. 低倍镜观察 滤泡和滤泡之间组织染成棕色。在滤泡上皮和滤泡之间的结缔组织中均可见散在的、染成棕黑色的滤泡旁细胞。

3. 高倍镜观察 滤泡旁细胞体积较大，呈卵圆形或多边形，细胞质染成棕黑色；细胞核呈浅黄色（图 9-1-2）。

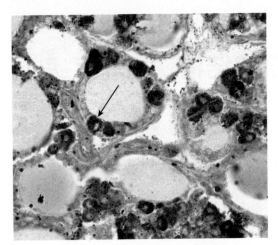

图 9-1-2 甲状腺（银染，高倍）

↑银染的滤泡旁细胞

（三）甲状旁腺（parathyroid gland）

标本取自甲状旁腺，HE 染色。

1. 肉眼观察 甲状旁腺较小，呈紫蓝色小块状。

2. 低倍镜观察 外表面有薄层结缔组织被膜，腺实质内可见染色较浅的细胞成团分布，即主细胞，在主细胞之间有数量极少的红色细胞，为嗜酸性细胞。

3. 高倍镜观察

（1）主细胞：腺细胞中绝大多数为主细胞，细胞体积较小，呈圆形或多边形，细胞质着色较浅；细胞核圆，位于细胞中央。

（2）嗜酸性细胞：主细胞之间分散有少量嗜酸性细胞，细胞体积较大，细胞质内充满嗜酸性颗粒，染成红色；细胞核小，染色深（图9-1-3）。

（四）肾上腺（adrenal gland）

标本取自肾上腺，HE 染色。

1. 肉眼观察 标本大致呈三角形或不规则形，周边大部分区域为皮质；中央狭窄部分为髓质，染成紫蓝色。

2. 低倍镜观察 外表面有薄层结缔组织被膜。实质分为周围的皮质和中央的髓质，均由大量腺细胞组成，其间有少量结缔组织，在皮质及髓质的腺细胞团及细胞索之间，可见到扩张状态的血窦。皮质按腺细胞的排列，

由浅至深可分为三部分。位于皮质外周，细胞排列成球团状的部分为球状带；位于球状带深层，细胞排列成单行或双行细胞索的部分为束状带；位于束状带深层，细胞排列成索，相互吻合成网的部分为网状带。髓质可见大量嗜铬细胞，细胞呈多边形，细胞质染成紫蓝色（图9-1-4）。在髓质中央可见几个中央静脉的断面，找管腔最大的观察，其特点是管腔大，管壁厚薄不均，管壁上有发达而分布不均的纵行平滑肌束。

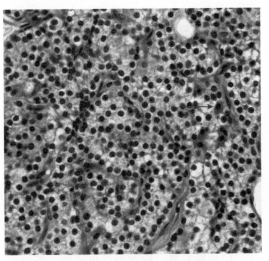

图 9-1-3 甲状旁腺（HE，高倍）

↑嗜酸性细胞

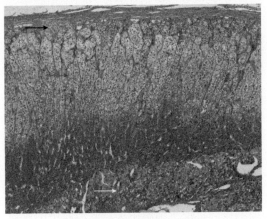

图 9-1-4 肾上腺（HE，低倍）

↑球状带；↑束状带；↑网状带； 髓质

3. 高倍镜观察

（1）皮质：皮质三带之间无明显界限。

1）球状带：紧邻被膜下方，较薄，细胞

排列成球团状；细胞较小，细胞质弱嗜碱性，细胞核圆，染色较深。

2）束状带：是皮质中最厚的一带，细胞排列成单行或双行细胞索；细胞较大，多边形，染色浅，细胞质内常含有较多脂滴，在制片时被溶解，故呈泡沫状或含有很多空泡，细胞核呈圆形。

3）网状带：位于皮质的最内层，细胞排列成索网状；细胞较小，多边形，细胞质嗜酸性，染成红色，可见脂褐素（图 9-1-5）。

（2）髓质：在髓质嗜铬细胞之间还可见到少数交感神经节细胞，其特点是，细胞体积较大，呈多边形，细胞质染成紫红色，细胞核大而圆，染色较浅，核仁明显（图 9-1-5）。

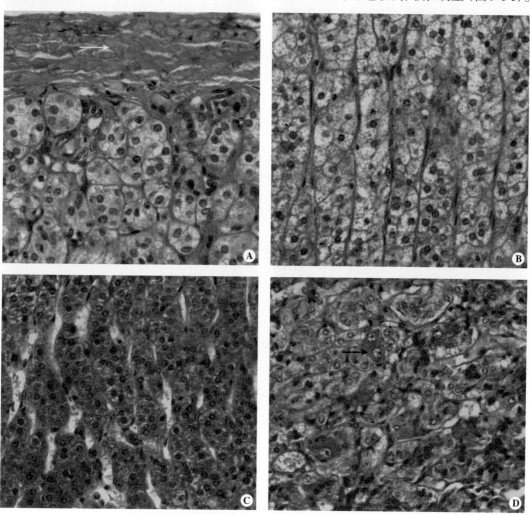

图 9-1-5 肾上腺（HE，高倍）

A.球状带；B.束状带；C.网状带；D.髓质

被膜；↑交感神经节细胞

（五）脑垂体（hypophysis）

标本取自脑垂体，HE 染色。

1.肉眼观察 脑垂体矢状切面的标本上，大部分染成紫红色的为远侧部，小部分染色浅淡的为神经部，二者的交界处为中间部，

有的标本尚有一细柄连于其上方，为结节部和漏斗柄的部分。脑垂体冠状切面的标本有可能未切到神经部和中间部。

2.低倍镜观察 外表面覆有结缔组织被膜。首先寻找腺实质的三个部分：

（1）远侧部：染色较深，腺细胞排列成

团或索状，细胞群之间具有丰富的血窦和少量结缔组织。远侧部周边部分染色偏蓝，嗜碱性细胞较多；中央部分染色偏红，嗜酸性细胞较多（图 9-1-6）。

（2）神经部：细胞稀少，染色浅淡，似结缔组织，可见许多纤维状结构，为无髓神经纤维，纤维之间的细胞核为神经胶质细胞核。若为脑垂体冠状切面的标本，则寻找漏斗柄处（图 9-1-6）。

（3）中间部：位于远侧部与神经部之间，较窄，可见大小不一的滤泡，内有染成红色的胶质（图 9-1-6）。

块（图 9-1-8）。

（3）中间部：滤泡上皮细胞为单层立方或柱状，滤泡腔内充满红色的胶质。滤泡间也有一些嫌色细胞和嗜碱性细胞。

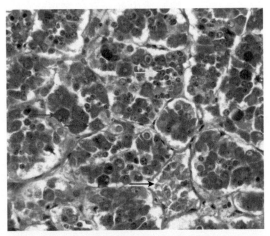

图 9-1-7　腺垂体远侧部（HE，高倍）

↑嗜酸性细胞；↑嗜碱性细胞；　嫌色细胞；↑血窦

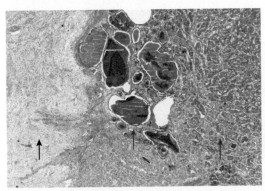

图 9-1-6　脑垂体（HE，低倍）

↑神经部；↑中间部；↑远侧部

3. 高倍镜观察

（1）远侧部：仔细辨认远侧部的三种细胞。嗜酸性细胞多位于远侧部中央，数量较多，体积较大，呈圆形或卵圆形，胞质中含嗜酸性颗粒，故染成红色。嗜碱性细胞多分布在远侧部周边，数量较少，体积最大，呈卵圆形或多边形，胞质中含嗜碱性颗粒，故染成紫蓝色或紫红色。上述两种细胞的颗粒有时不清楚，并且两种细胞也可因分色不良而致分辨不清。嫌色细胞数量最多，常成群分布，细胞小，细胞质少且着色浅，故细胞轮廓不清，常常只见到成群的细胞核（图 9-1-7）。

（2）神经部：由大量无髓神经纤维、神经胶质细胞、丰富的血窦和少量结缔组织组成。无髓神经纤维纤细，染成淡红色。神经胶质细胞（垂体细胞）的细胞质也染成淡红色，与无髓神经纤维无法区分。此外，还可见赫令体，其大小不等，呈均质状粉红色团

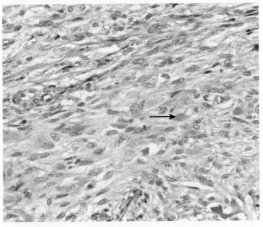

图 9-1-8　脑垂体神经部（HE，高倍）

↑赫令体

【电镜图片观察】

肾上腺皮质束状带细胞　肾上腺皮质束状带细胞具有分泌类固醇激素细胞的超微结构特点，细胞内含有大量的滑面内质网、管状嵴的线粒体和脂滴。

【思考题】

（1）试述内分泌腺在组织结构上的共同特点。

（2）举例说明分泌类固醇激素细胞的组织结构特点。

（3）试述甲状腺滤泡上皮细胞的组织结构特点和功能。

（4）试述肾上腺髓质的组织结构和功能。

（5）试述下丘脑是如何调节腺垂体分泌活动的。

（吴　宏）

实验二　内分泌系统疾病

【实验目的】

（1）掌握：弥漫性毒性甲状腺肿、甲状腺腺瘤、甲状腺腺癌的病理形态特点。

（2）了解：垂体肿瘤、肾上腺肿瘤及胰岛肿瘤的病理形态特点和功能分类。

【巨体标本观察】

（一）弥漫性非毒性甲状腺肿（增生期或胶质储积期）(diffuse nontoxic goiter)

1. 甲状腺弥漫性肿大，包膜完整，表面光滑，无明显结节状外观。

2. 甲状腺切面呈浅褐色或褐色半透明状，胶质丰富，有光泽（图 9-2-1）。

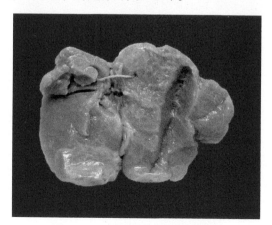

图 9-2-1　弥漫性非毒性甲状腺肿

（二）结节性甲状腺肿 (nodular goiter)

1. 甲状腺体积不对称性增大，质地较坚实，表面光滑，有数目不等、大小不一的肿瘤样结节。

2. 甲状腺切面见纤维结缔组织将甲状腺分隔成大小不等的结节，部分结节无包膜或包膜不完整，根据结节内胶质多少不同，呈浅褐色或褐色（图 9-2-2），可伴随出血、坏死、钙化及囊性变。

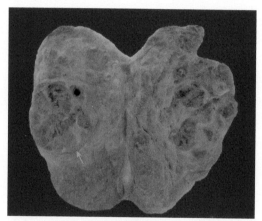

图 9-2-2　结节性甲状腺肿

→ 结节；➡ 纤维间隔

（三）甲状腺腺瘤 (thyroid adenoma)

1. 标本为部分切除的甲状腺叶，棕褐色，局部区域肿大。

2. 甲状腺切面见一个卵圆形实性结节，呈灰褐色，边界清楚、有完整包膜（图 9-2-3）。甲状腺腺瘤多为单发，大小数毫米到 5 厘米，切面多为实性，灰白色或棕褐色，质软，肉样或胶冻样，可继发出血、纤维化、钙化或囊性变。

（四）甲状腺腺瘤囊性变 (cystic degeneration of thyroid adenoma)

1. 标本为部分切除的甲状腺叶，棕褐色，局部区域肿大。

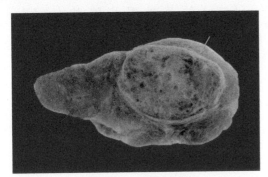

图 9-2-3　甲状腺腺瘤
⟶ 腺瘤结节；⟶ 周边甲状腺组织

2. 切面见一囊性变的结节，边界清楚，有完整包膜（图 9-2-4）。

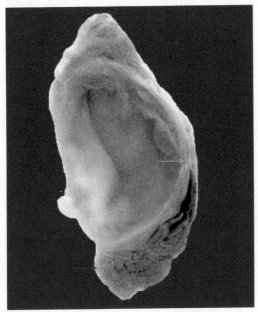

图 9-2-4　甲状腺腺瘤囊性变
⟶ 囊壁；⟶ 周边甲状腺组织

（五）弥漫性毒性甲状腺肿 (diffuse toxic goiter)

1. 双侧甲状腺弥漫性对称性肿大为正常甲状腺的 2～4 倍，表面光滑无结节状外观，质地较软。

2. 甲状腺切面灰红色，胶质少，质地实，呈牛肉样外观（图 9-2-5）。

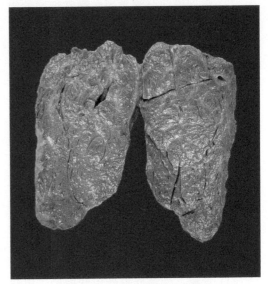

图 9-2-5　弥漫性毒性甲状腺肿

（六）甲状腺腺癌 (thyroid carcinoma)

1. 甲状腺外观可肿大或无明显改变，肿瘤累及甲状腺包膜时可在表面查见肿块。

2. 甲状腺切面见实性肿块，灰白色，可单个或多个，肿块包膜不完整，质地较硬，有的可见乳头状突起。可伴发出血、坏死、纤维化、钙化，也可囊性变（图 9-2-6）。

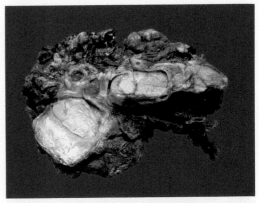

图 9-2-6　甲状腺腺癌
⟶ 癌结节

（七）垂体腺瘤 (pituitary adenoma)

1. 标本为脑组织。垂体已被肿瘤取代，肿瘤呈球形，包膜完整，质软。

2. 肿瘤切面呈实性，质软，浅棕褐色，可伴随灶性出血、坏死、囊性变、纤维化和钙化（图9-2-7）。

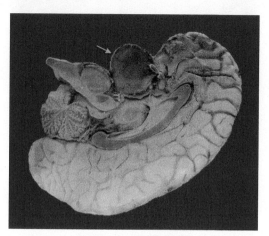

图 9-2-7 垂体腺瘤
→ 瘤结节

（八）肾上腺皮质腺瘤（adrenoc-ortical adenoma）

1. 标本为肾上腺。肾上腺皮质腺瘤多为单个结节，界限清楚，压迫周围肾上腺组织生长。

2. 肿块切面鲜黄色或棕黄色，大多有完整包膜，质软（图9-2-8）。

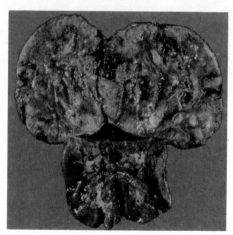

图 9-2-8 肾上腺皮质腺瘤

【组织切片观察】

（一）弥漫性胶样甲状腺肿（diffuse colloid goiter）

1. 低倍镜观察 甲状腺大部分滤泡腔扩

大，大小不一，滤泡腔内充满均匀红染浓厚胶质。滤泡间间质少。部分滤泡上皮细胞增生肥大，部分滤泡上皮细胞受压变扁平（图9-2-9）。

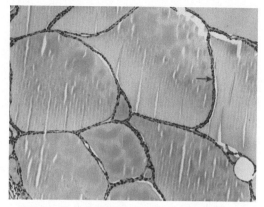

图 9-2-9 弥漫性胶样甲状腺肿（HE，低倍）
→ 滤泡上皮细胞受压变扁平；→ 间质较少

2. 高倍镜观察 滤泡上皮细胞呈低立方状或受压变扁平。滤泡上皮细胞增生较活跃处可突向腔内呈乳头状生长。

（二）毒性甲状腺肿（toxic goiter）

1. 低倍镜观察 甲状腺滤泡增生，大小不一。滤泡腔内胶质较稀薄，在紧靠滤泡上皮细胞的胶质内可见多量吸收空泡（图9-2-10）。

2. 高倍镜观察 滤泡上皮细胞呈高柱状，部分突向滤泡腔形成乳头。间质小血管不同程度增生、充血，多量淋巴细胞浸润并可形成淋巴滤泡。

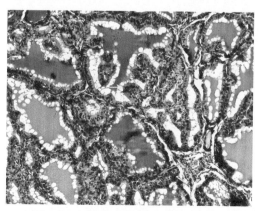

图 9-2-10 毒性甲状腺肿（HE，中倍）
滤泡上皮细胞乳头状增生；→ 吸收空泡；→ 纤维间质

（三）甲状腺腺瘤（thyroid adenoma）

1. 低倍镜观察 腺瘤多为单个，腺瘤组织与正常甲状腺组织之间有包膜分隔。单纯型甲状腺腺瘤由大小不一、排列拥挤的滤泡构成，一些滤泡腔内含有少量胶质（图 9-2-11）。胎儿型甲状腺腺瘤由小而一致的滤泡构成，不含胶质或含少量胶质（图 9-2-12）。胶样型甲状腺腺瘤由含较多胶质的大滤泡构成，滤泡上皮细胞扁平，滤泡腔内充满胶质，间质较少（图 9-2-13）。

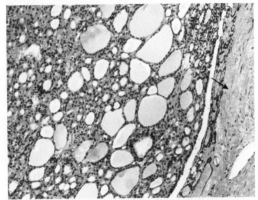

图 9-2-11　甲状腺腺瘤（单纯性）(HE，低倍)

→ 纤维包膜

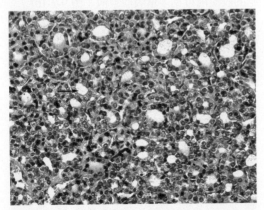

图 9-2-12　甲状腺腺瘤（胎儿型）(HE，中倍)

→胎儿型滤泡

2. 高倍镜观察 单纯型甲状腺腺瘤滤泡上皮细胞为立方形，无明显异型性。胎儿型甲状腺腺瘤滤泡上皮为立方形，间质疏松、水肿或黏液变性。胶样型甲状腺腺瘤滤泡上皮为立方形或受压变扁，局部滤泡上皮可呈

乳头状增生并突入滤泡腔内。

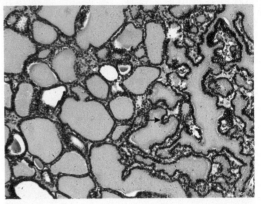

图 9-2-13　甲状腺腺瘤（胶样型）(HE，低倍)

→局部滤泡上皮细胞乳头状生长

（四）甲状腺乳头状癌（papillary carcinoma）

1. 低倍镜观察 肿瘤呈浸润性生长，无包膜。单层或多层低柱状或立方状的癌细胞围绕纤维血管轴心呈乳头状排列，乳头可见多级分支。间质可见同心圆形钙化小体（砂粒体）及纤维化（图 9-2-14）。

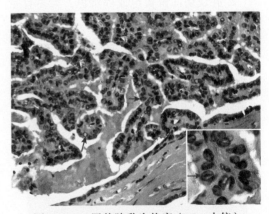

图 9-2-14　甲状腺乳头状癌（HE，中倍）

→ 乳头；→ 核沟；→ 毛玻璃样核

2. 高倍镜观察 乳头被覆上皮呈立方形或低柱状。可见甲状腺乳头状癌细胞核特征：①毛玻璃样核：核外形不规则，染色浅淡，半透明空泡状，细胞核排列拥挤、重叠；②核沟：见贯穿细胞核长轴的核膜皱褶；③核内包涵体：核膜内陷包裹胞质形成浅红色圆形小体。甲状腺乳头状癌核分裂不

易查见。

（五）垂体嗜酸性细胞腺瘤（pituitary adenoma）

1. 低倍镜观察　瘤细胞呈条索状、团状、小梁状、岛状、片状或乳头状排列。间质少，其内血管丰富。

2. 高倍镜观察　瘤细胞圆形、多角形，大小较均匀。胞质较透明，均匀浅淡着色或不着色，核圆形或椭圆形。根据 HE 染色不同可分为：①嫌色细胞腺瘤；②嗜酸性细胞腺瘤；③嗜碱性细胞腺瘤；④混合细胞腺瘤。图片显示为嗜酸性细胞腺瘤（图 9-2-15）。

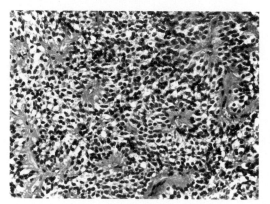

图 9-2-15　垂体腺瘤（HE，低倍）
→ 瘤细胞；→ 血窦

（六）胰岛细胞瘤（islet cell tumor）

1. 低倍镜观察　肿瘤细胞排列呈岛片状、梁状、索条状、乳头状、腺泡状或菊形团样（图 9-2-16）。

2. 低倍镜观察　瘤细胞小，圆形、短梭形或多角形，形态较一致，核圆形或椭圆形、短梭形，核分裂象少见。

（七）肾上腺皮质腺瘤（adrenocortical adenoma）

1. 低倍镜观察　肿瘤细胞排列成索状或巢状，伴随丰富血管和窦隙样结构。

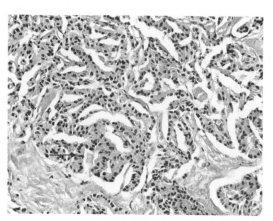

图 9-2-16　胰岛细胞瘤（HE，低倍）
→ 瘤细胞

2. 低倍镜观察　肿瘤细胞为富含类脂质的透明细胞或含类脂质较少的嗜酸细胞，有时两种细胞按比例混合，同时存在（图 9-2-17）。

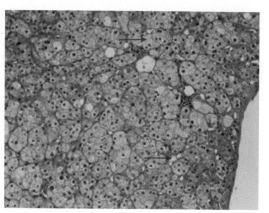

图 9-2-17　肾上腺皮质腺瘤（HE，中倍）
→ 透明细胞；→ 血窦

【思考题】

在哪些甲状腺疾病中可以见到滤泡上皮细胞以乳头状方式生长？

（肖　明　喻姗姗）